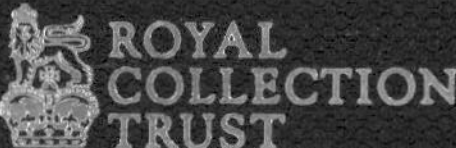

Buclas · 布克出品

Leonardo da Vinci Anatomist

达·芬奇爱上人体解剖

[英]马丁·克莱顿（Martin Clayton） 著
[美]罗恩·菲洛（Ron Philo）

王宁利 译

科学技术文献出版社
SCIENTIFIC AND TECHNICAL DOCUMENTATION PRESS
·北京·

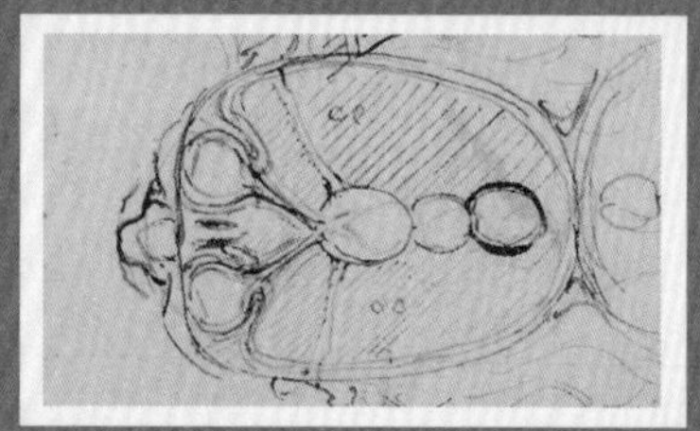

图书在版编目（CIP）数据

达·芬奇爱上人体解剖 /（英）马丁·克莱顿
(Martin Clayton)，（美）罗恩·菲洛 (Ron Philo) 著；
王宁利译. — 北京：科学技术文献出版社，2019.6（2023.3 重印）
书名原文：Leonard da Vinci ：Anatomist
ISBN 978-7-5189-5478-0
Ⅰ. ①达… Ⅱ. ①马… ②罗… ③王… Ⅲ. ①达·芬
奇(Leonardo, da Vinci 1452-1519) — 生平事迹②艺用人
体解剖学 Ⅳ. ①K835.465.72②J064
中国版本图书馆 CIP 数据核字 (2019) 第 078943 号

书名：达·芬奇爱上人体解剖
著：［英］马丁·克莱顿（Martin Clayton）［美］罗恩·菲洛（Ron Philo）
译：王宁利
总策划：王宁利 刘伟鹏 出版统筹：刘伟鹏
责任编辑：彭玉 内容编辑：王伟婧 王继珍
装帧设计：张海雪 艺术指导：荀武 刘伟平
出版者：科学技术文献出版社 地址：北京市复兴路15号 邮编100038
版次：2019年6月第1版 2023年3月第2次印刷 印刷厂：北京天恒嘉业印刷有限公司
开本：889×1194 1/16 字数：300千 印张：20.5
书号：ISBN 978-7-5189-5478-0
策划执行：布克（北京）文化传播有限公司

定价：678.00元

读者服务/投稿/团购邮箱：marketing@uni-sparkle.com 电话（手机）：+86-10-53672096 / 65186678 / 18811728173
网上订购：https://ruojian.tmall.com/（天猫旗舰店）
https://mall.jd.com/index-10540294.html（京东直营店）
https://shop40694406.m.youzan.com/v2/showcase/homepage?kdt_id=40502238（微信有赞商城）

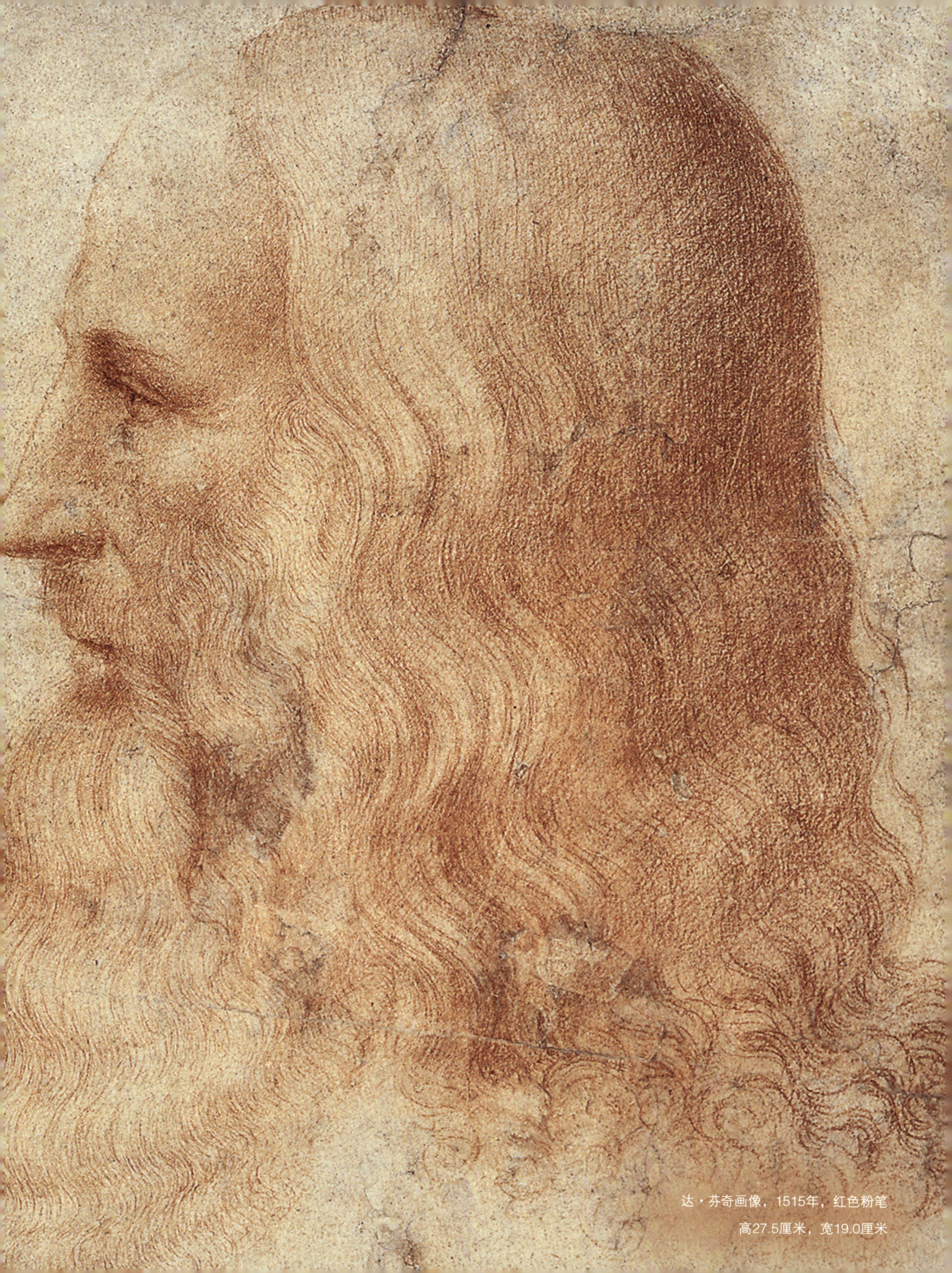

达·芬奇画像，1515年，红色粉笔
高27.5厘米，宽19.0厘米

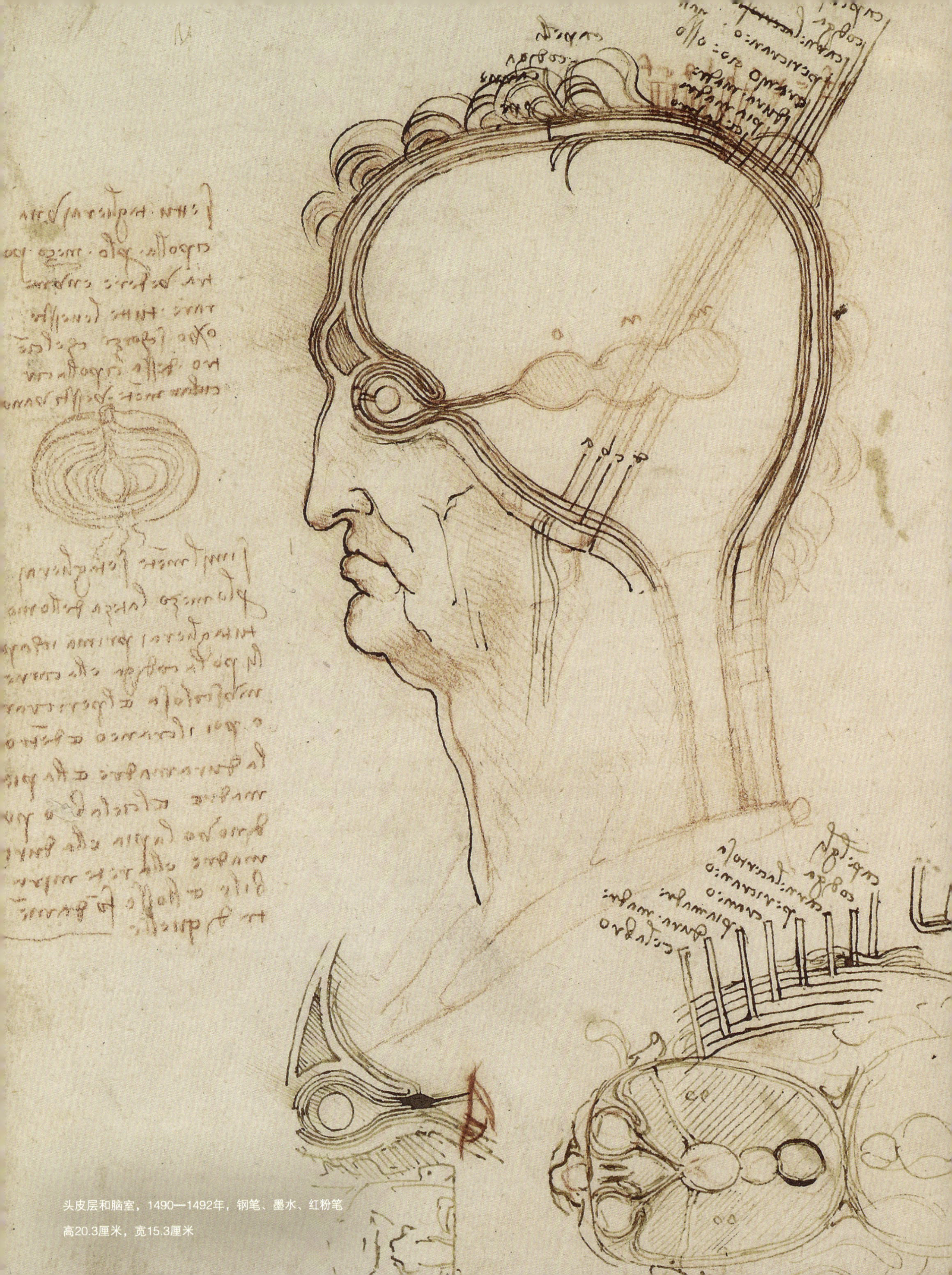

头皮层和脑室，1490—1492年，钢笔、墨水、红粉笔

高20.3厘米，宽15.3厘米

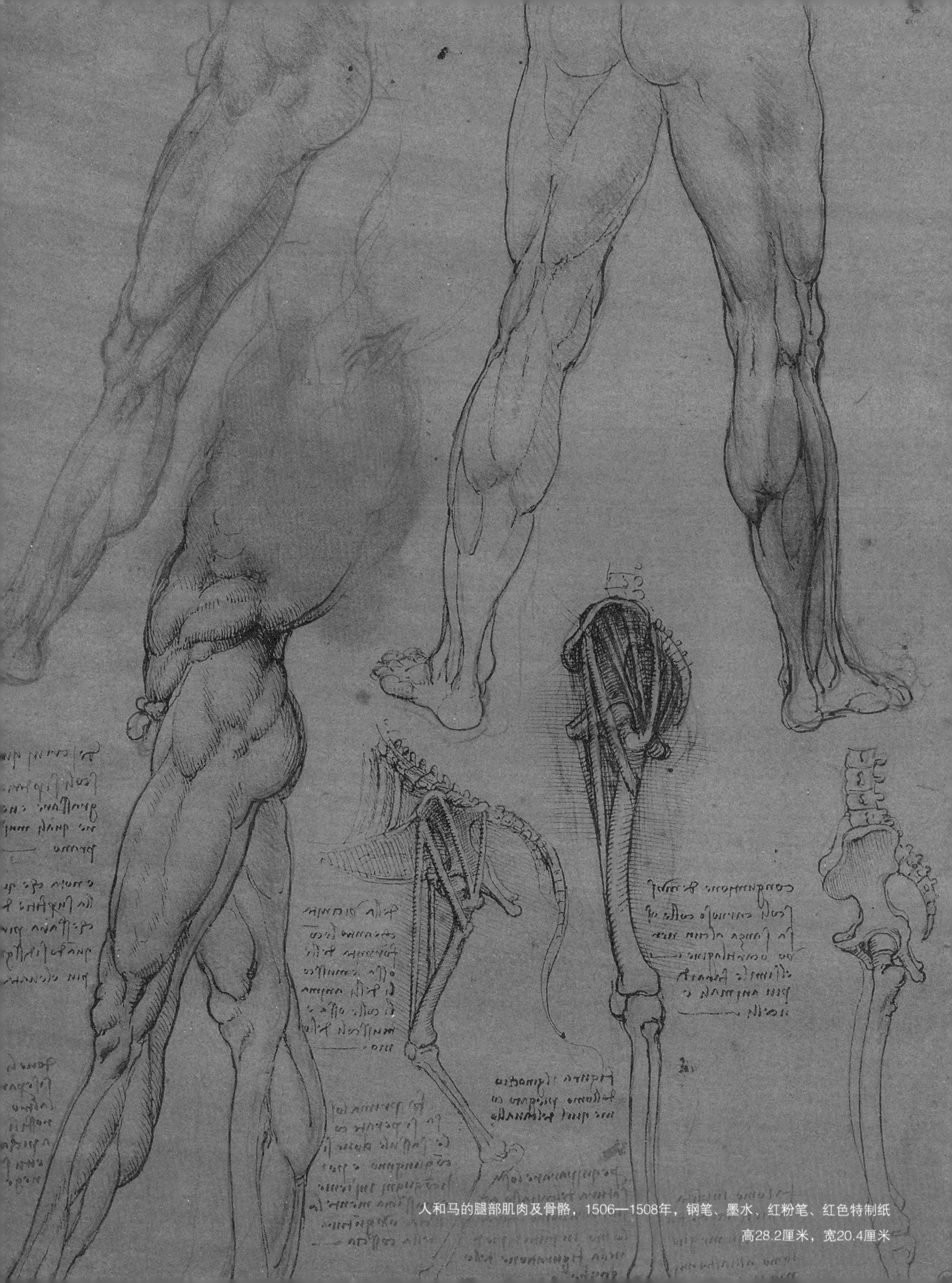

人和马的腿部肌肉及骨骼，1506—1508年，钢笔、墨水、红粉笔、红色特制纸

高28.2厘米，宽20.4厘米

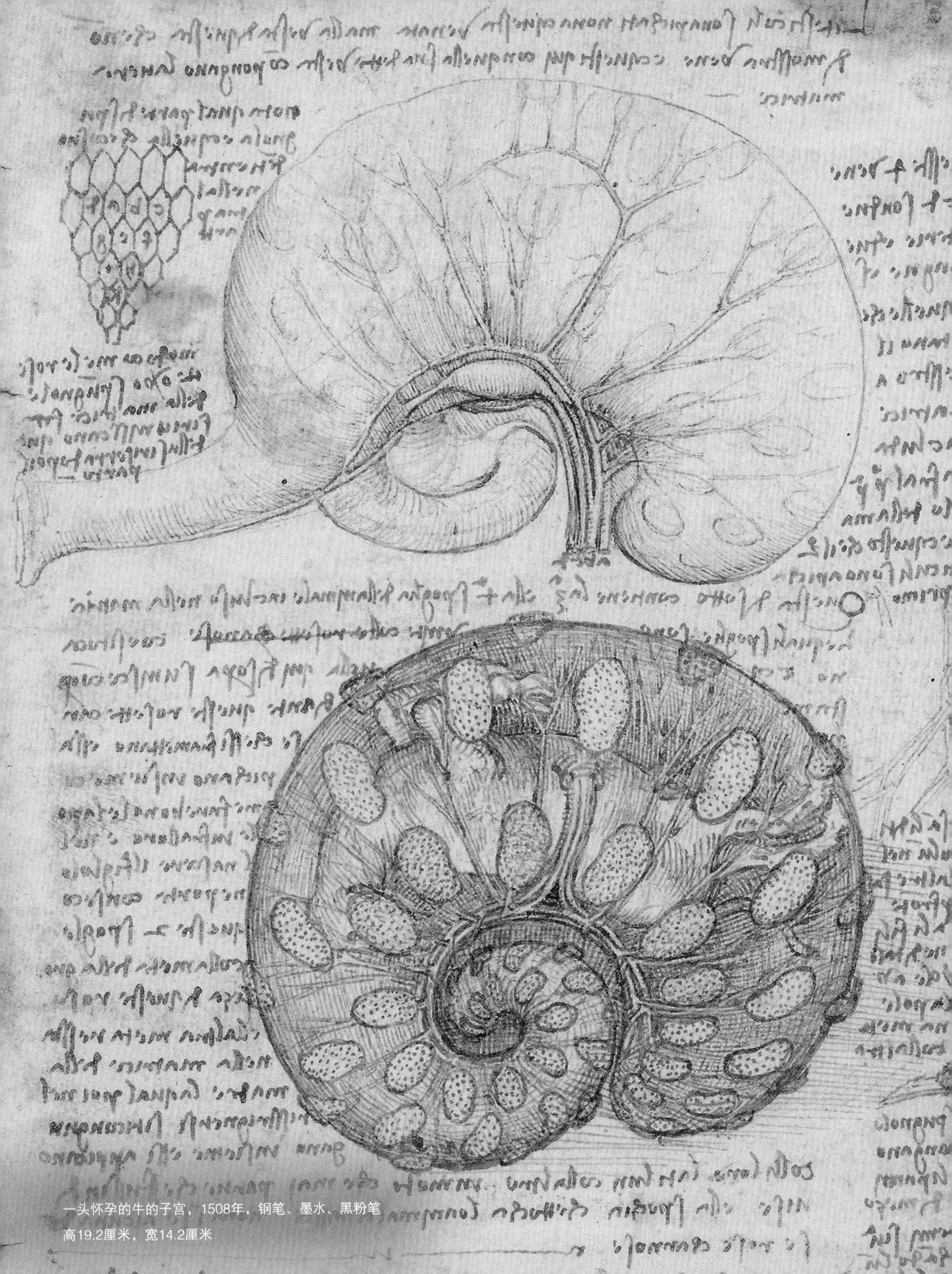

一头怀孕的牛的子宫，1508年，钢笔、墨水、黑粉笔
高19.2厘米，宽14.2厘米

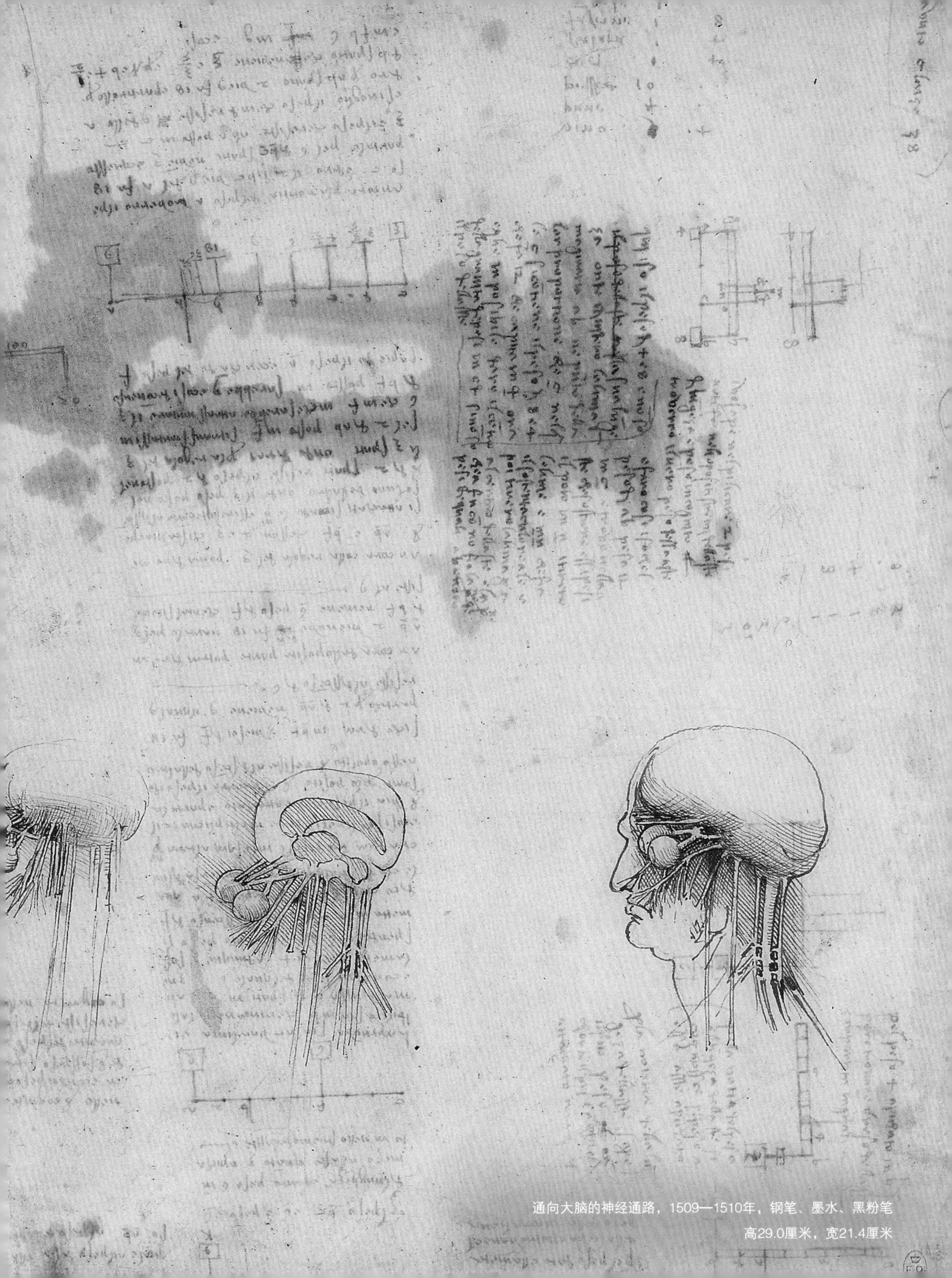

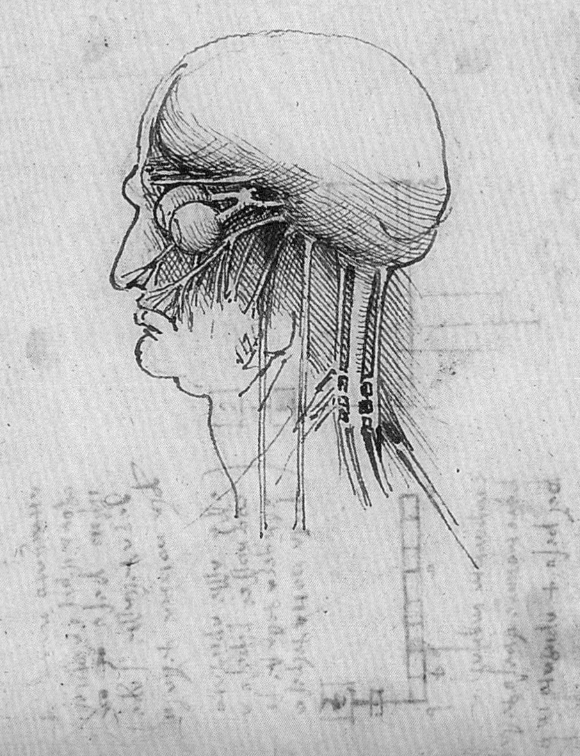

通向大脑的神经通路，1509—1510年，钢笔、墨水、黑粉笔

高29.0厘米，宽21.4厘米

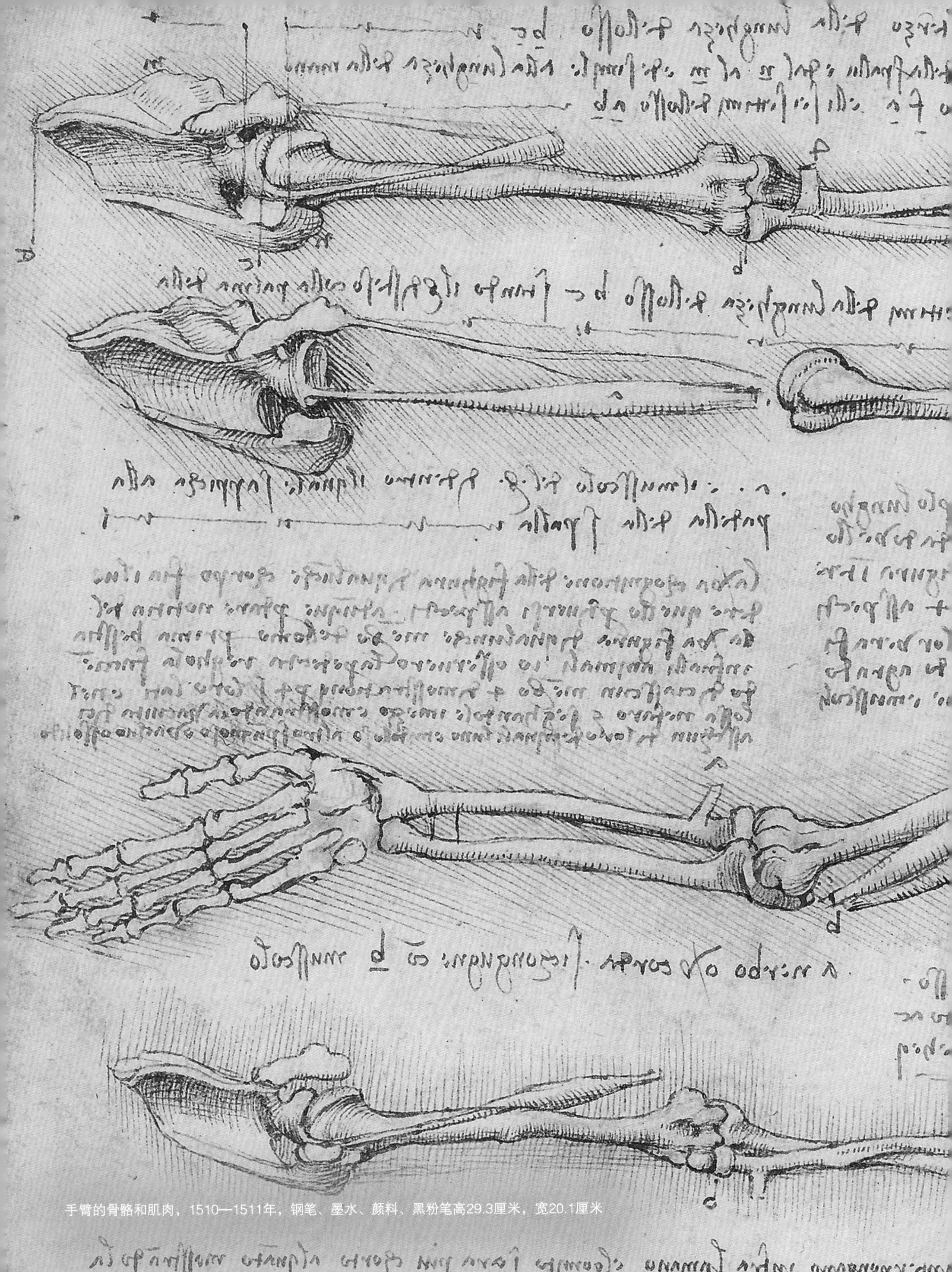

手臂的骨骼和肌肉，1510—1511年，钢笔、墨水、颜料、黑粉笔高29.3厘米，宽20.1厘米

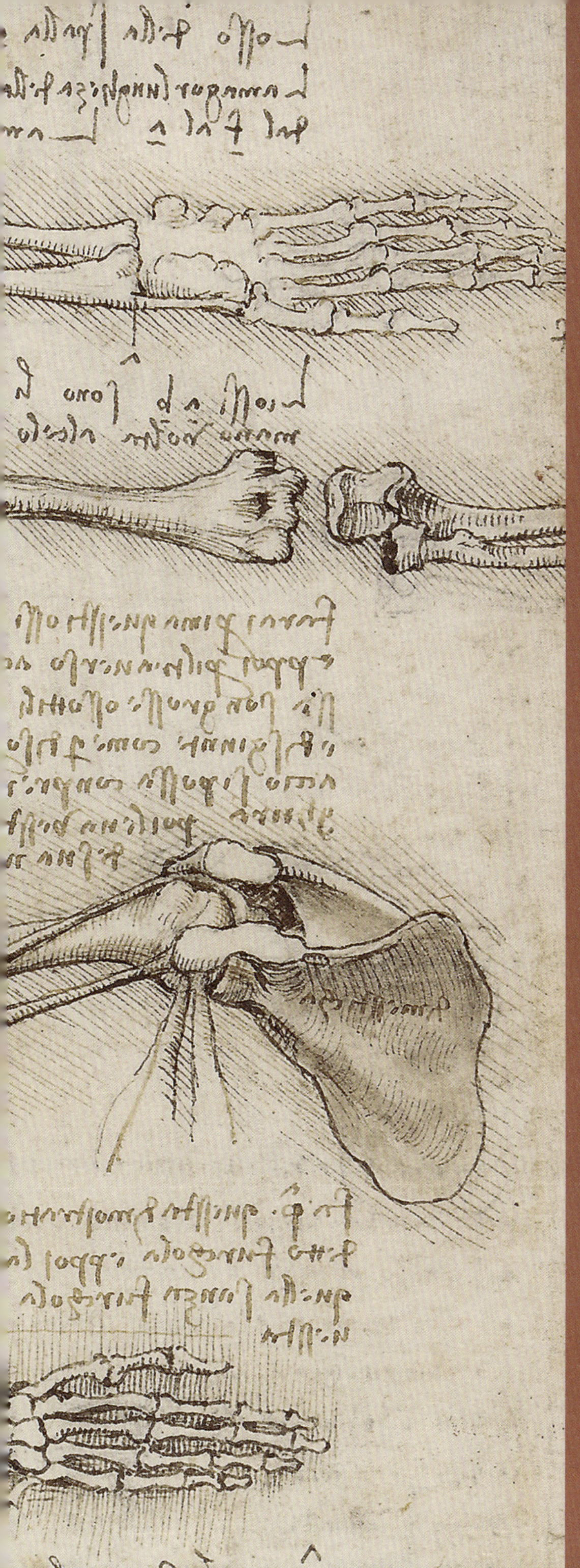

Leonardo da Vinci
Anatomist
达·芬奇
爱上人体解剖

当科学遇到艺术是科学的升华

当艺术碰撞科学将迸发思想的火花

王宁利

译者介绍

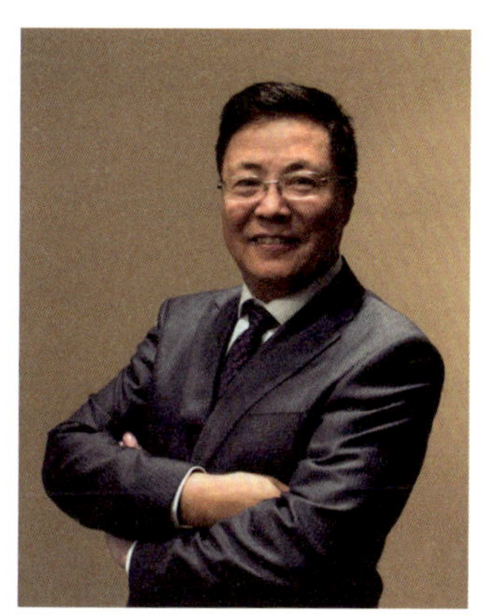

王宁利

Ningli Wang

王宁利，教授，主任医师，中国医学科学院学部委员，北京同仁眼科中心主任，全国防盲技术指导组组长，首都医科大学眼科学院院长，国家眼科诊断与治疗工程技术研究中心主任，中国医师协会眼科医师分会会长，亚太眼科学会主席，国际眼科学院院士。第十三届、第十四届全国政协委员。

从事眼科临床与科研工作近40年，完成手术约2万例。主要工作领域：青光眼发病机制与临床诊治研究和国家重大致盲致残眼病防治工作。眼科学国家教育部重点学科、国家卫生计生委临床重点专科的学科带头人。

连续8次入选Elsevier高被引学者榜；连续四次被英国《眼科医师》杂志评为全球最具影响力百名眼科医生。获国际防盲协会卓越视觉奖，世界青光眼学会高级临床科学家奖，世界青光眼学会卓越创始人奖，亚太眼科学会Auther Lim奖等。作为第一完成人获“国家科学技术进步二等奖”2项，省部级一等奖5项。荣获全国创新争先奖、何梁何利基金科学与技术进步奖、中国工程院光华工程科技奖、谈家桢临床医学奖、中国医师奖、周光召基金会临床医师奖、吴阶平–杨保罗·杨森医学药学奖。入选“北京学者”计划，国家“万人计划”，被评为全国先进工作者、卫生部突出贡献专家。

序

Preface

一天，从事出版工作的朋友刘伟鹏先生找到我，邀请我翻译列奥纳多·达·芬奇解剖手稿。于是我翻阅了手稿原著，当看到书中第14号笔记“头皮层与脑室图”的手稿时，其中几幅图让我十分震惊。早在15世纪60年代的达·芬奇就以科学的态度对眼部和大脑解剖做了精细的描绘与记录。他分别从矢状面和水平面解剖颅脑，并细致描绘了眼球通过视神经与大脑相连的解剖结构。在颅脑结构中，达·芬奇近乎精确地定义了大脑各层脑膜，绘制出了脑室与眼部通过液体腔（脑脊液所在蛛网膜下腔）相通，并且精确绘制出了硬脑膜随视神经一直延续到眼球后部的解剖走行。在对青光眼发病机制的研究中，我们课题组利用核磁影像学证明：造成视神经损害的原因不仅局限于眼内压力的单独作用，而且是眼颅压力梯度共同作用所致。我们研究中所获得的核磁影像已深深植入我的脑海中，看到这幅500年前的手稿时，我便拿出这些影像图片与其比对，发现它们竟有着惊人的相似之处，这令我很是震惊。我们将对比图在此展现（图1~图3），相信看到这些对比图的读者同样会受到震撼。

正如爱因斯坦所述，如果达·芬奇的科研成果在当时就发表的话，科技可以提前半个世纪之久。对达·芬奇解剖手稿的翻译是对达·芬奇密码的破译。我们翻译的英文版书稿是从达·芬奇镜像书写的意大利语版中选取并翻译而来，译者花费了大量的精力，这为我们提供了机会，使我们有幸可以再把它翻译成中文版，为广大的中国医学人士和普通大众提供一个无障碍、近距离接触达·芬奇解剖手稿的机会。这是一次有挑战、有意义的工作，因此我欣然接受了朋友邀请并承担本书的组织翻译工作。我将14号笔记“头皮层与脑室图”手稿展示给我的团队，团队所有成员都受到了深深震撼，询问我哪里可以得到原著。当我提出我们可以翻译它时，团队成员都欢呼雀跃。

印象中的达·芬奇是《蒙娜丽莎》神秘的微笑，是《最后的晚餐》中耶稣与十二门徒惟妙惟肖的心理表达，是达·芬奇自画像所呈现的哲学家形象。因为其卓越的艺术贡献，达·芬奇作为画家曾赢得“文艺复兴代表人物”的盛名。但目前已知的达·芬奇著作与笔记手稿证明他绝非仅仅是画家，而是一名从艺术到科学领域几乎无所不能的少有的通才。我们有幸接触并翻译的这本马丁·克莱顿和罗恩·菲洛整理并编著的达·芬奇解剖学手稿让我们进一步了解了作为解剖学家的达·芬奇。

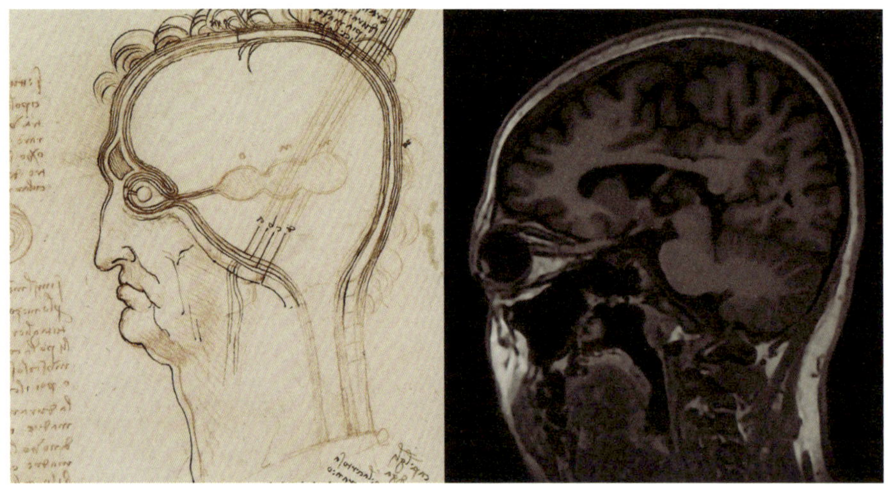

图1 达·芬奇解剖手稿与本课题组正常对照组颅脑结构MR矢状面T1像对比图
左图达·芬奇解剖手稿可以看到沿着视神经延伸到眼球后表面的硬脑膜，且视神经与脑室通过液体腔相连，与右图核磁影像相对应。

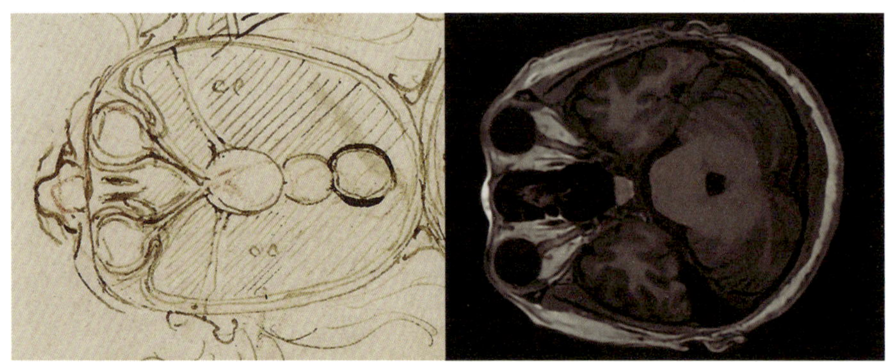

图2 达·芬奇解剖手稿与本课题组正常对照组颅脑结构MRI水平面T1像对比图
左图达·芬奇解剖手稿展示视神经、视交叉以及“想象”出来的脑室结构，与右图核磁图像相对应。

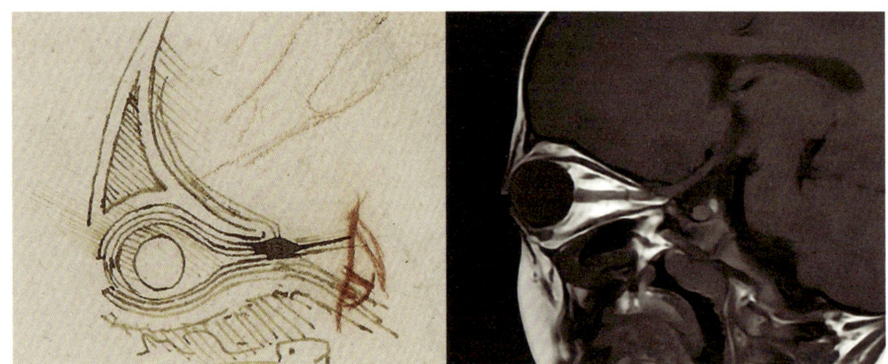

图3 达·芬奇解剖手稿与本课题组正常对照组眼眶结构MRI T1像对比图
左图达·芬奇解剖手稿展示眼球解剖结构，硬脑膜随视神经一直延续到眼球后段，与右图核磁影像相对应。

达·芬奇认为人体是自然界最美妙的研究对象，为了将人物表情绘画得淋漓尽致，达·芬奇开始研究解剖学。但后期他对解剖学的热爱已经远远超出其为绘画而学习的程度，而是出于对解剖学本身的喜爱。直至1519年达·芬奇逝世，他共解剖了30多具尸体。达·芬奇具有细腻的观察能力，头骨上很多小洞的精确位置都没有逃过他的眼睛；具有极大的耐心与毅力，为了构建完整的知识框架，不厌其烦、一点一点地对多具尸体进行解剖、观察，并反复重复这一过程。达·芬奇不仅仅只关注结构，同时也关注功能。他通过推理将一些并非实际看到的因素绘制于手稿中，从而说明其生理功能。通过与现代医学知识进行比对，虽然我们发现其中存在一些不正确的地方，但这些手稿依然体现了达·芬奇知识的广博与思维的高远。译者在翻译过程中似乎是跟着达·芬奇的思路再一次探索人体解剖的奥秘，这简直让人着迷。

在科学探索过程中，我们还有幸结识了意大利神经外科专家Pasquale Gallina。他发现接受过脑室腹膜分流术治疗的脑积水患者中有40%（9/22）发生正常眼压性青光眼，手术后低颅压的持续时间是发生青光眼的一个重要危险因素。他报告的结果与我们发表的猴低颅压模型的研究结果和结论相一致，这为我们的研究结果和学说提供了新的证据。我邀请Pasquale Gallina在2018年全国眼科年会上进行演讲交流，会议休息期间，他拿出一幅图让我猜测其来历。这让我心中百感交集，因为他展示的正是让我震惊的达·芬奇头颅解剖手稿第14号笔记。科学可以跨越国界与语言，穿越时间与空间，使远在意大利500年前的达·芬奇与今天的Pasquale Gallina和中国的我及我的团队产生了如此巨大的共鸣。Pasquale Gallina提出明年达·芬奇逝世500周年之际在意大利举办达·芬奇纪念会议，同时也希望和我们合作在中国举办一场达·芬奇解剖手稿解析会议。本书以此为契机出版发行，不仅希望能够表达我们对达·芬奇的纪念与缅怀，更希望让东方文明古国也可以感受一位西方文艺复兴时期人物的伟大。作为艺术家的达·芬奇对科学的追求及无限探索必将激励我们在今后的科研工作中保持永久的好奇心与无限的探索欲。

人类文明发展的真正推动力正是人类对智与美的无穷渴求，前者转化为科学，后者转化为艺术，两者相辅相成。如果从事的科学研究能升华到艺术境界，科研也可以达到更高的境界。同时，此书也给予我们启示：眼科领域很多解剖结构、生理功能也可以赋予艺术思维和形象，使枯燥的科研探索转化为美好的艺术展示。因此，在这本著作的启发下，我们将准备创作出版《眼生理解剖与艺术》，在传承和发扬医学领域艺术成果的同时，希望在眼科界也能显现出科学与艺术相结合的文化氛围。

王宁利

2018年10月

Contents 目录

在意大利文艺复兴之初（15世纪中叶），迷人的亚平宁山脉小村落诞生了一个男孩，故乡的山川河流陪伴他度过孤独的童年，孤僻的个性促使他对万事万物充满好奇，随风飘散的落叶、潺潺流淌的溪流、高空翱翔的飞鸟……这些都是他儿时的玩伴。就是这位男孩，让那个时代整座佛罗伦萨城、甚至整个欧洲的艺术家都黯然失色，不仅如此，他留给世人的逾万件手稿，内容涉及军事、天文、医学、建筑、物理……如果被即时发表，则会改写人类的命运。当整个人类都在沉睡时，他却过早醒来并竭尽一生探究人、神、宇宙间的真谛。他就是我们大家都非常熟悉的旷世奇才列奥纳多·达·芬奇（Leonardo Da Vinci）。

I

列奥纳多·达·芬奇的解剖学研究

The Anatomical Studies of Leonardo da Vinci

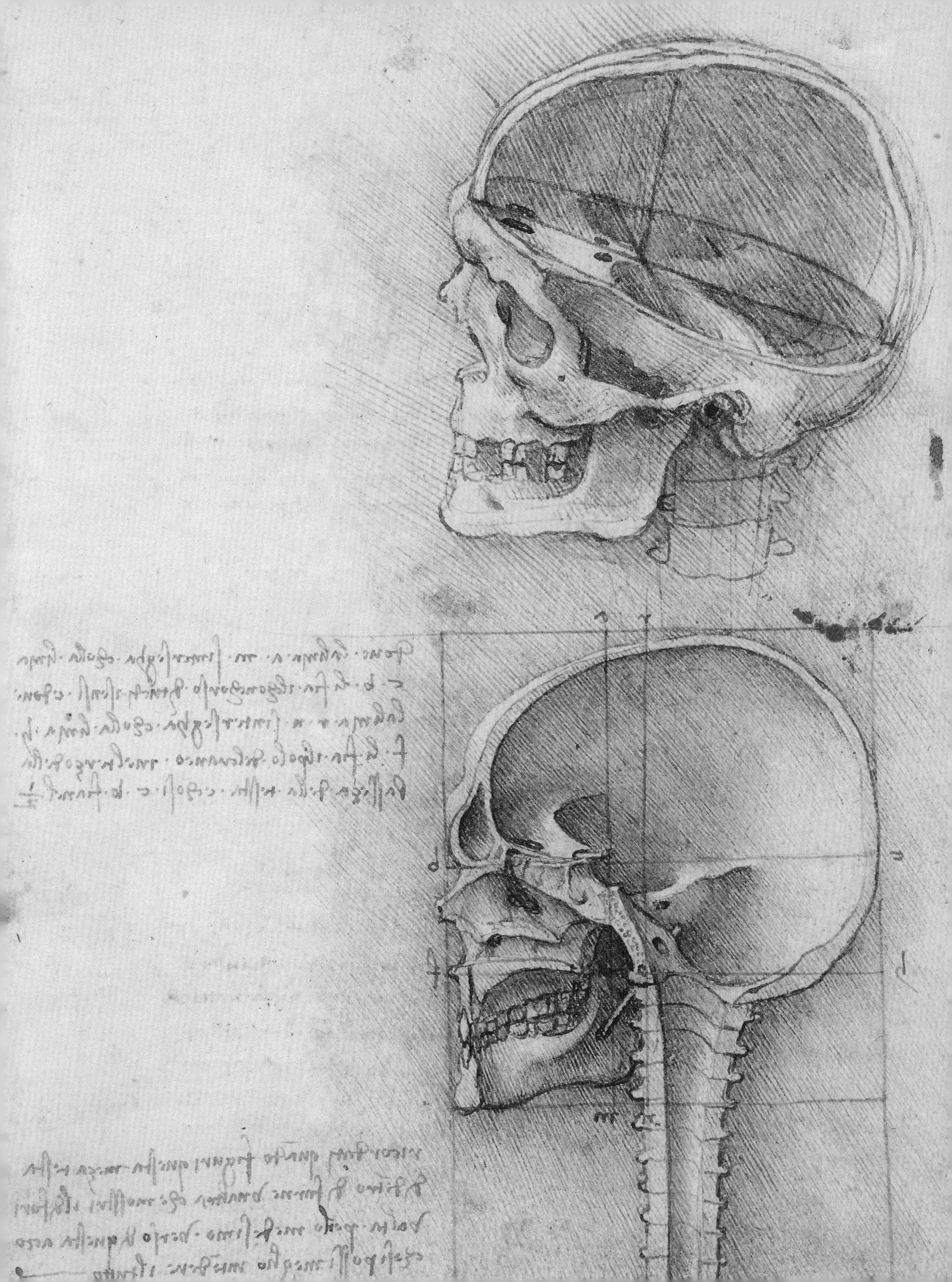

列奥纳多·达·芬奇的解剖学研究

The Anatomical Studies of Leonardo da Vinci

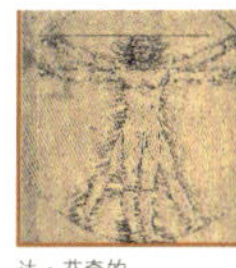
达·芬奇的解剖学研究

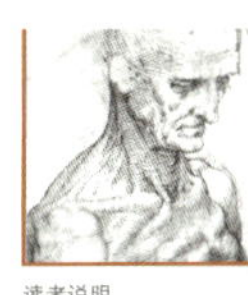
读者说明

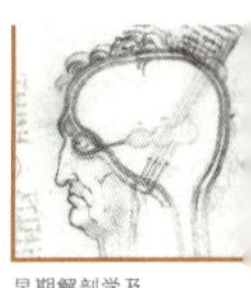
早期解剖学及人体比例研究

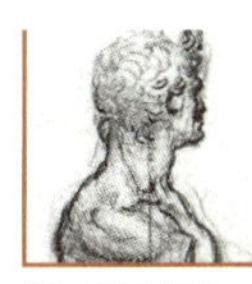
复兴：安吉亚里战役

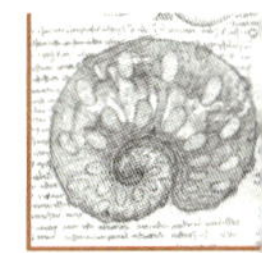
百岁老人：解剖手稿B

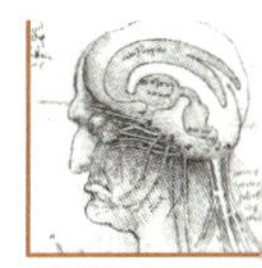
神经学与声音

著名的艺术家列奥纳多·达·芬奇（图1）于1519年在法国逝世，享年67岁。然而，除了与他关系亲近的人之外，很少再有人知晓或理解他的科学研究成果。至19到20世纪，人们才完整地对他数千页的笔记进行仔细的检查，最终得出结论：他作为画家所赢得典型的"文艺复兴人物"的盛名，在科学研究方面也被证实同样适用。

达·芬奇本人本不该看到这幅画像。15世纪80年代起，科学研究对他的重要性已堪同艺术创作平起平坐。在生命的最后十年中，他几乎没有开始任何一幅新画的创作。尤其在1508年至1513年这段时间，他基本上已变成了一位科学家，偶尔才会抽出手来，继续早年间就开始的绘画创作。他将全部精力投入光学、地质学、植物学及流体力学等领域的研究，而其中影响最为深远的，则是其在人体解剖学方面的研究。

在数年的紧张工作中，达·芬奇解剖了约30具人类尸体。他将解剖练就的灵巧动手能力与对物理结构的深刻理解、作为绘图员的高超技巧以及雄辩的文学风格相结合，做出了一些有史以来最好的解剖学研究。他本打算将他的工作成果全部公开，倘若他真的那么做了，关于人体解剖的研究史将被彻底改变。但是，达·芬奇在1519年就与世长辞，他所做的那些关于人体的素描仍保留在其私人画作之中，直到四个世纪后才有机会公诸于世。

1452年4月15日，达·芬奇出生在佛罗伦萨以西15英里外的意大利中部小镇芬奇镇附近。他是公证员塞尔·皮耶罗·达·芬奇和农家女卡特琳娜的儿子，自幼在祖父家被抚养长大。对于达·芬奇人生的前20年，我们所知甚少。他学习了阅读及写作，但算术技巧并不算好。尽管在成年后他努力学习拉丁语，但是仍然不能很好地适应这门大多数科学著作都应用的语言。

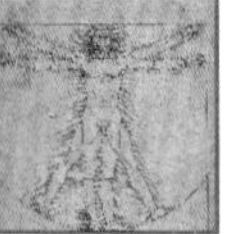
达·芬奇的解剖学研究

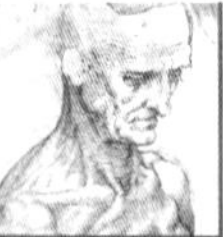
读者说明

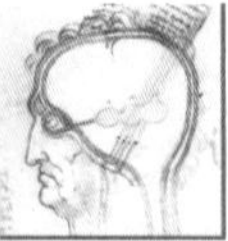
早期解剖学及人体比例研究

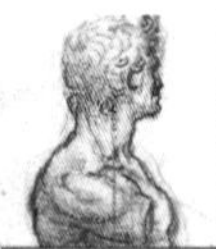
复兴：安吉亚里战役

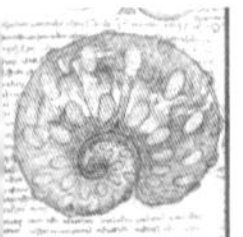
百岁老人：解剖手稿B

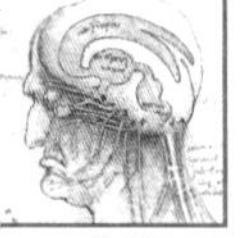
神经学与声音

作为私生子，达·芬奇无法像他父亲那样进入法律行业任职。相反，他训练自己的绘画技巧，并于1472年加入了佛罗伦萨的圣卢克画家公会，可能还在伟大的雕塑家及画家安德烈·德尔·韦罗基奥的大型画室工作过。达·芬奇完全靠自己就能完成一些画作，比如《天使报喜》（现存于佛罗伦萨乌菲齐美术馆）。此外，他还同韦罗基奥的团队一道完成了一些画作，其中达·芬奇所画的最著名的部分就是《基督受洗》（现存于乌菲齐美术馆）中一位天使的头部。这样一来，达·芬奇作为一名传统（如果他非常有天赋）画家的事业就此起步。15世纪的佛罗伦萨流传着这样一种观念，一位画家或雕塑家可以通过获得知识，将其地位提高到甚至超过一名普通工匠。约1450年，雕塑家洛伦佐·吉贝尔蒂在他的*First Commentary*中写道："为了让希望完成一尊有男子气概雕塑的雕塑家了解人体内的骨头数量、肌肉肌腱分布及其连接，对人体进行解剖是很有必要的。"但是，在达·芬奇那一时期的作品中几乎没有关于这方面科学研究的征兆，直到他后半生，这方面的研究才迎来兴旺发展。

1483年，达·芬奇搬到意大利北部的米兰居住。在那里，他的兴趣逐渐扩展到建筑学和工程学。为了完成关于绘画的著作，他开始对自己的笔记进行整理。达·芬奇是左撇子，一生中他始终习惯于从右向左记笔记，且笔记的字体同正常字体是镜面相反的。据他所讲，这样做并非是为了保护他研究的机密性，只要稍加练习，就会发现镜面相反的字体更容易阅读。镜像书写是常发生在童年时代的怪癖，对达·芬奇来说，一开始这可能只是一种娱乐的伎俩，但慢慢地，这成了他的习惯，并一直沿用下来。

图1
该画被认为由弗朗西斯科·梅尔齐所有
达·芬奇画像，1515年，红色粉笔
高27.5厘米，宽19.0厘米
RL 12726

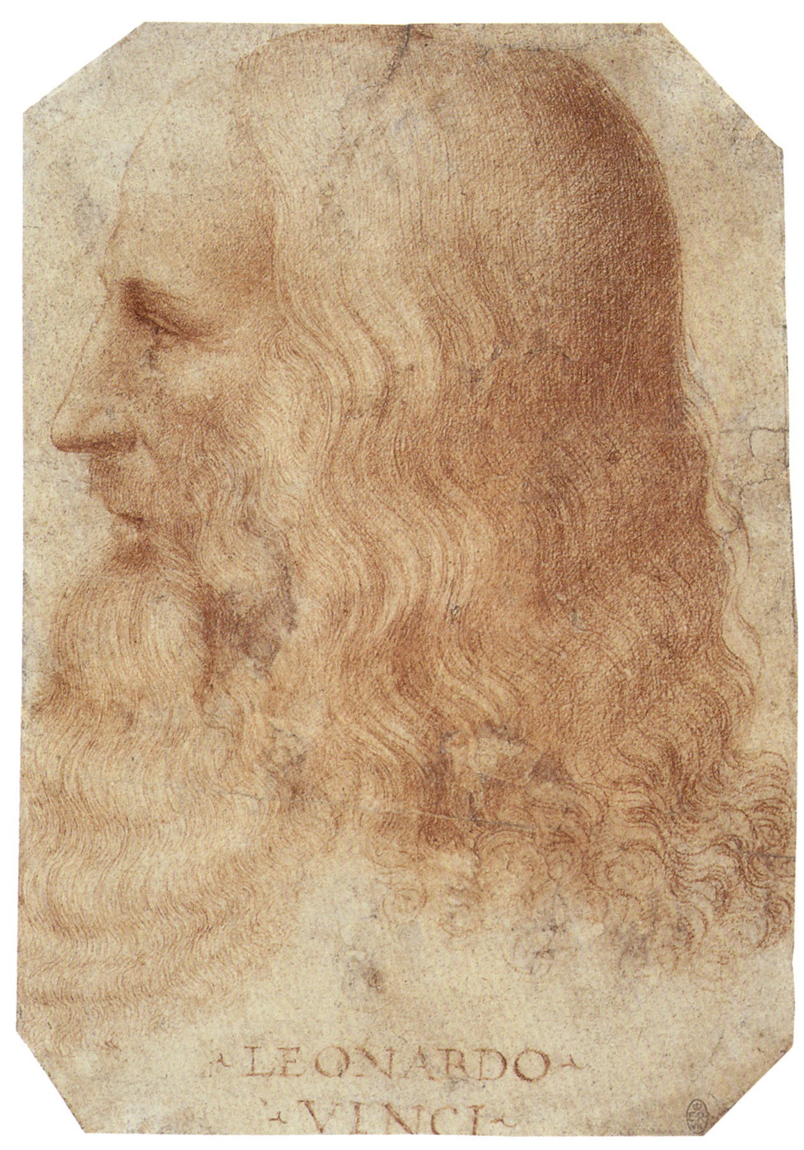
LEONARDO

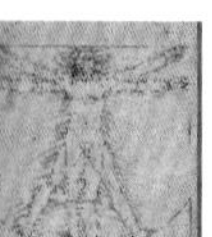
达·芬奇的解剖学研究

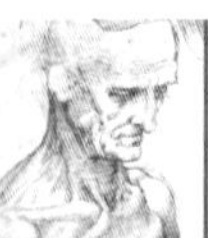
读者说明

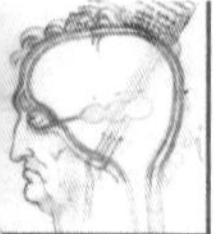
早期解剖学及人体比例研究

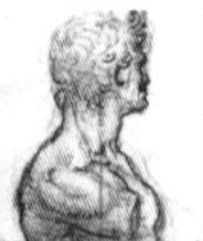
复兴：安吉亚里战役

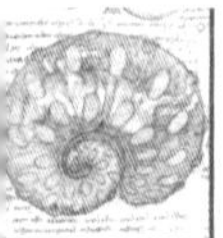
百岁老人：解剖手稿B

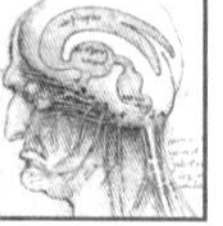
神经学与声音

达·芬奇关于绘画的著作同琴尼诺·琴尼尼15世纪所著的《艺术之书》相似，并非那种讲述技术的手册。相反，他计划在其中讲述绘画——作为同雕塑和诗歌相似的自由艺术——的科学和理论基础，以及视角、阴影和色彩等因素的本质。因此，达·芬奇的的著作同莱昂·巴蒂斯塔·阿尔伯蒂的《论绘画》(*De picture*)一书有许多相似之处。《论绘画》一书于1435年完成于佛罗伦萨，并于第二年由拉丁文译为意大利文，书名为*Della pittura*。这本书的手抄副本传播甚广，想必达·芬奇在年幼时也曾读过。但是，达·芬奇计划讲述的内容涵盖能使一名艺术家创造出“忠于自然”的作品的各个方面，远多于阿尔伯蒂书中所写。他不仅关注表面，更关注表面下隐藏的原因，因此，他的研究范围不可避免地扩大了。尽管达·芬奇一直在努力确定科学研究中的一般原则，但他同样对缩写有着本能的不信任，例如，光学和流体力学领域，他试图分析图像和文字中的每一种可能的设想。

在他的一生中，达·芬奇将他数千页的研究报告进行了编纂——今天我们已知的大约有五千页，这是一份完全偏离了他所处的时代的精神财富。达·芬奇的研究想必远不止如此，这五千页仅是其中的一小部分罢了。

达·芬奇对某几个领域的研究很快就摆脱了仅仅是绘画著作，而是在各自领域都可以独立成书。其中包括作为文艺复兴艺术家主要研究内容：人体的研究。我们现在得知的他关于解剖学的著述概要早在1489年就已经成文。

关于书的顺序

这一研究应该从人的怀孕开始，描述子宫的形式，以及孩子如何在其中生活，以及它在什么阶段，以何种方式获得生命和食物。同样还需要描述它的成长，在一个成长阶段和另一个成长阶段之间有什么区别：是什么东西把它从母体中推出来，又是为什么它有时候会在临产时间到来前就从母亲的肚子里出来。

然后，你应当描述出生后婴儿的哪些部分比其他部分长得多，并且对一名一岁的孩子进行测量。

然后描述成年男人和女人，对他们测量的结果，以及他们体格、肤色和面貌的特征。

然后描述他们是如何由静脉、神经、肌肉和骨骼组成的。这部分你应当放在书的最后。

然后，你应当用四幅图画描述出四种人类皆有的状态，即：不同方式的笑，并画出带来笑声的原因；不同方式的哭泣及其原因；不同杀戮手段的战斗；逃走、恐惧、暴行、冒失、谋杀，以及一切属于上述事件的内容。

然后画出分娩的状态，包括拉、推、拿、堵、撑及其他相似的动作。

态度

然后描述你的态度及行动。

效果

然后通过眼睛看穿事情的本质；关于听力，我将谈到音乐并描述其他的感官。

感官

然后描述五感的本质[1]。

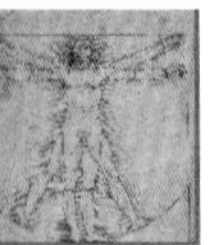
达·芬奇的解剖学研究

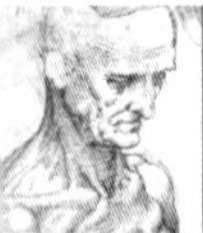
读者说明

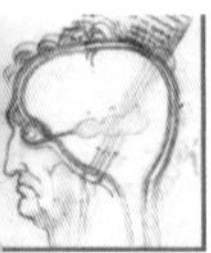
早期解剖学及人体比例研究

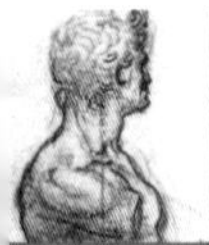
复兴：安吉亚里战役

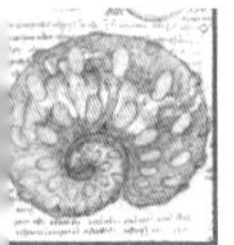
百岁老人：解剖手稿B

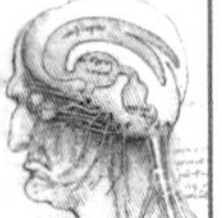
神经学与声音

因此，达·芬奇希望对人体的各个方面——不仅仅是结构解剖学和生理学，而且还包括受孕及胎儿的成长、情感的表达、感官的本质等等进行研究。毫不奇怪，对于这些问题的大部分内容，他无法进行更深的研究：不仅因为研究内容在本质上是有问题的，而且，在他人生的这个阶段，达·芬奇仅能得到很少的人体用来研究。1489年，他设法取得了一个（或多个）人类的颅骨进行切片，画在笔记本上的颅骨素描的准确程度令人震惊，该素描即为目前我们所知的解剖手稿B中的第11a~13b号笔记。

第5号笔记上的绘画和注释似乎也表明，在15世纪80年代后期，达·芬奇曾解剖过一条人腿（或者至少观察过一条被解剖的腿）——将皮肤剖开露出肌肉，去除缝匠肌，露出收肌管内的神经和静脉，并且横向切断腿部以展示肌肉的空间关系（第6号笔记）。

达·芬奇可以进行其研究的地点尚不明朗。那时，米兰没有大学，更没有医学院。伦巴第公国的唯一一所大学在米兰以南20英里外的帕维亚（在那里，达·芬奇可能会在二十年后和马尔坎托尼奥·德拉·托雷一起工作，见下文）。在任何情况下，在大学里进行的解剖研究都是解释性而非研究性的（图2）：当教授阅读教会

图2
解剖学授课现场，来自Johannes de Ketham所著
《医学汇编》(《医药之书》)
威尼斯，1495年，木刻
现存于伦敦，维尔康姆图书馆

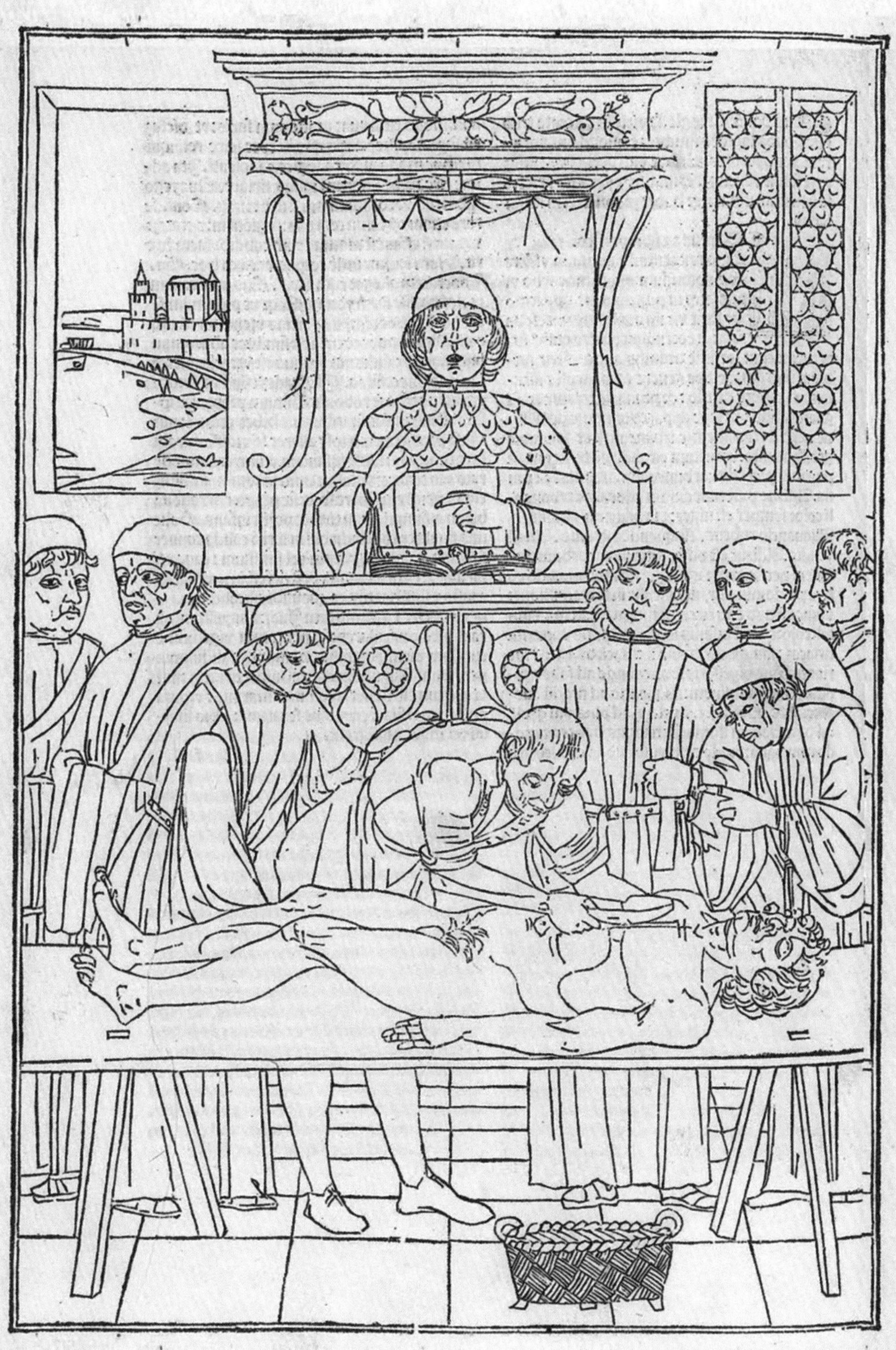

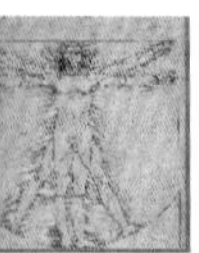
达·芬奇的解剖学研究

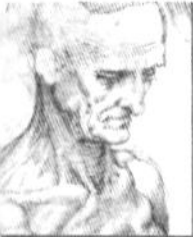
读者说明

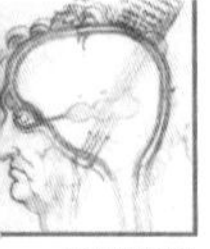
早期解剖学及人体比例研究

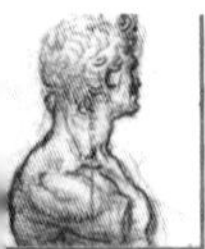
复兴：安吉亚里战役

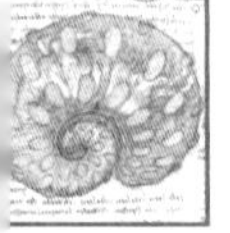
百岁老人：解剖手稿B

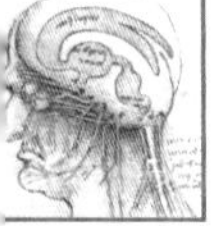
神经学与声音

书籍时，解剖员则将器官取出以供检查。教授阅读的书籍主要是蒙迪诺·德·卢齐所著《人体解剖》以及11世纪波斯博学之人阿维森纳（Ibn sina）所著《医典》，前者的成书时间约在1316年，后者则是欧洲文艺复兴时期获取古人知识的主要来源之一。我们不知道达·芬奇那时是怎样接触到上述书籍的，不过，蒙迪诺的《解剖学》仍然是那个时期应用最为广泛的解剖学著作。大约在1489年，达·芬奇曾（在笔记本RL 19019r上）记下"伽林的De utilita"可能是指*De usu partium corporis humani*，后者是从古代流传下来的最重要的解剖学论著。那些作品都是文本：即使在达·芬奇的时代，解剖学图示也只不过是示意图而已（图3，图4），尽管他有时会采用这些图中的元素，但这对他的研究几乎没有用处。

更为实际的解剖学工作则有可能在米兰的医院里完成。马焦雷医院是欧洲最大的医院之一，由米兰城斯福尔扎家族的统治者资助建成（15世纪80年代末，达·芬奇曾任卢多维科·斯福尔扎的宫廷艺术家）。城内还有许多其他由修道院和世俗兄弟会经营的慈善医院，达·芬奇同他们直接接触后，有机会得到无人认领的尸体用以进行解剖。这并非是人脉广泛的艺术家进行人体解剖的特例：几年之后，米开朗基罗同样被允许在佛罗伦萨的圣灵教堂医院解剖尸体，无疑，他的这一特权则来自于美第奇家族的资助。

图3
器官分布图，来自Johann Peyligk所著
Philosophia Naturalis Compendium
莱比锡，1499年，木刻
现存于伦敦维尔康姆图书馆

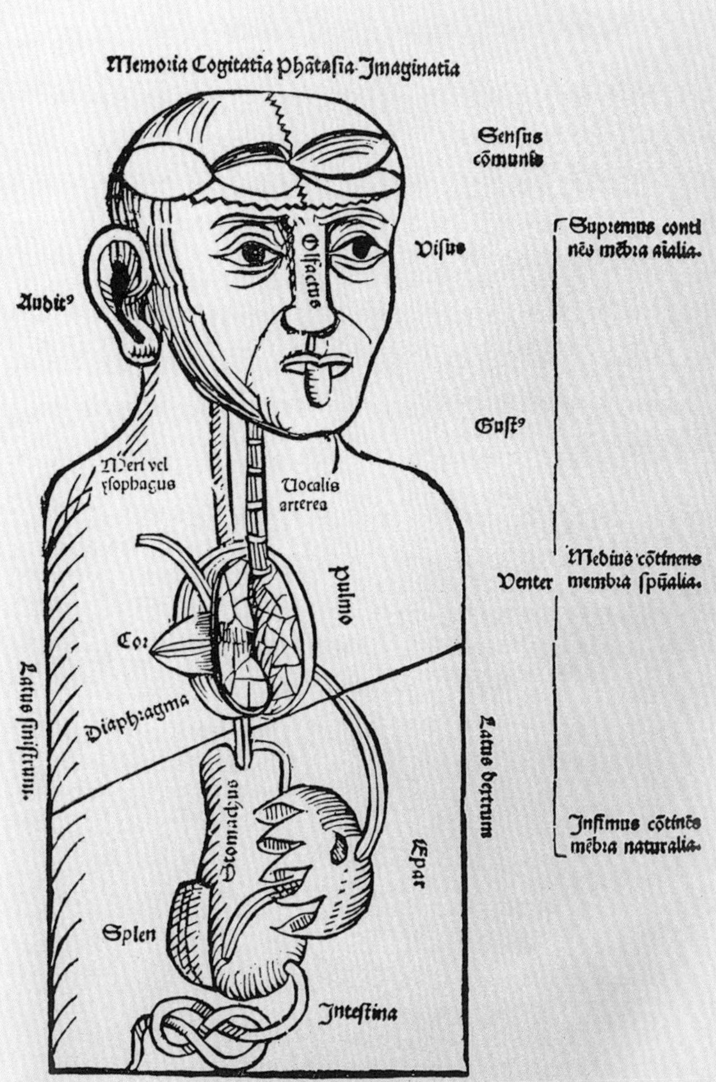

2. Torso-schema: the transposed version.

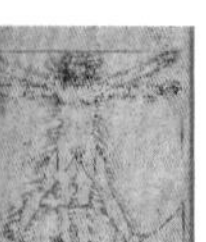
达·芬奇的解剖学研究

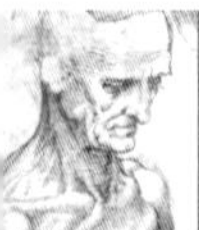
读者说明

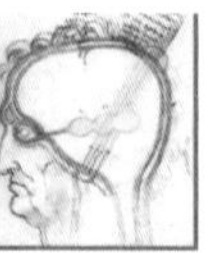
早期解剖学及人体比例研究

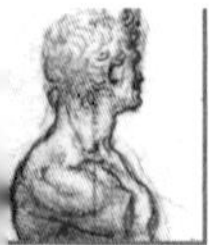
复兴：安吉亚里战役

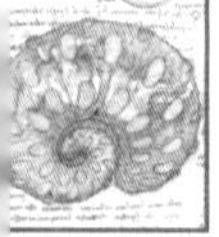
百岁老人：解剖手稿B

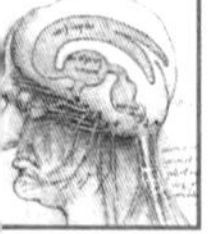
神经学与声音

尽管达·芬奇对人体的解剖受到限制，但他可以不受限制地对动物进行解剖。

当时和现在一样，动物作为对人体进行研究的替代品：人们通常认为，所有哺乳动物的解剖结构是基本相同的，唯一的区别在于比例和姿态。看起来，在对猴子和狗进行解剖后，达·芬奇才画出了神经通路的手臂解剖图（第3号笔记）。在同一张纸上，他（有可能）还画了一只猪的内脏，并记录下他所做的一个实验，在那个实验中，他刺穿了一只头被砍掉但尚未完全死去的青蛙的脊髓。他所画的一只熊脚的解剖图是他早期解剖研究中最令人印象深刻的成就之一——唯一一种像人类一样仅靠脚底行走的大型四足动物（第7~10号笔记）。当时，他为熊脚趾上的屈肌腱结构所困扰，二十年后，当他在人的手脚上发现了同样的结构（第65b~67号笔记）时，他再次回忆起对熊的研究。

达·芬奇研究最为充分的动物是马。在某种程度上，这是因为他被委派（约在15世纪80年代）为卢多维科·斯福尔扎的父亲弗朗西斯科·斯福尔扎设计并打造一尊巨型的骑马者样式的纪念碑。传记作者乔尔乔·维萨里在16世纪中期写到，达·芬奇曾就对马的解剖整理出一本著述，但于1499年米兰遭到法国军队入侵之

图4
一个男人的脑室分布
来自艾尔柏图斯·麦格努斯所著《自然哲学》，
巴塞尔，1506年，木刻
现存于伦敦维尔康姆图书馆

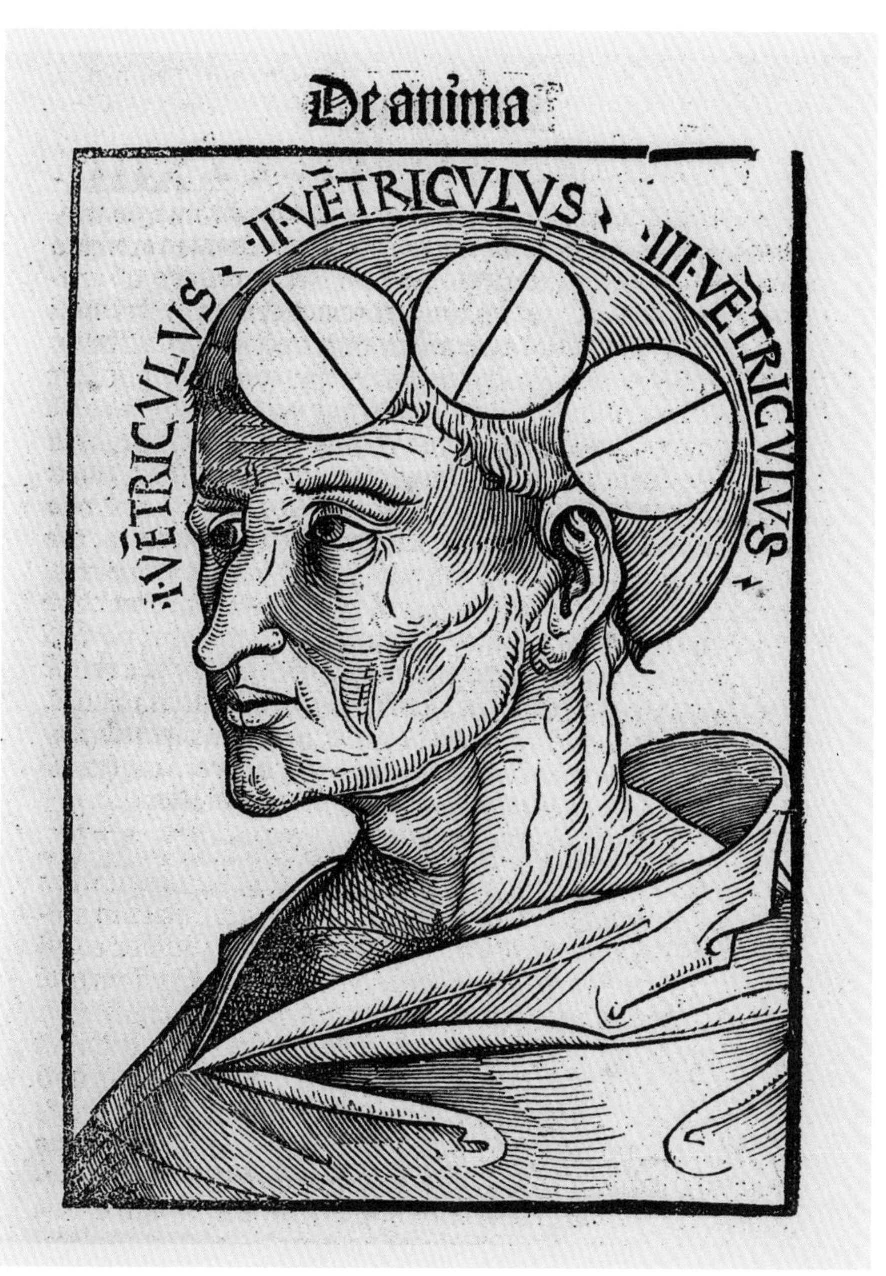
De anima
·I·VĒTRICVLVS·
·II·VĒTRICVLVS·
·III·VĒTRICVLVS·

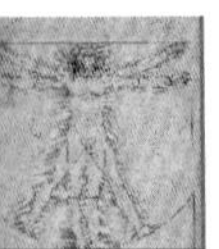
达·芬奇的解剖学研究

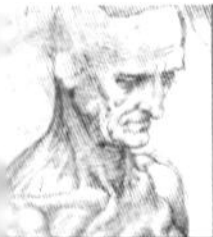
读者说明

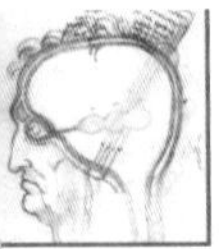
早期解剖学及人体比例研究

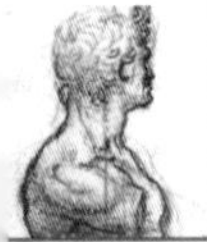
复兴：安吉亚里战役

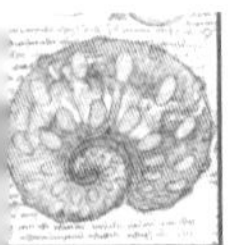
百岁老人：解剖手稿B

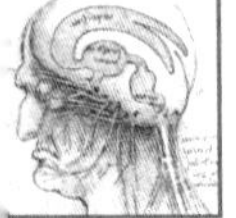
神经学与声音

时遗失。有一张图上画的是大型四足动物的内脏，有可能就是马的内脏（图5，第2号笔记的反面），这在一定程度上支撑了维萨里的说法。但是，因为缺少足够的材料，我们无法得知达·芬奇研究的全面程度。

更多流传于世的是他在米兰军队的马厩里所画的关于马的外形的绘画（第18~19号笔记）。达·芬奇专注于马的肌肉组织及其身型尺寸，他常注明马的品种，因为不同品种的马身材比例不同。

然而，在研究人体形态时，达·芬奇不愿意针对个体差异做出上述让步。一般而言，人是一种“理想体”，由神创造并赋予其匀称的身型比例。维特鲁威于公元前1世纪所著的建筑学著述是唯一一本自古典时期流传下来的艺术著述，它在15世纪颇为知名，是达·芬奇于1508年所列清单中为数不多的书目之一。书中认为，人体比例同建筑的比例有相似之处。就像一个精心设计的和谐建筑一样，身体应该被分成相等的单位，所有的测量结果都应该以该单位或简单的整体中一部分来表示。维特鲁威称，伸出双臂站立的身体正好放在一个正方形上，四肢展开成一个以肚脐为中心的圆圈：人体与圆形和正方形的完美的契合是宇宙的完美与和谐所带来的必然结果，这也是达·芬奇最著名的绘画题材（图6）。这幅画完成得非常完美，但是这些铭文都是以达·芬奇常用的镜像文字写成，所以，这幅画大概只是为了他自己看而绘就的。达·芬奇把这些材料呈现给自己，仿佛是在验证它的正确性。

图5
马的内脏
达·芬奇，1490~1492年，钢笔、墨水
高27.6厘米，宽20.4厘米
RL 19097r

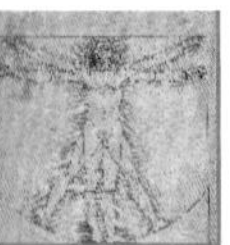
达·芬奇的解剖学研究

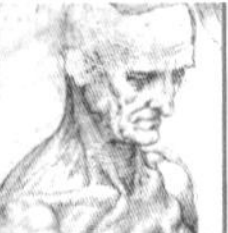
读者说明

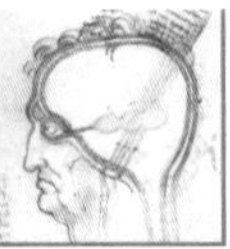
早期解剖学及人体比例研究

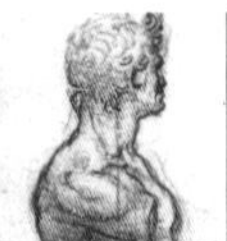
复兴：安吉亚里战役

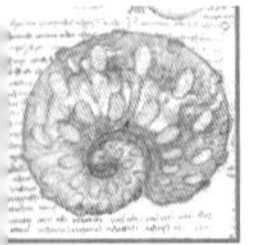
百岁老人：解剖手稿B

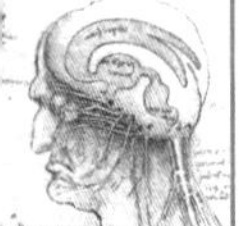
神经学与声音

第15号笔记上的绘图体现了几种相同的认知，而在第16号笔记上，达·芬奇试图比维特鲁威走的更远，根据比例来分析看似无关紧要的身体尺寸。

因此，达·芬奇早期的许多解剖学观察是基于传统的（通常是古老的）认知，动物解剖，比例分析和纯粹的猜测综合而成。一个引人注目的例子是，大约在1490年，他画了一幅半个男人和半个女人性交的图画（第2号笔记）。达·芬奇并未观察到任何这样的结构：这幅画是对传统认知的图解表达——阴茎中将“动物精神”（放荡的“灵魂”）自脊髓中带出的第二通道；女性身体内将“动物精神”带至子宫的叉状脊髓；从睾丸将激情源头传达到心灵的血管；从子宫到乳房使受孕的月经可以转化为乳汁的血管等等。

由于达·芬奇的解剖绘图技巧逐渐提升，他开始更加擅长说明他仅做出推断而并未看到的结构。另一个例子则是研究了头皮和脑室表层的第14号笔记。显然，达·芬奇已经能够对一些动物的头部进行研究（如前所述，他曾在1489年解剖过一个人的头骨）。因此，头骨的横截面、头皮表层、大脑的膜和它们同视神经相连这几点或多或少是准确的。但是，达·芬奇在大脑里放置了三个像地球一样的传统上被认为容纳智力的脑室（参考图4）——智力包括常识（感觉神经汇聚的地方）、幻想、推理、记忆等。达·芬奇在纸的下方详细地画出了眼睛平面头部的解剖图，将冠部向后翻转，以将这些脑室显露出来：他所画出的是他在想象中所看到的，而非其实际上所看到的。

图6
维特鲁威人比例研究
达·芬奇，1490年，钢笔、墨水
高34.4厘米，宽24.5厘米
现存于威尼斯佛罗伦萨学院美术馆

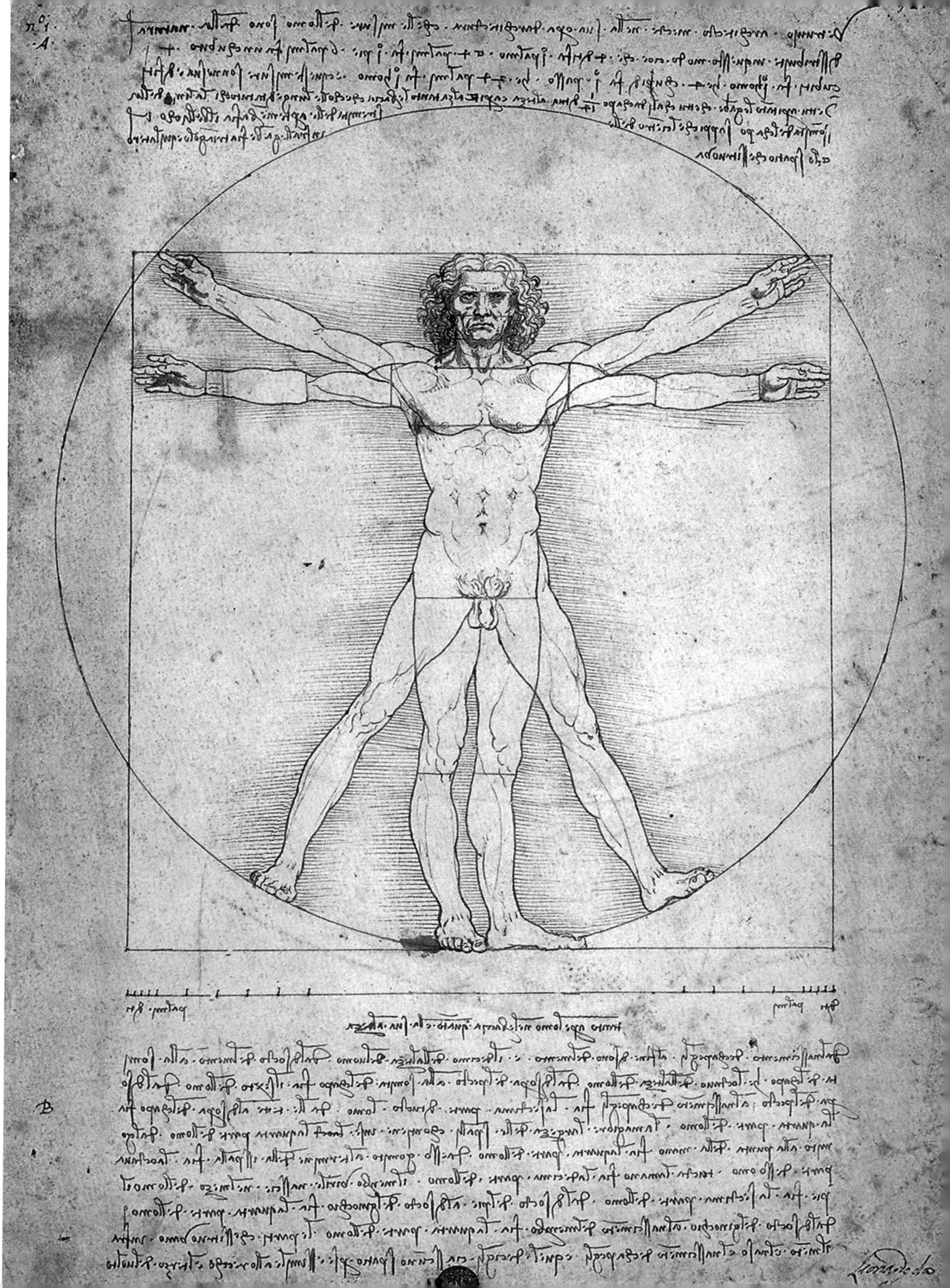

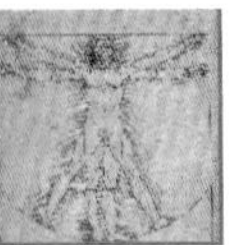
达·芬奇的解剖学研究

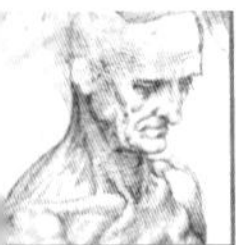
读者说明

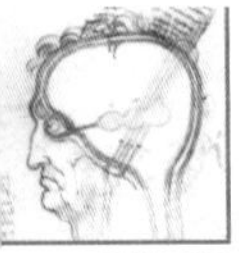
早期解剖学及人体比例研究

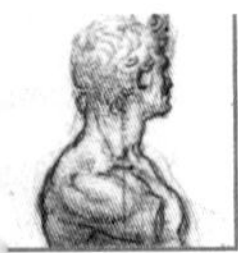
复兴：安吉亚里战役

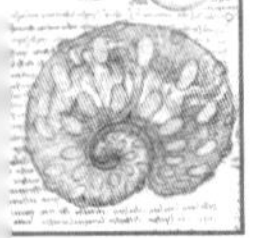
百岁老人：解剖手稿B

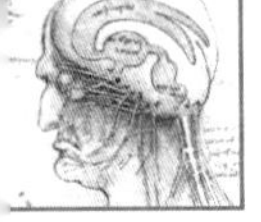
神经学与声音

但是，在15世纪90年代早期，达·芬奇的解剖学研究逐渐停止，其原因尚不清楚，可能有我们并不了解的外部因素。当然，那时他正忙于建造斯福尔扎骑马者样式的纪念碑。当这个项目于1494年中止时，他则投身于壁画最后的晚餐的创作中。这幅画同样来自斯福尔扎的委托，也是达·芬奇最伟大的艺术创作之一（见第20号笔记）。在最后的晚餐中，达·芬奇本能地将他未能通过科学研究表达的想法转而以绘画的形式表达出来——一种将身体的外部形式与个人的心理状态联系起来的手法。他有可能因为缺乏进展，而对自己于1489年提出的如感官现象等话题感到沮丧，这使他逐渐放弃解剖学研究。等到他重新开始解剖学研究，则是数十年之后的事了。

1499年，法国军队推翻了卢多维科·斯福尔扎的统治。失去资助后不久，达·芬奇就离开了米兰返回佛罗伦萨。尽管他很少作画且我们并不清楚他当时在做些什么，那时48岁的他仍然迅速重新成为城内主要的艺术家之一。1502年，达·芬奇以军事工程师和制图师的身份在意大利中部旅行了几个月。但在1503年春季，他收到委托，在佛罗伦萨共和国议会厅内为安吉亚里战役创作一幅巨大的壁画。

这是达·芬奇一生中收到的最负盛名的委托，同时也是他最志在必得的作品：唯一由他完成的部分叫做“为标准而战”（图7），讲述的是人和马之间的狂野斗争。这幅画宽约20米（65英尺），要求达·芬奇为此精心进行准备。在开始创作壁画前，他花了大量的精力开展背景研究，对运动状态和静止状态的马匹及裸体男性进行了许多研究（第21~24号笔记）。

那时，达·芬奇的研究受到实际应用的限制，主要是为了完成绘画而非一本理论著述。他并未尝试去获得或强制获得系统的比例，最初，他只专注于可以立刻应用于画中的主题——人的表浅肌肉组织、马匹疾驰、直立和弓背跃起时的形态以及

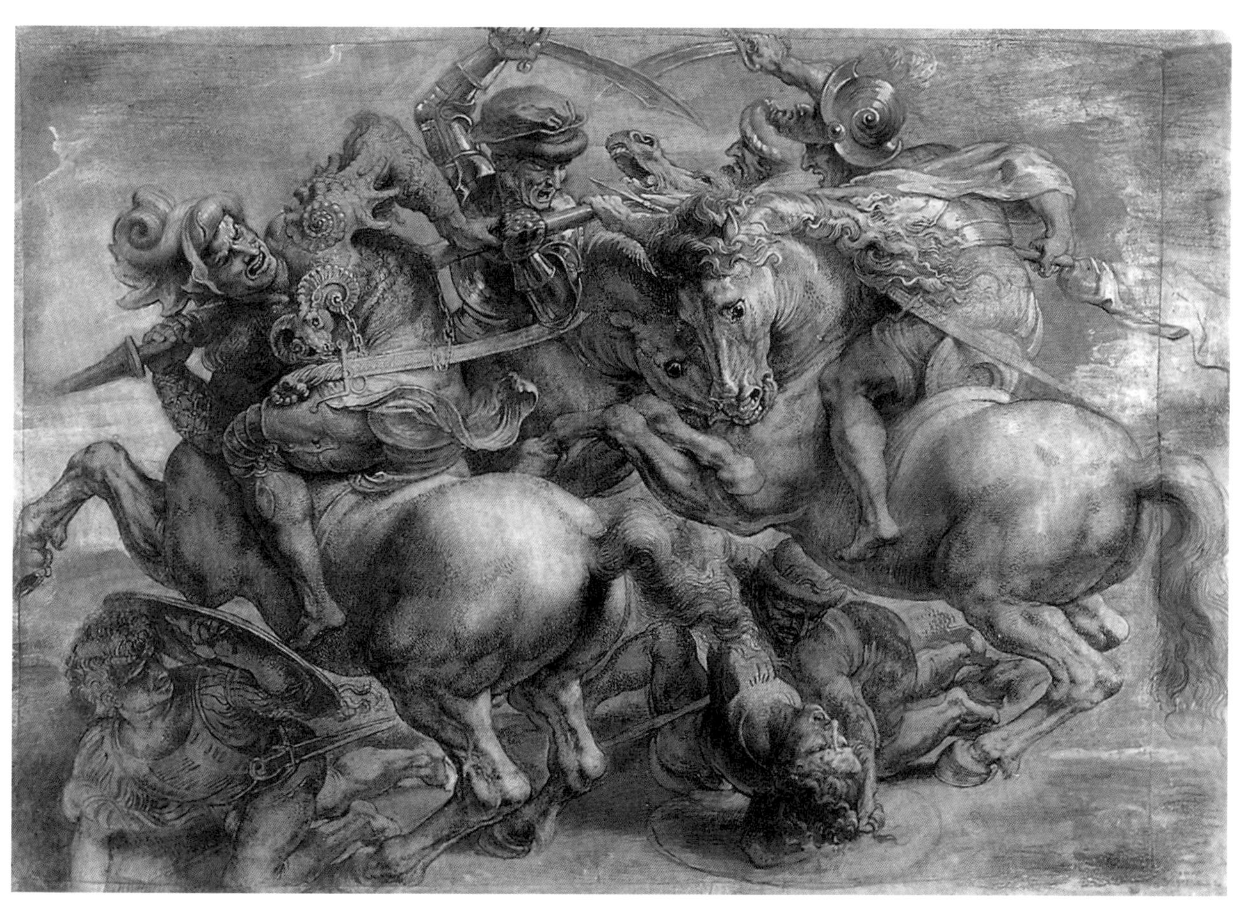

图7
安吉亚里战役
达·芬奇创作后，又经16世纪意大利艺术家
彼得·保罗·鲁本斯加以润色
1612~1615年，黑粉笔、钢笔、墨水、带白色高光
高42.8厘米，宽57.7厘米；现存于巴黎卢浮宫

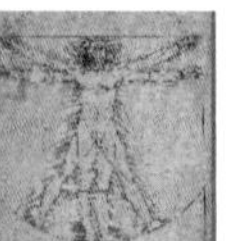
达·芬奇的解剖学研究

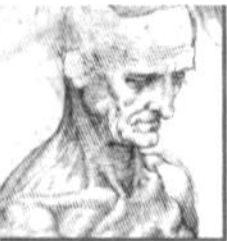
读者说明

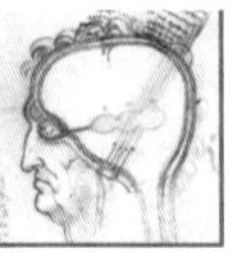
早期解剖学及人体比例研究

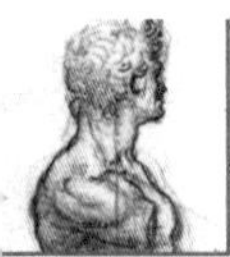
复兴：安吉亚里战役

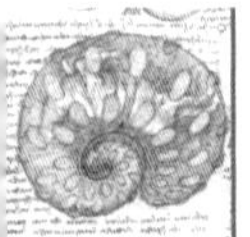
百岁老人：解剖手稿B

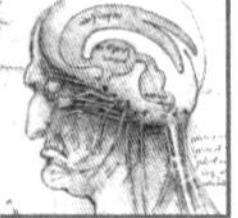
神经学与声音

人和马愤怒心情的表达（图8）。但是，纵观达·芬奇一生中所进行的科学研究，其特点都是希望可以越发深入并发现根本原因，除完成安吉亚里战役的特定要求外，他很快又回到了人体解剖学的研究中。

虽然达·芬奇早期对生命现象的兴趣仍然存在，现在他主要关注的则是人体的结构。很明显，他一直在努力获取与此相关的各种文献。

我们所知的达·芬奇此时拥有的116本书籍（包括印刷版和手稿）的清单也许并不完整，其中包括Johannes de Ketham所著《医学汇编》（1491年拉丁文版，非1493年意大利文译本），该书中包括蒙迪诺所著《解剖学》；居伊·德·肖利亚克15世纪的外科手术指南《外科学》（1498年于威尼斯发行的首版）；巴托洛梅奥·蒙塔尼亚纳所著*Tractatus De Urinarum Judiciis*（1487年出版于帕多瓦）；一本*libro di notomia*，另一本无法鉴别；此外，还不能忘记早期达·芬奇对马研究后所写的*libro di medicina di cavalli*。[2]而这些只不过是达·芬奇拥有的书籍：虽然他很少直接引用他的资料来源，但从他后来的解剖笔记的内容可得知，他对前辈们作品的熟悉程度正日渐提高。大约5年后，他在笔记本（第49号）上记下“阿维森纳的作品已翻译完成”，并引用两位当时解剖学家的名字，分别为加布里埃尔·泽尔比和亚历山德罗·贝内代蒂，他可能在翻译时借鉴了前者所著的*Liber Anatomie Corporis Humani*（1502年出版于威尼斯）及后者所著的*Historia Corporis Humani Sive Anatomice*(1495年及1502年出版于威尼斯)。在其为数不多的书籍中，大约编纂完成于1508年的达·芬奇手稿F的封面上同样列有“亚历山德罗·贝内代蒂的解剖”。

安吉亚里战役一画的创作工作一直在进行，后因达·芬奇于1506年9月被召回米兰而被迫中断，这幅画此后始终保持未完成的状态。在接下来的几年中，他多次往返于米兰和佛罗伦萨之间。那时，由于他的工作时间不定，重新开始解剖学研究

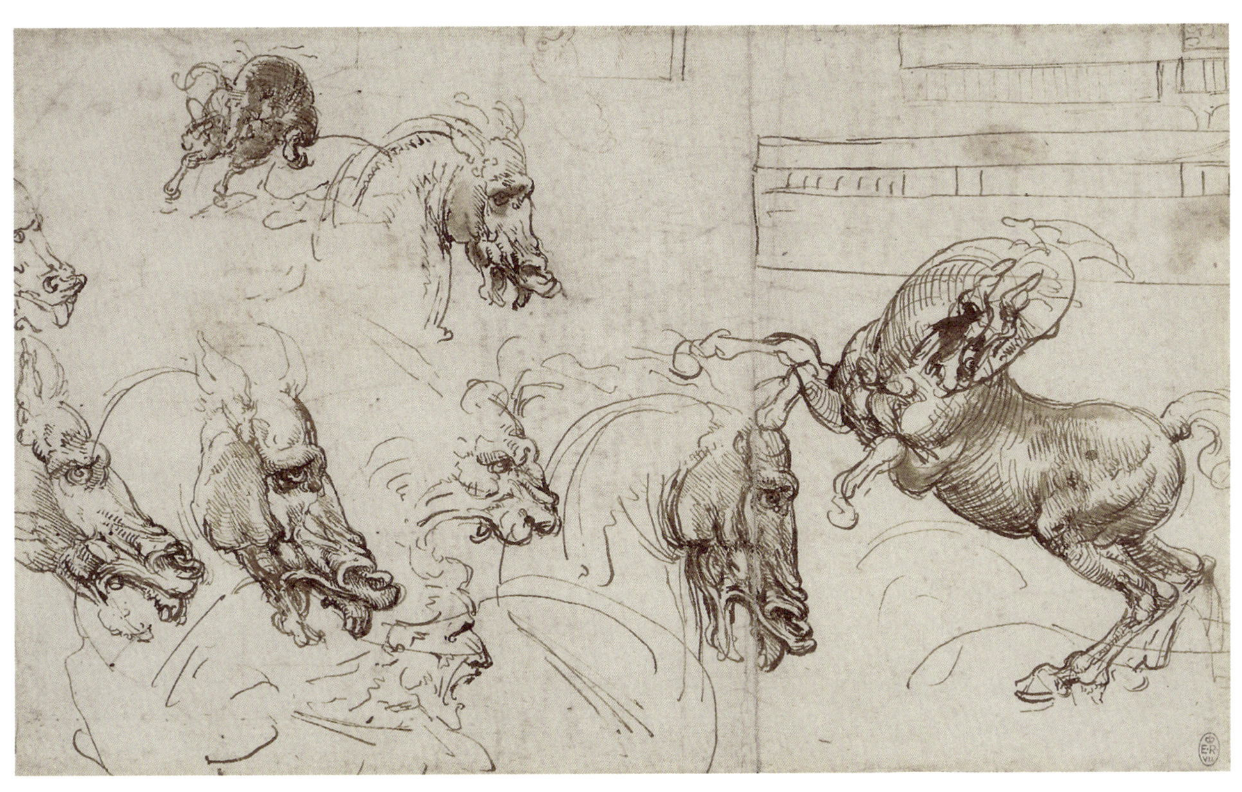

图8
马、狮子和人的愤怒表达
达·芬奇，1503~1504年，钢笔、墨水
高19.6厘米，宽30.8厘米；RL 12326

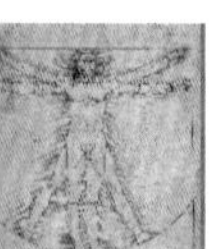
达·芬奇的解剖学研究

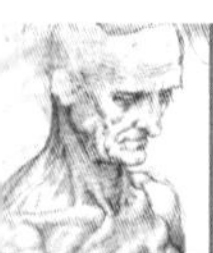
读者说明

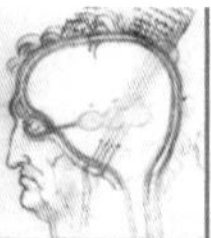
早期解剖学及人体比例研究

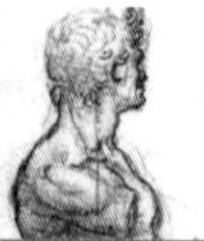
复兴：安吉亚里战役

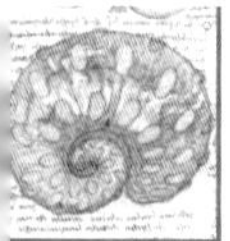
百岁老人：解剖手稿B

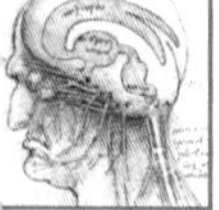
神经学与声音

遇到了困难。如果达·芬奇在55岁时就去世，在他众多的科学追求中，解剖学工作仅被视为一种微不足道的、短暂的兴趣。但接下来的五年中，他持续不断的解剖和阐述工作使其成为有史以来最伟大的解剖学家之一。

这可能算不上迸发的火花，不过，达·芬奇始于1507年至1508年冬天的一次验尸说明可以视作他恢复解剖学研究的第一个标志（第25号笔记）：

> 这位老人在他去世前几个小时告诉我，他已经一百多岁了，除了虚弱之外，他觉得自己的身体没有任何问题。于是，当他坐在佛罗伦萨圣玛丽亚纽瓦医院的一张床上时，没有任何动作或其他任何不测的迹象，他便与世长辞。我对他的尸体进行了解剖，希望得知他如此安详地死亡的原因。

这一记录非常值得注意，这是医学史上首次对冠状动脉血管闭塞、动脉硬化和肝硬化的明确描述。这表明，在1508年，达·芬奇在人体解剖方面已经有足够的经验，可以毫不犹豫地确定特殊病例的病理。在同一页上偶然提到的“对两岁孩子的其他解剖……”则表明，人体解剖对达·芬奇来说几乎是例行公事一般。公共解剖通常是对犯人进行解剖，据推测，百岁老人和那名可能是两岁的孩子应当是去世于佛罗伦萨的慈善医院，且没有亲属要求认领其尸体进行埋葬。很显然，达·芬奇作为一名解剖学家已享有足够的声望，才会被官方允许进行这样的解剖。

达·芬奇对百岁老人死亡的描述补充在了大约20年前完成的颅骨研究（第11a~13b号笔记）的笔记本上。那些笔记和绘图并非创作于解剖期间，有可能是在达·芬奇1508年春天返回米兰后才完成，确实没有任何东西可向我们证明达·芬奇曾对软组织进行过解剖。达·芬奇做的对不防腐标本进行解剖与现在所做的对防腐、固定后标本进行的解剖是截然不同的。如果没有固定或防腐，解剖将是一个杂乱的过程。他还描述了他所使用的解剖器械的基本性质（与现代相比），他在第49号笔记上列出了另外一种手术刀（精细的手术刀）、钳子、细齿骨锯和手术刀。在同一张纸的另一面，他画出了数样他的工具（图9）。达·芬奇解剖的繁重程度自其笔记中可见一斑，比如第57a号笔记上的提醒：“将颌骨从一边剖开，就可以看到小舌所处的位置”。

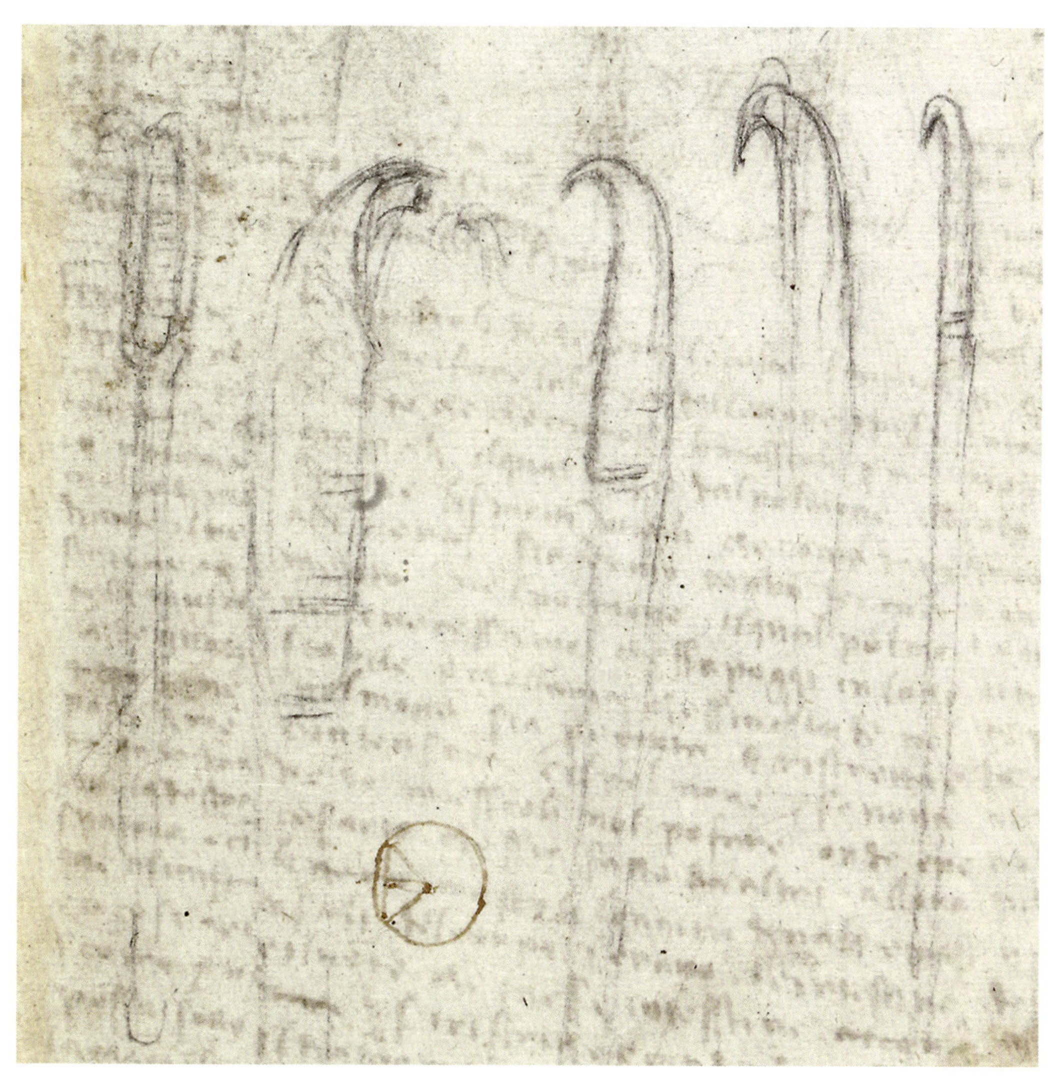

图9
达·芬奇的解剖工具
1508~1510年，黑粉笔
RL 19070r（部分）

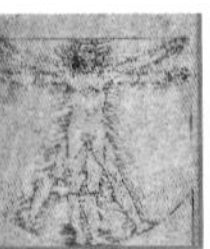
达·芬奇的解剖学研究

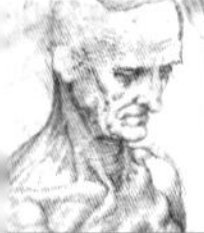
读者说明

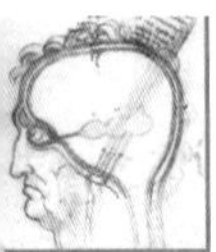
早期解剖学及人体比例研究

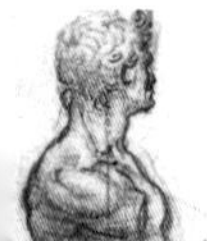
复兴：安吉亚里战役

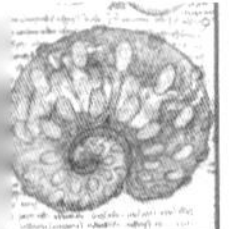
百岁老人：解剖手稿B

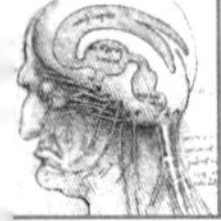
神经学与声音

达·芬奇记录解剖笔记的纸张不可避免地会被体液污染（在清洁条件下直接绘画已准备好的骨骼），要么已污染的绘画是他曾对这些笔记和草图进行过处理，又或者是他的继任者认为已污染的绘画不值得保存。

我们不知道达·芬奇会用什么媒介来记录他的解剖笔记 。流传下来的图纸大多是用黑色的粉笔（有时可能是木炭）打底，一旦用笔和墨水画好轮廓后，就将黑色粉笔的部分擦除。在一些未完全画好的图上，黑色粉笔的部分则没有被擦除。这些图画通常使用多种技术进行渐变处理：用笔描绘骨骼和肌肉弯曲形状；用较轻的线条画出肌肉纤维的方向；精巧地应用水洗的方式捕捉筋膜的光泽或脊柱的弯曲。这些“美丽的副本”都经过了仔细的处理，展示了自解剖笔记中整理而成的身体结构的图解。的确，达·芬奇曾在其1508年至1510年的第49号笔记上写道，这些图画是综合了不同解剖的结果才创作而出：

> 如果有可能将这些图中的所有东西都用一幅图表示出来，那么那些认为观察解剖过程比观察这些图更好的人则是正确的。在（解剖）中，即使尽你所能，你无非也就是获得一些关于血管的知识。为了获得真实而充分的知识，我解剖了十多具人体，剖开了除了不易察觉的出血的毛细血管外其他所有的器官，将血管周边所有微细结构都取出进行观察，且不会使它们流血。而且，鉴于时间足够，不能只对一具尸体进行解剖，有必要一点一点地对多个尸体进行解剖，以构造完整的知识框架。为了观察差异，这一过程我重复了两遍。

上面那段话的最后一句表明，达·芬奇已经意识到个体之间的解剖差异。他的一些绘画中包含了一些奇怪的东西，这些古怪的东西一定是从某一个体的解剖中得来的，比如患肝硬化去世的“百岁老人”体内变大的脾脏和脐静脉。但总的来说，他为消除这种差异做出了努力。

解剖手稿B覆盖范围广泛，因此，其内容的重要性相对较弱。在一个笔记本中，他描述了骨骼和肌肉、神经系统、心血管系统和许多内脏器官的各个方面；某些研究结果已近乎确凿，例如，对膀胱的研究（第33a号笔记）。但许多其他研究则在主题和分析深度上显得有些武断。达·芬奇仿佛要在这两种研究中间画出明确的界线，他编制了著名的笔记，将他的许多发现和观察编绘在一个复杂的图画中，为了方便制成“干净的副本 ”，并详细说明尚未解决的领域，他在图上扎眼标记。并详细说明尚未解决的领域。但是，完成一个完整的 、连贯的解剖学论文的目标看起来仍然像以前一样遥远。然而在1510年左右，我们发现达·芬奇解剖学研究的基础发生了明显的转变。

在1510~1511年的冬季，他编制了一系列(18份）笔记，这些笔记大多数是双面的，被统称为“解剖手稿A”（包括第52a~67号笔记）。这些笔记上布满了超过240幅单独的图画和超过13,000字的笔记。骨骼和肌肉是达·芬奇的研究重点，他详细地描绘了除颅骨之外的每一块骨骼以及许多主要肌群。偶尔也会包含一些神经和血管。但达·芬奇更感兴趣的是力学而不是生物化学或“精神”层面。他在第63b号笔记中写道：“假如关于力学元素及其应用的书*Delli Elementi Mechinali*早于对人类和其他动物的运动和力量证实出现，你就可以通过这些来证明你所有的命题。”看来，他确实已经编写，或者完成了这样一本论述的构架。在第65a上他提到了“关于机械元素的第（四）本书的第（五）章。”

因此，完善人体结构的运行机制是达·芬奇研究的指导原则。尽管他从未直接引用过上帝一词，但他在第56号笔记上赞美道“这样一台机器的第一个作曲家”（“ il p° componitore di tal machina ”），在第53b号笔记上，他把这一特点归功

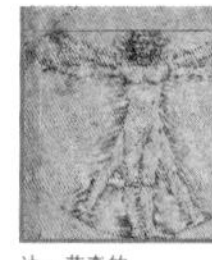
达·芬奇的解剖学研究

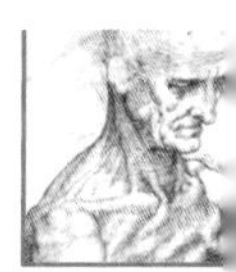
读者说明

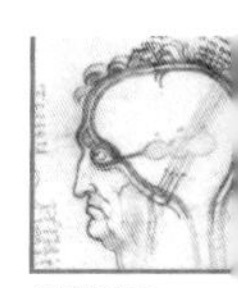
早期解剖学及人体比例研究

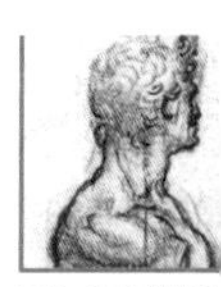
复兴：安吉亚里战役

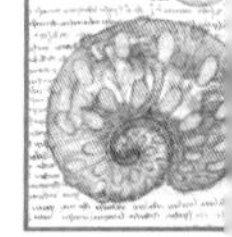
百岁老人：解剖手稿B

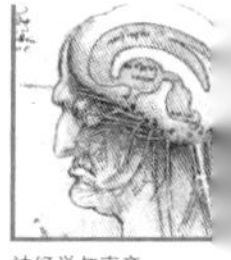
神经学与声音

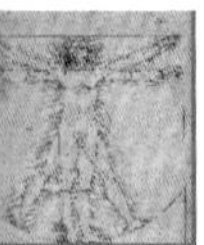
达·芬奇的解剖学研究

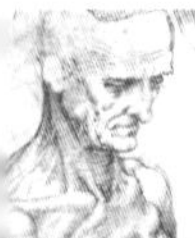
读者说明

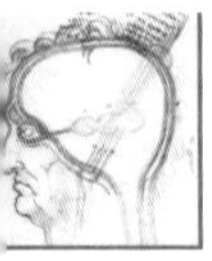
早期解剖学及人体比例研究

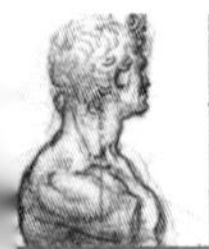
复兴：安吉亚里战役

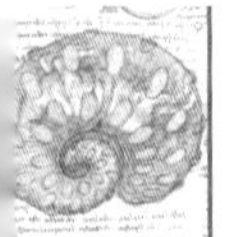
百岁老人：解剖手稿B

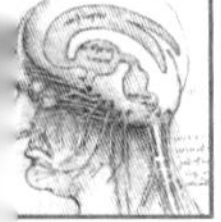
神经学与声音

于“这位主人”（“il maesstro”）。然而，更常见的是，他把“自然”（“natura”）作为某一特征的造就者——“在这里，每一肢体有两处可以运动的关节就是自然的智慧”（第65a号笔记上，natura还在其他7张手稿上被提到）。

但是，如果达·芬奇的绘画向世人展示了“自然的杰作”（“l' opere mirabile della natura”），他说：“如果他的作品在你看来是一件杰出的作品，那这与建筑内的灵魂相比不足挂齿，然而事实是不管它是什么，它都是神圣的”（第53b号笔记）。也许，达·芬奇在“手稿A”中取得成就的关键之一，就是他愿意把精神层面的问题，以及甚至是对生命过程的任何关切放在一边，从而完全从身体的角度出发对肌肉和骨骼进行分析。

在某种程度上，由于他接触到更多的尸体并积累越来越多的经验，才导致这种方法论的转变。在达·芬奇去世之前，他解剖的尸体数量从“十多个”增加到了“三十多个”。以人体解剖为基础的大量绘画可以证实，他在这一主题上已没有短板。在他以前的研究中，一个自果至因的研究使他可以找出研究复杂人体的方式并探索能够产生某些生理功能的结构。随着他对人体更加熟悉，他能够理解细节是如何融入到整体中的，并且可以自因至果地向外开展研究，试图去理解他解剖后所暴露的结构是做何用处。因此，达·芬奇笔记中的几乎所有的图画和陈述都是基于直接研究得来。他的解剖效率与日俱增：随着他对身体更加熟悉，他能够更好地提出自己的问题、准确且高效地对相关部位进行解剖、了解他未曾发现的内容并将他的发现整合于图画中，但这些图画的条理性很难同现在相提并论。

但是，达·芬奇并非只靠自己一人就得出这一方法论。医生及历史学家保罗·乔奥维在1513年到1516年间在罗马结识了达·芬奇。他在1527年完成的一本艺术家短记中这样写道：

> 为了能够画出按照自然规律弯曲和拉伸的各关节和肌肉，他在医学院里解剖了多位犯人的尸体，他对这种不人道的恶心工作毫不在意。为了让他这么多年的工作成果能以铜版画出版且获得最佳效果，解剖之后，他以极其精确的方式将各部分在平面上摆放整齐，包括最小的静脉和骨头的构造。[3]

维萨里所作的达·芬奇传记中对这一信息描述得更为细致：

> 然后，达·芬奇极其勤奋地投身人体解剖中，并得到了优秀的哲学家马尔坎托尼奥·德拉·托尔（Marcantonio della Torre）的帮助（作为回报，达·芬奇同样向他提供了帮助）。托尔当时正在帕维亚讲学，并就这个问题写了一篇文章（我曾听说过），开始用伽林的教导来解释医学问题，并揭开在当时被无知的巨大阴影掩盖的解剖学的面纱。在这件事上，达·芬奇的勤奋、努力和杰出的绘画天分帮了大忙，他用红色粉笔和钢笔将自己解剖过的尸体绘成图画并编成了一本书。书中，他非常努力地描绘出所有的骨头和它们间的连结处，然后绘出所有覆盖在神经上的肌肉——第一块肌肉附着在骨骼上，第二块肌肉紧紧抓住第一块，第三块肌肉让身体可以做出动作。他在上述位置用粗陋的字母写下了自己的观察结果。字体是用左手反着写出来的，不知道对着镜子读的人就无法看懂这些东西。这些关于人体解剖的图画大部分都在弗朗西斯科·梅尔齐的手中，这位来自米兰的绅士在当时是一个英俊的男孩，深受达·芬奇的喜爱。[4]

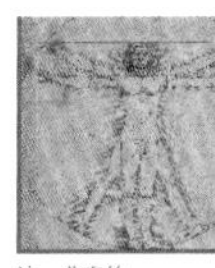
达·芬奇的解剖学研究

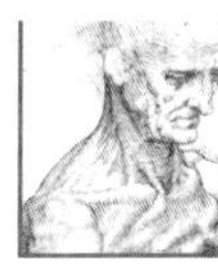
读者说明

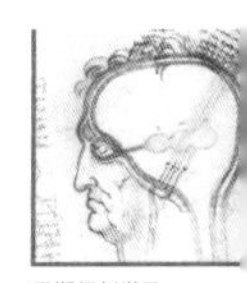
早期解剖学及人体比例研究

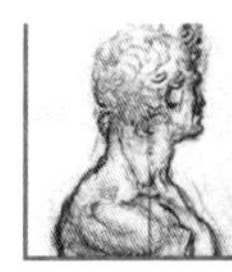
复兴：安吉亚里战役

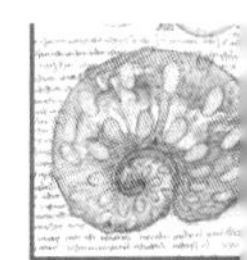
百岁老人：解剖手稿B

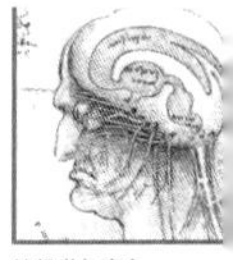
神经学与声音

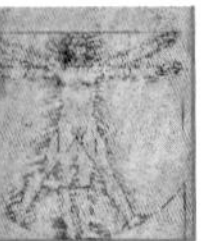
达·芬奇的解剖学研究

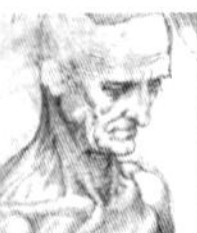
读者说明

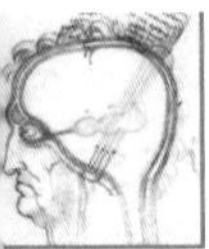
早期解剖学及人体比例研究

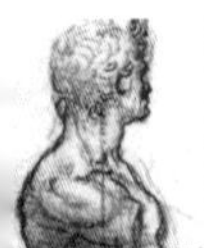
复兴：安吉亚里战役

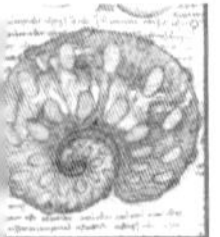
百岁老人：解剖手稿B

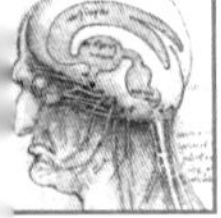
神经学与声音

在维萨里的第1版《名人传》(1550年)中，提及达·芬奇解剖工作的次数不外乎一两次。第1版出版后，维萨里可能直接从达·芬奇的继承人梅尔齐那里获得了上述详细的信息。达·芬奇的解剖图很少是以红色粉笔绘就，提到这一点就有些莫名其妙。与此同时，达·芬奇同帕维亚大学的马尔坎托尼奥·德拉·托尔的合作可能并不算深入。达·芬奇的笔记中只有少量内容可以解释这一点，第77号笔记上写有提醒，“要把一本关于水的书交给马尔坎托尼奥先生”。而在该页反面则记有描述胎儿外面薄膜的段落，这张达·芬奇文件中陌生的一页很有可能就是德拉·托尔所写。但是，最能支撑维萨里的观点的是，解剖手稿A的性质与达·芬奇以前的任何东西都截然不同。

正如维萨里所述，马尔坎托尼奥·德拉·托尔是复兴伽林学说的领军人物。而伽林的大部分著作(流传下来的阿拉伯文译本后来在文艺复兴时期被翻译成拉丁文)直到15世纪20年代才被印刷出版，德拉·托尔可以见到一部分伽林的手稿。伽林的作品内容丰富且覆盖范围广泛，使我们很难得知达·芬奇是否曾自德拉·托尔处关于伽林的资料中搜集到信息(达·芬奇很少直接引用任何资料来源)。但是，如*De Usu Partium Corporis Humani*这种作品中所表达出的强烈信息可以表明，他对细节的掌握已使他可以尝试理解整个人体系统。

因此，达·芬奇曾在1510年到1511年的冬天与帕维亚大学医学院的马尔坎托尼奥·德拉·托尔一起工作过的说法是完全合理的。他们间的合作可以解释为什么达·芬奇能够随时获得人体进行解剖以及解剖手稿A所固有的方法论立场。同样，达·芬奇新使命感亦可得到解释，那是他解剖研究生涯中唯一一个能够在细节和覆盖范围之间达到平衡的阶段，就好像有专业的解剖学家站在他肩膀上，避免他习惯性地过于深入研究某一物理细节。

达·芬奇在第66号笔记上记录道，“1510年的这个冬天，我相信我会完成所有这些解剖学工作。”据推测，这意味着他将开始为他计划出版的专著汇编材料。该书将从成熟的男性作为“完美”的身体开始，然后记录其各种变体——老人，婴儿和女性的生殖器官（女性身体的其余部分被视为与男人基本相同）：“从一个完美的人开始你的解剖学专著，然后画出他老去时肌肉变少的样子，然后分别画出他慢慢变成白骨的阶段。然后画出婴儿及子宫的图解”（第55号笔记）。达·芬奇心中始终摆在最前列的便是这本书的臆想或假想读者，所以他在每次画图时都要使绘图尽可能清晰。解剖图解并不是简单地描述进行解剖时发现的东西。除了可以不加图解说明的骨头外，对身体任何部分的表述都需要有一定程度的风格才能清晰可见。在肌肉骨骼系统中没有可清楚地表达系统结构的空间，因此必须引入一些空间、肌肉必须可被辨别、神经和血管需在一定程度上相互分离。因肌肉骨骼系统本身并没有间隔；为了清晰表达一个系统结构，需要加入一些间隔，肌肉必须有差别；同时神经血管需要分开一定程度。为使绘图尽可能清晰，达·芬奇采取了各种不同的说明技巧并不断对此做出改进。

达·芬奇将建筑学的平面图、正面图和截面图应用于解剖学中，并且坚持认为应该从多个方向展示人体的结构以表达完整的空间信息（例如，在62，64b；58b~59a号笔记中，他从180度视角描绘出了手臂和肩部肌肉的八种视图）。他采取了工程学“分解图”的观察法，描画出各自撕扯开的部分，以显示出它们的关节面以及连接方式（第53b，第62）。他认为一些结构是由不同的层组成的：他在第63b~64a上用六幅画才完整画出一只手掌，关于肩膀的描绘则依次列于第52a~54上。他尝试将“复杂运动”分解为“简单”的元素，将工程师或建筑师对空间和形式的正交分析与生理学家试图隔离每个肌肉引起的运动的尝试相结合。达·芬奇在分

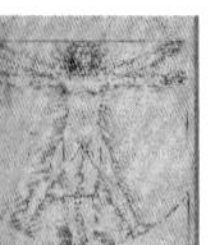
达·芬奇的解剖学研究

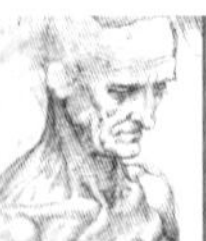
读者说明

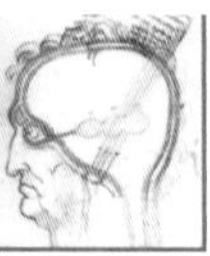
早期解剖学及人体比例研究

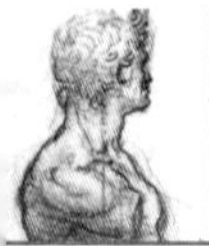
复兴：安吉亚里战役

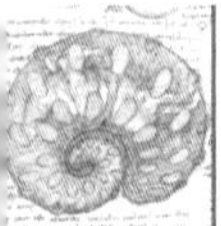
百岁老人：解剖手稿B

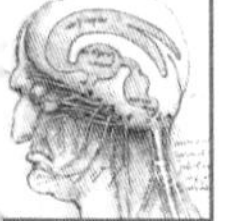
神经学与声音

析了一系列复杂完整的结构后，有时会试图用一幅图表达整个结构，将肌肉以线条描绘，从而可以看到每个肌肉和骨骼之间的相互关系（第52b，53b）。

通过一些重排和放大并在一位机敏的刻版师帮助下，这些绘图用作已出版解剖学专著的插图效果非常棒，达·芬奇一直想为这些专著配图。但文本则是另一回事，较大的图纸决定了页面的布局，小的细节和整齐的文本块被安置在图片周围。在每一页都可以看到一些墨水和笔尖痕迹，就像达·芬奇从一页到另一页连续写作一样。随着他对解剖学的理解的深入，达·芬奇不断地在书中加入解释和说明。注释中较少部分是由对人体特定结构的定义性解释组成，而绝大部分都是达·芬奇一直试图追踪的大量已经部分处理过的信息——他对如何描绘这些尚需要进一步研究的特定结构或特性这样评论。

清晰的图画可能表达出这样的印象，这些图已是达·芬奇解剖学认识的最终表现。但是通过他的笔记可以看出，解剖手稿A是一项不断进展的工作。

达·芬奇在第66号笔记上所表达的在1510~1511年的冬季结束解剖工作的希望未能实现。马尔坎托尼奥·德拉·托尔于1511年死于瘟疫，去世时年约30岁。不论这一损失是否直接影响了达·芬奇的方法论，他再也没能像解剖手稿A那样找到覆盖范围和细节之间的平衡点。同年底，达·芬奇的雇主，即占领米兰的法国人被瑞士军队赶下台，米兰城的混乱状态延续了数月之久。1512~1513年的大部分时间里，达·芬奇都住在他的年轻助理弗朗西斯科·梅尔齐位于米兰东15英里处Vaprio d'Adda的家庭别墅里。

在Vaprio，达·芬奇无法获得人体材料进行解剖工作，他不得不像25年前解剖生涯开始时那样，将动物作为解剖对象。他对狗和牛的肋骨和膈肌（第72~74号笔记）以及鸟翼（第75~76号笔记）的解剖都是细致而极富洞察力的。但是，没有迹象表明他完成了他一直挂念的著述：他本应有足够的时间将各类笔记整理好，但他的心思却被一些不相干的追求所吸引。其中包括他对（牛）心脏的研究，在某种程度上，这是达·芬奇很多科学研究中最杰出的一个。

在几年前的第29号笔记上，达·芬奇已经认识到心脏（而不是肝脏）是血管系统的中心。他着手分析心脏的物理结构，密密麻麻地在纸上（包括第78~87号笔记）精心绘制并描述了心室和心房、瓣膜的结构、乳头肌和腱索。他制作了主动脉瓣的玻璃模型（第85号笔记），以便能够重现并观察流体在主动脉根部的窦（扩大）的流动，他正确地推断出窦内血液的涡流是在舒张期当心脏放松并扩大时负责关闭阀门的。达·芬奇认识到，右侧心脏从静脉系统中取血并由左侧泵血到动脉系统，每个血管达到完全闭合。但他未能按同样的方式观察出，右侧心脏的一侧将血液排入肺动脉并由左侧从肺静脉取血，以此得出避免快速排空静脉系统和过度充盈动脉系统的唯一方法是使血液从动脉传到静脉的末端。（诚然，通过心脏排空静脉系统，肝脏需要生成一定量的血来补偿，是威廉·哈维于其1628年完成的*De Motu Cordis*中首先提出反对传统血液循环系统的主要论据之一）。

相反，达·芬奇试图让自己的发现符合人们普遍接受的心脏生理学观点，该观点认为心脏是身体热量和“生命精气”（“生命力”的一种）的源泉。达·芬奇认为，热量是由血液进出心房和心室而产生的；这使血液变得“稀薄”，使一部分血液在

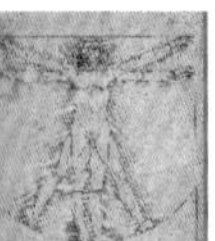
达·芬奇的解剖学研究

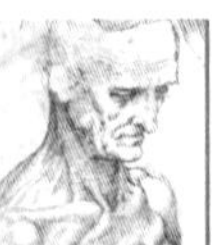
读者说明

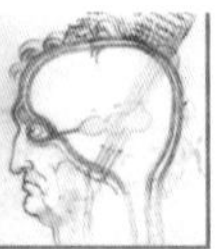
早期解剖学及人体比例研究

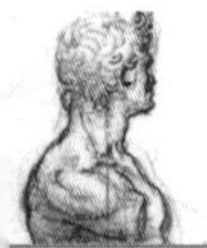
复兴：安吉亚里战役

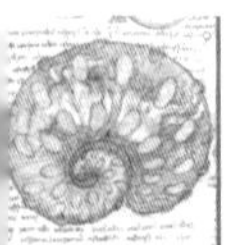
百岁老人：解剖手稿B

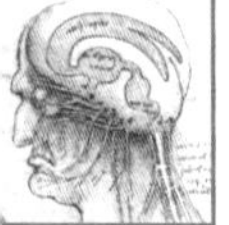
神经学与声音

心脏舒张期间通过心室间隔即右心室和左心室之间的分隔壁，从而获得由动脉系统运至全身的“生命精气”。

肺部的存在是为了冷却心脏，防止心脏过热，否则“心脏会窒息：一次我看到一个从敌军中逃跑的人，他皮肤上的毛孔把汗水和血液混合在一起”（达·芬奇记录于第82号笔记之上）。

达·芬奇没有体循环和肺循环的概念，也没能踏入发现循环系统的门槛。他对心脏的研究是一项令人不安的生理学组合，部分认识和古代相同，其他方面则堪与当代理解相媲美。但是，他的作品整体上反映了科学的进展：通过描述和理论的不断改进；而不仅仅是大的发现和与之相随的模式转变。达·芬奇未能发现循环系统这一“失败”，只有在其被认为是判断心血管系统研究的唯一标准时才是失败的。举例来说，他对心脏瓣膜的准确描述要比威廉·哈维的研究精确得多。值得一提的是，用一组不同的不可见的小孔代替动脉和静脉系统之间的毛细血管，应该说，这一观点直到数十年后才被马塞洛·马尔比基使用足够高倍的显微镜才加以证实。

达·芬奇关于心脏的笔记上数以千计的单词弥漫着这样一种想法，认为自己难以更进一步。面对自己对人体的理解与被广泛接受的心脏生理学间的僵局，他注定只能更详细地描述通过瓣膜的血液运动（见第86~87号笔记）。显然，他的解剖研究在那里就结束了。

1513年9月，达·芬奇和他的助手离开米兰前往罗马。在教皇利奥十世的弟弟朱利亚诺·德·美第奇的赞助下，他们寄宿在梵蒂冈宫殿。达·芬奇曾试图在靠近梵蒂冈的圣灵教堂医院来恢复解剖研究。但是他在一封信草稿中抱怨说，他被迫同一个讨厌的做镜子的人一起工作，害得他“解剖工作被耽误，在教皇面前受到斥责，在医院里也是一样”。达·芬奇在罗马度过的三年中，各方面都没有进展。在他的资助人去世之后，他接受邀请前往法国皇室。1516年底，达·芬奇定居在卢瓦尔河谷的皇家住宅之一的昂布瓦斯，在那里他曾担任国王弗朗索瓦一世的画家、工程师和建筑师。达·芬奇负责完成一些艺术项目上的工作，对技术问题给出建议，设计娱乐活动，总的来说，就仿佛皇室的装饰品一般。

没有任何证据表明，达·芬奇在法国的这些年中曾进行过解剖学研究。但是他一直将他人生前三十年积攒下来的数百张关于解剖学的图画和笔记带在身边。安东尼奥·德·贝蒂斯在日记中记载，红衣主教卢吉·德·阿拉戈纳曾于1517年10月10日拜访过达·芬奇的工作室。

在描述了达·芬奇向参加聚会的人展示一些画作之后，比蒂斯（红衣主教的私人助理）记载道：

> 这位先生从解剖学的角度详细记录了人体，肌肉、神经、静脉、关节、肠及其他男人和女人身上可以被讨论的东西，这是从来没有其他人做过的。这一切都是我们亲眼所见，他说他已经解剖了三十多具不同年龄段的男性和女性的尸体。他还对水的性质，各种各样的机械和其他东西加以记录，他记录了无数卷，且以通俗语言记录，如果出版，将非常有益且令人兴奋。[5]

但是达·芬奇著述的出版远在几个世纪后才完成。他于1519年5月2日逝世于克劳斯城堡，时间就在他度过67岁生日的几个星期之后。他把他的笔记本和图画留给了年轻的弗朗切斯科·梅尔齐。虽然达·芬奇曾打算将他的笔记进行整理，但梅尔齐带回意大利的则是一大堆未经整理的材料，这些材料难以看懂、内容重复且无序。

梅尔齐在家乡瓦普里奥定居，在接下来的50年里，他试图去搞清这些令人生畏的遗产所要表达的意思。达·芬奇将解剖学研究遗留给梅尔齐一事并不是秘密，正如上面引用的维萨里文章中所写那样。早期的一些解剖图显示，艺术家确实偶尔有机会接触到它们。梅尔齐将达·芬奇笔记本中记述理论的段落誊抄下来，试图完成达·芬奇本人从未完成的绘画著述。梅尔齐整理的手稿删节本于16世纪和17

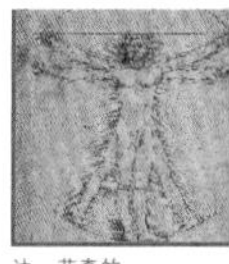
达·芬奇的解剖学研究

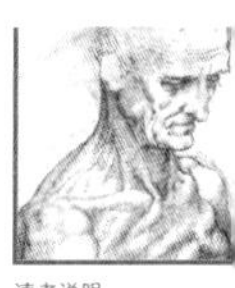
读者说明

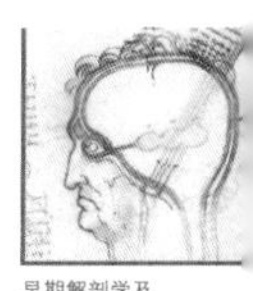
早期解剖学及人体比例研究

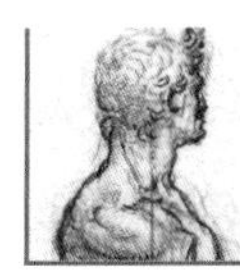
复兴：安吉亚里战役

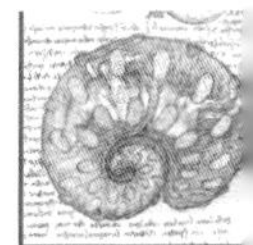
百岁老人：解剖手稿B

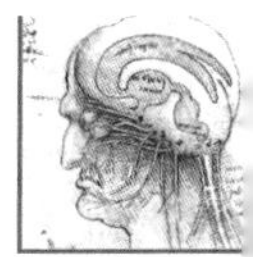
神经学与声音

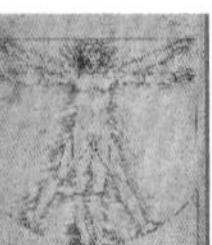
达·芬奇的解剖学研究

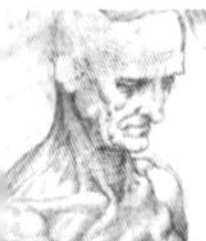
读者说明

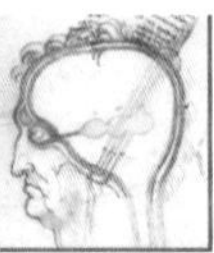
早期解剖学及人体比例研究

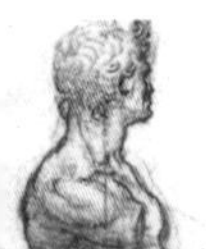
复兴：安吉亚里战役

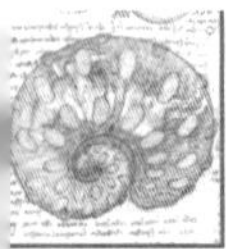
百岁老人：解剖手稿B

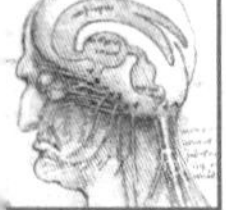
神经学与声音

世纪在意大利得以流传，首版出版于1651年。但是，梅尔齐的专著中人体解剖学内容并没有超越人体运动动力学概论。事实上，也没有证据表明梅尔齐曾一直试图研究达·芬奇的解剖学笔记。在梅尔齐别墅的围墙之外，新的解剖学研究则取得进展，安德雷亚斯·维萨里开创性的著作《人体的构造》最终在1543年出版了，达·芬奇打算出版的著述本应该是这样。解剖学研究的历史此后可方便地分为前维萨里时期和后维萨里时期。若达·芬奇的著述当初得以出版，我们今天就能以达·芬奇之前和之后的时期对解剖学研究进行区分。

梅尔齐在1570年左右去世。到了1590年，他的儿子已将大部分达·芬奇的文件卖给了雕塑家彭佩欧·莱奥尼，莱奥尼将各笔记本完好地保存起来并将散落的画作放入几个大的辑子中。其中一辑的内容（图10）几乎就是我们现在所知的全部解剖学研究，这表明这些画作（包括所谓的解剖手稿A和B）当时被当作散落的纸张卖给莱奥尼，并不是整理好的抄本。莱奥尼生涯后期的大部分时间都在为西班牙国王服务，他本人时常往返于米兰和马德里，他的艺术收藏亦在两地皆有分布。彼得·保罗·鲁本斯可能于1603年在马德里见到了彼时由莱奥尼所有的达·芬奇的手稿。

有人说他对达·芬奇的解剖学绘图很感兴趣，但他几年后的解剖学研究却并未反映出这一点。

图10
莱奥尼的装订，1590~1600年，皮革装订
高47厘米，宽33厘米，厚6.5厘米
RL 33320

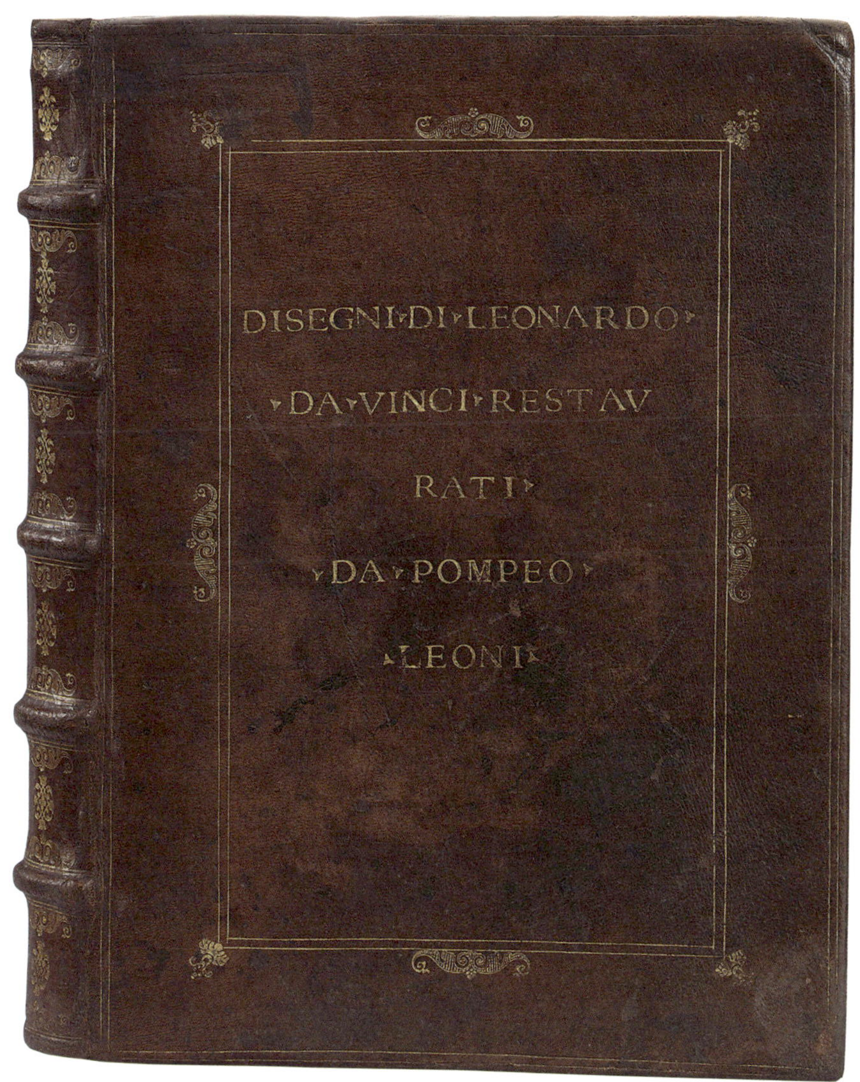
DISEGNI DI LEONARDO
DA VINCI RESTAV
RATI
DA POMPEO
LEONI

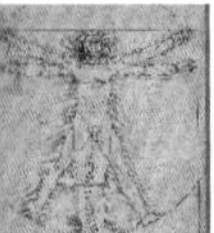
达·芬奇的解剖学研究

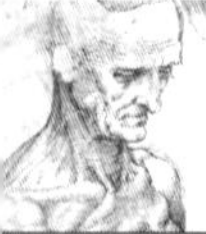
读者说明

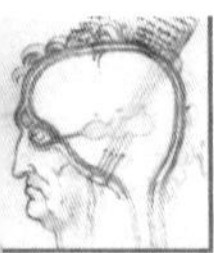
早期解剖学及人体比例研究

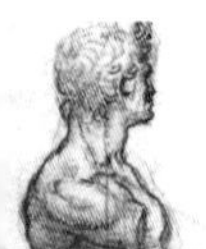
复兴：安吉亚里战役

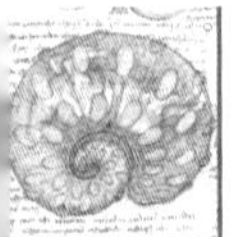
百岁老人：解剖手稿B

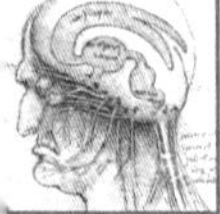
神经学与声音

人们在1608年对莱奥尼的遗产进行清点编册时，也将他在西班牙所有的达·芬奇的书册列入其中。到1630年，其中一辑由英格兰阿伦德尔公爵二世托马斯·霍华德所有，他是17世纪欧洲伟大的收藏家之一。在归其所有期间，一些解剖图（第13a，42，43，57b，64a号笔记和第12a和12b号笔记的结合体）被复制并随后由温斯芬斯·荷勒蚀刻成版画（图11），但这似乎是出于好奇而非对知识的渴求。阿伦德尔在内战爆发前不久曾短期离开英格兰前往荷兰、比利时、卢森堡，于1646年在意大利旅行之时去世，不知他在流放途中是否还带着达·芬奇的作品集合。下一次对此作品集的记录出现于1690年，当时它在伦敦归属威廉三世和玛丽二世所有。这一作品集进入皇家收藏的方式我们不得而知，很可能是和许多其他文艺复兴时期的图画一样由查理二世（1660~1685年间在位）以购买或受赠礼物的方式所获得的。

在18世纪，达·芬奇的作品只受到了零星的关注，至少有两次被人遗忘又被"重新发现"。但是，威廉·亨特在1773年乔治三世的私人收藏中仔细阅读了达·芬奇的解剖绘图，并向阿尔布雷希特·冯·哈勒致信建议他将达·芬奇的作品纳入其解剖学历史巨著*Bibliotheca Anatomica*（出版于1774年）中。此时，距达·芬奇去世已经250多年了，亨特可能是第一个欣赏他绘画内容并认识到其重要性的人，他在自己的讲稿中记录道，达·芬奇的画作使他能够：

> 进一步追溯由本国的作者完成的解剖学研究的发展史，达·芬奇这位被忽略的杰出天才载入我们的艺术史中。因为他从事另一个职业，且没有发表任何关于这个话题的著作，一直以来人们都未能注意到他。我相信到目前为止，他是他那个时代最好的解剖学家和生理学家，而且可以肯定的是，达·芬奇是我们所知的第一个进行解剖绘画的人……

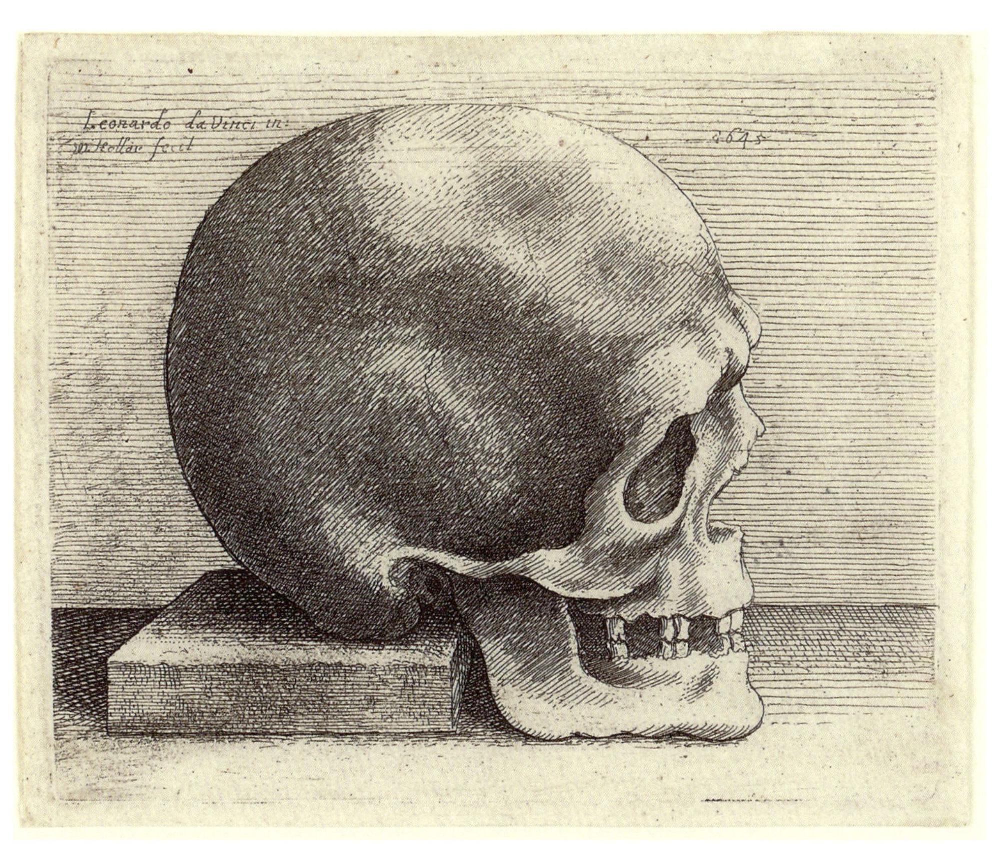

图11
颅骨
温斯芬斯·荷勒，1645年，按达·芬奇的绘图蚀刻
蚀刻版画，高7.8厘米，宽9.2厘米
现存于伦敦大英博物馆

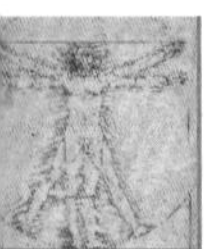
达·芬奇的解剖学研究

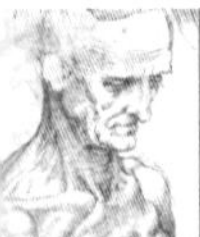
读者说明

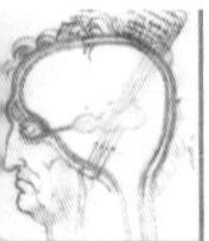
早期解剖学及人体比例研究

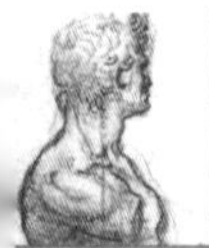
复兴：安吉亚里战役

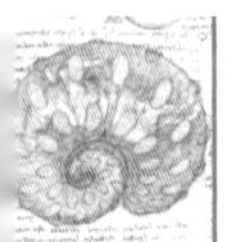
百岁老人：解剖手稿B

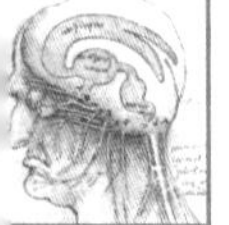
神经学与声音

> 令人高兴的是，那些关于解剖学的绘图和笔记都被发现保存在陛下宏伟的原图收藏中。国王陛下的图书管理员道尔顿先生将此事告知于我，并应我的请求允许我搁下工作前去仔细研读它们……
>
> 有时候，会有人怀疑我不会得到国王陛下的许可。陛下热爱和鼓励所有的艺术，所以我希望能将达·芬奇的解剖学绘图雕刻并出版。这将是解剖学历史上一部珍贵和价值连城的成果。[6]

亨特于1783年去世，未能完成他原本的计划。但是在1796年，约翰·张伯伦出版了《对达·芬奇原创设计的模仿》(*Imitations Of Original Designs By Leonardo Da Vinci*)，其中包括弗朗西斯科·巴托洛齐蚀刻的第52b，54和64b（图12）的版画，其中两幅已经在一年前分别得以出版，后续版本增加了第2、第64a号笔记和RL19013r上的版画。至少有一些达·芬奇精美而准确的解剖图迎来了首次被更广泛公众见证的机会。1797年，艺术家詹姆斯·巴里试图说服皇家艺术学院委员会重启亨特的计划。这个倡议没有成功，达·芬奇的大部分解剖学研究直到一个多世纪后才得以出版。

图12
人体骨骼
弗朗西斯科·巴托洛齐，1785年
按达·芬奇的绘图蚀刻
蚀刻版画，高33.6厘米，宽23.5厘米
RCIN 809368

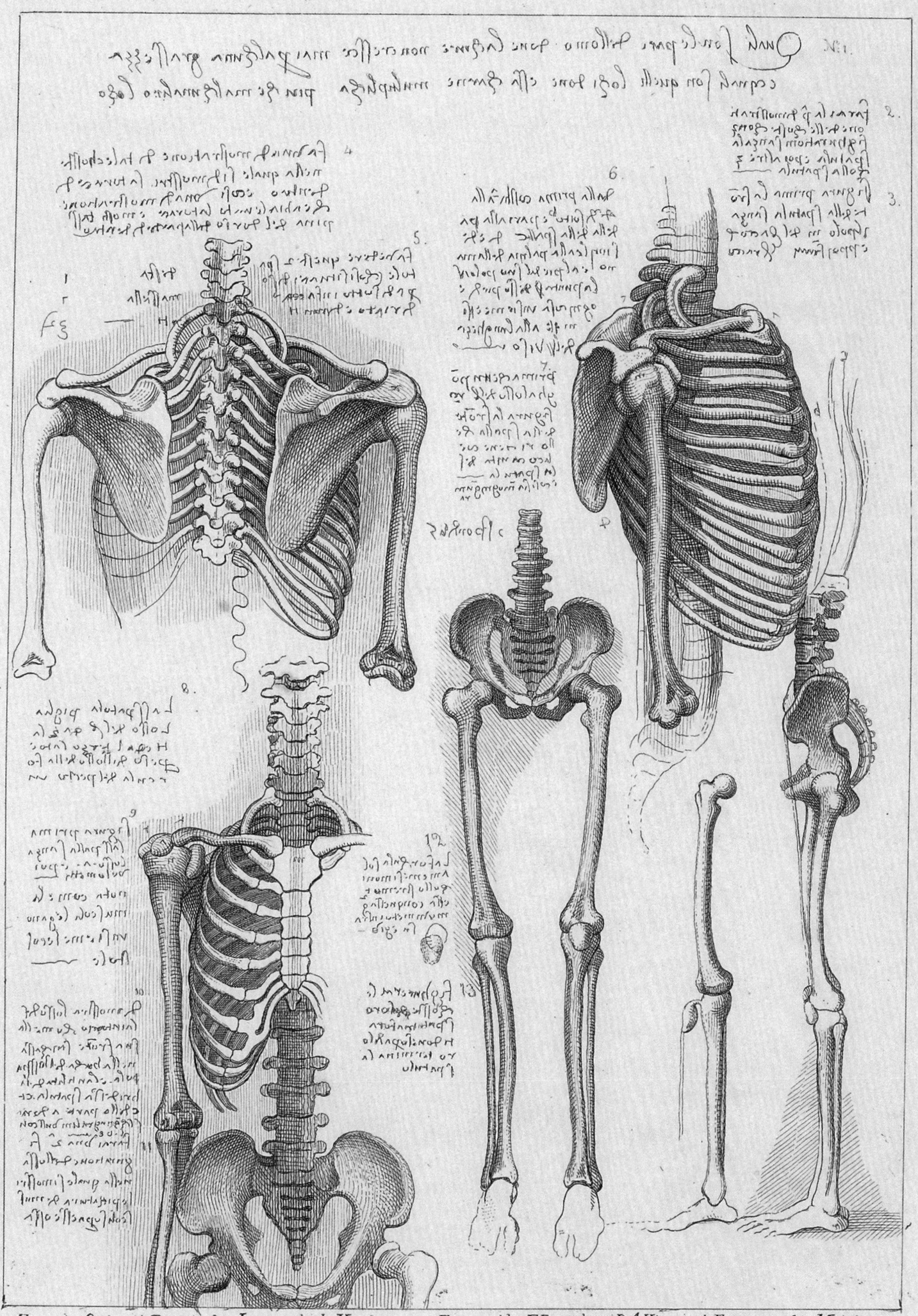

From the Original Drawing by Leonardo da Vinci · *Engraved by F Bartolozzi R A Historical Engraver to his Majesty.*

IN HIS MAJESTY'S COLLECTION.

Publish'd as the Act directs August 15th 1795 by I. Chamberlaine.

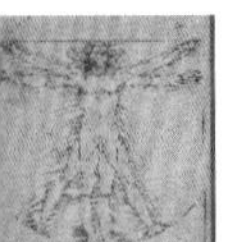
达·芬奇的解剖学研究

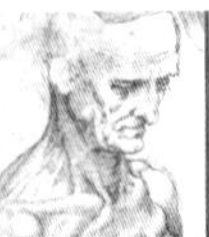
读者说明

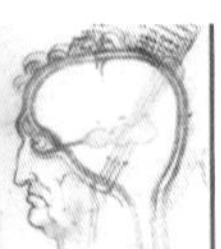
早期解剖学及人体比例研究

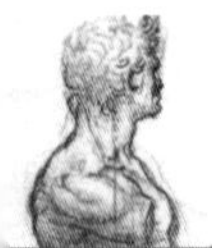
复兴：安吉亚里战役

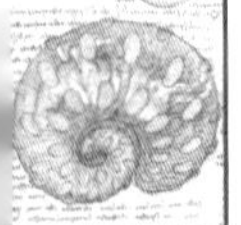
百岁老人：解剖手稿B

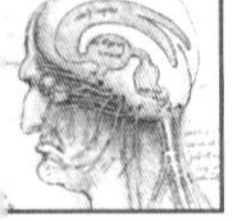
神经学与声音

最终，达·芬奇所有的解剖学笔记都在1898年至1916年间（见后文延伸阅读）以摹本形式陆续出版。20世纪70年代启动了一项复古计划，在这个计划中，存放在王室的所有达·芬奇的解剖学绘图登上了19世纪的顶峰，被保存在透紫外线的丙烯玻璃板之间悬挂起来供人观赏。1979年，一本完整的解剖学绘图摹本最终出版。如今，达·芬奇的绘画作品已经在世界各地展出，数以百万计的人得以目睹他的作品。

自进入20世纪以来，达·芬奇的学生以及许多专门研究人体某些方面的解剖学家和医生都试图努力汲取解剖学研究的遗产。他是一个古怪的人——一个在自身领域取得了长足进步却也没有影响他在其他学科广泛发展的科学家。也许我们所能做的就是试图充分理解他的思想，欣赏一些有史以来最好的解剖图并反思，若达·芬奇将自己的研究出版，欧洲的解剖学研究又将以何种路线发展下去。

我们将写作最后一段的机会交给达·芬奇本人，大约在1508~1510年，他对自己任解剖制图员时遇到的困难曾有如下论述（第49号笔记）：

> 虽然你可能会热衷于从事这样的事，但是你的胃也许会阻碍你；如果这不妨碍你，与被肢解并剥皮的尸体一同度过漫长黑夜的恐惧也许会阻碍你，使你不敢注视他们 。如果这不妨碍你，也许你会缺乏完成制图所要求的良好技巧；即使你有绘画技巧，也可能缺乏思考问题所需的想法；如果这你也有，你还可能缺乏从几何角度展示并计算肌肉力量和强度的方法；或者也许你会缺乏耐心，以致于你不够勤奋。这些东西是否会在我身上被发现，我写的120本书将会给出答案，是或否。在这些方面，贪婪和疏忽都没能阻碍我，只有时间做到了。永别了！

注释：

1.R.19037

2.L.雷蒂，“马德里国家图书馆中两份未出版的达·芬奇手稿~II”，《伯灵顿杂志》，cx（1968），页码：81-90。

3.J.P.里克特，《达·芬奇的文学作品》，第二版，牛津，1939年，I，页码：3。

4.G.维萨里，Delle vite de piu eccellenti pittori，scultori et architettori，第二版，佛罗伦萨，1568年，III，页码：7。

5.L.贝尔特拉米，Documenti a memorie riguardanti la vita e le cpere de Leonardo da Vince，米兰，1919年，页码：149。

6.《威廉·亨特博士在磨坊街剧院的最后一场解剖学讲座上的讲稿》，伦敦，1784年，页码：37-39。

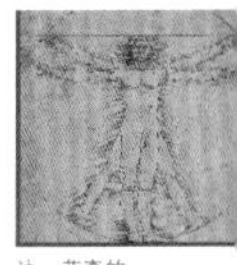
达·芬奇的解剖学研究

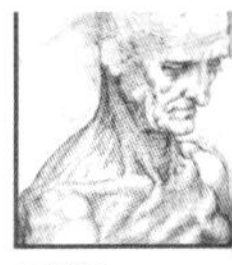
读者说明

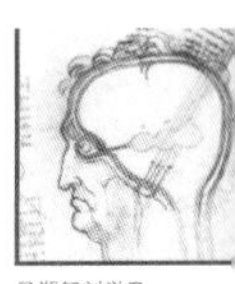
早期解剖学及人体比例研究

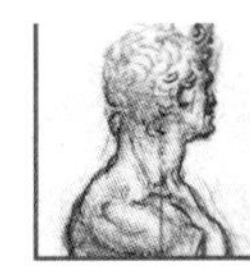
复兴：安吉亚里战役

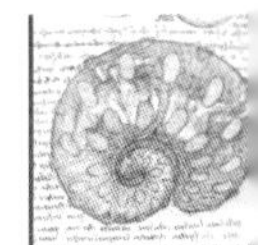
百岁老人：解剖手稿B

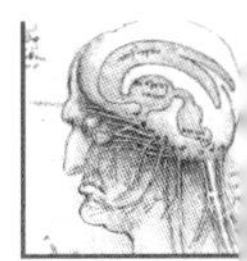
神经学与声音

II

解剖手稿分类

Classification of anatomical drawings

读者说明

Notes to the reader

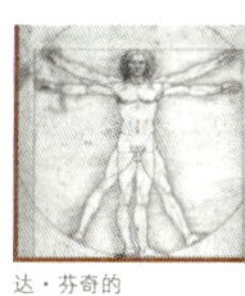
达·芬奇的解剖学研究

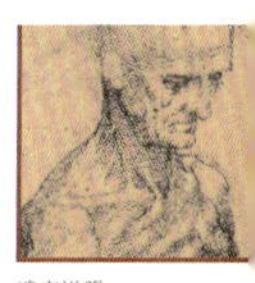
读者说明

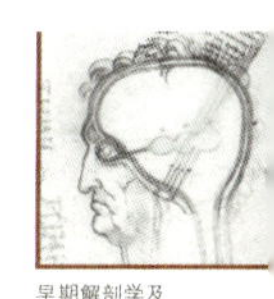
早期解剖学及人体比例研究

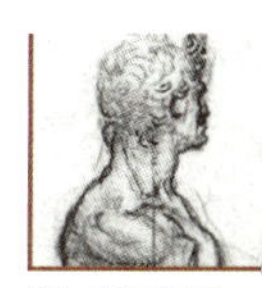
复兴：安吉亚里战役

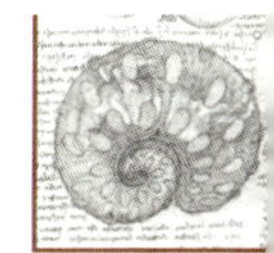
百岁老人：解剖手稿B

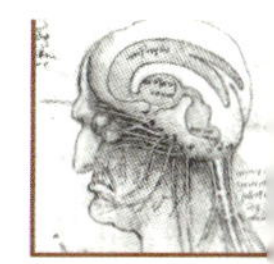
神经学与声音

本书中各图及大多数现存的达·芬奇解剖学研究都存放于温莎城堡的皇家图书馆中。大多数纸张正反两面均有绘图及/或笔记。此处只将其中一面归类陈列并进行简单编号，两面皆有内容的则按“31a”和“31b”此范例进行编号。

除特别说明外，所有绘图皆于白纸上完成。尺寸方面，高度在前，宽度在后。

可按下列标准分类进行参考（同样见延伸阅读）。

RL

K.Clark和C.Pedretti，《温莎城堡女王陛下收藏中的达·芬奇画作》，第2版，3卷，伦敦，1968~1969年

MS A

G.Piumati，I manoscritti di Leonardo da Vinci della Reale Biblioteca di Windsor, Dell’anatomia: Fogi A，巴黎，1898年

MS B

G.Piumati，I manoscritti di Leonardo da Vinci della Reale Biblioteca di Windsor, Dell’anatomia: Fogi B，都灵，1901年

QA

达·芬奇，Quaderni d’Anatomia，6卷，克里斯丁亚那，1911~1916年

O’M&S

C.D.O’Malley和J.B.Saunders，《达·芬奇的人体研究》，较新版，纽约，1952年

K&P

K.Keele和C.Pedretti，《温莎城堡女王陛下收藏中的达·芬奇的解剖学尸体研究》，3册，伦敦及纽约，1979~1980年

在描述图画时，通常按观看者目光的方向进行描述，比如说，左边即是指我们所看到的画的左边。但是，“左肾”等则指在解剖学上位于左侧，在实际图画上则位于右侧。

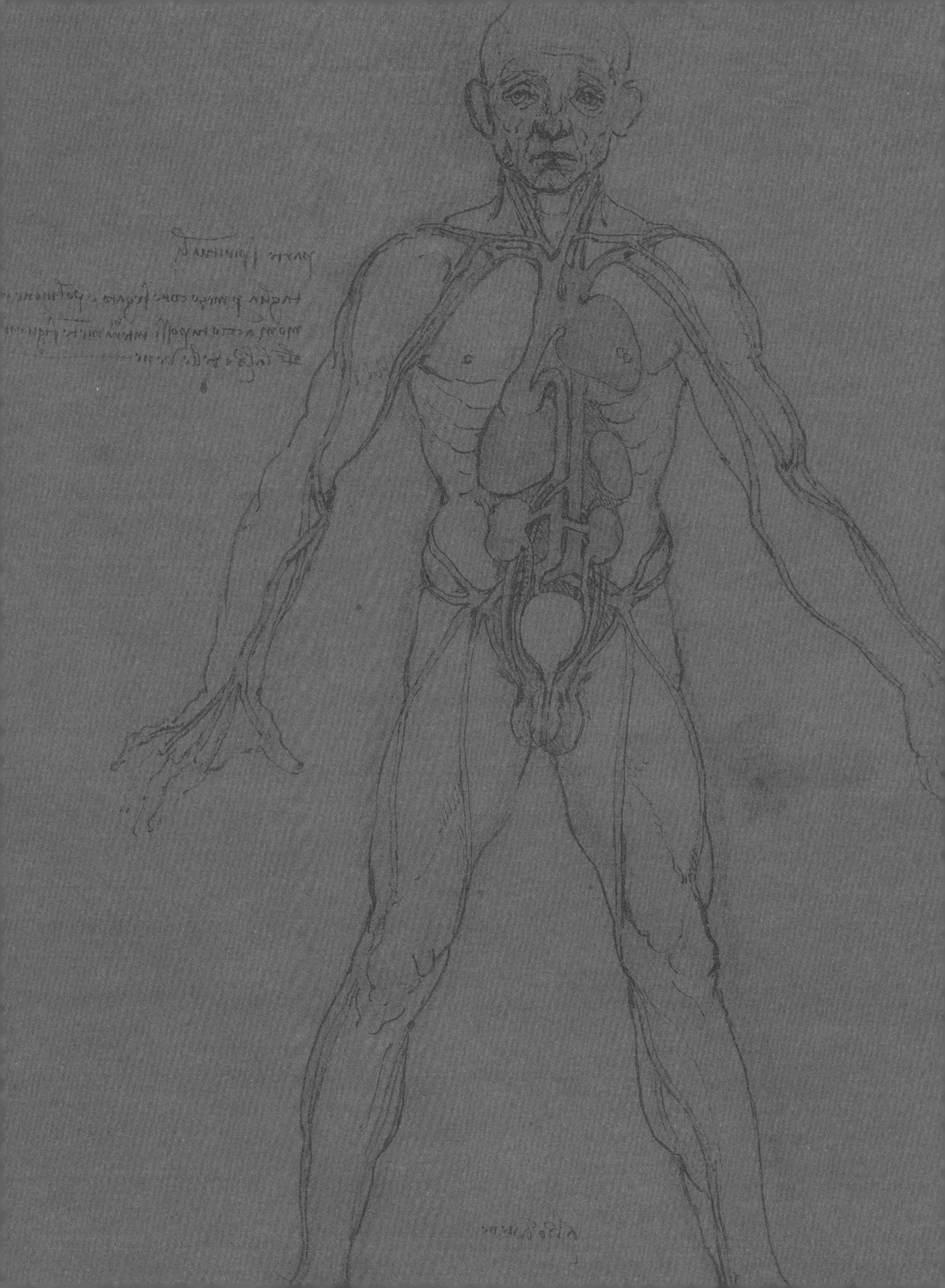

早期解剖学及人体比例研究

Early Anatomical And Proportion Studies

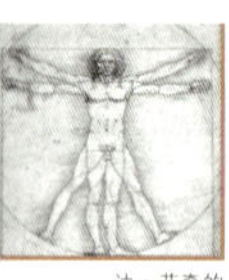
达·芬奇的解剖学研究

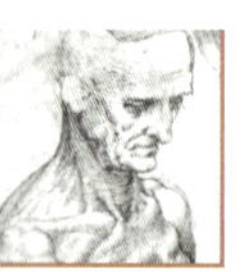
读者说明

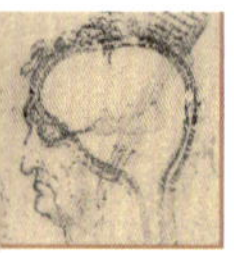
早期解剖学及人体比例研究

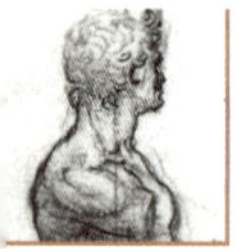
复兴：安吉亚里战役

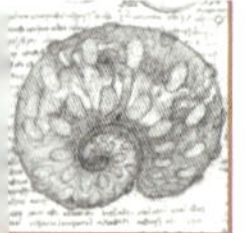
百岁老人：解剖手稿B

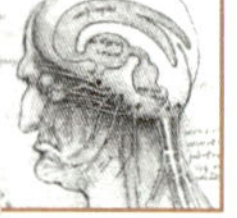
神经学与声音

1 主要器官和血管

1485–1490年
黑粉笔、钢笔、墨水、棕色和绿色墨水上色
高27.8厘米，宽19.7厘米
RL 12597r；QA V.1r；O' M&S 116；K&P 36r

这幅画作，总结了达·芬奇在进行人体解剖前，对主要器官和血管位置的早期理解。它将中世纪的两项传统融合在一起："部位图"展示了躯干内主要器官的位置，"放血图"展示了放血疗法推荐的放血部位，其中穿插了浅表血管走形的描绘。

自古以来，心脏就被认为是身体中最重要的器官。亚里士多德认为，心脏不仅是生命和热量的中枢，而且是智力和情感的中枢。公元2世纪，盖伦（Galen，古罗马时代医学家）改进了这些理论：血管从肠延伸至肝脏这一观察结果支持了肝脏是营养或"自然精神"的来源这一观点，即肝脏制造了血液，血液在静脉中流动以滋养身体，并且在这个过程中被消耗。他没有提出血液循环或回流的概念。血液的一部分被认为从右心室经室间隔进入左心室，因此获得了"生命灵气"，"生命力量"，其通过动脉系统流向全身。肺脏的作用是冷却心脏。这些基本观念层面的改动，得到了亚里士多德和盖伦的中世纪追随者们的拥护，其中既有阿拉伯人也有欧洲人，同时达·芬奇的画作也体现了这些原则。

这幅画作所体现出的色彩差异，尽管现在已难以分辨清楚，但还是可以看出，达·芬奇使用了棕色墨对静脉系统进行素描，用绿色墨对动脉系统进行素描——这种色彩对比，在对下腔静脉和主动脉的描绘中，表现得最为明显。虽然，关于腔静脉是从肝脏起源的描绘，是完全错误的；但是腔静脉与主动脉和它们分支之间联系的描绘，在本质上是正确的，于画作上同样可见右睾丸动脉和静脉。由图可见，腔静脉分裂成头臂静脉，然后进入锁骨下静脉和颈内静脉；主动脉弓也被画成一个对称的结构，因为它在牛体内（是对称的）而非人体中。大隐静脉可以从脚的上部起始，沿着小腿和膝盖的内侧穿过大腿。在左臂中，头静脉（臂的拇指侧）为静脉系统的一部分，但臂的小指侧的血管（其应该是贵要静脉）却通向动脉。大隐静脉、头静脉和贵要静脉是活体内最容易看到的静脉，也是达·芬奇时代最常用的放血部位。

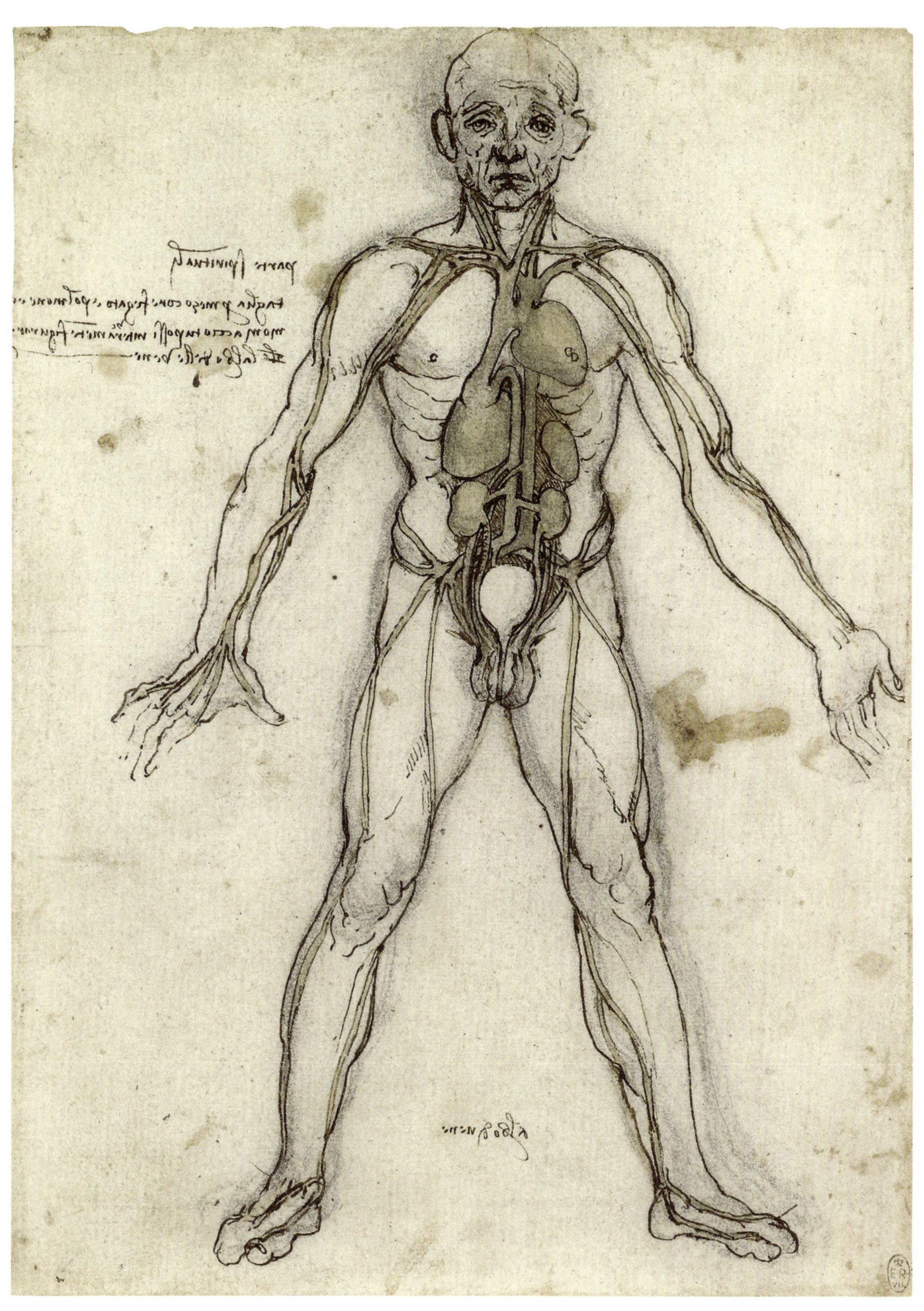

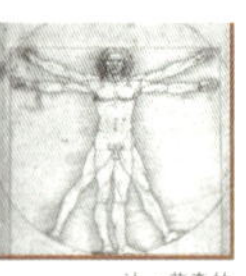

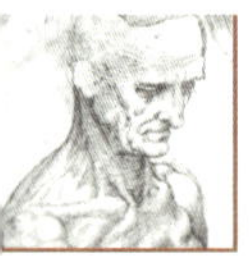

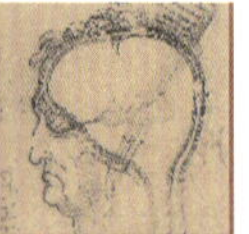

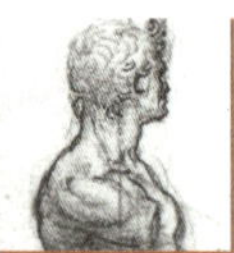

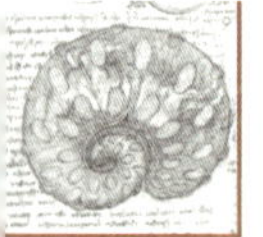

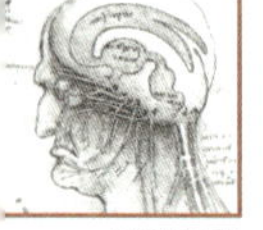

2 性交中的男女半切绘图

1490–1492年
钢笔、墨水
高27.6厘米，宽20.4厘米
RL 19097v；QA III.3v；O' M&S 204；K&P 35r

这幅图主要展示了达·芬奇关于受孕的早期观念，这一观念来源于他的先行者们的著作，（这些著作的）不同点在于受孕过程是否涉及物质聚合或精神聚合，或二者均涉及。例如，柏拉图在《蒂迈欧篇》中记载，“种子”是大脑和脊髓中的一种精神实体，拥有自己的意志，迫使男女繁衍后代。达·芬奇在这里记录道：“阿维森纳认为，灵魂是灵魂，肉体是肉体。”他在其他地方还曾记录：“希波克拉底认为，男人精子的起源来自大脑，来自我们父母的肺和睾丸，最后的融合在睾丸完成；因为没有其他通道，所有肢体只得将它们的实质通过散发传递给精液。”（MS Forster 111, fol.75r）

在这里，达·芬奇似乎描绘了一种涉及三个构成部分的概念。在男性体内，他画出了从脊柱底部的腰骶丛（运送“动物”，即灵魂元素）、从心脏（一种“精神”元素）和睾丸（一种“物质”元素）通往阴茎的三个通道。这样一来，就符合了蒙迪诺将身体分为动物（头）、精神（胸）和物质（腹部）三个区域的理论。来自心脏和睾丸的通道与尿道结合并通过阴茎中的一个管道，而脊髓中的通道则是单独的。通过简单的解剖可以确定，阴茎只有一个通道。达·芬奇也可能认为，他虚构的男性体内心脏和睾丸间的通道具有次要作用：他的注解包括，提醒人们考虑“睾丸是如何成为凶残之源”——鉴于人们认为情感是由心脏感知的，睾丸和心脏之间的管道也会使这种凶残从其源头传播。

对女性的描绘则不够清晰。脊柱有两个分支，其中一个直接同子宫相连，但卵巢和心脏未被画出。因此，尚不能确定在那一时期，达·芬奇是否相信女性在受孕方面同男性做出相同的贡献。然而，他确实介绍了从子宫到乳房的通道，这一通道使怀孕期间保留下来的月经变成乳汁。

主要的绘图和纸张上左侧的附带研究也显示出当时达·芬奇对胃肠道系统的粗略理解。左侧较小的图画将小肠和大肠区分开来，但是肠的卷曲长度被缩短，并且在肠的中间存在与肚脐连接的第二个像胃一样的器官（可能是放大的盲肠），达·芬奇还在笔记中提醒自己去研究“（婴儿）是如何通过肚脐得到滋养的”。

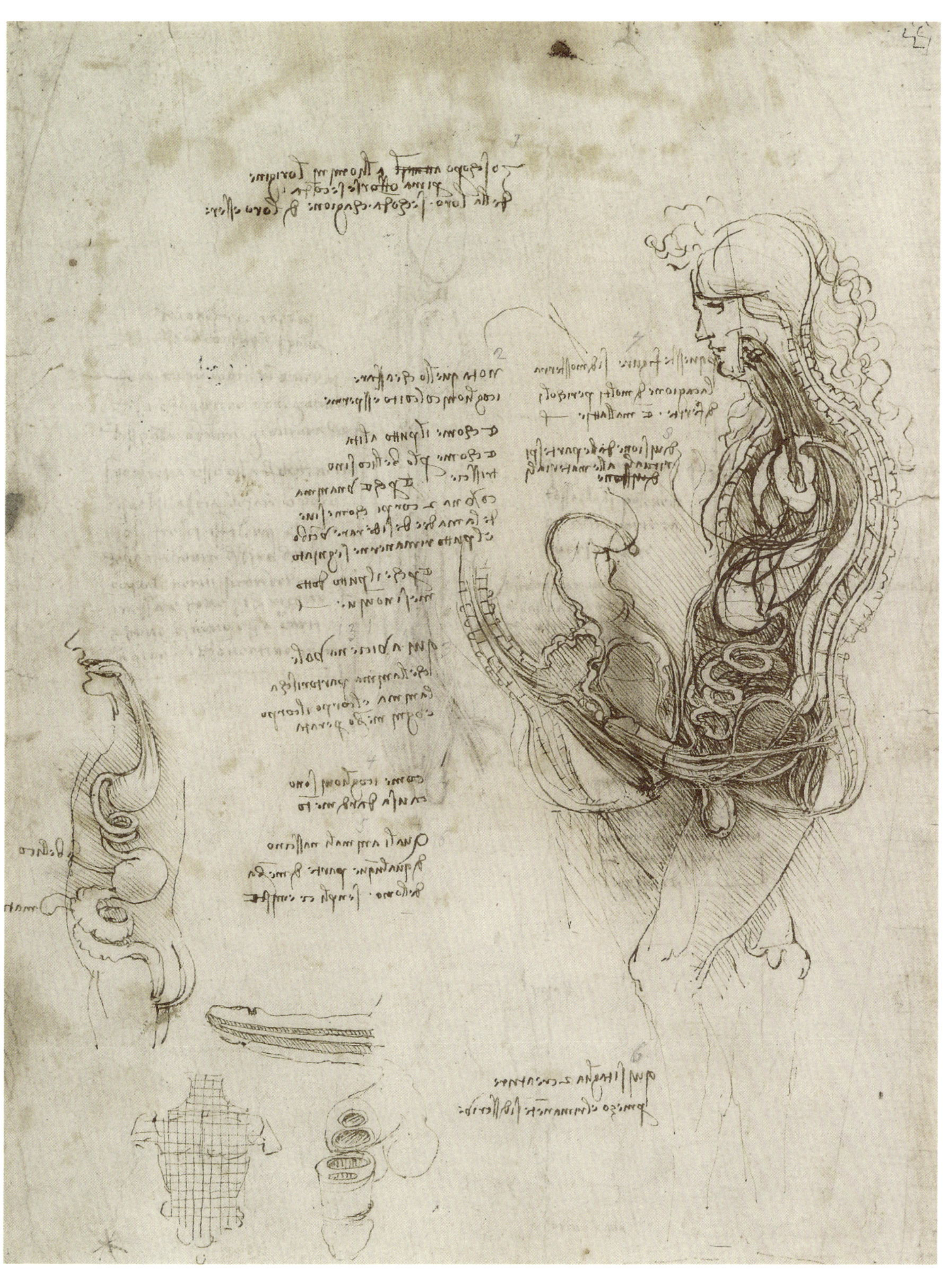

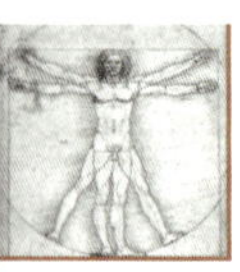
达·芬奇的解剖学研究

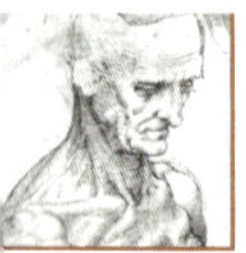
读者说明

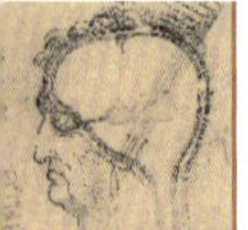
早期解剖学及人体比例研究

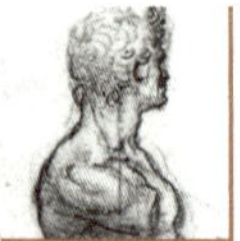
复兴：安吉亚里战役

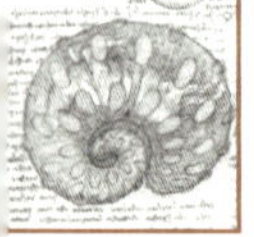
百岁老人：解剖手稿B

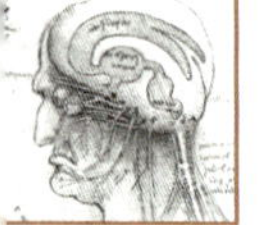
神经学与声音

3 手臂的骨骼和神经

1485–1490年
金属尖笔（已褪色）、钢笔、墨水、灰蓝色特制纸
高22.2厘米，宽30.4厘米
RL 12613r；QA V.21v；O' M&S 152；K&P 1v

达·芬奇最早的几幅解剖学绘图是在涂有蓝色制剂的纸上用金属尖完成的。大部分早期作品的金属尖痕迹都已严重褪色，其中一些则被达·芬奇本人重新上了颜色。不过，褪色的金属尖痕迹在紫外线下仍然清晰可见（图13）。

这种纸上的大多数解剖学研究（也有一些建筑素描）都与手臂的骨骼和神经有关。这些都是基于动物解剖得来，达·芬奇并没有将其调整为符合人体的比例。短、厚，并且高度弯曲的肱骨提示它可能是一条狗或其他四足动物；右下方的手被达·芬奇标记为猴子的，并错误地画出了五根大致相同的手指，每根手指的骨骼数目相同。通过不同的桡骨、尺骨、掌骨和趾骨的小骨骺（圆形末端），展示出一位年轻人的骨骼特征。

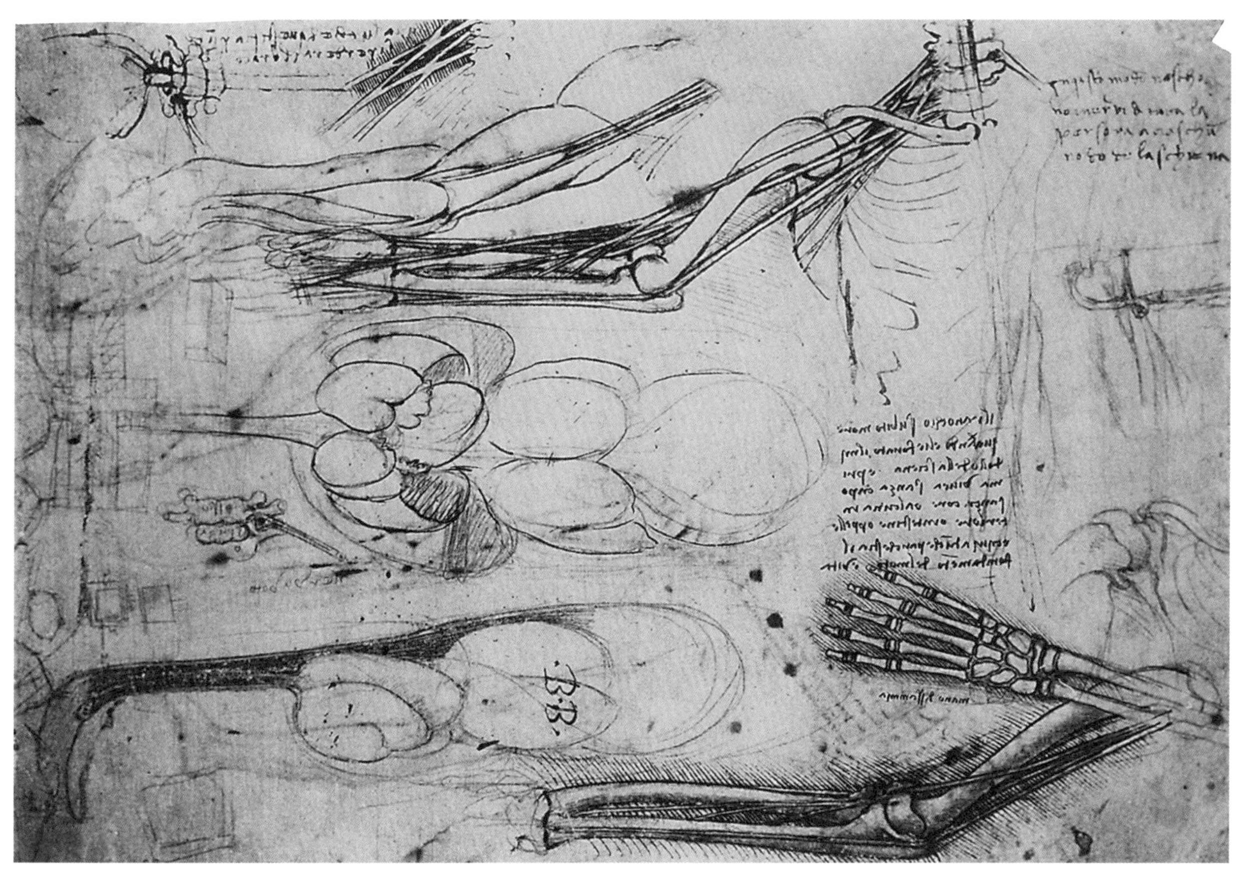

图 13　第 3 号笔记的紫外线照射图

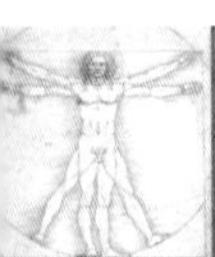
达·芬奇的解剖学研究

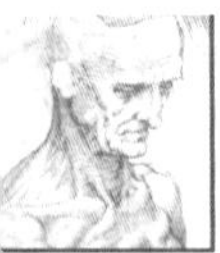
读者说明

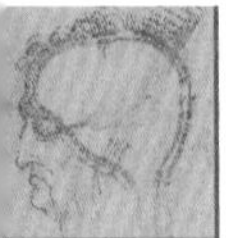
早期解剖学及人体比例研究

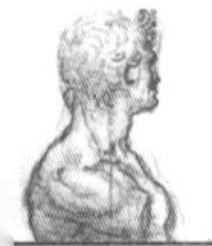
复兴：安吉亚里战役

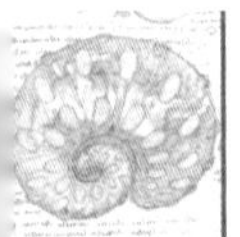
百岁老人：解剖手稿B

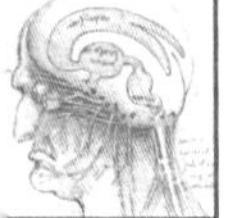
神经学与声音

页面顶部的绘图详细展示了从脊柱向下的手臂的神经通路，在最大的图中可以看出，桡神经、正中神经和尺神经都横贯整个手臂，各自被区分开来。手臂的神经从脊柱（参见第37~39b号笔记）伸出的部分称为臂丛，仅由四条脊神经组成，比猴子、人或狗都要少。在上面的图中我们可以看出正中和尺神经与手臂表面肌肉的关系。也许，最精明的绘画是在中心左侧的小图，在正常的光线下几乎看不见，这幅图表明从脊神经（这里是颈椎）从脊髓的两个根部——背侧和腹侧——伸出并穿过椎间孔。

达·芬奇对脊髓特别感兴趣，他认为这对生命至关重要：脊髓含有可以独立于大脑运作的神经回路，在图中间的注释中他写道，一头被斩首的青蛙可以一直展现生命体征，直到脊髓本身被破坏（才丧失）："当青蛙的脊髓被穿孔时，它立即死掉了。在此之前，它可以在没有头、心脏或任何内部器官、肠子或皮肤的情况下存活，因此，脊髓看起来是运动和生命的基础。"

纸张中央的大图似乎描绘了猪的胸部和一些腹部器官，纸张左下方则是这些器官的粗略侧面图（加上舌头、气管等）。

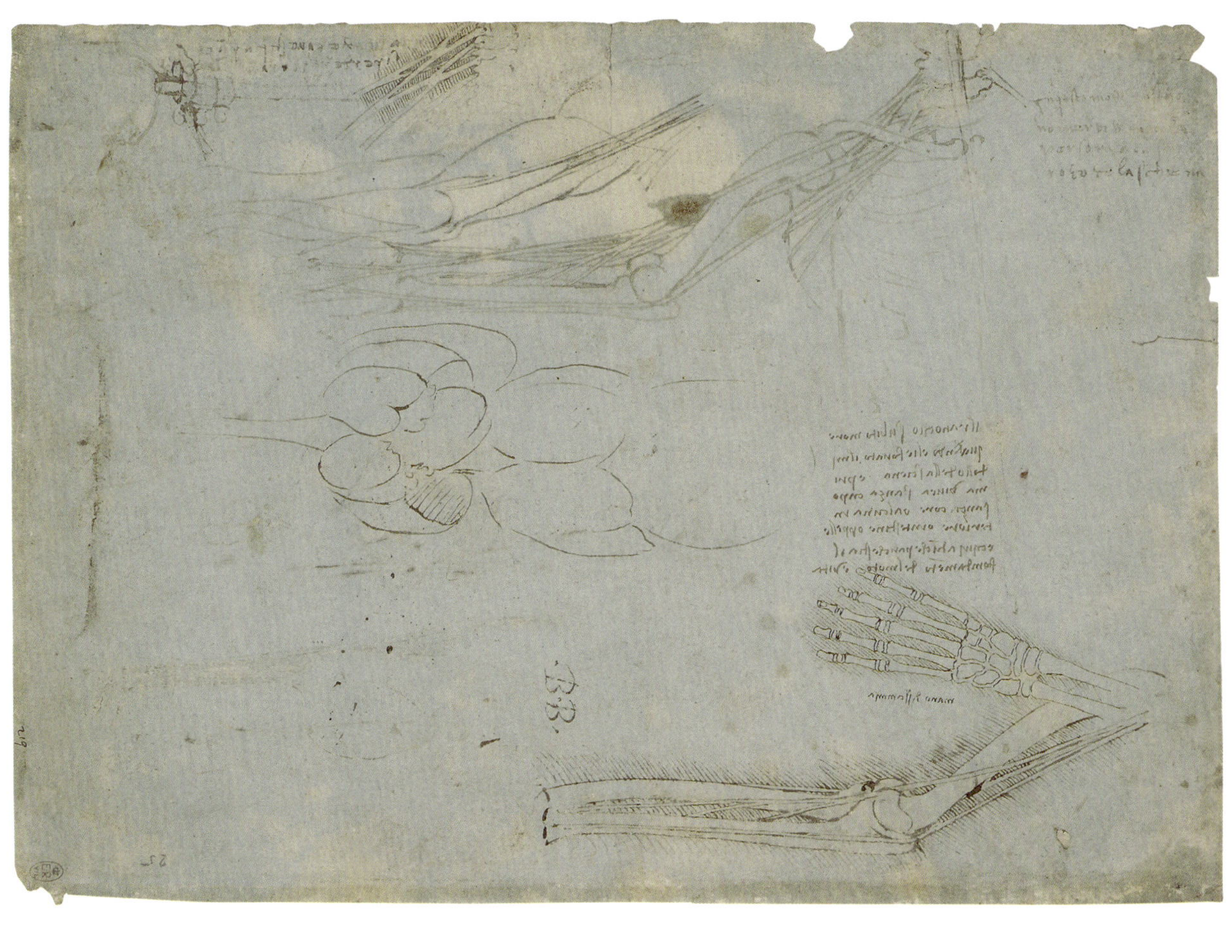

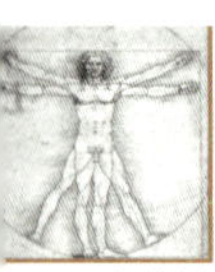
达·芬奇的
解剖学研究

读者说明

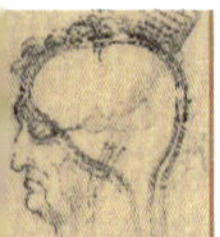
早期解剖学及
人体比例研究

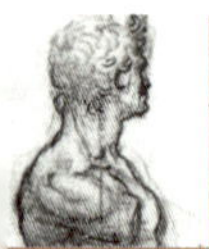
复兴：安吉亚里战役

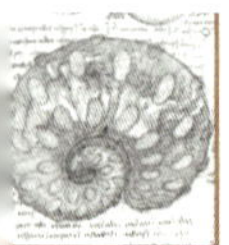
百岁老人：解剖手稿B

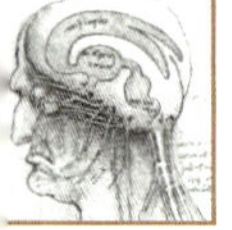
神经学与声音

4 颈部

1485–1490年
金属尖笔（已褪色）、钢笔、墨水、铅点、带一些变色白色高光、灰蓝色特制纸
高20.2厘米，宽28.7厘米
RL 12609r；QA V.16r；O' M&S 34；K&P 3r

这幅图主要描绘了颈部的各种结构。舌骨和喉部的结构并非人类所有，而只有在紫外线下才能看到的中间靠右的小部分（图14）则表明，猴子再次成为达·芬奇的研究对象。达·芬奇在锁骨上标了字母，但这些字母所指的结构并不是很清楚。比较明显的是对角线般的胸锁乳突肌（M）和颈外静脉（P），其分支在右边的小图中用笔画出。R、S、T大致位于锁骨后方的颈内静脉、颈总动脉和交感神经。可以看到，一部分颞骨肌肉深入颧弓（颧骨），而在脖颈后部有一个奇怪的描绘，可能为了展示像夹肌这种位于深处的肌肉，达·芬奇将斜方肌缩小成了两根“弦”。

左侧精细的金属尖素描中我们依然可以看到颞肌，在达·芬奇的绘图上我们可以看到颧骨的主要肌肉以及使上唇抬起的提肌复合体。

右下是达·芬奇习惯性画出的头和颈部。虽然达·芬奇描述了胸锁乳突肌从前方的胸骨和锁骨向后移到肩膀的位置，但它依然明显可见。左下方则可能是达·芬奇对前腹壁的斜肌的最初见解，它在髂骨和对面的下肋骨中间穿过，从而越过身体的中线，这是髂骨和下肋骨所不具备的特点（参见第70号笔记）。

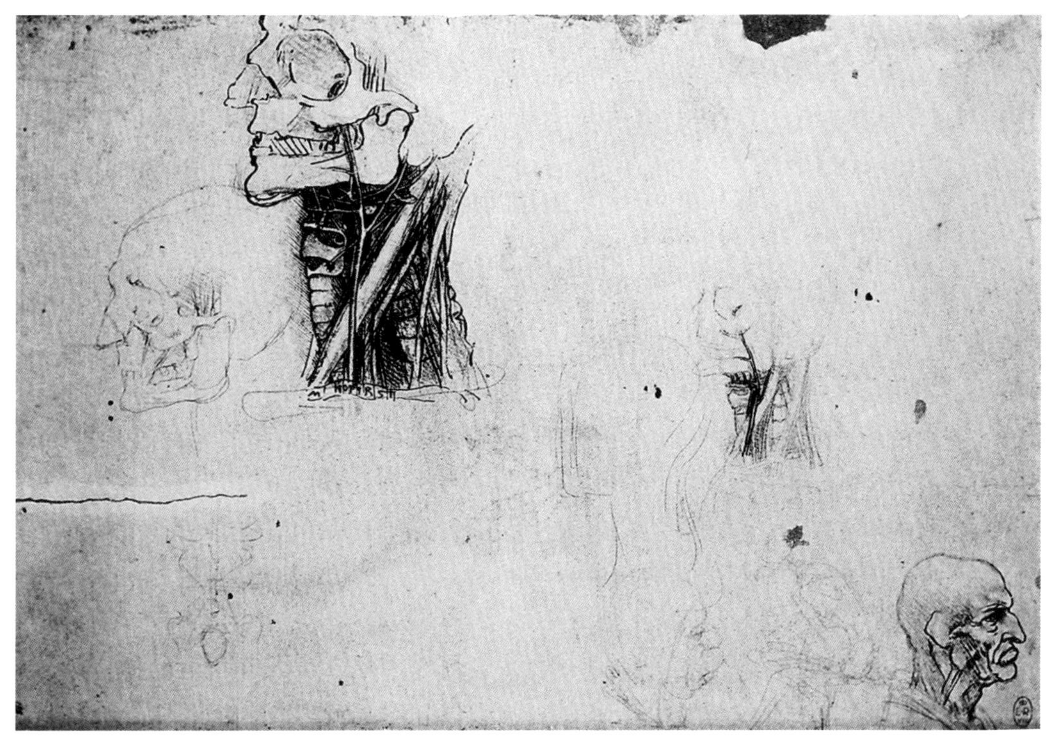

图 14 第 4 号笔记的紫外线照射图

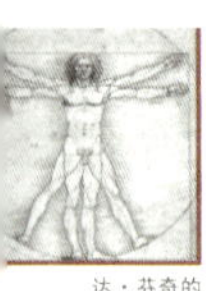
达·芬奇的解剖学研究

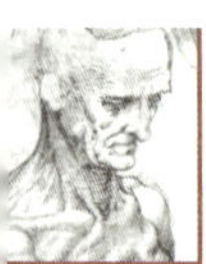
读者说明

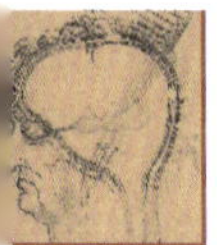
早期解剖学及人体比例研究

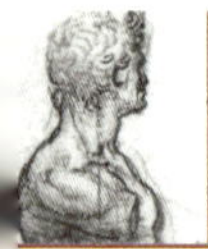
复兴：安吉亚里战役

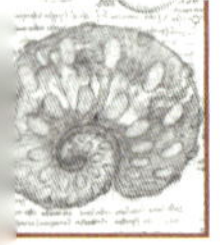
百岁老人：解剖手稿B

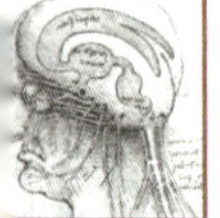
神经学与声音

5 腿部和头部的骨骼及神经

1485–1490年
金属尖笔（已褪色）、钢笔、墨水、灰蓝色特制纸
高21.3厘米，宽30厘米
RL 12626r；QA V.15r；O' M&S 159；K&P 6r

这张图的右上方所画的是大腿前部的缝匠肌和股薄肌，从膝盖和大腿的顶部延伸出来，这一部分曾被再次上过色。图中还展示了一些内收肌和股方肌，以及股神经和血管，它们延伸进入内收肌管中。达·芬奇的附注为："我已经把肌肉拉开了半个布拉乔奥（古意大利的长度单位，相当于66或68厘米）的长度（30厘米——人体内最长的肌肉），我还发现了rt（股直肌）。现在我要专注于对mo（股外侧肌）下方的肌肉进行研究。"这幅图及其上的注解可能是达·芬奇对人体进行解剖学研究的最早证明。

图上的其余部分大多为对腿部的研究，主要在褪色的金属尖笔迹中（图15），股神经的分支被着重标出。在中间靠右及最左侧的研究中，坐骨神经被分为腿中线（附近的）胫神经和（侧方的）腓总神经。在右下角对头部和颈部的研究中可以辨认出部分颞肌，而为使图解清晰，斜方肌和胸锁乳突肌的宽度有所减小。在左下方的草图中，斜方肌被简化为一对在颅骨后部以大倒"V"相交的线，但似乎缠绕在颈部上。

中间下部的水平剖面图为眼眶和脑室。在中世纪的生理学中，这些脑室被认为是排成一列的三个泡状物，智力则存放于其中（参见第12b~13a，14,48~50号笔记）。第一个泡是心灵的"原材料"——常识的聚集地，也是感觉神经、想象力和幻想的聚集地；第二个泡是通过推理等方式处理这些信息的地方；第三个泡是负责将结果存储在记忆中。达·芬奇不相信这一顺序，反复尝试不同的安排。在这幅图中，视神经单独占据了第一脑室，标记为"imprensiva"和"inteletto"（智力）。听觉神经通过中间的脑室，被标记为"常识"和"volonta"（意志）；第三脑室像往常一样被标记为"记忆"。Imprensiva是"印象的感受器"，它与常识并无明显的区别。但是，达·芬奇显然希望给视觉信息赋予一种特殊的地位，视觉神经直接传到存储智力的地方，而其他的感觉神经则传到一个更普遍的、用于大脑活动的交换所。

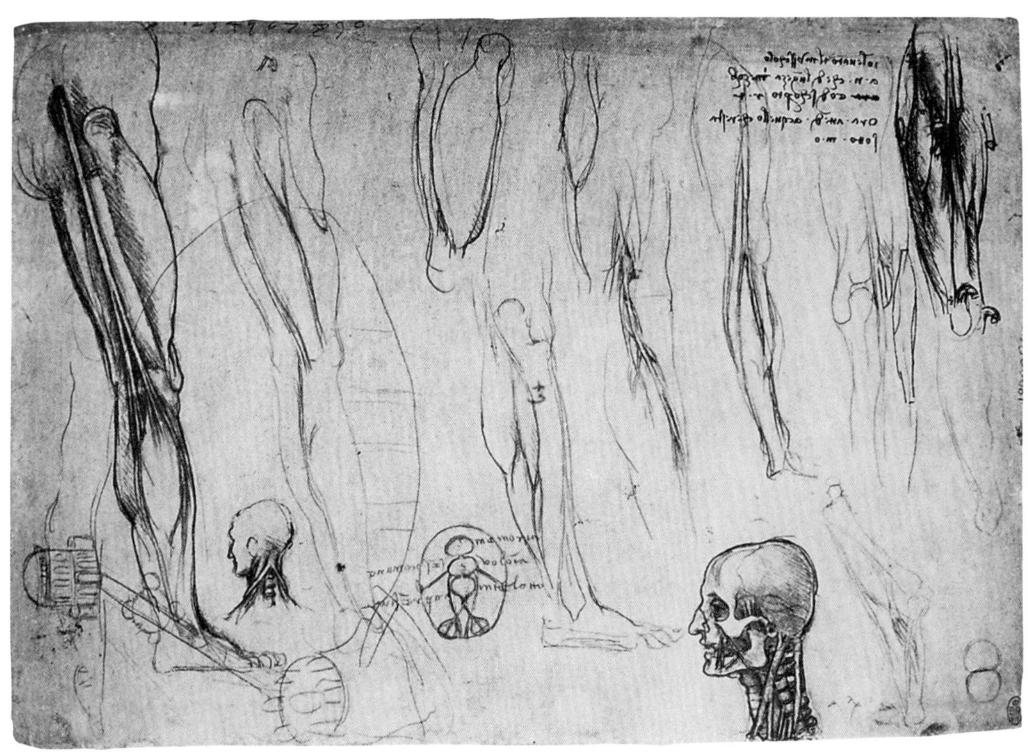

图 15 第 5 号笔记的紫外线照射图

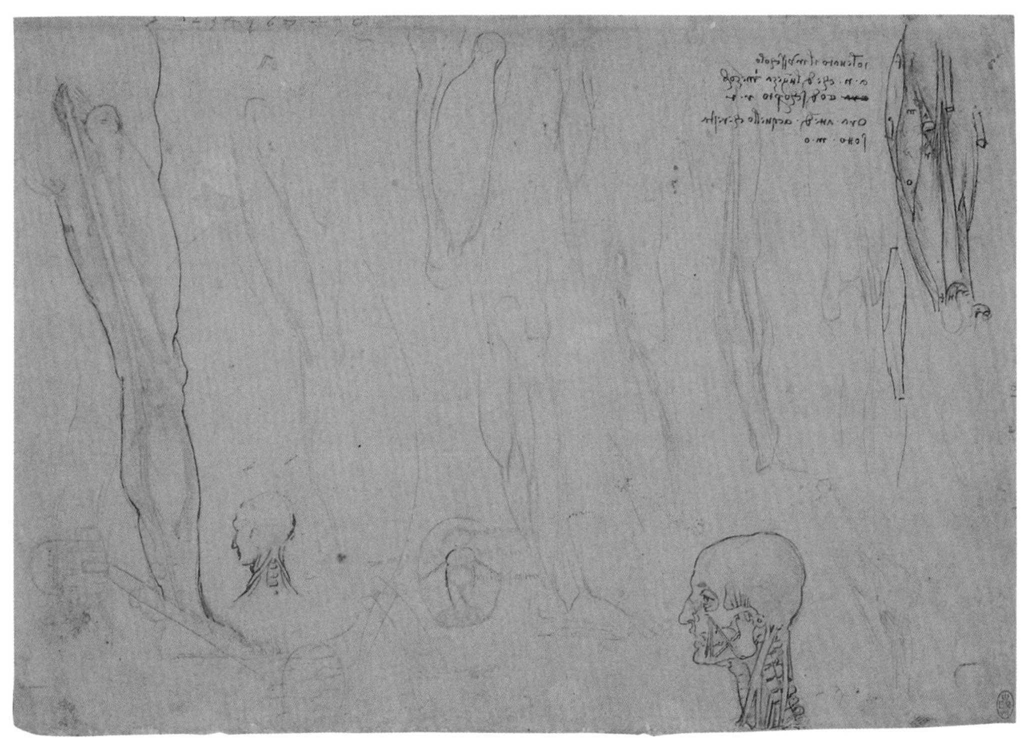

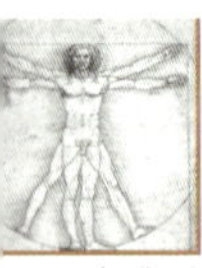
达·芬奇的解剖学研究

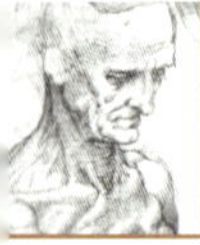
读者说明

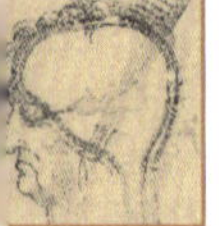
早期解剖学及人体比例研究

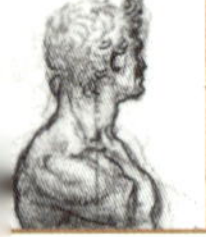
复兴：安吉亚里战役

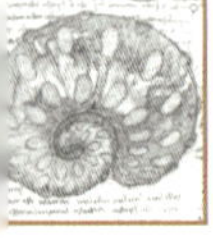
百岁老人：解剖手稿B

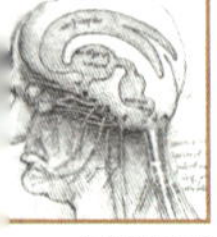
神经学与声音

6 腿部横剖面图

1485–1490年
钢笔、墨水
高22.2厘米，宽29.0厘米
RL 12627v；QA V.20r；O' M&S 72；K&P 4v

现在，横截面解剖在轴向计算机断层扫描技术（CAT）和磁共振成像（MRI）中颇为常见，但像达·芬奇这样将这一代表性技术用于人体，则在之前从未有过。图中，大腿上的大部分肌肉都被标明位置，这表明达·芬奇确实以这种方式对人的腿部进行了切割——通过对表面进行检查或仅凭动物的身体是不可能推断出这种排列的。因为缺少硬化组织的固定剂（或冷冻），它们可以很容易地被锯成圆片，软并且未固定的组织在切割时往往会散开，想必达·芬奇也曾受此困扰。因此，图中肌肉的相对大小和位置并不完全正确，但左图中的细节仍然值得与同等的现代图像进行比较（图16）。

为了便于参考，右图对图中细节进行了放大和颠倒。股骨（骨髓）为d，其周围的股内侧肌为a、b处和c处为内收肌，e处为股外侧肌，f处和n处分别为股二头肌的短头和长头。半膜肌和半腱肌在g处合并。股骨前部的股直肌和缝匠肌可能并未标记；同样未标记的还有股薄肌。

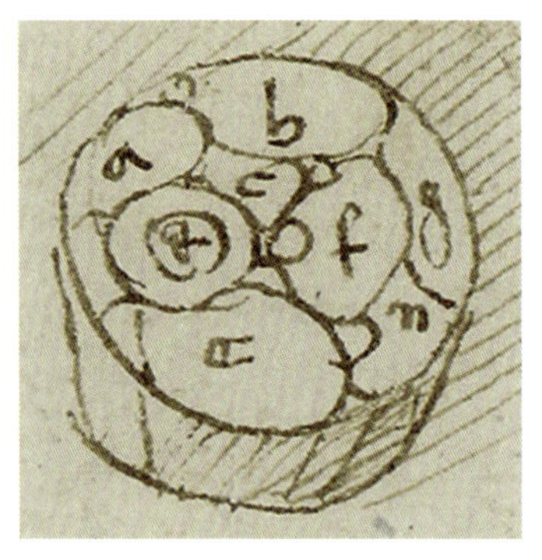

颠倒后的第6号图中细节

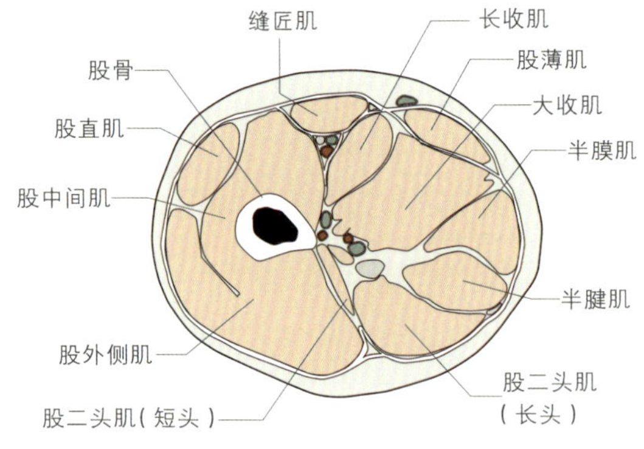

图16 人腿的横剖面图

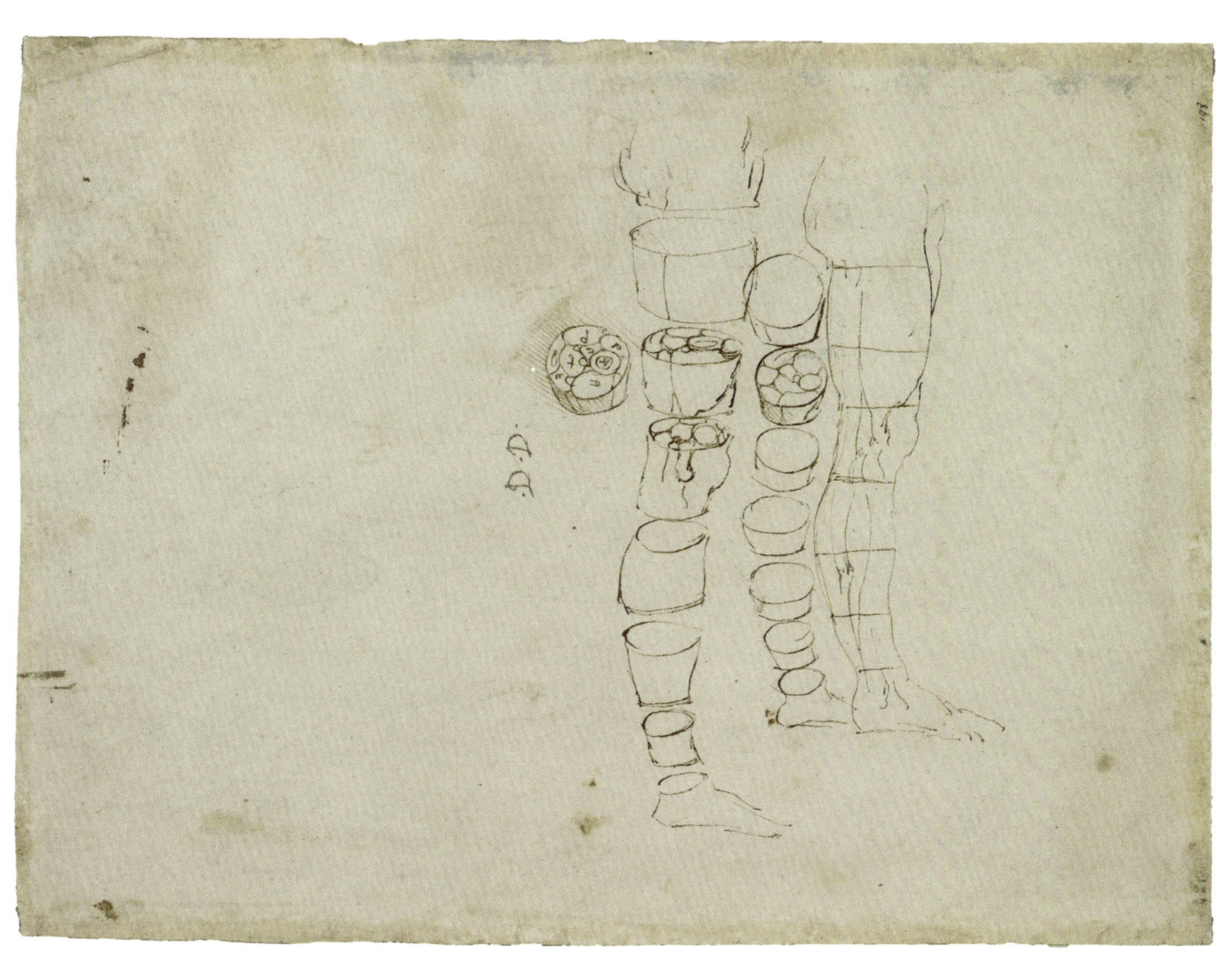

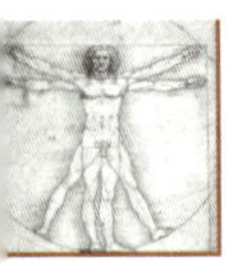
达·芬奇的解剖学研究

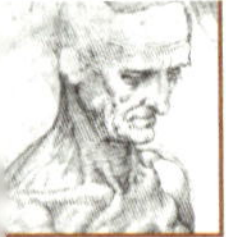
读者说明

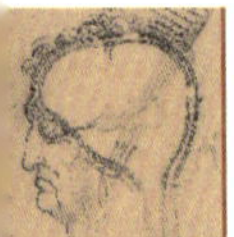
早期解剖学及人体比例研究

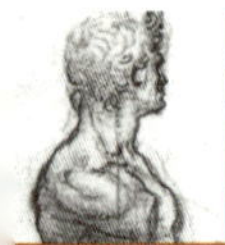
复兴：安吉亚里战役

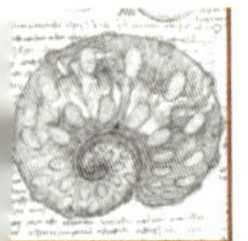
百岁老人：解剖手稿B

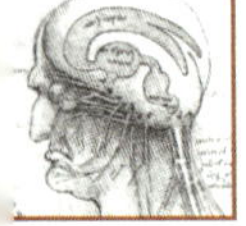
神经学与声音

7 一只熊脚

1488–1490年
金属尖笔、钢笔、墨水、带白色高光、灰蓝色特制纸
高16.1厘米，宽13.7厘米
RL 12372r；QA V.11r；O' M&S 81；K&P 12r

8 一只熊脚

1488–1490年
金属尖笔、钢笔、墨水、带白色高光、灰蓝色特制纸
高13.6厘米，宽18.6厘米，碎片长4.8厘米，宽12.1厘米
粘贴于左上方开孔之后
RL 12373r；QA V.12r；O' M&S 82；K&P 13r~14r

15世纪80年代后期，达·芬奇解剖了一只熊的左后腿。那时候，熊在意大利山区很常见。捕熊在当时是一种运动，人们将熊囚禁起来以供消遣娱乐。因此，达·芬奇可以很容易地获得解剖样本。他之所以对这种动物特别感兴趣，可能是由于，作为趾行动物的熊步态像人类一样，用平坦的脚掌在地面上行走（猫或狗这类的趾行动物则用几根脚趾行走，而马或牛这种蹄行动物则用趾尖行走，通常是蹄子）。因此，在无法获得人体材料进行解剖的时候，达·芬奇对熊脚的解剖使他能够深入了解人脚的解剖学构造。

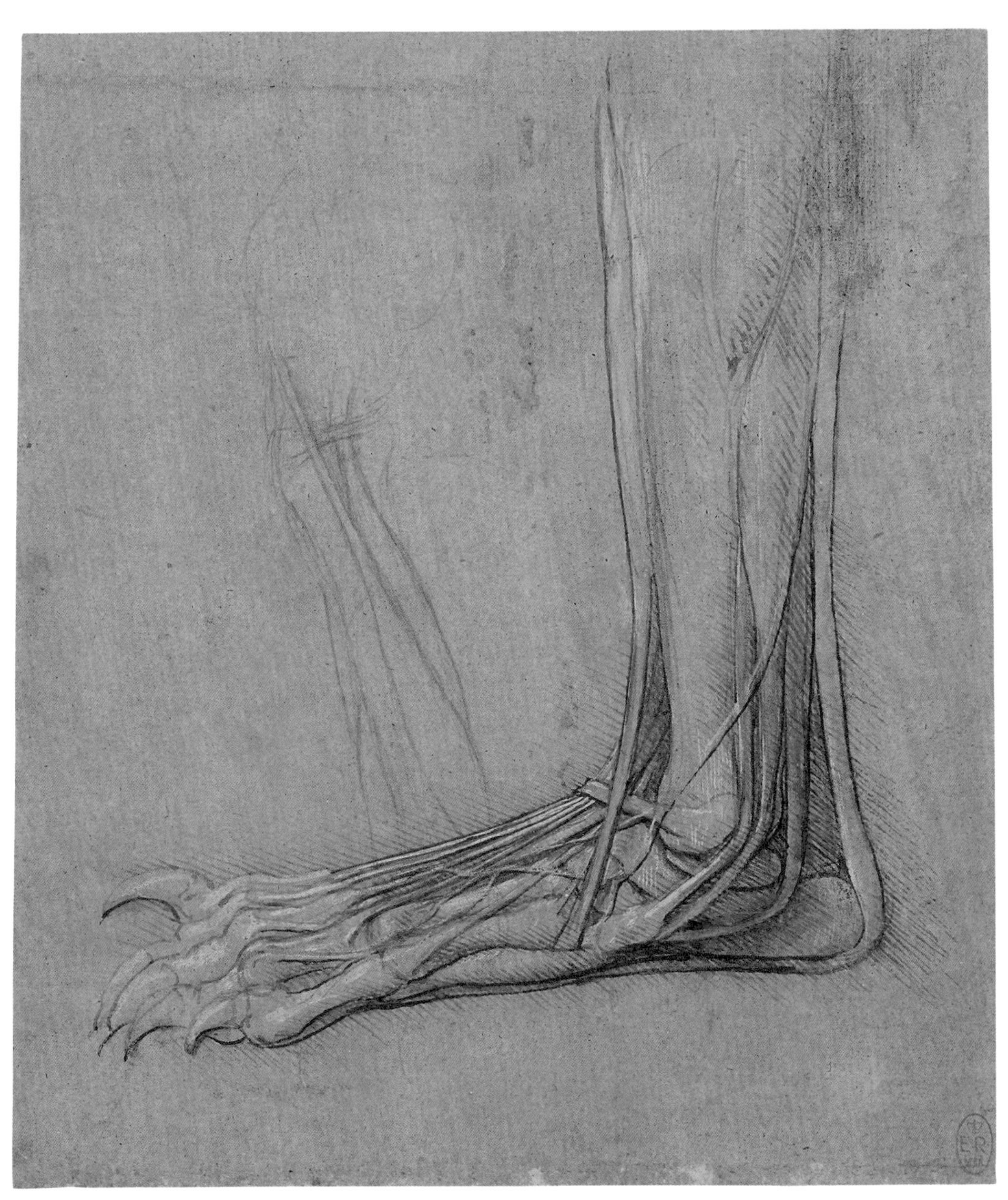

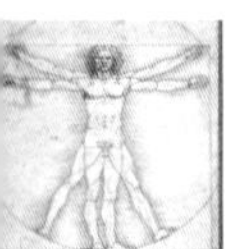
达·芬奇的解剖学研究

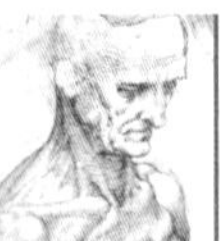
读者说明

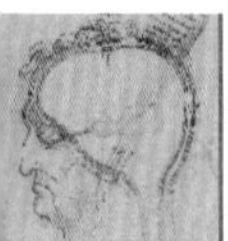
早期解剖学及人体比例研究

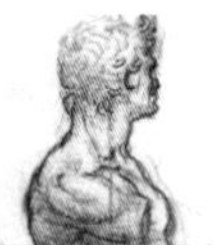
复兴：安吉亚里战役

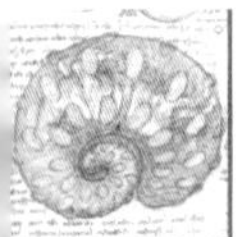
百岁老人：解剖手稿B

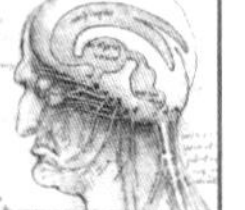
神经学与声音

图中展示了小腿和脚的骨骼，肌肉和肌腱。其中三幅图（第7~9号笔记）给出了足部的侧面或外部视图，最后一张为从下面看的视角。第10号笔记是脚的中间或内侧视图；第8号笔记是从内侧看的大脚趾细节图。这些图可以直接拿来与达·芬奇20多年后对人脚的研究进行比较：第7~8号笔记与第66号笔记基本相同；但是从脚的另一侧看，第9号笔记则与第65b号笔记非常相似。第10号笔记的视角同第65a号笔记相同。

侧视图显示，踝关节前表面固定有趾长伸肌腱的伸肌支持韧带。漏掉这一韧带是达·芬奇后来的人脚研究中一个奇怪的特征。在1510年左右的笔记中，他提醒自己“要完成对每种动物的手的论述，说明它们的不同之处，就像韧带连接脚趾腱的韧带一样（RL 19061r）”，这表明他认为这个韧带是熊所特有的。

在第7~9号笔记上，腓骨长肌和腓骨短肌的肌腱从踝关节（脚踝骨）的后方经过，此外还可以看到，浅腓神经呈对角线从外踝穿过并进入足背或脚的上表面（参见第66号笔记的索引图）。在第7号笔记上，跟腱似乎正好穿过跟骨周围和脚底一侧；其伸入跟骨的状态在第9号笔记中有更为正确的显示。

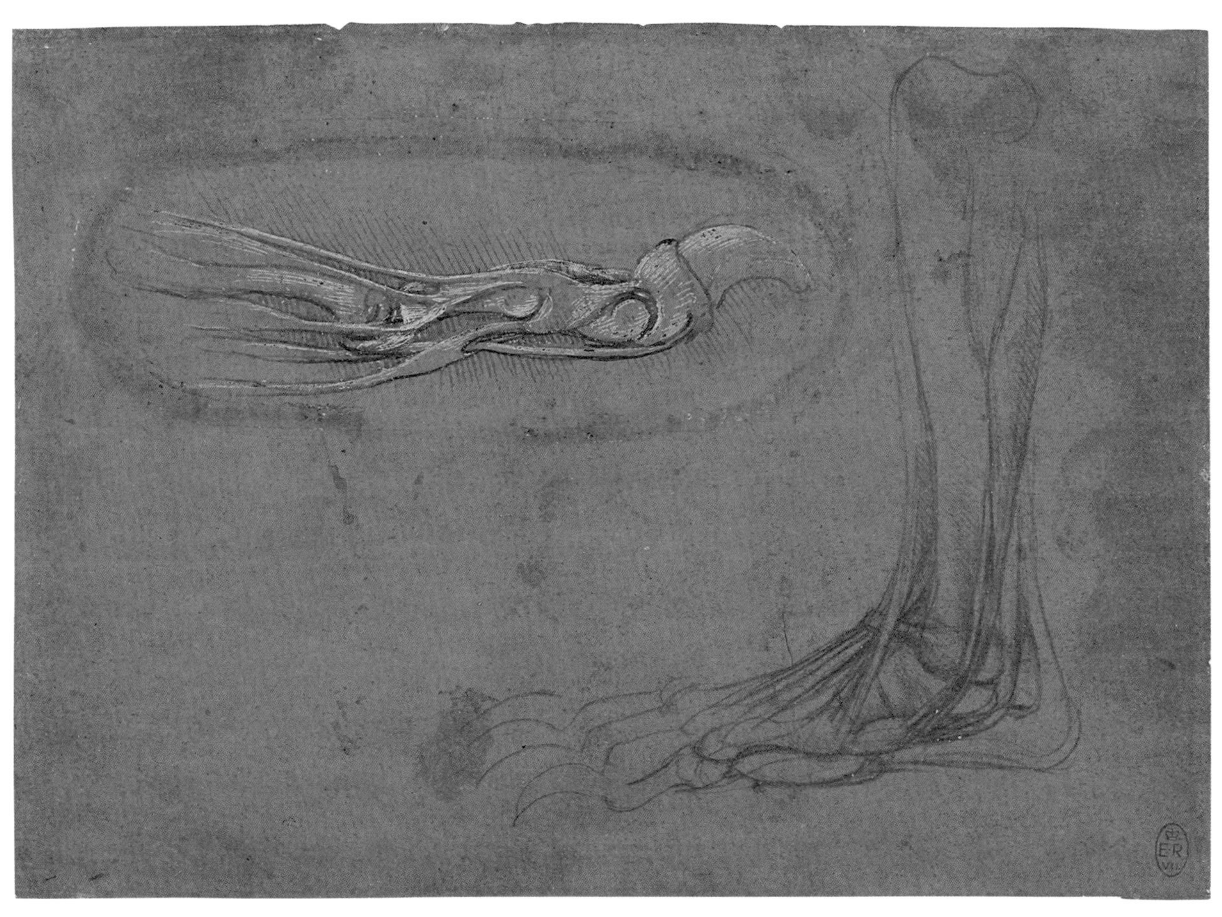

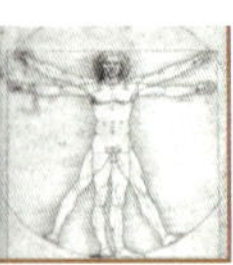
达·芬奇的解剖学研究

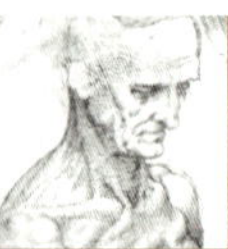
读者说明

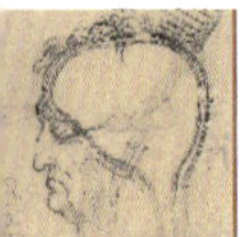
早期解剖学及人体比例研究

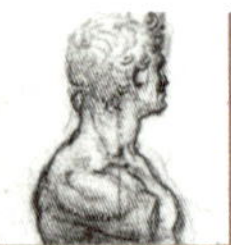
复兴：安吉亚里战役

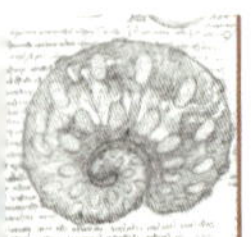
百岁老人：解剖手稿B

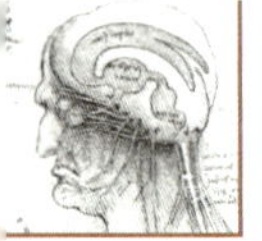
神经学与声音

9 一只熊脚

1488–1490年
金属尖笔、钢笔、墨水、带白色高光、灰蓝色特制纸
高15.5厘米，宽17.3厘米
RL 12375r；QA V.14r；O'M&S 84；K&P 15r

10 一只熊脚

1488–1490年
金属尖笔、钢笔、墨水、带白色高光、灰蓝色特制纸
高14.1厘米，宽18.1厘米
RL 12374r；QA V.13r；O'M&S 83；K&P 16r

趾短屈肌的多根肌腱较为突出，在其插入部位形成广泛的扩张，趾长屈肌腱则在其下方可见（参见第65b号笔记的索引图）。第9号笔记中，短肌腱和长肌腱间的关系并不十分明显。但是，对这种关系的详细研究出现在第8号笔记背后所贴的碎片中，图中可见，长肌腱穿过（简化后）短肌腱中的分叉。20年后当达·芬奇在人类手上发现这一特征时（第63b号笔记），他才特别关注起这一特征。还可以看到的是，趾长伸肌腱、趾短伸肌腱及肌肉和（或）骨间肌和蚓状肌同样伸入脚趾的上部。

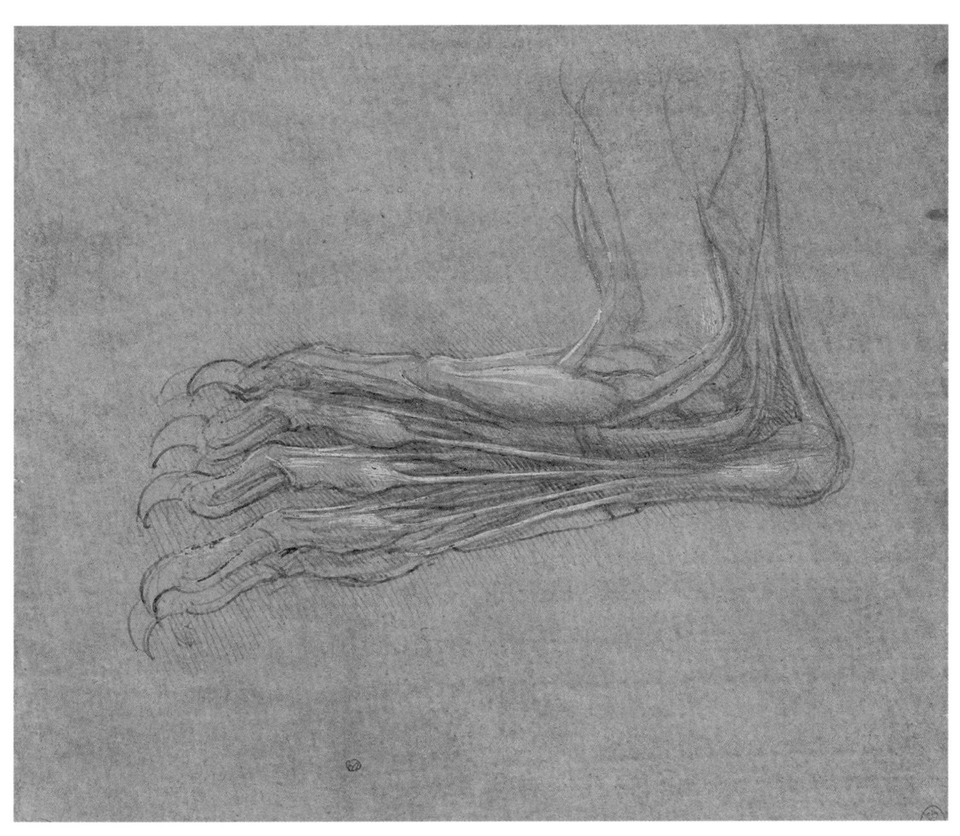

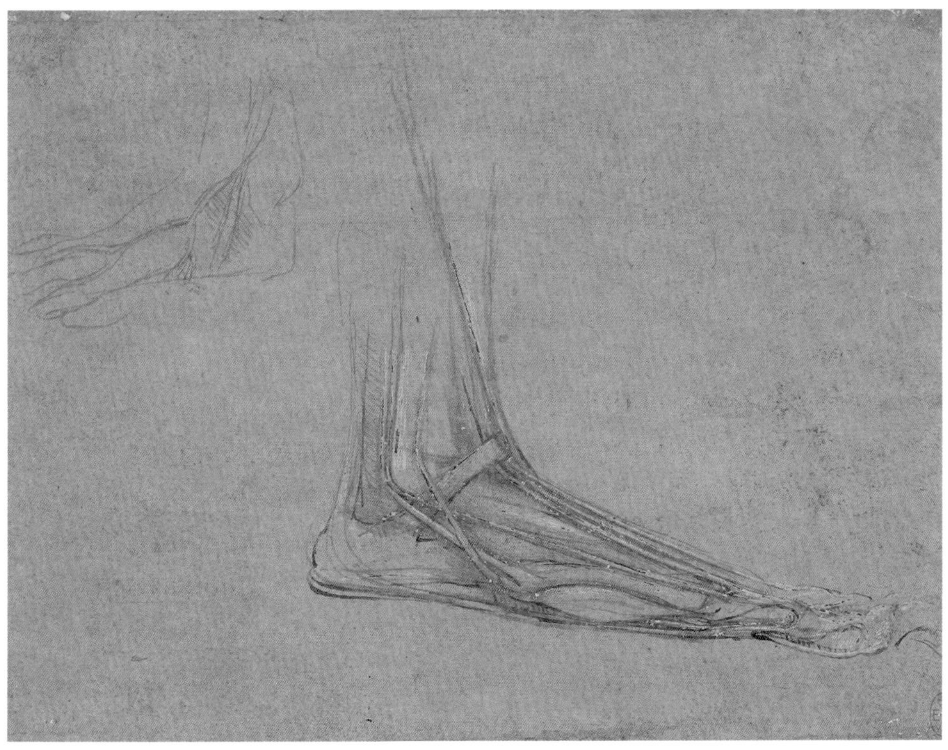

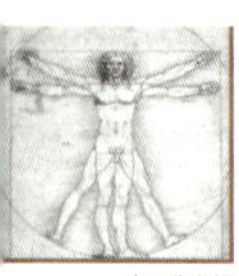
达·芬奇的解剖学研究

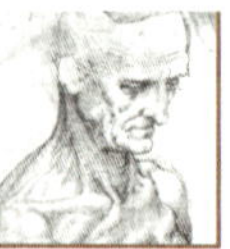
读者说明

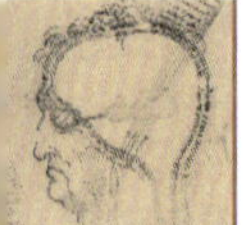
早期解剖学及人体比例研究

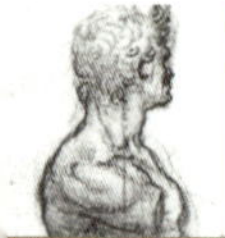
复兴：安吉亚里战役

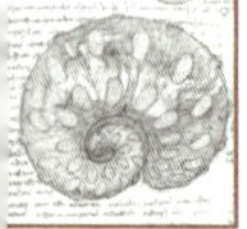
百岁老人：解剖手稿B

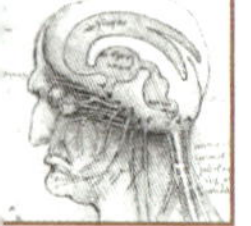
神经学与声音

11a 颅骨

1489年
钢笔、墨水
高18.8厘米，宽13.9厘米
RL 19059r；MS B.42r；O' M&S 5；K&P 40r

达·芬奇在这一页的顶部写道，“1489年4月2日”，后来又补充道“将此书命名为人体身材”。正是在这张纸上，他开始“解剖手稿B”的编纂工作（以下简称“手稿B”）。这本44页的对开本记录了他分别在1489年和1508年这两个时期的解剖学研究（后一阶段的绘图见第25~46号笔记）。

获得一个（或多个）人类头骨进行解剖，可能是促使达·芬奇开始编写这本笔记的原因。虽然我们已经看到，在此之前他就曾解剖过一条人腿，但是达·芬奇认为，头部才是他想调查的一些比较主观的现象学问题的关键，比如感官和情绪。然而在这幅图中，他的描绘和笔记完全是物质性的，主要内容是追踪上颌静脉和颞浅静脉的走行。

很难确定达·芬奇曾解剖过多少个头骨——图上看到的不同齿列不一定代表不同的标本，因为他并非只是简单地描述呈现在他面前的东西。尽管如此，他在研究颅骨时仍然精细地进行观察及构建。达·芬奇在他当时的金属尖绘图中使用密集平行的阴影来捕捉光线在固体表面上的影响，使得他的绘图技术达到惊人的精细程度。这幅图中，他仅用细细的笔和墨就能描绘出颅骨上的细微差别。

这幅图和图后的笔记描绘了上颌静脉的路径（在上图中标记为m），它经过颧弓（颧骨）并进入眼眶后方，同眶下沟啮合和管道并由眶下孔现出（在上图中标记为n）。在那里，上颌静脉与眼眶周围的角静脉和其他静脉呈网状。同时我们还可以看到，颞浅静脉与颧弓下方的上颌静脉平行，然后在神经周围呈现为网状。两条静脉恰好在颌下合成为下颌静脉的图并没有被展示出来。

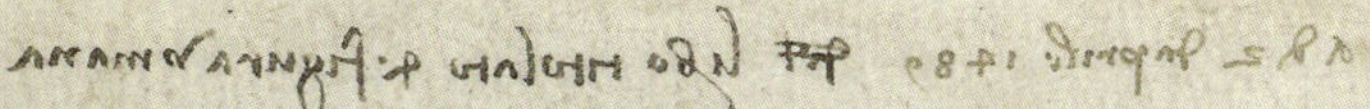

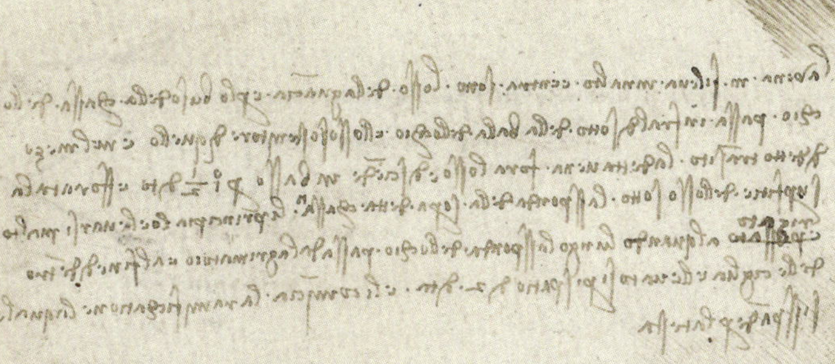

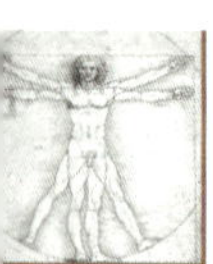
达·芬奇的解剖学研究

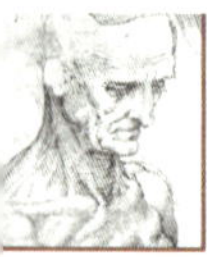
读者说明

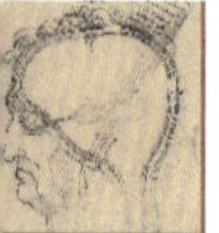
早期解剖学及人体比例研究

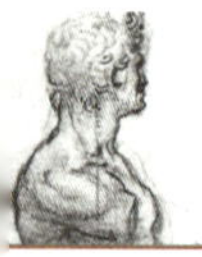
复兴：安吉亚里战役

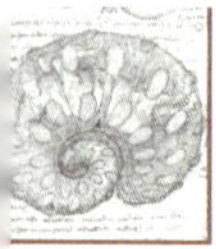
百岁老人：解剖手稿B

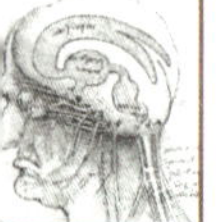
神经学与声音

11b 关于待研究话题的笔记

1489年
钢笔、墨水
高18.8厘米，宽13.9厘米
RL 19059r；MS B.42v；K&P 40v

在他新起用的笔记本这一页上，达·芬奇列出了他希望研究的一些主题。这些主题都是他在实践中所遇到的，而且没有按特定的顺序排列，所以这并不是他对计划完成的著作仔细思考后列出的方案。在这一时期的绘图和笔记中反复出现的主题有面部表情、生命现象和四肢神经的通路（更多潜在主题参见第41号笔记）：

> 什么神经引起眼的运动并使得一只眼带动另一只眼运动。
>
> 闭上眼睑；抬起眼睑；放下眼睑；闭上眼；睁开眼；抬起鼻孔；在闭上牙齿的情况下张开嘴唇；露出笑容；露出惊讶（的表情）。
>
> 描述人在子宫中的起源以及为什么八个月大的婴儿无法存活；
>
> 什么是打喷嚏；什么是打哈欠；
>
> 癫痫；痉挛；麻痹；因寒冷而发抖；流汗；疲倦；饥饿；睡觉；口渴；欲望。
>
> 引起从肩部到肘部运动的神经；
>
> 从肘部到手部的运动；
>
> 从手腕到指根部；
>
> 从指尖到手指中部；
>
> 从手指中部到最后一个指关节；
>
> 引起大腿运动的神经；
>
> 从膝盖到脚，从脚踝到脚趾；
>
> 从趾根到脚趾中部；
>
> 腿的旋转。

Quale nervo è cagione del moto dell'occhio a fare che 'l moto dell'uno occhio tiri l'altro

del chiudere le ciglia
dello alzare le ciglia
dello abbassare le ciglia

dello chiudere li occhi
dello aprire li occhi

dello alzare le narici

dello aprire le labbra coi denti serrati

dello appuntare le labbra
del ridere
del maravigliarsi

Ordina a descrivere il principio dell'omo quando e' si crea nella matrice
e perché il putto d'otto mesi non vive
che cosa è starnutare
che cosa è sbadigliare
mal caduco
spasimo
paralisi
tremore di freddo
sudore
fatica
fame
sonno
sete
lussuria

Del nervo ch'è cagione del moto dalla spalla al gomito
del moto che è dal gomito alla mano
dalla giuntura della mano al nascimento delle dita
dal nascimento delle dita al loro mezzo
e dal mezzo all'ultimo nodo

Del nervo ch'è cagione del moto della coscia
e dal ginocchio al piè e dalla giuntura del piè al nascimento delle dita
e dal loro mezzo
e del girare della gamba

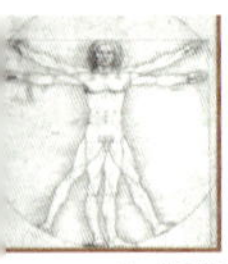
达·芬奇的解剖学研究

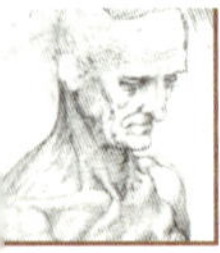
读者说明

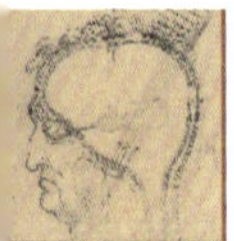
早期解剖学及人体比例研究

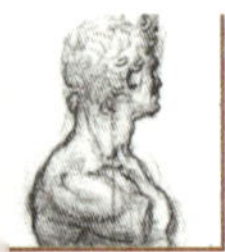
复兴：安吉亚里战役

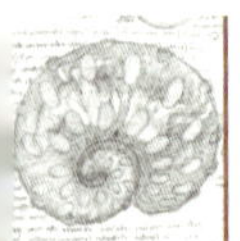
百岁老人：解剖手稿B

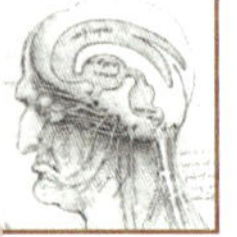
神经学与声音

12a 颅骨

1489年
钢笔、墨水、黑粉笔
RL 19057v；MS B.40v；O' M&S 4；K&P 43v

这幅图描绘的是一个颅骨，它好像被搁在桌子上，并由枕骨下面的方块支撑起来。该图并没有固定的视角方位：一些特征看起来好像从稍高的地方向下看到，有些则是从后方看到，还有些像是从前方看到。至于其他特征，达·芬奇还画出了主要的颅骨、颞下嵴、翼腭、蝶腭孔和颧骨上颧面神经孔的缝合线。

在第二幅图中，达·芬奇移去了侧面的眶壁以及颧骨和上颌骨的外侧部分，用眶上裂和眶下裂作为锯切的目标。我们现在可以看到全层深度的眼眶，b处为视神经孔、n处为泪管，而上颌窦（初次记载于1651年Nathaniel Highmore所著的*Corporis Humani Disquisition Anatomica*）在m处开口进入鼻腔的中鼻道。鼻窦的底部有一些小的隆起，就像山洞里的石笋。这是覆盖上颌牙齿根部的牙槽骨的薄胶囊部分（在年长者体内更加显著）。

这些笔记以古代的体液病理学为基础，记录了对上述结构的生理学解释：筛骨"将头部多余的体液排到鼻子里"，上颌窦含有"滋养牙齿根部的体液"；心脏（感情之所在）中的泪水经过泪囊和鼻管到达眼睛。

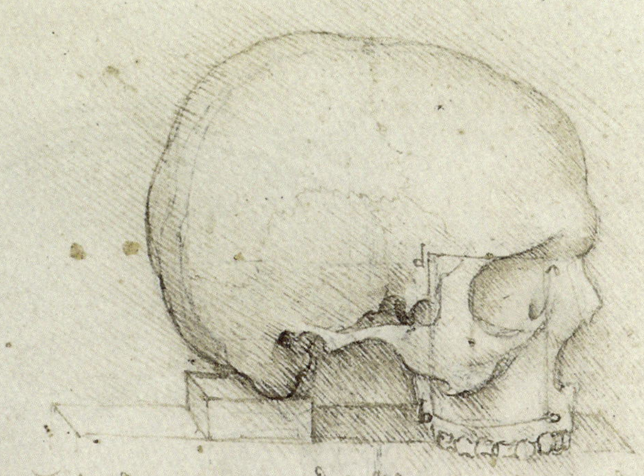

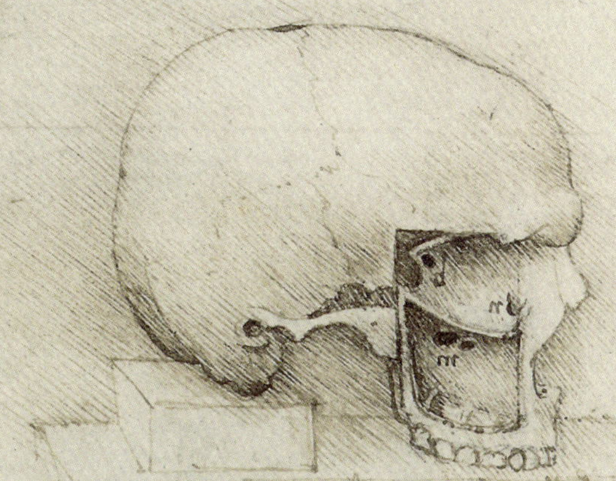

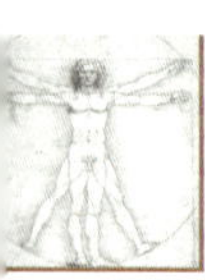
达·芬奇的解剖学研究

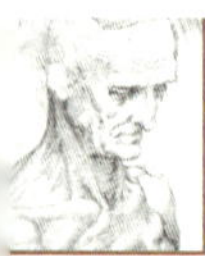
读者说明

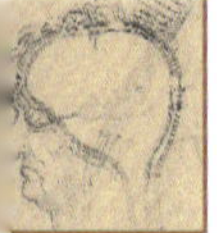
早期解剖学及人体比例研究

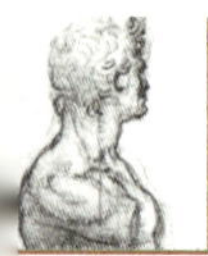
复兴：安吉亚里战役

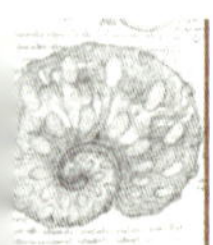
百岁老人：解剖手稿B

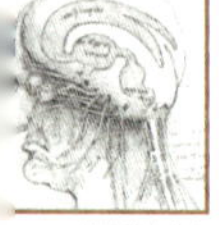
神经学与声音

12b 颅骨剖面图

1489年
钢笔、墨水、黑粉笔
RL 19057r ; MS B.40r ; O' M&S 7 ; K&P 43r

这两幅图都画出了感觉(senso comune)的位置，它们在大脑内汇合(见第5号图)。上图将其置于三条正交线——前后轴、通过颅骨上方点的纵轴和大致沿着鞍背脊方向的横轴的交点处。这个交叉点的正前方是视神经孔。眼眶前方是泪囊窝，而通过颧弓(颧骨上的小点)上包含的小颧骨孔，则可以看出达·芬奇对细节的细致注意。

下图展示了完整矢状面的颅骨，颈椎的简图也包括在内。网格和附注将感觉(senso comune)定位在线am和cb(位于颅骨高度的中点)的交叉点，“颅骨的支点”则位于线rm和hf(尽管网格显示为四分之一，但实际为颅骨高度的三分之一处)的交叉点。在图上准确描绘的许多特征中，人们可以注意到突出的额窦；从视神经孔出现的视神经；内耳道和舌下神经管；进入下颌孔的下牙槽神经；刺穿前硬腭的门齿管；进入鼻腔的鼻泪管的开口。看起来，为显示出鼻泪管的开孔，下鼻甲的一部分被达·芬奇移除。同样，为显示出上颌窦的开口，中鼻甲和上鼻甲也有部分被移除——这稍微有点大，筛状泡只是依稀地被画出。在准备颅骨进行解剖时，这一区域可能已经被损坏。鞍背和鸡冠则在图中被省略。

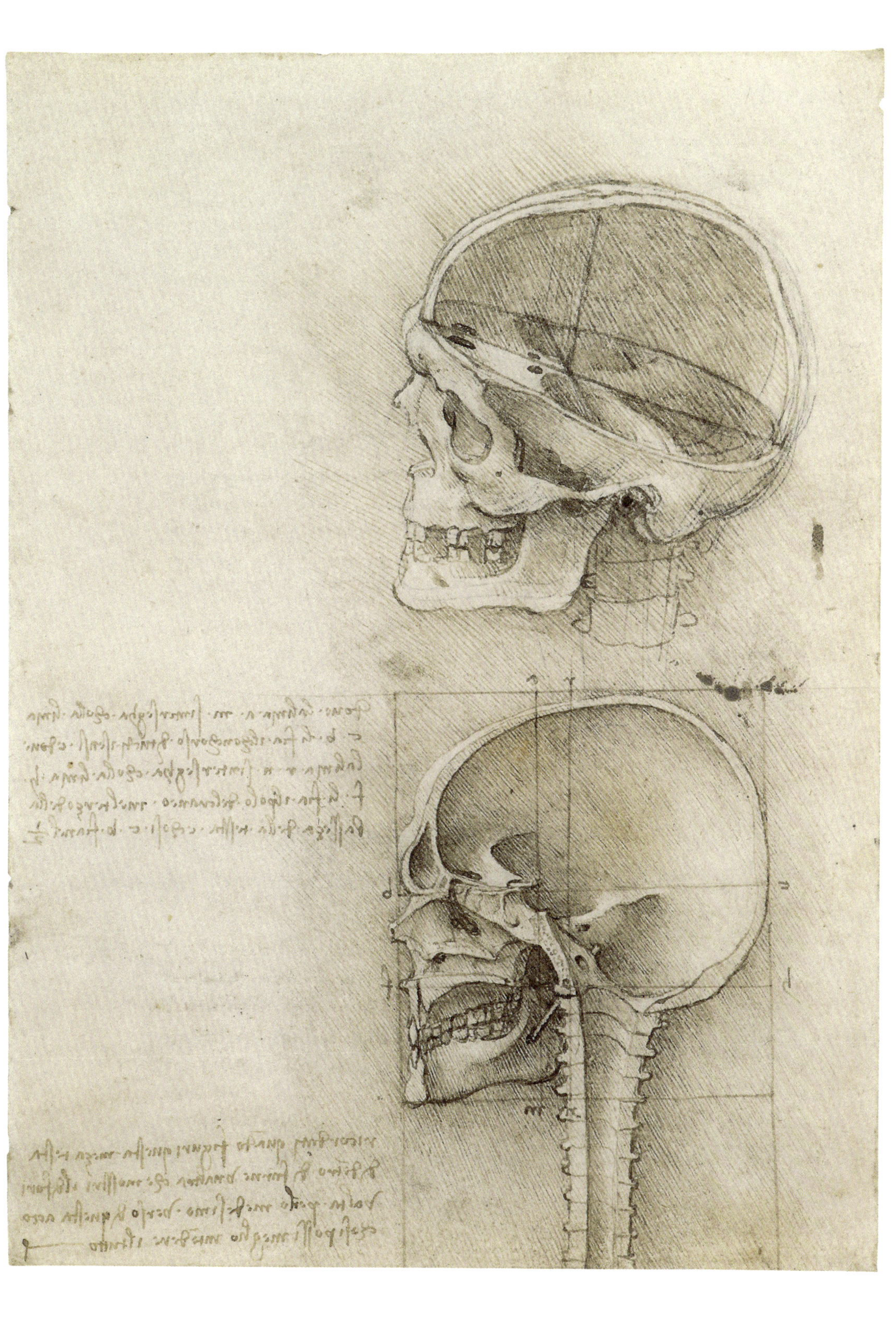

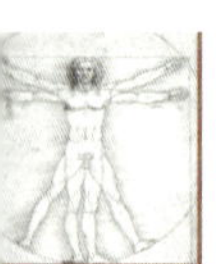
达·芬奇的解剖学研究

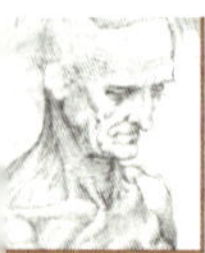
读者说明

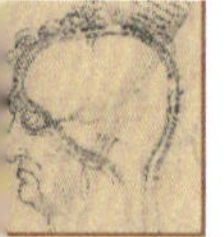
早期解剖学及人体比例研究

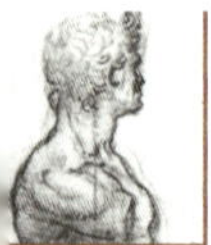
复兴：安吉亚里战役

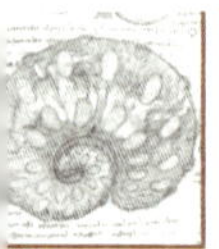
百岁老人：解剖手稿B

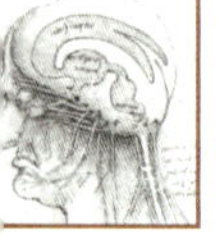
神经学与声音

13a 颅骨剖面图

1489年
钢笔、墨水
高19.0厘米，宽13.7厘米
RL 19058r；MS B.41r；O' M&S 6；K&P 42r

这幅颅骨剖面图与上图第12b相同，颅腔的底部稍向观察者一侧倾斜。同样，感觉（senso commune）的位置被标注在正交轴的交点处。笔记中定义这个位置的比例为：

> 所有的感觉汇合在人用来品尝食物的小舌的垂直线以下两根手指宽的距离处，它还直接处在肺的气管和心脏孔上方一英尺的空间内。它和骨头在上方半个头部的距离处相汇合；它前面头部长度三分之一处的水平线是促使眼泪分泌的部位。

达·芬奇极有可能是对一块干燥的颅骨进行解剖，图上未画出硬脑膜。他还试图推断一些神经和血管的通路，并取得了不同程度上的成功。他画出了通过乳突孔的乳突导静脉n，这对静脉在颅骨的另一侧，但他没有标明它们的起源或目的地。两个标记为a和m的血管从下方进入颅骨中央：a可能是脑膜中动脉，通过棘孔进入颅腔；m通过卵圆孔进入颅腔，然后转过90度向前到达眼眶底部，那应该是由上颌动脉产生的眶下动脉；但是，通过卵圆孔的动脉则是脑膜副动脉，它是上颌动脉的一个分支。

鼻子周围是角状和鼻背静脉，它们与前额叶（滑车上的）静脉相连接。另外的血管在额骨和顶骨的内侧构成网状。达·芬奇曾讨论过这些血管是如何部分地嵌入骨骼并被脑膜覆盖的：“成网状的颅骨内的静脉（它们实际上是动脉）有一半的厚度印入颅骨，另一半则隐藏在覆盖大脑的膜内。”

可以看到，视神经从视神经孔处穿出，汇聚在感觉应处的位置。紧接着下面则是另外两种结构：第一种可能是动眼神经（CNIII），这对神经可见于视交叉的另一侧；第二种可能是三叉神经在上颌（或可能是眼部）的分裂（CNV；应从卵圆孔下方穿过的下颌处分裂并未画出）。

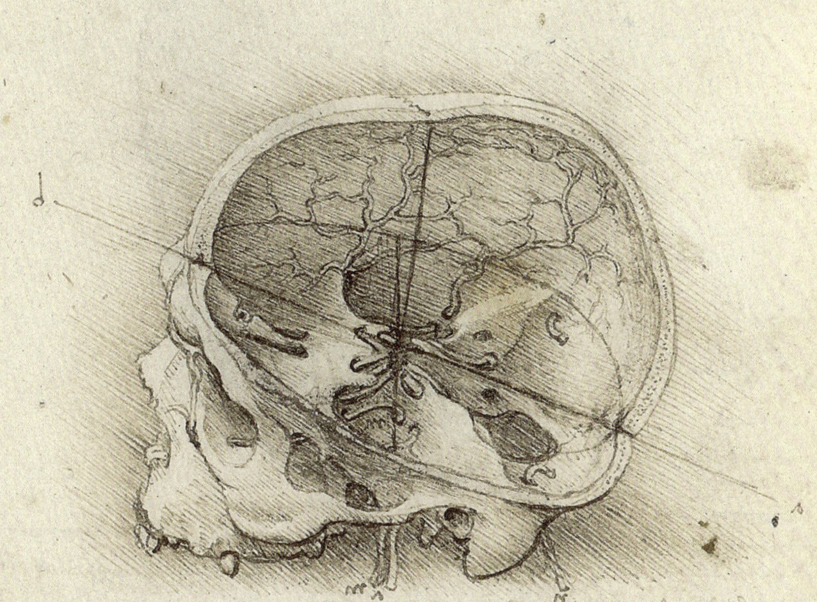

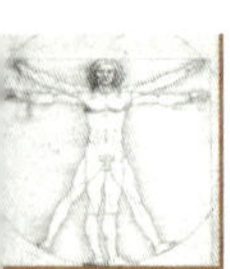
达·芬奇的
解剖学研究

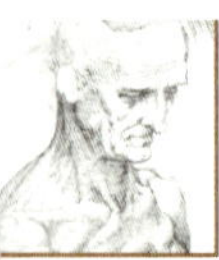
读者说明

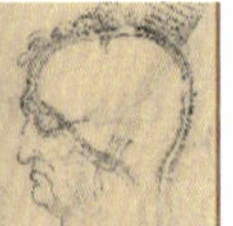
早期解剖学及
人体比例研究

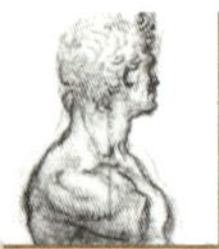
复兴：安吉亚里战役

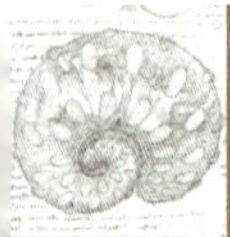
百岁老人：解剖手稿B

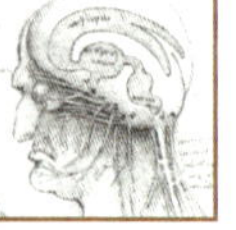
神经学与声音

13b 颅骨剖面图

1489年
钢笔、墨水、黑粉笔
高19.0厘米，宽13.7厘米
RL 19058v；MS B.41v；O' M&S 3；K&P 42v；

由此图可见，达·芬奇首先将颅骨沿正中面锯开，把它分成相等的左右两半。然后，他把颅骨右侧的前部锯开。因为面部鼻窦之间的骨头很精密，这实际上是一个非常难的操作。通过并列这两半部分，观察者能够定位颅腔的表面特征；覆盖颅骨的左侧（颅骨左侧，非视角左侧）则会显著降低此图的可读性 。

剖开的右半部分显示有额窦（和眉毛处于同一水平面）及其分泌物排出管道开口。在眼眶处可以看到眶上裂和眶下裂、通入鼻腔下鼻道的鼻泪管、眶下沟、被切开的眶下腔的边缘。眼眶下方是上颌窦及其通向鼻腔的开口。图上还可以看到两颗牙齿及其根部的剖面图。在颌骨或下颌骨中可以看到下颌管和颏孔（连接下颌管和下颌骨表面的小孔），下颌骨内侧可以看到下颌舌骨肌线侧视图。颅骨完整的左侧可以看到眶上切迹、完整的眶缘上的泪囊窝、犬齿窝、下颌骨的斜线和颏孔。

在笔记中，达·芬奇这样定位感觉和上述结构的位置关系：

> 眼窝和支撑脸颊的骨腔，以及鼻子和嘴巴的空腔都具有相同的深度，它们都在感觉（senso comune）下方的垂直线上终止。而且每个腔体的深度都为面部（从下巴到头发）长度的三分之一。

在图的左边缘，达·芬奇补充画出了每种不同类型牙齿的程式化图——磨牙、前磨牙、犬齿和门齿。他在下面的注释中写出，他所清点的牙齿数量为32颗，包括最后的磨牙或“智齿”。这一数字是否正确并不重要，关于这一点在当时并没有达成共识（可能是由于智齿的无规律萌发）。有些人则不断地重复亚里士多德“女性牙齿数量少于男性”的主张。

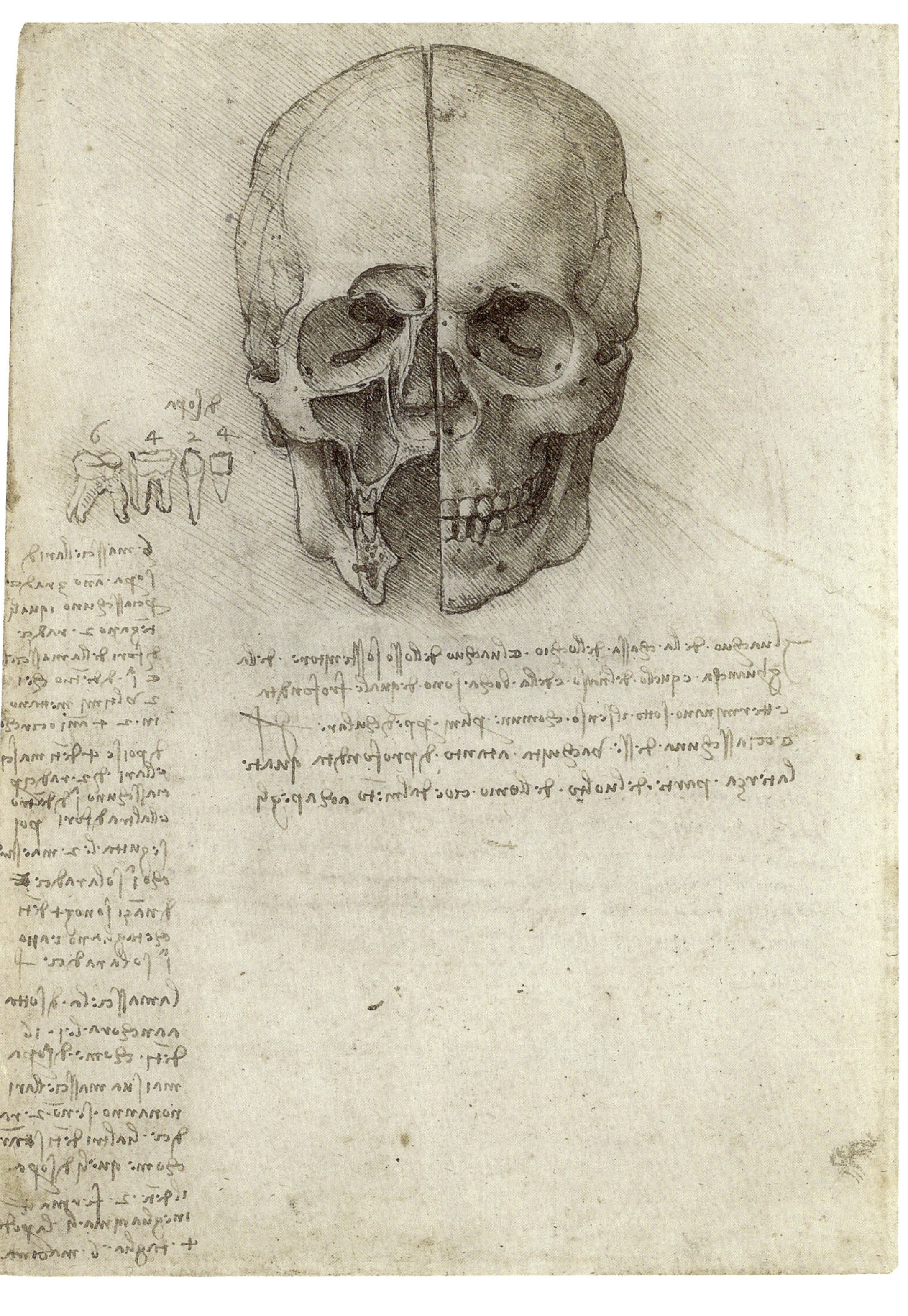

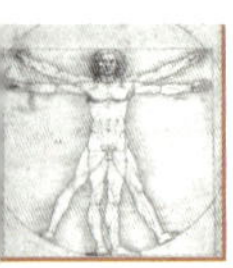
达·芬奇的解剖学研究

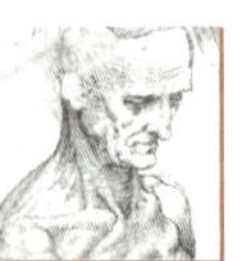
读者说明

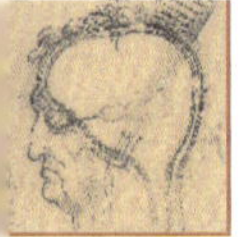
早期解剖学及人体比例研究

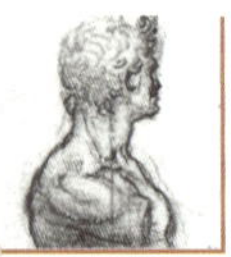
复兴：安吉亚里战役

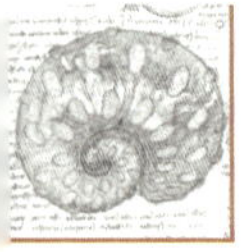
百岁老人：解剖手稿B

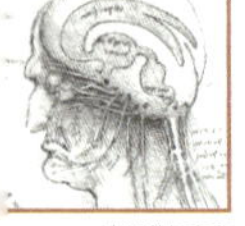
神经学与声音

14 头皮层和脑室

1490–1492年
钢笔、墨水、红粉笔
高20.3厘米，宽15.3厘米
RL 12603r ; QA V.6v ; O' M&S 142 ; K&P 32r

本图的主要部分描绘的是想象中从中间竖着剖开头部的样子，而在纸张的左边边缘，达·芬奇则把头皮层比作了洋葱。他按顺序列出了各层："头发；头皮；肌肉；由硬脑膜产生的颅骨膜；颅骨，即骨头；软脑膜和大脑"，各部分细节在纸的右下方被重新画出，软脑膜和硬脑膜的顺序有所调换。虽然这种分层的大部分结构符合现代的说法，但达·芬奇用"软脑膜"这一术语来指代现在被称为蛛网膜的物质（1664年由弗瑞德里克·鲁谢命名）。我们现在所说的软脑膜实际上与下面的大脑和神经组织是无法分开的，达·芬奇不应该把它视为一个独立的大脑层。他正确地画出了沿着视神经延伸到眼睛后表面的硬脑膜。如图所示，眼球是由一层层的结构组成。但晶状体并不像图中所绘那样位于玻璃体中央，而是存在于虹膜后方。

虽然颅腔的形状和范围并不是特别准确，但达·芬奇明显地画出了额窦，这是他在1489年对颅骨进行解剖时的发现之一（第12b号笔记）。脑室和感觉神经的排列比第5号笔记更符合传统，并且与当时的感觉器官图像（图4）密切对应。右下方的绘图为在眼水平位置剖开的头部，且剖开后的顶部向后翻转：不仅仅是视神经，所有的感觉神经都汇合于第一脑室。几乎可以断定的是，最后这张图是虚构的，而非达·芬奇对颅骨解剖的真实记录，但它与现代的磁共振成像图（图17）却惊人地相似。

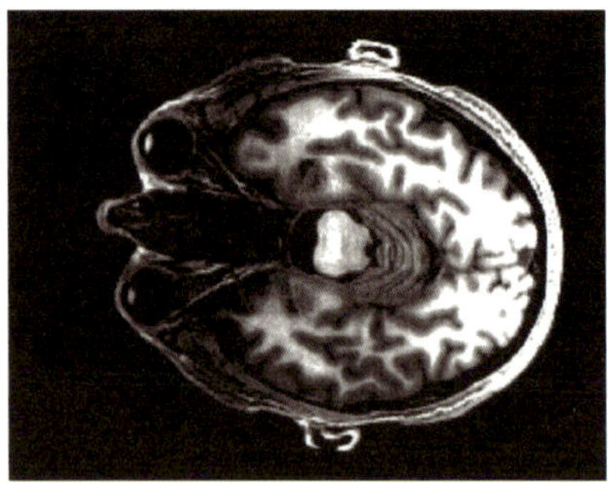
图17 自维尔康姆神经生物学实验室得到的本书作者头部的磁共振成像图

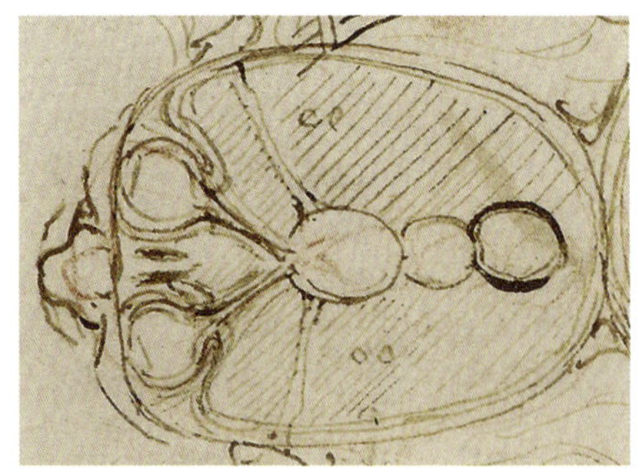
第14号图的细节

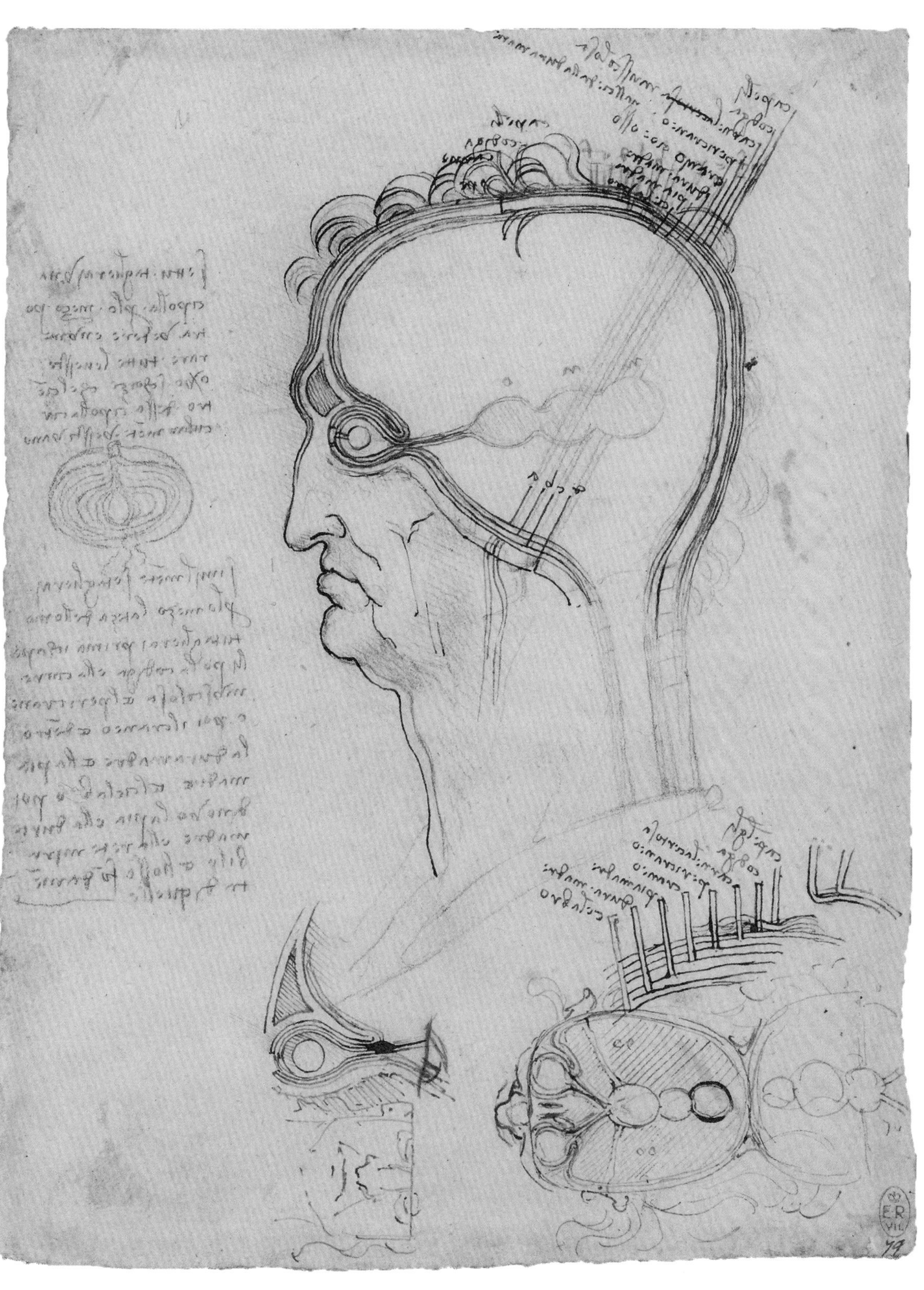

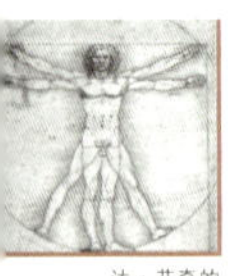
达·芬奇的解剖学研究

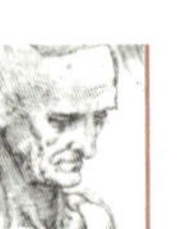
读者说明

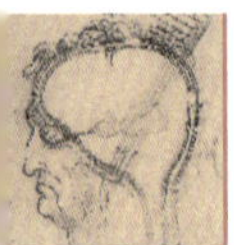
早期解剖学及人体比例研究

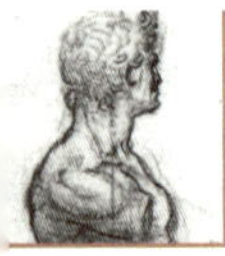
复兴：安吉亚里战役

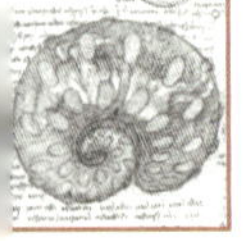
百岁老人：解剖手稿B

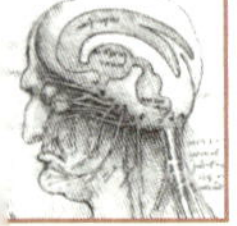
神经学与声音

15 站、跪、坐三种姿态的人体比例图

1490年
钢笔、墨水
高16.1厘米，宽21.8厘米
RL 19132r ; QA VI.8r ; K&P 27r

第15号和16号笔记为达·芬奇最早开始且最持久的人体比例研究。这一系列的所有绘图都是以笔和墨水完成的，没有底色、整齐地排列在页面上，说明这些图是达·芬奇在其他地方对笔记进行粗略编纂后，又誊抄而成的“修订本”。

中心图的人体比例同维特鲁威的学说相一致（见上文第14页）。一个男人的身高是基本单位，相当于他伸出手臂的跨度。身高的四分之一为一腕尺，达·芬奇在膝盖、耻骨和腋窝之间的水平方向，以及肘部和胸部的垂直方向标记出腕尺。达·芬奇绘制的“维特鲁威人”（图6）同样展示并解释了这一分割方法。同时说明，头部是身高的八分之一，面部和手的长度是身高的十分之一，手掌的宽度是身高的二十四分之一，手指长度是身高的九十六分之一。达·芬奇唯一和维特鲁威观点相左之处在于，达·芬奇认为脚的长度是身高的七分之一，而维特鲁威则认为是六分之一。

纸张左侧的笔记对另外两幅附图解释道：

> 如果一个人跪下，他的身高就会变成原来的四分之三。
>
> 当一个人双手放在胸前跪下时，肚脐就是他身高的中间点，肘部也是一样。
>
> 人坐下时，从座位到头部的中间点处在胸部和肩部以下的位置。这个坐着的部分，也就是从座位到头的距离，比人身高的一半要多一些，就像睾丸的尺寸和长度间的比例那样。

尽管这些图像只是粗略绘制，但达·芬奇已经准确地画出了各处肌肉和其他如乳头、肚脐和腹股沟韧带上的皮肤褶皱等标志的位置。这些标志划定了腹部和大腿之间的边界，而他的前辈们（艺术家和解剖学家）则经常在这一基本的地形学问题上犯错误。

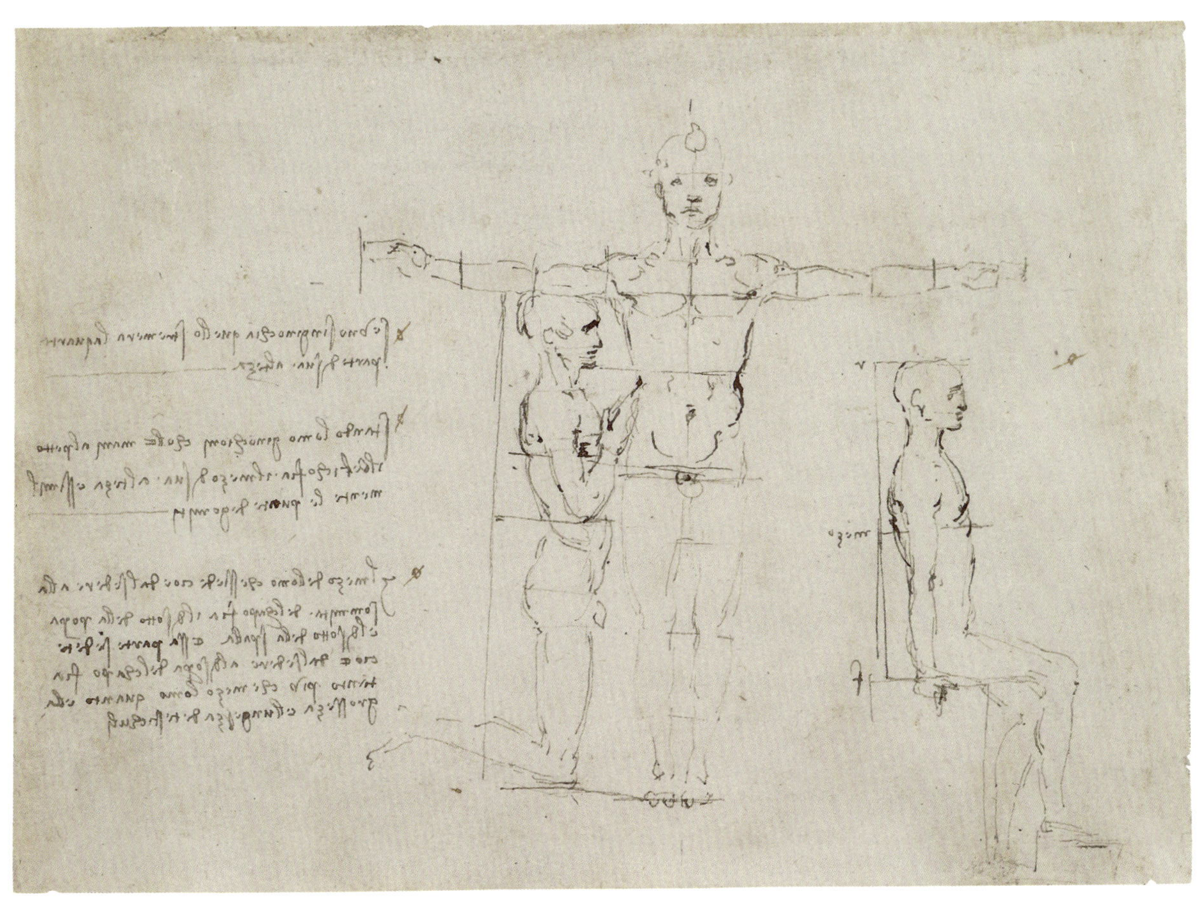

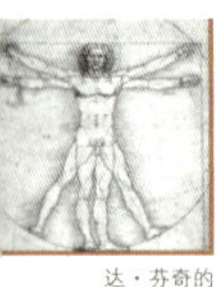
达·芬奇的解剖学研究

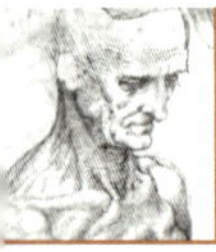
读者说明

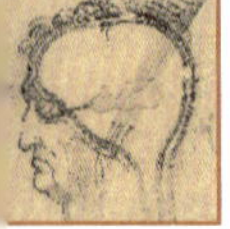
早期解剖学及人体比例研究

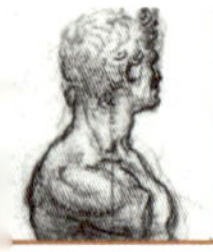
复兴：安吉亚里战役

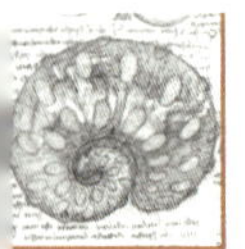
百岁老人：解剖手稿B

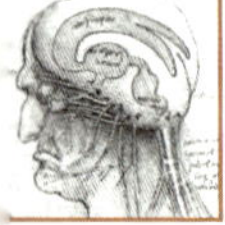
神经学与声音

16 腿和脚的比例

1490年
钢笔、墨水
高40.4厘米，宽28.1厘米
RL 19136~9v；QA VI.11v；K&P 31v

当达·芬奇开始对人体进行测量的时候，第15号图中所说的维特鲁威的简单认知则遭到了抛弃。图中，他两次将他的模特命名为“卡拉瓦乔”（Caravaggio），这一名称来自米兰东部的一个城镇。

这幅画是达·芬奇的科学研究对细节极致追求的最早的例证之一。腿部前视图旁边的笔记写道：

> ac和db一样，长度等同于头部到连接五根脚趾的ef的长度的一半。
>
> dk在腿部gh处缩短六分之一。
>
> mn的长度比ac多六分之一，是头部长度的十二分之七。
>
> op的长度不足dk的十分之一，是头部长度的十六分之一。
>
> a是q和b的中点，是人体的四分之一点。
>
> r是s和b的中点。
>
> r处的膝外侧空洞的位置比内侧的空洞要高出脚踝厚度的一半等等。然而，

这张纸右下方还有对滑轮的研究，并附有简单的力学笔记：

> 五个人一小时可以搬运1000磅的东西，一个人则要花上五小时；若物体重量变为原来的五倍，一个人则要花二十五个小时才能完成。事情总是这样，若要减轻工作量，就势必延长工作时间。

达·芬奇在后来的解剖学研究（例如，第65a号笔记）中意识到，这种简单的原理要比按照十七分之一的头部长度测量脚踝能更有效地应用于比例分析中。

尽管这页纸表面上与外部形态有关，但达·芬奇在左上方图中还画出了膝关节的一些细节。而另外两幅主图中潦草的书写则记录了股骨头上大转子的位置。一幅描绘站立着的腿的图画则展示了在描述姿态时将各部分对齐的重要性，正如在第23号笔记中更详细研究的那样。

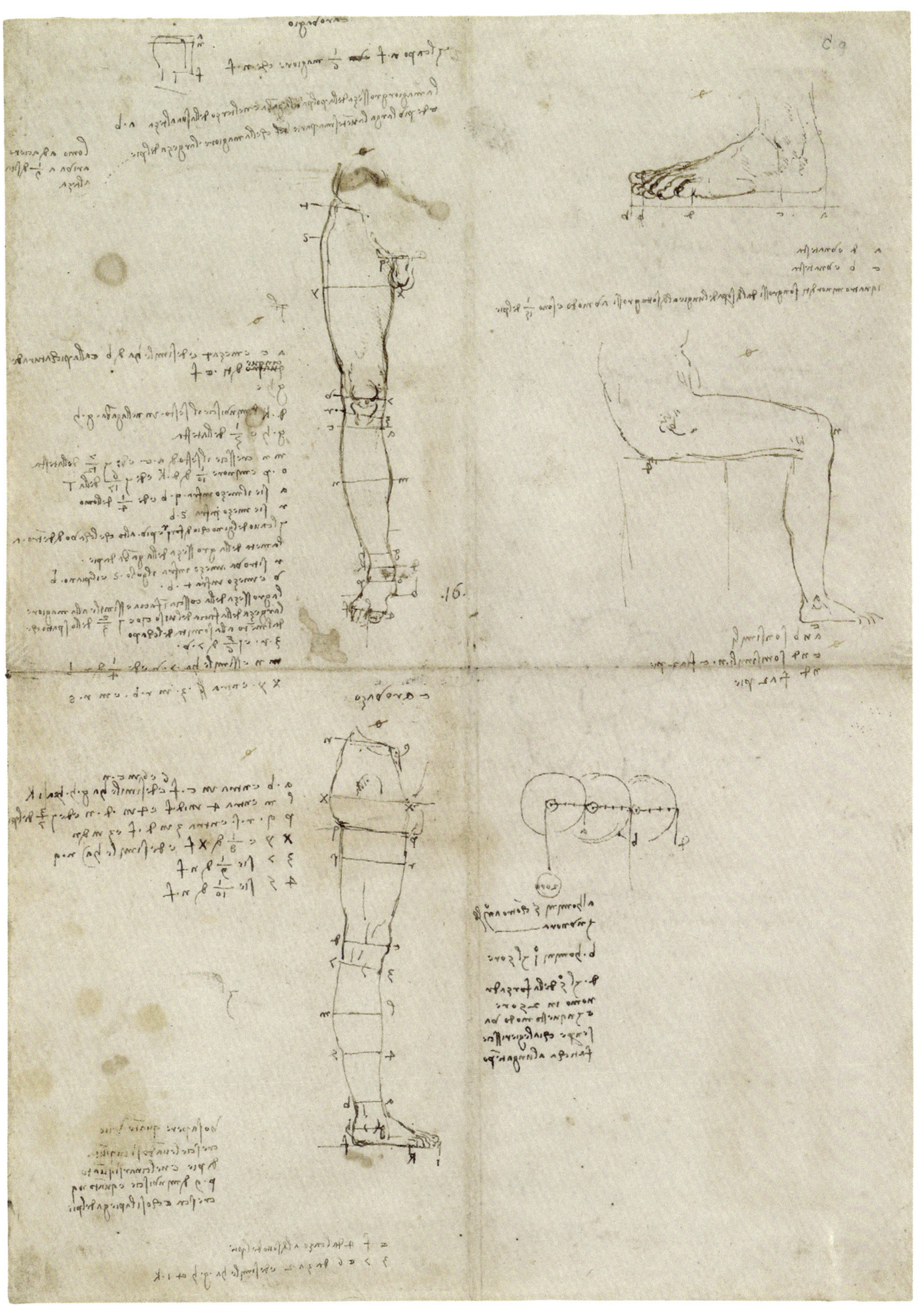

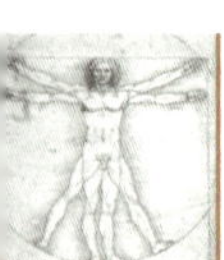
达·芬奇的解剖学研究

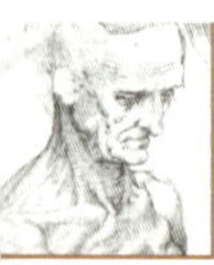
读者说明

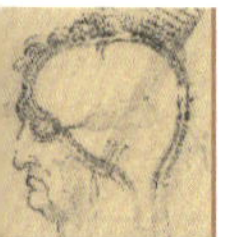
早期解剖学及人体比例研究

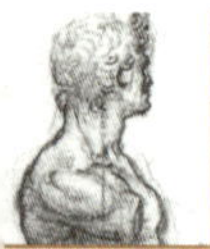
复兴：安吉亚里战役

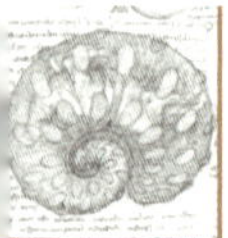
百岁老人：解剖手稿B

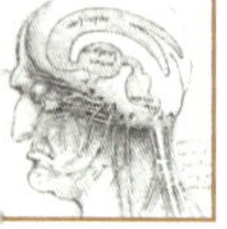
神经学与声音

17 头部比例和站立的裸体

1490年
金属尖笔、钢笔、墨水、灰蓝色特制纸
高21.3厘米，宽15.3厘米
RL 12601r；QA VI.1r；K&P 19r

这幅图中，达·芬奇试图找到脸部各部分之间长度的对应关系，且不再使用分数进行表示：

> a到b的距离，即从前额的头发到头顶的线的距离，和c到d的距离，即从鼻子下部到嘴巴前方嘴唇闭合点的距离是一样的。
>
> 从眼睛的泪管m到头顶a的距离和从m到下巴下方s的距离是一样的。
>
> s、c、f、b彼此间距离相等。

为了让图像更加清晰，达·芬奇在金属尖勾勒的轮廓外框上又用墨水加描一遍。为使头部的深度（从眉毛、嘴唇和下巴所处平面的三点连线到颅骨背面的距离，省略了鼻子）等同于脸部的高度，他还调整了颅骨后部的线条。他将眼睛放在头部的中点，并将脸部分成三部分——从下巴底部到鼻根部，再到眉毛，然后到发际线。虽然我们并不在意这种比例研究，但是对于整形外科和整形手术这个行业来说，关注面部比例事实上是非常重要的。

图上的头部还显示有达·芬奇研究成果中典型的解剖学标志——胸锁乳突肌和斜方肌，眉弓和下颌角。纸张右侧，粗糙金属尖绘制的草图再次强调了各部分对齐对描绘出令人信服的站立人体的重要性。

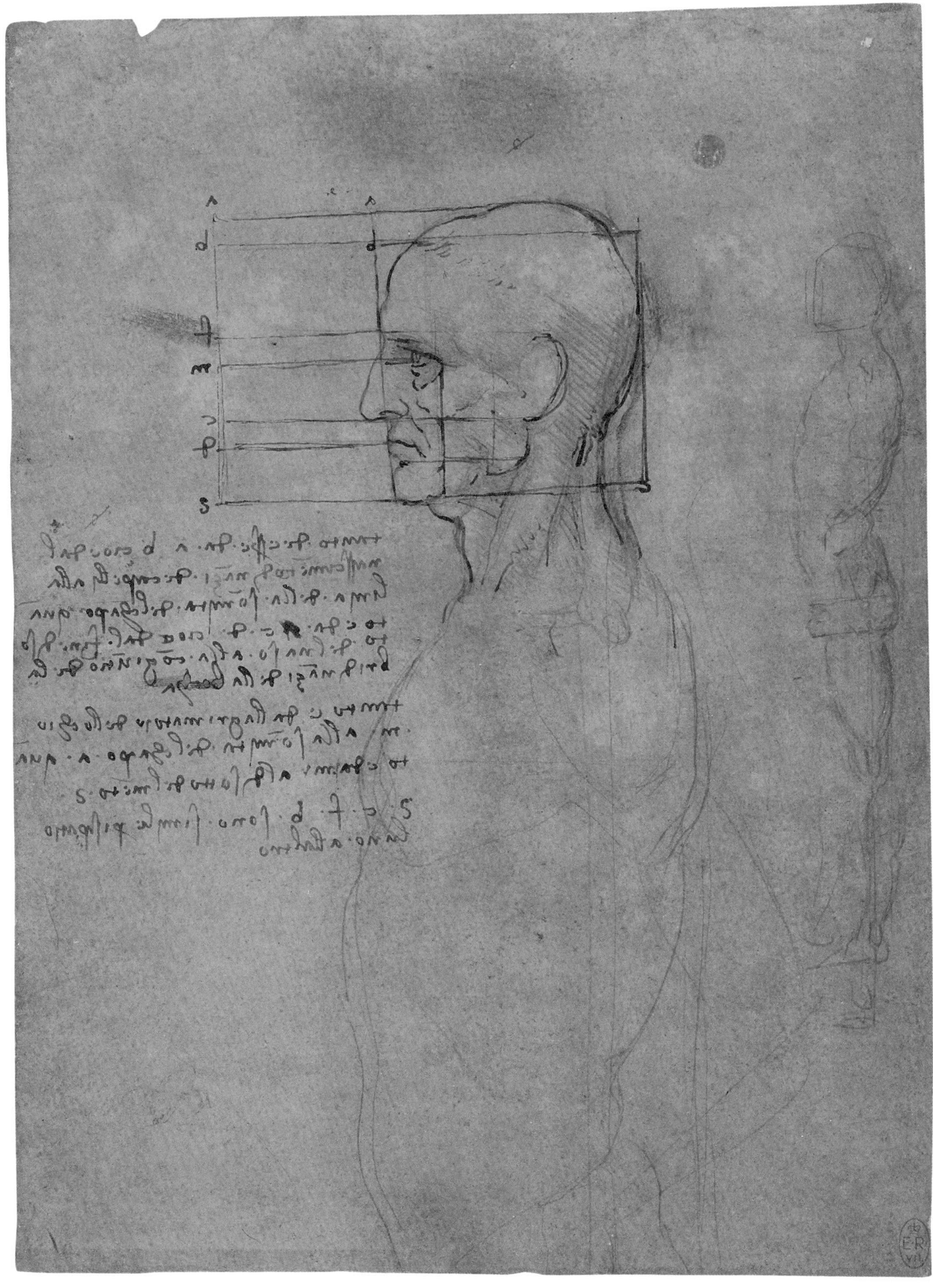

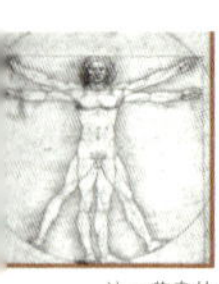
达·芬奇的解剖学研究

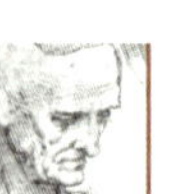
读者说明

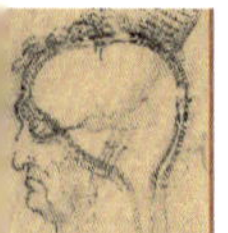
早期解剖学及人体比例研究

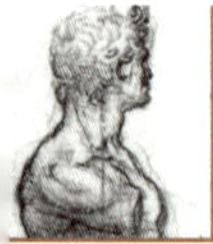
复兴：安吉亚里战役

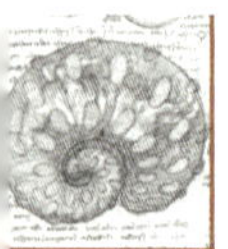
百岁老人：解剖手稿B

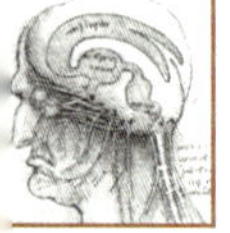
神经学与声音

18 标有度量尺寸的一匹马的左侧视图

1490年
金属尖笔、钢笔、墨水、灰蓝色特制纸
上半部分已损毁
高32.4厘米，宽23.7厘米
RL 12319；P.I.89

1490年左右，达·芬奇除了对人体比例进行研究外，同时还对马的比例进行了深入研究，这是因为他被委任打造一座骑马的巨型米兰前公爵弗朗切斯科·斯福尔铜像纪念碑。达·芬奇对不同品种的马进行了调查，而这幅主要画图上方的笔记“gianecto grosso di messer galeazo”则记载着，这幅图上他的研究对象是米兰军队总司令加里亚佐·桑瑟夫内洛的“高大的西班牙种小马”。

达·芬奇对马的研究与他当时对人类比例的研究有着根本区别，马不像人类那样在宇宙的组合中处于中心地位，因此，不能期望马的身体各部分之间存在任何神圣和谐的关系。为了确定它的形态，抽象的猜测是没有用的：只需要简单地测量它的尺寸就可以。达·芬奇对马的研究远远超出了艺术家可直接应用于实际中的范围，但是这一研究的方法论要领先于对人体比例的研究，因为这一次，他没有被急于发现身材比例间和谐的对应关系所妨碍。

测量一匹活马的尺寸必然是一项耗时漫长的工作，达·芬奇很可能会根据助手测量（或口授）的数据来对绘图添加注释。较长的距离很可能是用卷尺测量的；达·芬奇在15世纪80年代末编写的一本笔记本中（巴黎MS B，52v，57v，58v）画出了马的四条腿，其尺寸是通过盘尺测出的。达·芬奇以马头部的长度或种皮（testa）（从鼻口尖端到耳根）的长度为单位，将其分为十六份，以分数（十六份的一半、三分之一和四分之一，如图所示）进行表示，或以这个单位本身的十六分之一，也就是头部长度的1/25——小于2毫米，进行表示。这一测量方式与莱昂·巴蒂斯塔·阿尔伯蒂在他的著作*De Statua*（1443–1452年）中所描述的相似，阿尔伯蒂没有使用和谐的人体尺寸标注方法，而是将每只脚分成10个unceolae和100个约3毫米长的minutae。

在达·芬奇开始工作之前，他将这张纸折成两半。这张精制蓝色纸曾在历史上因受潮遭到损坏，上半部分金属尖绘制的进一步研究也在那时被抹去。

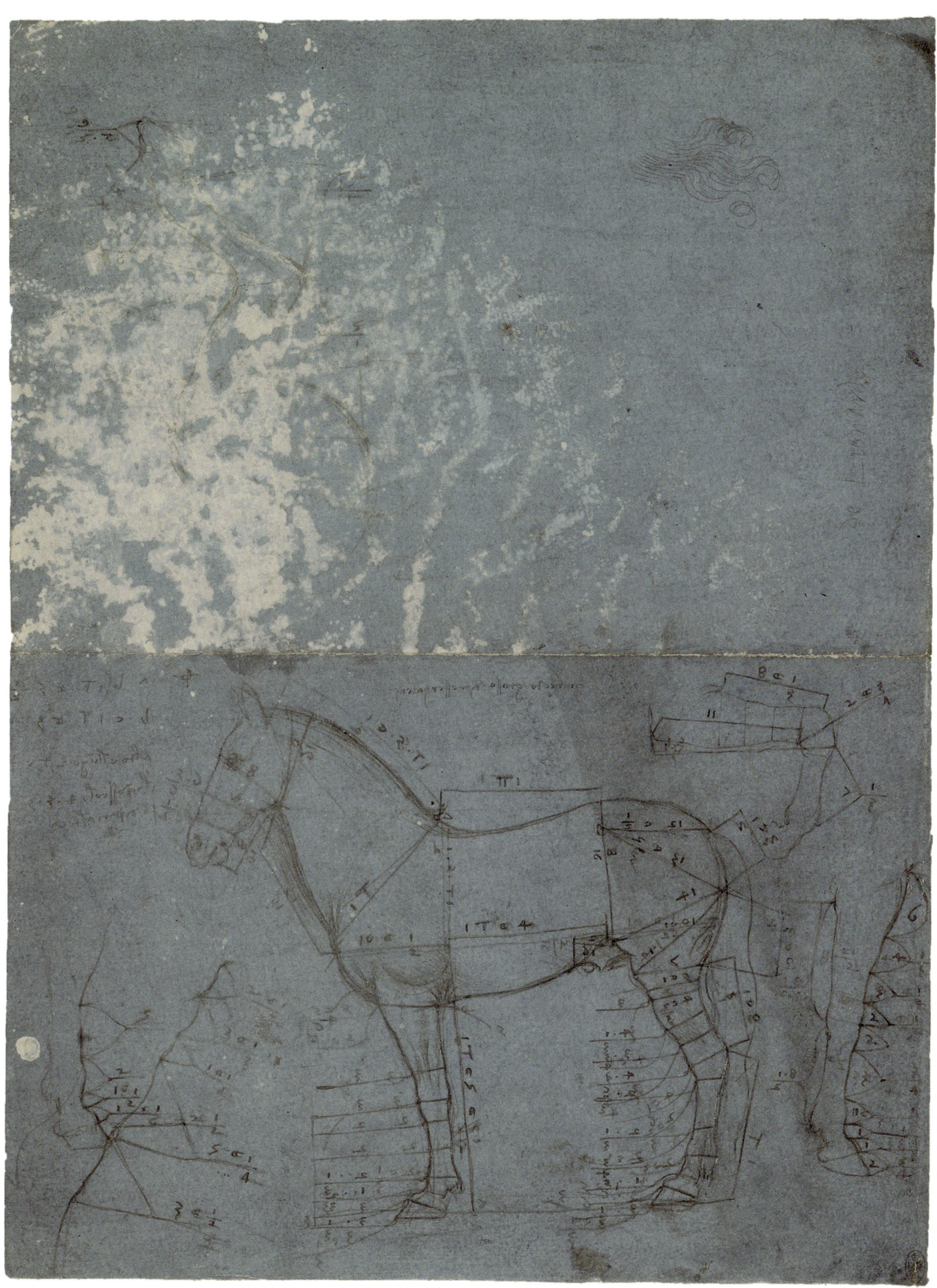

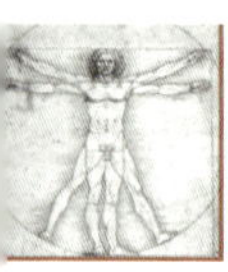
达·芬奇的解剖学研究

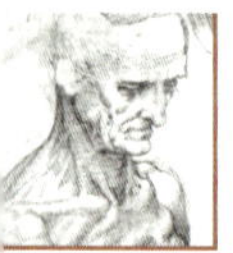
读者说明

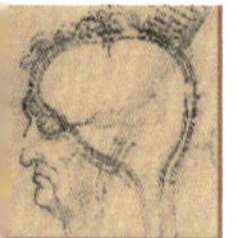
早期解剖学及人体比例研究

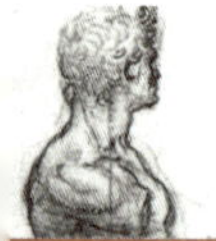
复兴：安吉亚里战役

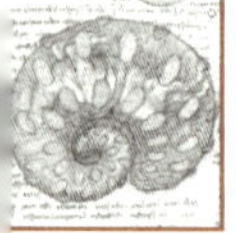
百岁老人：解剖手稿B

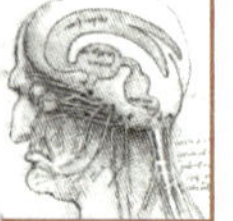
神经学与声音

19 标有度量尺寸的一匹马的左前腿

1490年
钢笔、墨水、炭笔
高25.0厘米，宽18.7厘米
RL 12294；P.I.94

达·芬奇所作的大部分马匹测量图画的都是动物用全部四条腿站立的样子，例如，第18号笔记。但是，各幅图上有不少细节则是对抬起的左前腿尺寸的研究，这正是斯福尔扎纪念碑的最终形式，就像在运输的粘土模型框架草图中所看到的那样，左前蹄被放在一个瓶子之上（《大西洋手稿》fol.216v~a）。在下方的注释里，达·芬奇提醒自己“在（即腿的另一边）完成对整个肩膀的测量”。该图也被标记为“Cicilano di meser galeazo”，表明达·芬奇所研究的这匹马正是属于加里亚佐·桑瑟夫内洛的“西西里人”（见第18号笔记）。这匹马同样也是达·芬奇许多马研究的研究对象（记载于纽约摩根图书馆所藏的惠更斯抄本，第71~73、77、80、84、86号笔记）。

达·芬奇对马匹的研究是不使用仪器徒手绘制完成的，并且标注有测量值——但这些绘图并不是以这些测量值为基础构建的。因此，达·芬奇从来不必面对艺术家可能遇到的实际问题，即如何从多层面上将一匹马组合起来（不管是简单绘图，上色描绘还是雕刻）。如果在达·芬奇为斯福尔扎纪念碑做准备的时候使用了测量绘图、它们更可能是用来检查粘土的尺寸模型。这个雕像的尺寸大约是实际大小的三倍，在靠近黏土模型的时候，将很难发现马的比例是否有错误。

这里，达·芬奇使用了与第18号笔记相同的测量方法，基本单位是十六分之一的头部长度，然后再细分为十六分之一；例如，他把前腿的上轮廓的长度定为“8.6”，即十六分之八加上256分之6，或头部长度乘以0.523。虽然达·芬奇的注意力集中在尺寸方面，但他还是精确地塑造了表面上看得见的肌肉，前腿上的桡侧腕伸肌、普通的趾伸肌和外侧尺骨都很明显。

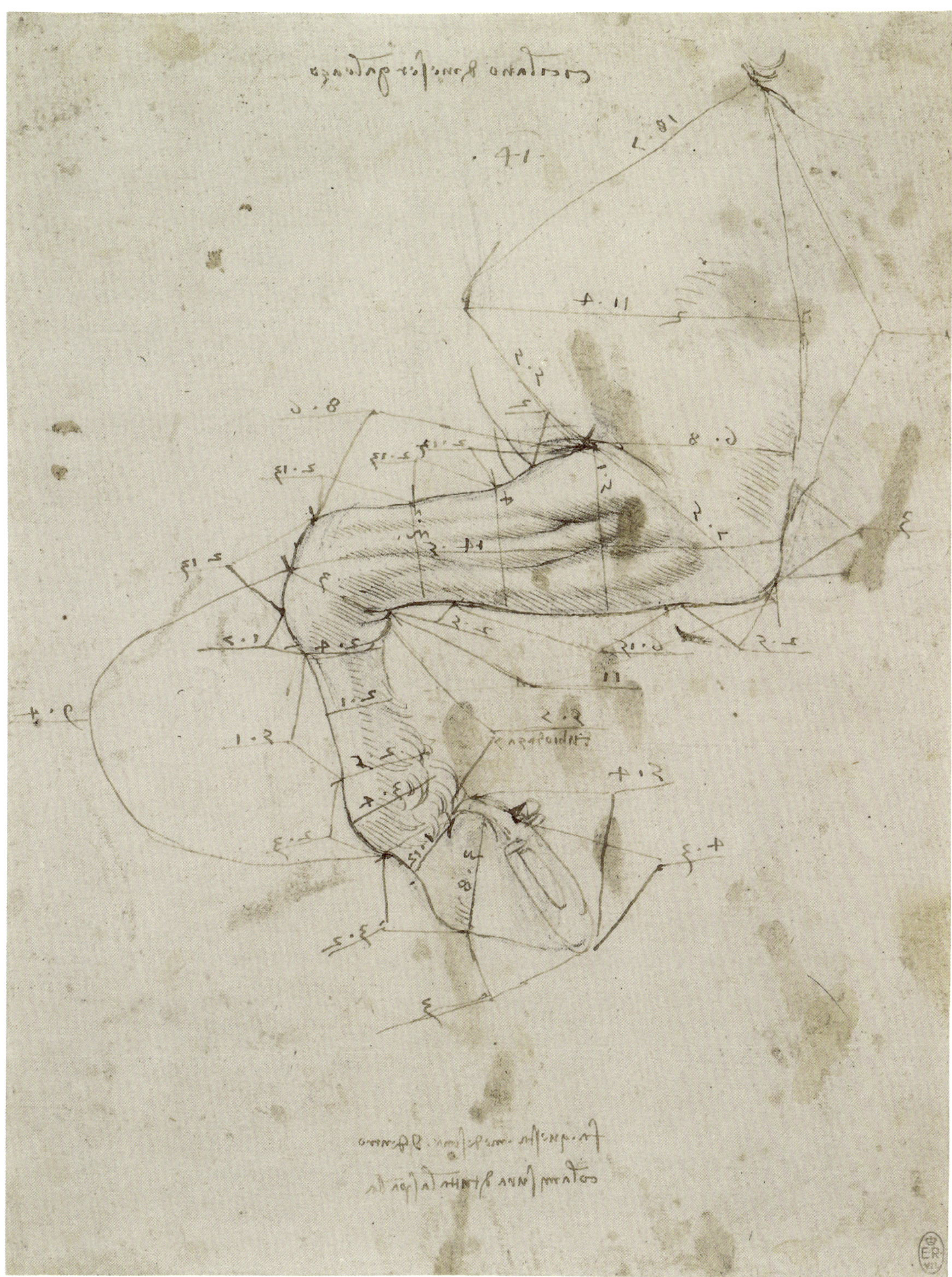

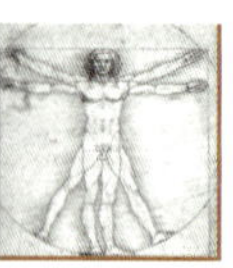
达·芬奇的解剖学研究

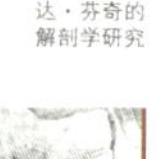

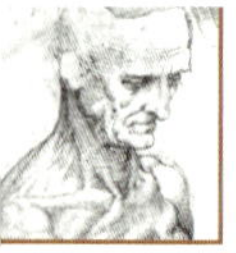
读者说明

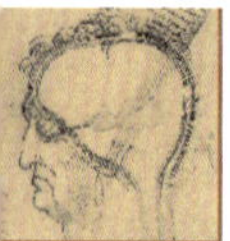
早期解剖学及人体比例研究

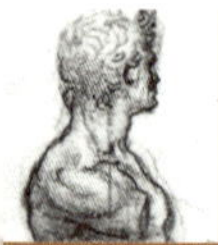
复兴：安吉亚里战役

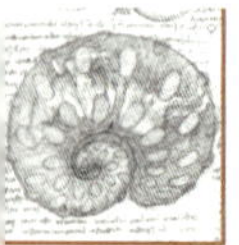
百岁老人：解剖手稿B

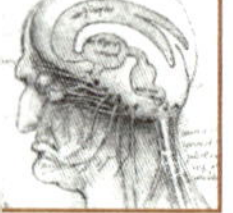
神经学与声音

20 犹大的头部

1495年或之后
红粉笔、红色特制纸
高18.0厘米，宽15.0厘米
RL 12547

在达·芬奇解剖学研究的早期阶段，他所进行研究与他计划完成的绘画方面著述间的联系仍然频繁可见，因为他进行解剖学研究的目的之一就是让艺术家具备必要的知识，以便令人信服且“真实地”描绘出人的形态。因此，在第12和第17号图中，他研究了头部的比例；在第4号图中研究了产生面部表情的肌肉；在第11号图中他提醒自己去研究笑声和惊叹的表情。他进行神经学研究的最终追求，就是将身体的运动与精神的运动联系起来。

没有任何艺术作品能像《最后的晚餐》那样，如此充分地将这一追求体现出来。这幅画被画在米兰圣玛丽亚修道院餐厅的墙上，是达·芬奇完工的作品中最伟大的一幅。这也是他作品中表情表达最为明显的一幅，为在画中表达这一场景的感情戏份，他画出了门徒间相互影响的复杂姿势和紧张表情。在达·芬奇为创作这幅画做准备时，他竭尽全力地将门徒的个性（通过他们的永久性特征所暗示）和情绪（通过他们短暂的表情和姿势所表达）区分开来。

这幅图与《最后的晚餐》中的犹大的头像相对应，但是，鉴于这幅画不够清晰，我们无法确定这幅画是用作研究还是只将图形记录下来。画中的轮廓完全是由达·芬奇完成，后来有人（可能是弗朗切斯科·梅尔齐）又为它上了色，使画作的扁平化效果得到加强——覆盖轮廓的这一效果大大提高了图画的可塑性。耶稣宣布他即将遭到出卖，犹大羞愧的震惊则通过他高高扬起的眉毛和紧张的颈部肌肉传递而出，由此可见达·芬奇对深层结构的认识。像往常一样，胸锁乳突肌明显可见，可是胸骨和锁骨的部分却似乎奇怪地在下颌角以下被分开，只能看出附着在胸骨上的部分。由于肩膀凹陷，我们还可以在图上看到肩胛提肌的轮廓。

但是，并不能说达·芬奇在过去十年中的解剖学工作一定对他的艺术创作带来了帮助。这幅图，甚至是他最明显的解剖学画作《圣杰罗姆》的内容，都可以简单地通过对身体表面的研究而得知。到了15世纪90年代中期，达·芬奇的解剖学工作最终宣告失败，其十余年后的复兴则是由另一个艺术项目促成。但是，只有在切断解剖学与绘画的联系，将其单独作为一个主体进行研究时，才会意识到达·芬奇在解剖学领域做出的伟大成就。

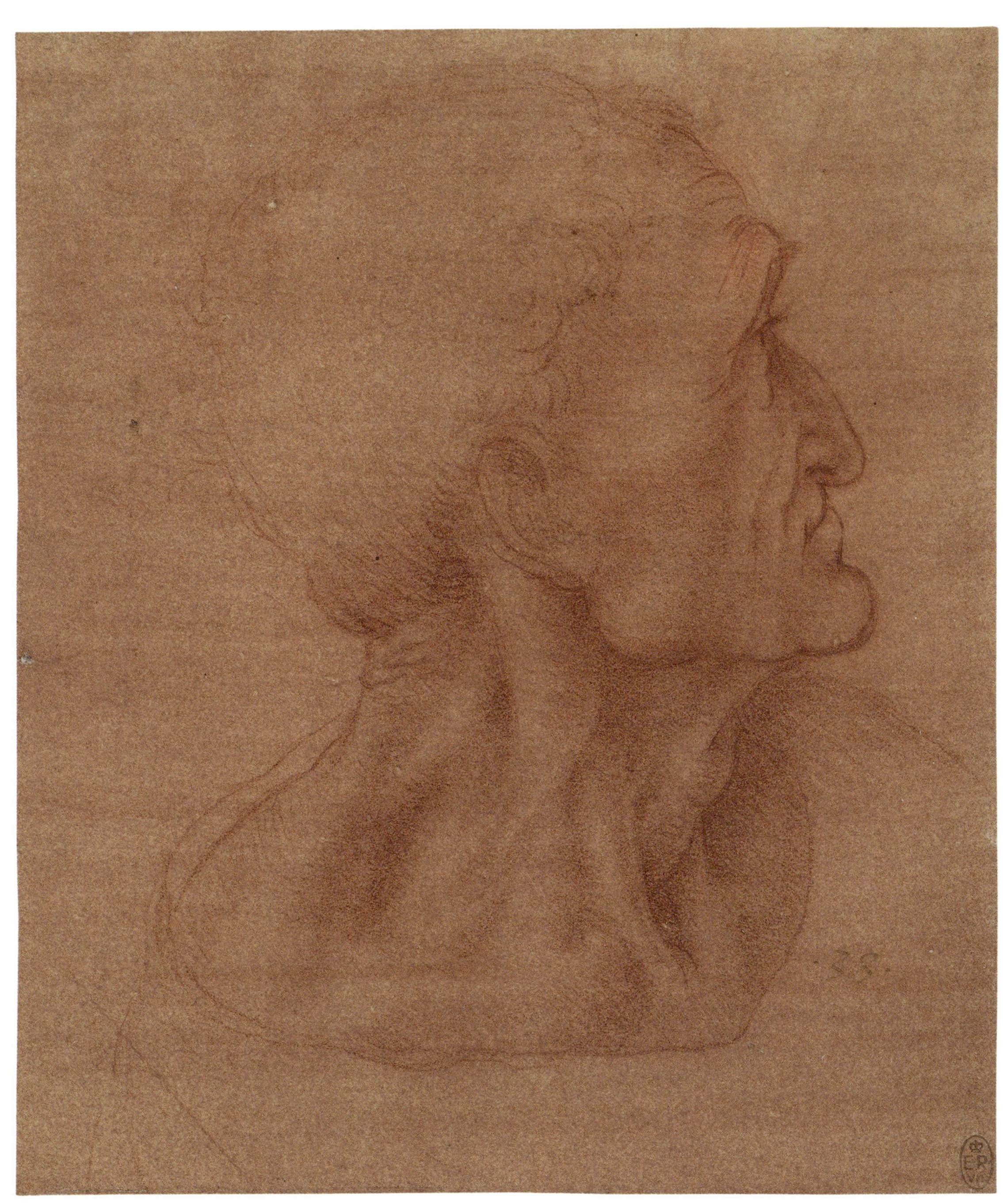

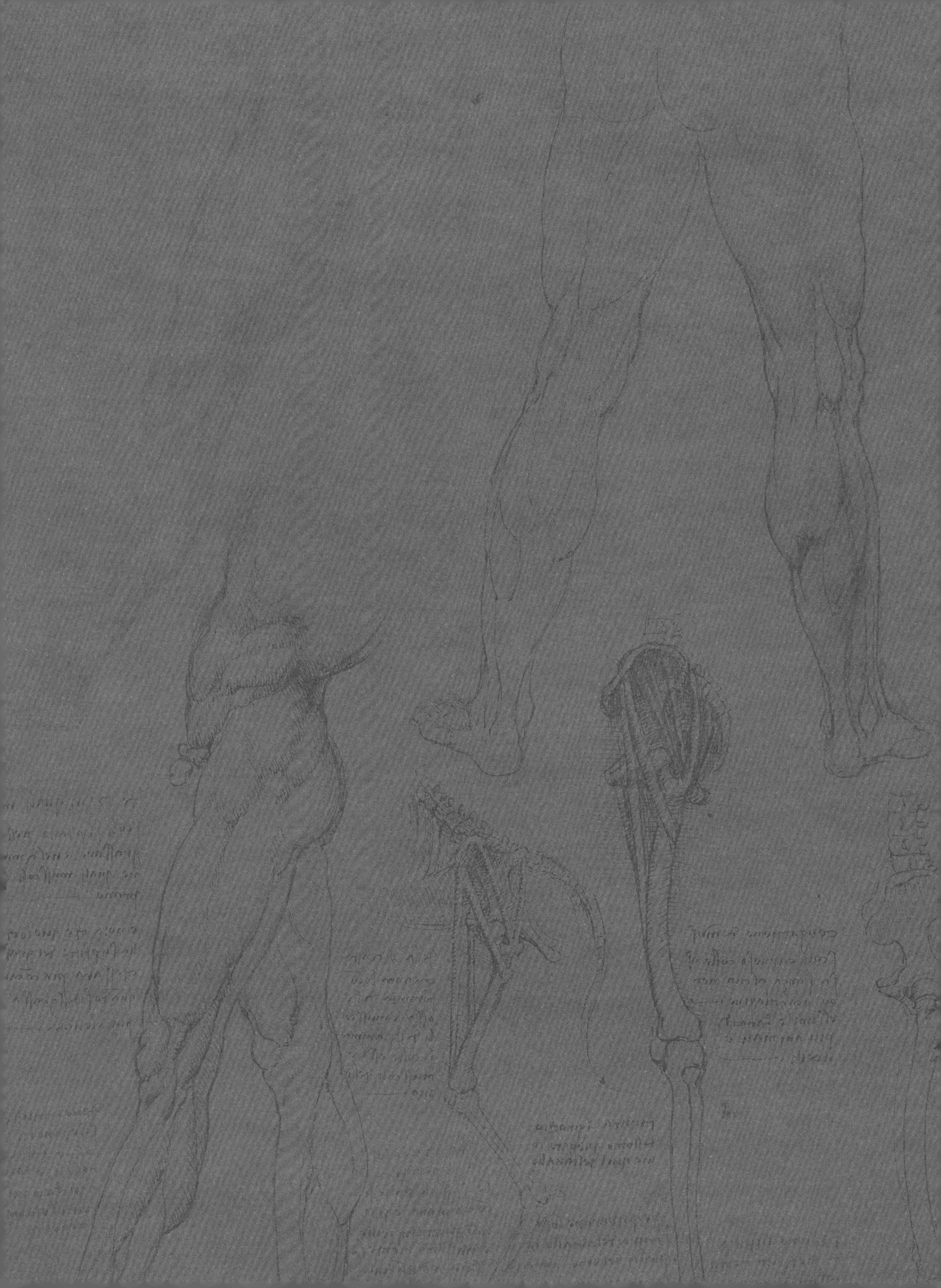

复兴：安吉亚里战役

Revival: *The Battle of Anghiari*

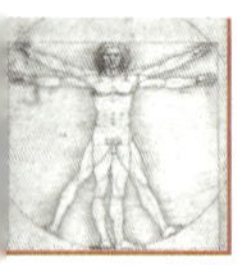
达·芬奇的解剖学研究

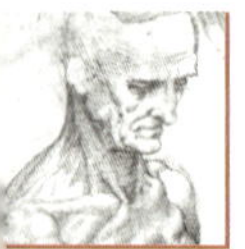
读者说明

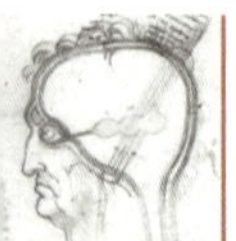
早期解剖学及人体比例研究

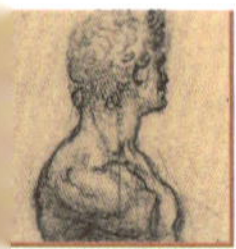
复兴：安吉亚里战役

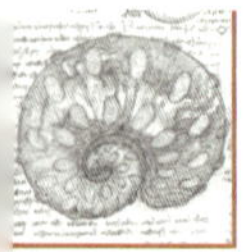
百岁老人：解剖手稿B

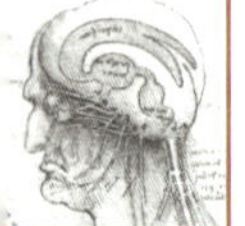
神经学与声音

21 一位裸体男性及对左腿的部分研究

1504–1506年
红粉笔（部分浸湿）、红色特制纸
高22.6厘米，宽16.7厘米
RL 12593r；K&P 85r

这幅图和第22号笔记构成了达·芬奇关于安吉亚里战役这一宏大壁画的背景研究的一部分。1503年，他被委派在佛罗伦萨领主宫（Palazzo della Signoria）的大议会厅（Sala del Gran Consiglio）创作这幅壁画。图中模特的站立姿态几乎是对称的，双腿向两侧成等距离散开。同样，模特的手臂处有棍棒支撑，这样就使肩部肌肉处于放松的状态。达·芬奇认为，了解如何绘制紧张状态的肌肉对于实现表达的目的固然很重要，尽管如此，了解如何绘制放松状态的肌肉同样重要：

> 你不应当让你所画的人物的全部肌肉都明显可见。除非肌肉的主人是从事大力或劳动的人，否则即使它们都显示在正确的位置，也不应使它们看起来太过明显；在描绘未受到张力的四肢时，不应当画出肌肉组织。否则，你画出来的就会是一麻袋坚果，而不是一个人物。

许多特征表明，达·芬奇对皮下解剖结构的认识日益增长。他在图中人体的颈部画出了胸锁乳突肌、肩胛舌骨肌和颈静脉切迹。在胸部可以看到由下胸大肌引起的腋前皱褶；在腹部可以看到中间的腹白线，由上方的髂前上棘和下方的腹股沟韧带犁沟引起的突出。同样可以看到手腕上方的长屈肌腱，膝盖周围是股内侧肌和外侧肌，股直肌夹在中间。髌骨下面是由胫骨结节引起的突起。

图的左下角是膝盖处于弯曲状态的左腿的侧位图，其重点在于股外侧肌的圆形下部和股二头肌长头部的凸起肌腱。

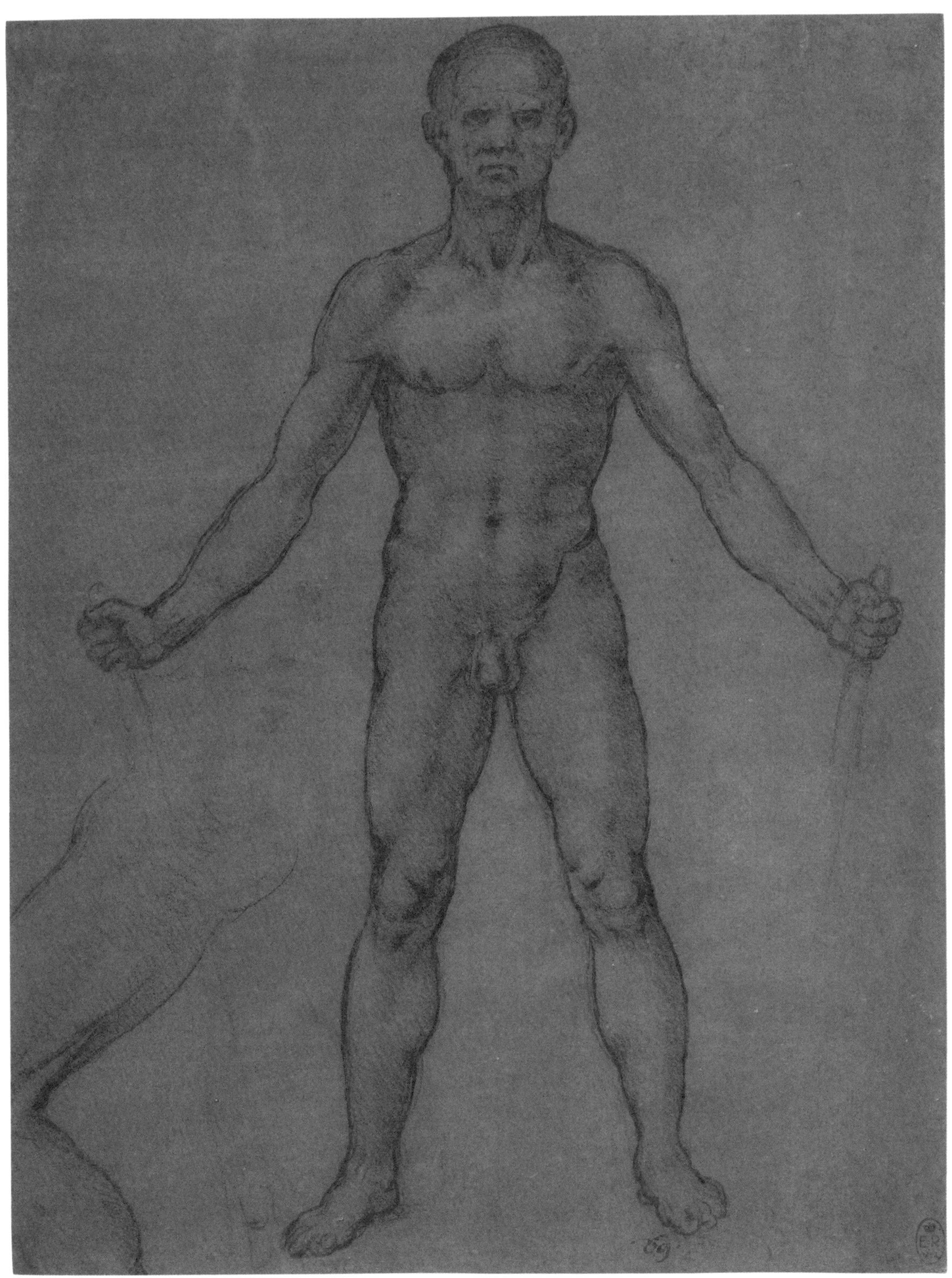

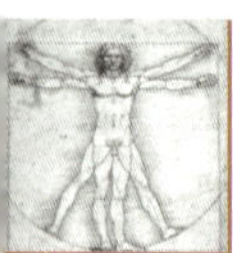
达·芬奇的解剖学研究

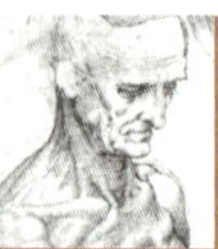
读者说明

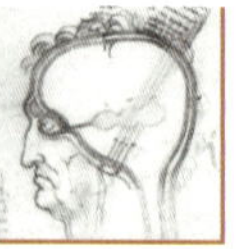
早期解剖学及人体比例研究

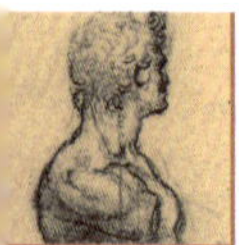
复兴：安吉亚里战役

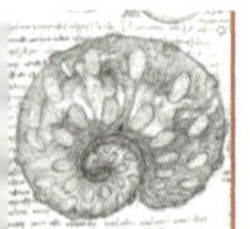
百岁老人：解剖手稿B

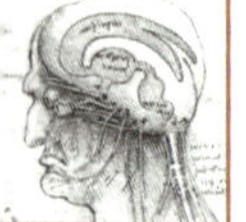
神经学与声音

22 一位裸体男性的后方视图

1504–1506年
红粉笔
高27.0厘米，宽16.0厘米
RL 12596r；K&P 84r

图中人体身上的阴影非常微妙，尽管如此，几乎每一个表面可见的肌肉仍然被清晰地描绘出来——艺术的美感和解剖学的精确性在这里达到完美的平衡。从后方看去，我们可以辨认出斜方肌、背阔肌和竖脊肌；右侧肩胛骨的下角被着重画出，手臂上的三头肌明显可见。在臀部，达·芬奇很好地描绘出臀大肌的轮廓，正如大腿后侧的“线状”肌肉——中间的半膜肌、半腱肌内侧和侧面的股二头肌。腘窝（“膝盖坑”）的下方是发达的腓肠肌和比目鱼肌，同时，达·芬奇还精确地画出了细长沙漏形状的跟腱。

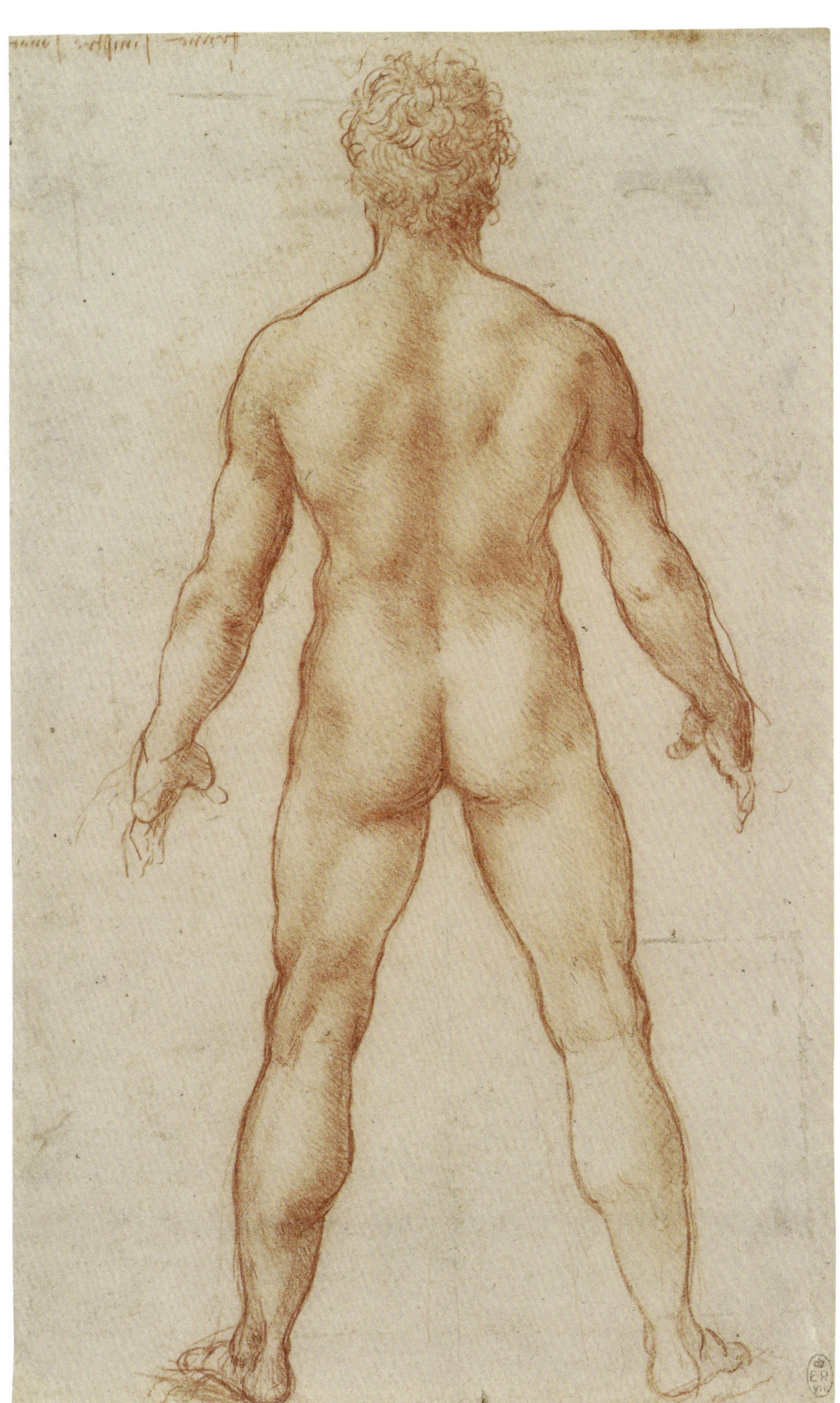

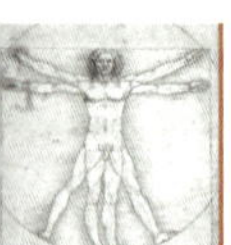
达·芬奇的解剖学研究

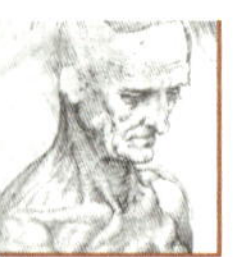
读者说明

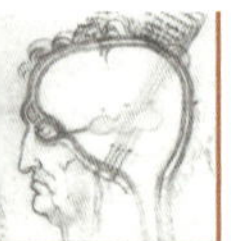
早期解剖学及人体比例研究

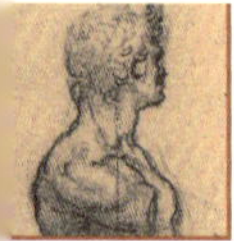
复兴：安吉亚里战役

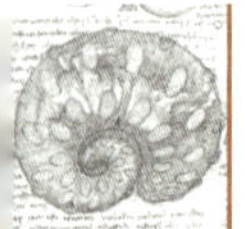
百岁老人：解剖手稿B

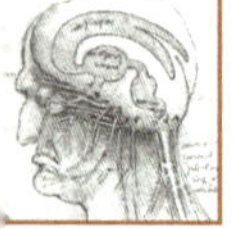
神经学与声音

23 肩部、躯干和腿部的肌肉

1504–1506年
钢笔、墨水、红粉笔
高16.1厘米，宽15.3厘米
RL 12640r；QA VI.13r；K&P 82r

左下角的小规模战斗素描图直接将解剖学绘图与达·芬奇创作安吉亚里战役壁画的工作联系起来。纸张的右侧是对左腿内侧的研究，身体仿佛从中间被竖着切断一样；生殖器后面的一个圆圈代表的大概是膀胱。在大腿下侧可以看到股内侧肌肉的轮廓，髌骨后面有一条弯曲的脊，这是因为下方有缝匠肌、股薄肌、半腱肌和半膜肌的肌腱。在小腿上可以分别看到腓肠肌和比目鱼肌的隆起。

从脚跟和脚趾向上的垂直线与达·芬奇对人体姿态的研究有关；这张纸中间绘图上的另一条垂直线则阐明了这样一个原则，即当一个人物直立时，头部应当恰好处于脚后跟上方。同一张图上的水平线穿过耻骨和股骨的大转子，正位于身体的中点（参见第15号图）。

在左侧的图中，为显示出躯干上的前锯肌和腹外斜肌，手臂再次被切除掉。达·芬奇还标记出了肩膀上的五块肌肉：a是胸大肌在锁骨上的部分，b c d和o则是三角肌的所有部分，达·芬奇习惯性地将这四个部分视为不同的肌束（参见第58b号笔记，其中三角肌就是按照上文所提的方式进行分割）。达·芬奇认为，三角肌的不同部分可以让肩部做出不同的动作：

> 肩膀的主要肌肉有三块，那就是b c d；侧面还有两块可以前后移动的肌肉：a负责将肩部向前推动，o负责将其拉回；b c d负责让肩膀向上运动；a b c负责让肩膀向前上方运动；c d o负责让肩膀向后上方运动；肩膀本身的重量则足够让其向下运动。

虽然三角肌的各部分的确有不同的作用，但它们本身并不能解释为什么肩部能完成如此多的动作。直到五年之后，达·芬奇才对肩膀深处的肌肉进行了解剖，正如第52b~54号笔记中所示。

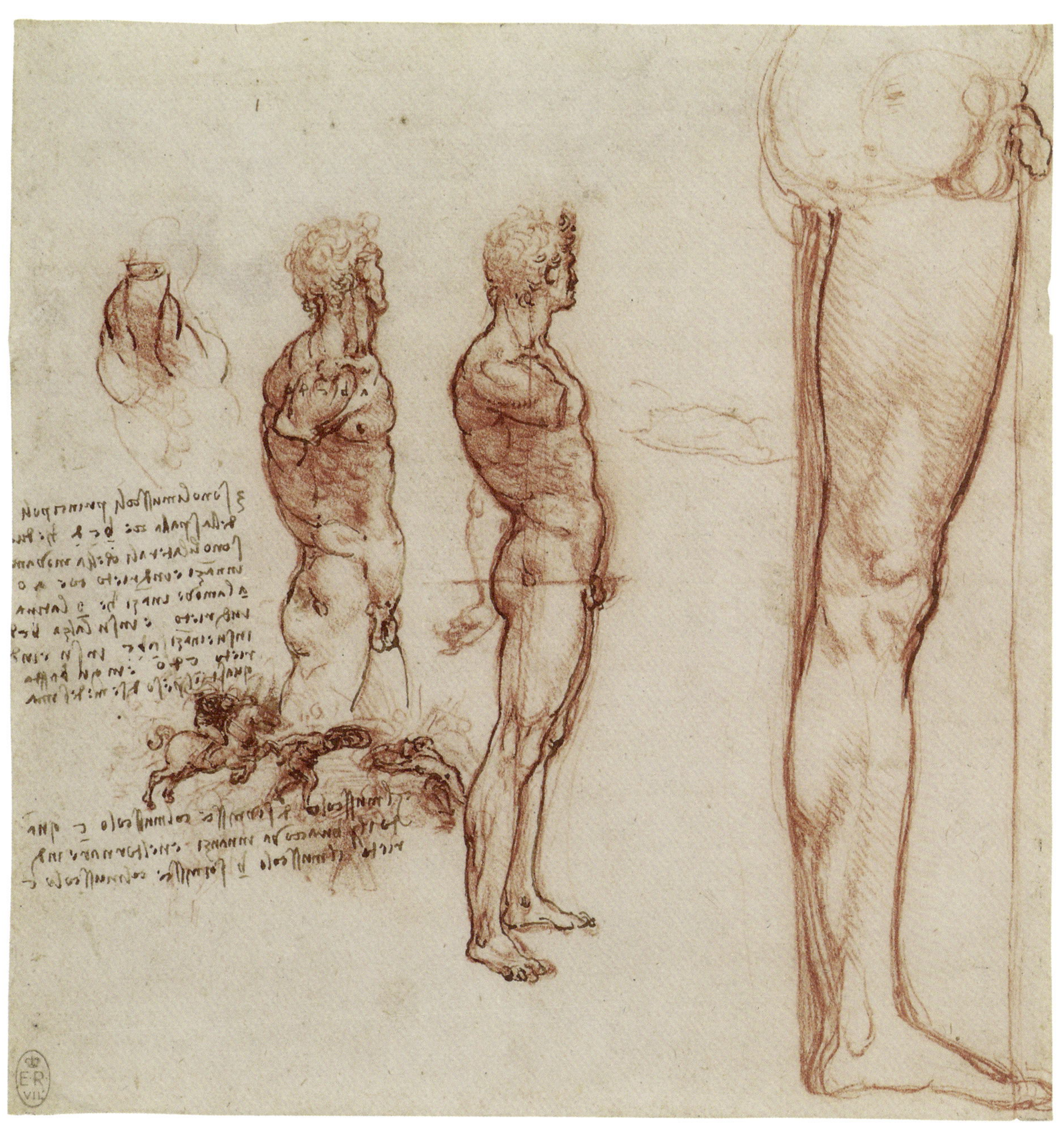

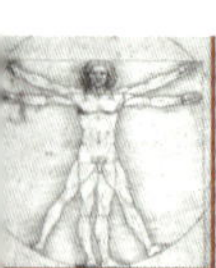
达·芬奇的解剖学研究

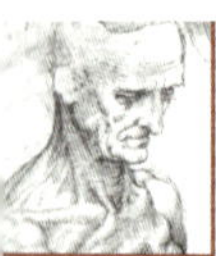
读者说明

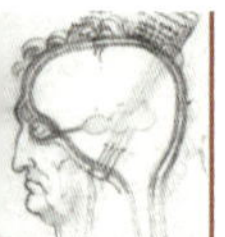
早期解剖学及人体比例研究

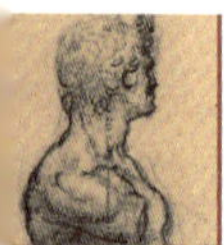
复兴：安吉亚里战役

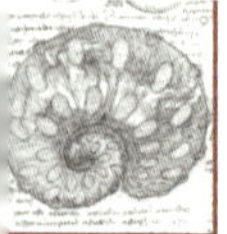
百岁老人：解剖手稿B

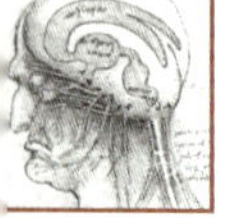
神经学与声音

24 人和马的腿部肌肉及骨骼

1506–1508年
钢笔、墨水、红粉笔、红色特制纸
高28.2厘米，宽20.4厘米
RL 12625r；QA V.22r；O' M&S 58；K&P 95r

腿部的表面图属于达·芬奇在创作壁画安吉亚里战役时所进行的一系列相似研究的一部分，这是通过解剖获得的知识而对活体进行的研究。但我们并不清楚，截止到那时，达·芬奇的人体解剖进行到了何种程度。他在纸上记录到“你应当画出肌肉间彼此分开的边界”，他还对肌肉的边界进行了夸大处理。但是，由于达·芬奇不能轻易地区分皮下脂肪和肌肉本身，所以一些肌肉的形状显得相当奇怪，特别是臀部的臀肌和小腿上的腓肠肌和比目鱼肌。

中间下方的两幅图是对人和马的骨盆和腿骨进行的对比——达·芬奇巧妙地指出：“若要对比马和人的骨骼结构，那么你在描绘人体腿部时，它应当是以脚尖站立的”。一些肌肉被线条所代表：从髂前上棘到髌骨股直肌；从大致相同的点到小转子（马体内的转子比人体内的更为突出）的阔筋膜张肌；以及由数根线条（马体内为两条线，人体内为四条）所表示的、由髂脊向大转子运动的臀肌。达·芬奇在研究臀肌时遇到了同研究三角肌时同样的问题。臀肌确实是分开的肌肉，通常臀大肌、臀中肌和小臀肌之间的差异可以很容易被发现，但有时，臀大肌上方的纤维可能与臀中肌相混淆，臀中肌与臀大肌之间的解剖筋膜则始终令达·芬奇感到困惑。

右下方的绘图将马和人的骨骼糅合在一起，被称为“解剖幻想”。达·芬奇可能更想将这幅图视为纯粹的人类，但是由于他那时对马进行解剖获得的专业知识，图中出现了一些将马和人的特征杂糅到一起的错误（特别是尾骨下方被延长了的坐骨；可参见第64b号笔记，该页上的图对这一错误进行了修正）——左侧对人体骨骼和肌肉线条的研究处也犯了同样的错误。相反，达·芬奇对马的研究也在某种程度上受到他人体解剖学知识的影响：图中马的骨盆过于直立且长度稍短，股骨太长且厚度稍有不足。

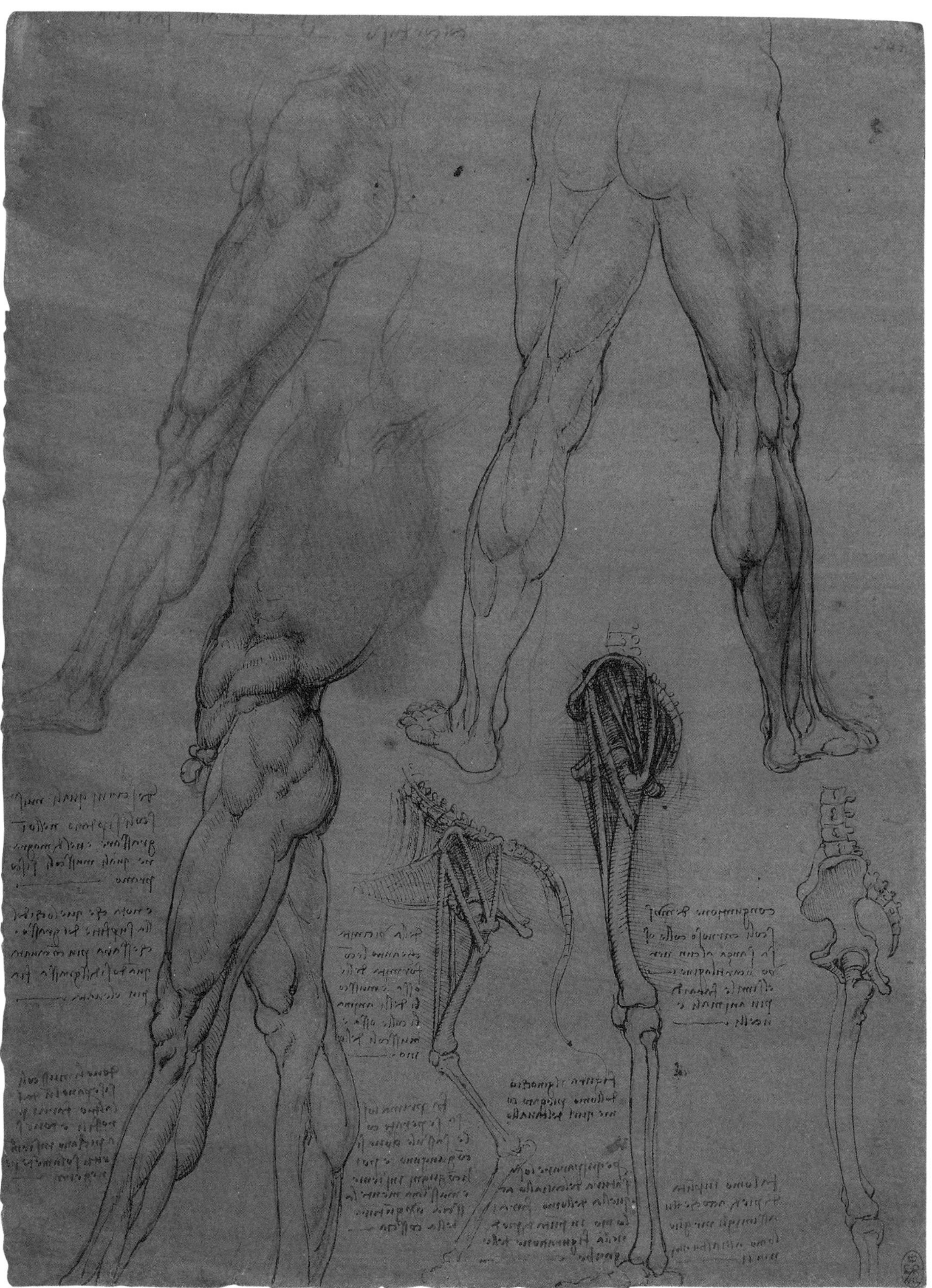

百岁老人：解剖手稿 B

The Centenarian: Anatomical Manuscript B

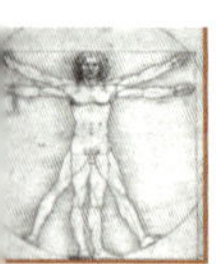
达·芬奇的解剖学研究

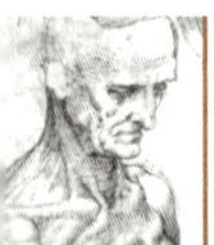
读者说明

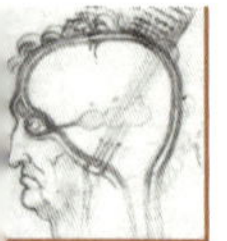
早期解剖学及人体比例研究

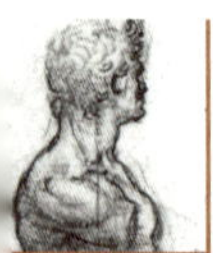
复兴：安吉亚里战役

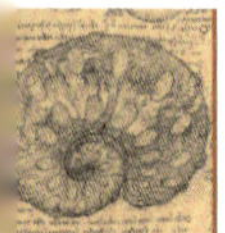
百岁老人：解剖手稿B

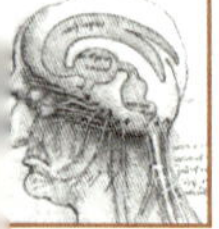
神经学与声音

25 百岁老人死亡相关笔记

1508年
钢笔、墨水、黑粉笔
高19.2厘米，宽14.1厘米
RL 19027v；MS B.10v；O' M&S 128；K&P 69v

> 这位老人在他去世前几个小时告诉我，他已经活了一百多岁了，除了虚弱之外，他觉得自己的身体没有任何问题。因而，在他坐在佛罗伦萨圣玛丽亚诺瓦医院的床上去世时，他的身体没有任何不正常的动作或迹象。
>
> 我对他进行了解剖，试图寻找如此安详地去世的原因。我发现这是因为，动脉里的血液量逐渐减少，心脏和下面的其他器官无法得到滋养，我发现他体内的动脉变得非常干燥，薄且干枯。我以十分勤勉的态度对待此次解剖，由于没有脂肪和体液阻碍对身体各部分的识别，所以解剖很轻松地得以完成。在另一次对一位两岁的孩子尸体的解剖中，我所发现的一切和这位老人体内的状况都是相反的。

因此，达·芬奇在这张纸的下半部分记录了他这次最便于记载的解剖情况，时间可能是在1507年至1508年的冬天。这便是所谓的“解剖手稿B”中的一页，达·芬奇曾在1489年（第11~13b号笔记）对头骨进行了一系列的研究，自此已搁置近20年之久。他重新开始编写这本笔记本，也标志着他为期五年的紧张的解剖学研究的开始。

正如达·芬奇上面所描述的那样，他有能力对“百岁老人”进行彻底的解剖。笔记本的随后几页被标记为“del vechio”、“老人的”（第26、30、31a、35、37号笔记及其他未展出的手稿）。这些图中的一部分表明，他的解剖对象已经患有肝硬化及相关的门静脉高压症。在这一页的顶部，达·芬奇给出了对这种情况的已知的最早描述：

> 脾脏和肝脏之间的动脉和静脉随着年龄的增长覆盖了一层很厚的外壁，封闭了血液通过肠系膜静脉到达两处大血管的路径，血液通过该静脉流入肝脏和心脏，从而流经全身。而且这些覆盖厚外壁的血管拉长的同时还变得更长，像蛇一样扭曲。肝脏失去了由静脉带来的血液中的液体成分，因此变得干燥，颜色和质感像凝固的麸皮一般，只要稍微摩擦一下，就会像锯末一样掉落，只留下裸露的动脉和静脉。

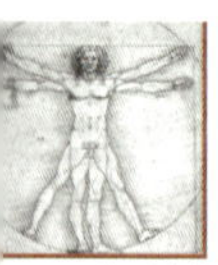
达·芬奇的解剖学研究

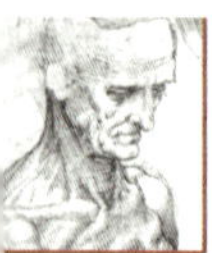
读者说明

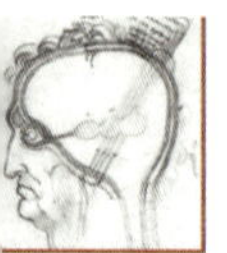
早期解剖学及人体比例研究

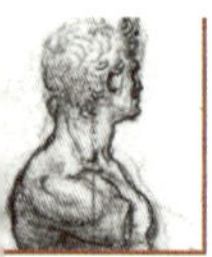
复兴：安吉亚里战役

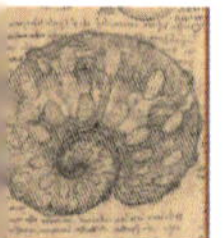
百岁老人：解剖手稿 B

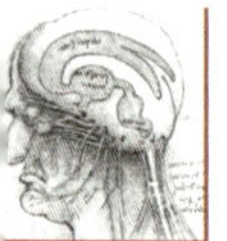
神经学与声音

26 颈部和肩部的血管

1508年
钢笔、墨水、黑粉笔
高19.0厘米，宽13.9厘米
RL 19049v；MS B.32v；O' M&S 121；K&P 58v

达·芬奇把这幅画标记为“del vechio”，因此，这幅画的主题便是那位“百岁老人”颈部、肩部和上臂的动脉和静脉（见第25号笔记）。

> a动脉分支；b静脉分支；c是头静脉；d是进入颈椎为其提供滋养的两条血管；o是贵要静脉；s是引发中风的血管。

因此，被切断的动脉a是主动脉：其分支对称分布（按照牛而非人体内的排列方式），分别为左颈总动脉、右颈总动脉和右锁骨下动脉——本图中无法看到左锁骨下动脉，但可以推断出其存在。上腔静脉b由左头臂静脉和右头臂静脉组成。椎动脉n在颈部的位置太高了，远离了其原本的位置。颈总动脉和颈内静脉直着通向s的右侧，s的左侧是颈外静脉（其分支汇合于颈外静脉后方，绕颈后部）和伴行动脉。事实上，颈外静脉并没有真正的伴行动脉——唯一有可能的便是甲状腺颈干及其分支。但是，达·芬奇认为，每条静脉都应当有相似口径的动脉伴行。图上可以看到从锁骨以下到腋窝再到臂上的动脉通路及相应的静脉。

左上方的笔记记载道：

> 如果堵住某人喉咙两侧m处的四条血管，那么这个人就会立即倒在地上进入睡眠状态，好像死了一样，而且永远不会自己醒来。如果他在这种情况下待的时间超过一小时的一百分之一，那么他不仅不会自己醒来，也将无法在别人的帮助下醒来。

这段话描述了一种长期以来已知的现象（举例来说，蒙迪诺就曾描述过），即人体的该区域一旦遭受压力，就会导致人陷入无意识的状态。这不是因为血管本身受到压力，而是因为颈动脉窦的压力感受器受到了压力。这一点在古代就有所记载：古希腊医生鲁弗斯（公元100年）在他的著作《人体内各部分名称》中写道：“古人将颈部的动脉称为颈动脉，因为他们相信，当这里被用力压迫时，动物会变得昏昏欲睡且无法发出声音；但是在我们这个时代，人们发现这并不是因为血管遭到压迫，而是与它们相邻的神经遭到压迫”（正如Keele记载于K&P中那样）。

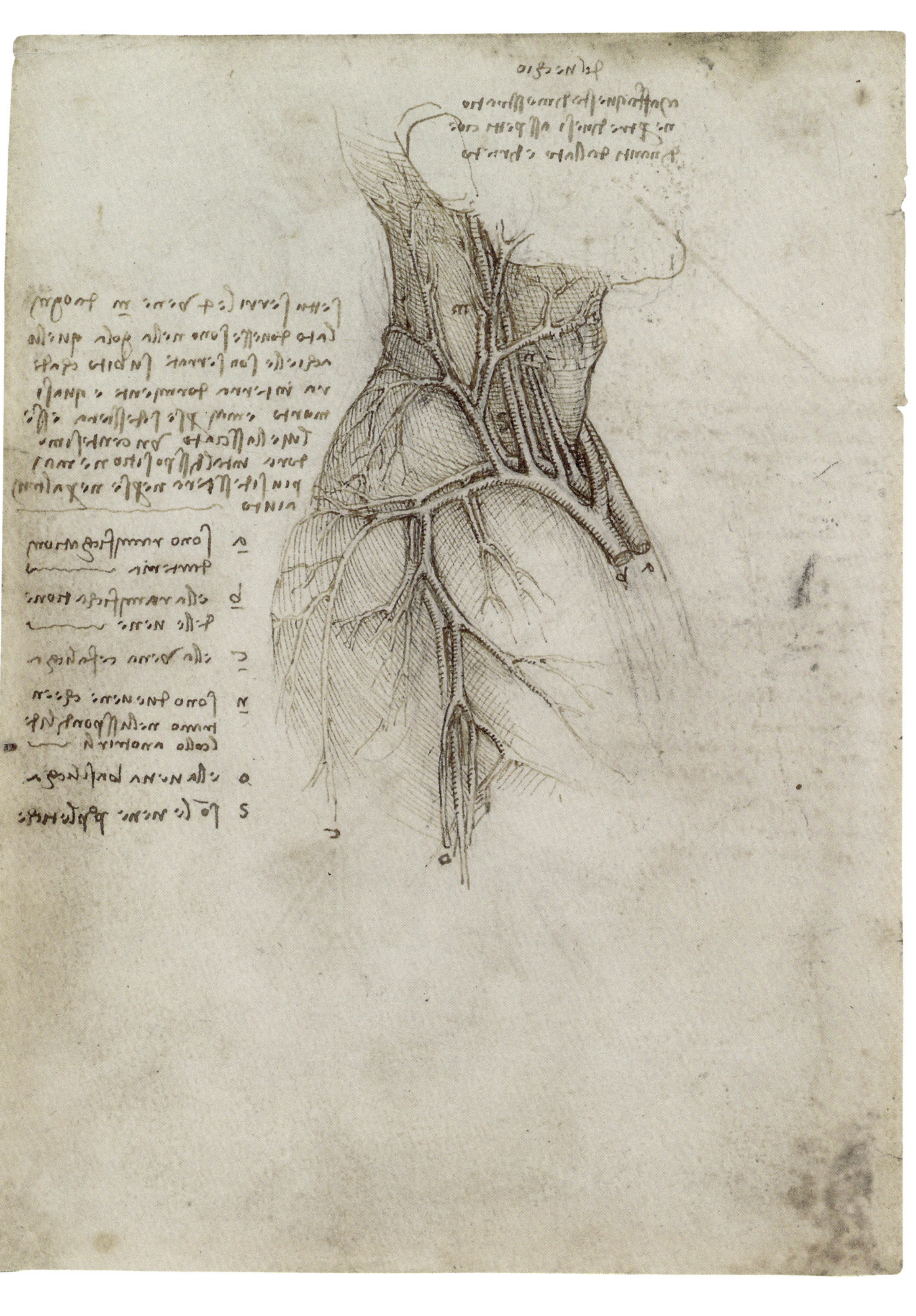

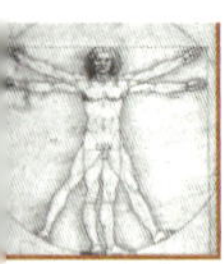
达·芬奇的解剖学研究

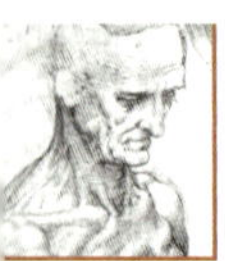
读者说明

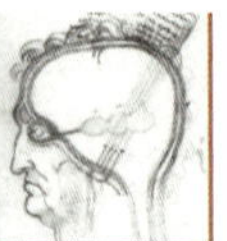
早期解剖学及人体比例研究

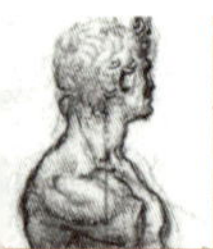
复兴：安吉亚里战役

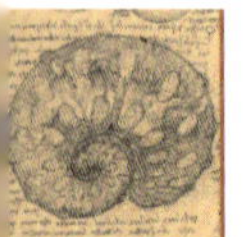
百岁老人：解剖手稿 B

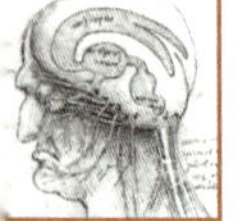
神经学与声音

27 骨盆区的血管

1508年
钢笔、墨水、黑粉笔
高19.2厘米，宽14.0厘米
RL 19026r；MS B.9r；O' M&S 134；K&P 68r

看起来，这些研究主要涉及的是将双侧不对称的区域内对称且成对排列的静脉和动脉呈现出来。在上方的绘图中，腹主动脉a和下腔静脉b的关系被正确地画出，并分支为常见的髂血管；从这些血管向下是髂内血管，而腰部的血管则位于大血管两侧的上方。上升的腰静脉画得非常好，但伴行动脉则是虚构的。两幅图上均可以看到突出的旋髂深动脉和旋髂深静脉，它们从髋关节右侧经过并被标记为“通向胁腹的腹股沟血管”。

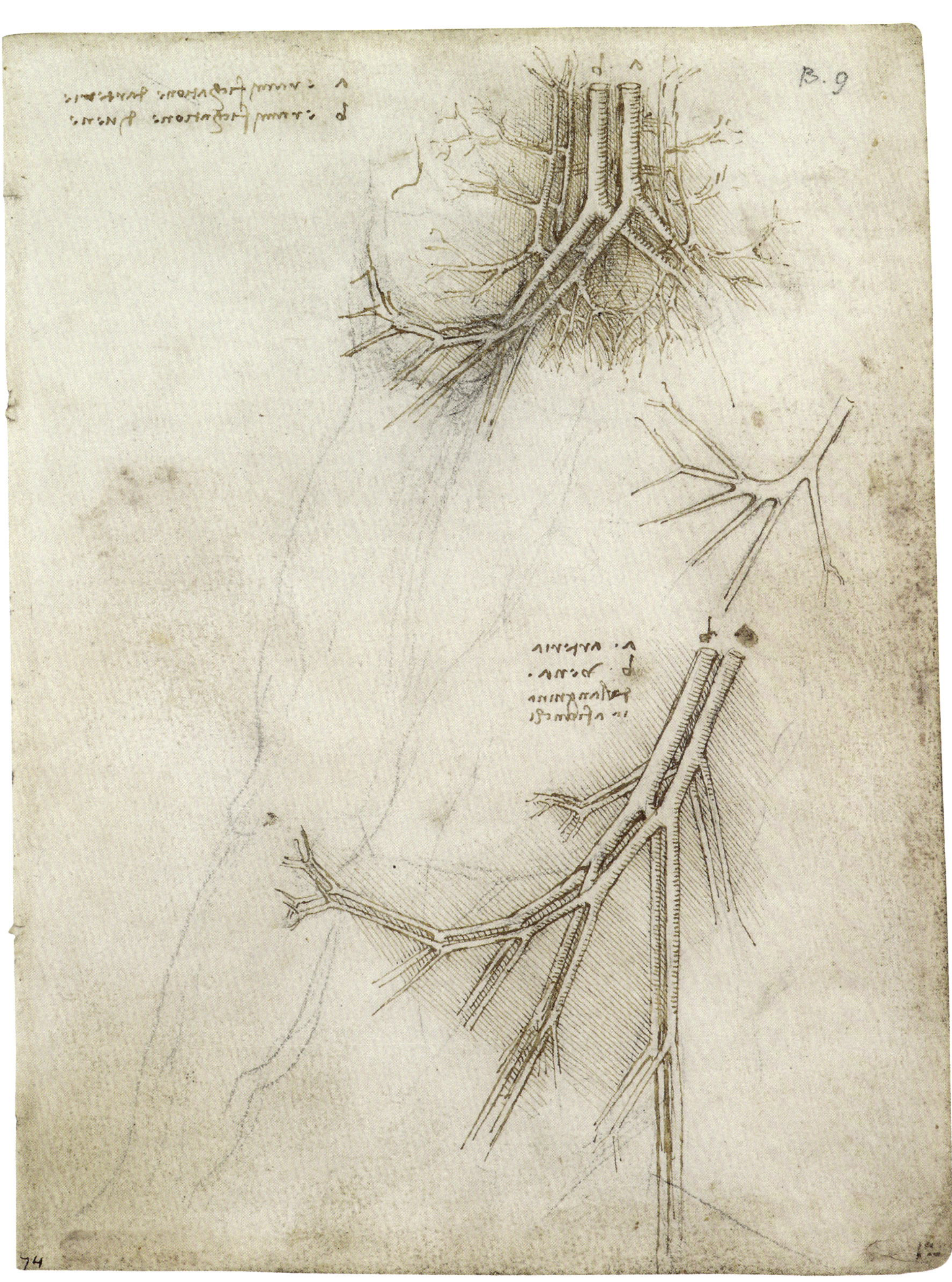
B.9
74

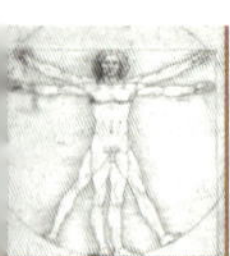
达·芬奇的解剖学研究

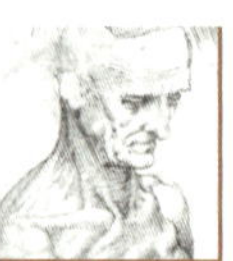
读者说明

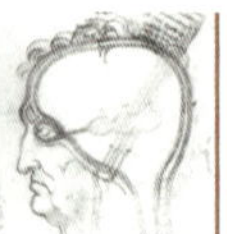
早期解剖学及人体比例研究

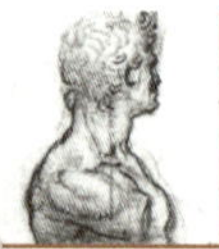
复兴：安吉亚里战役

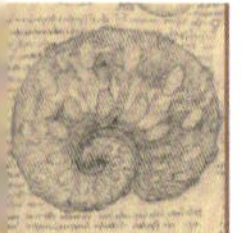
百岁老人：解剖手稿 B

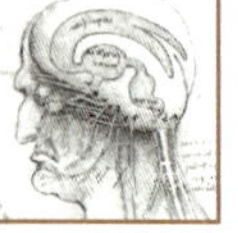
神经学与声音

28 骨盆区和腰部的静脉

1508年
钢笔、墨水、黑粉笔
高19.0厘米，宽14.1厘米
RL 19023v；MS B.6v；O' M&S 135；K&P 65v

这张纸上的主要内容是从人体正面透视所呈现的腰椎部分，骶骨和骨盆环也被轻轻画出，以及肋骨附着的胸椎末尾。达·芬奇画出了六块腰椎；尽管如此，他在纸张左上角对人体内腰椎数量作出了正确的注释（五块），通常马、牛和猪体内的腰椎为六块，这些动物都被达·芬奇解剖过。闭孔（一对朝向骨盆前部的孔）相对较小且呈圆形，这同样表明他曾对动物进行过解剖。像往常一样，这幅图应当被看作对人和动物解剖结果的综合呈现。

这幅图的核心是解剖结构中的静脉系统，达芬奇对这一系统进行了细致的描述。正如他在左上方描述的，左侧髂总静脉斜行穿过腰椎末尾并一分为三。上升的腰椎静脉沿脊柱进入胸腔，并与半奇静脉相连续，连接下方的三根后肋间静脉，外部静脉丛的分支静脉也同样体现在椎骨的正视图上。在骶骨前方下行的髂内静脉可以看到许多小的分支静脉，包括好像通过了闭孔的双闭孔静脉（或者，达·芬奇可能误把闭合动脉认作第二静脉）。髂外静脉向对角线方向下行，穿过图片右下方所示的骨盆，分成2支，分别称为股静脉和大隐静脉。

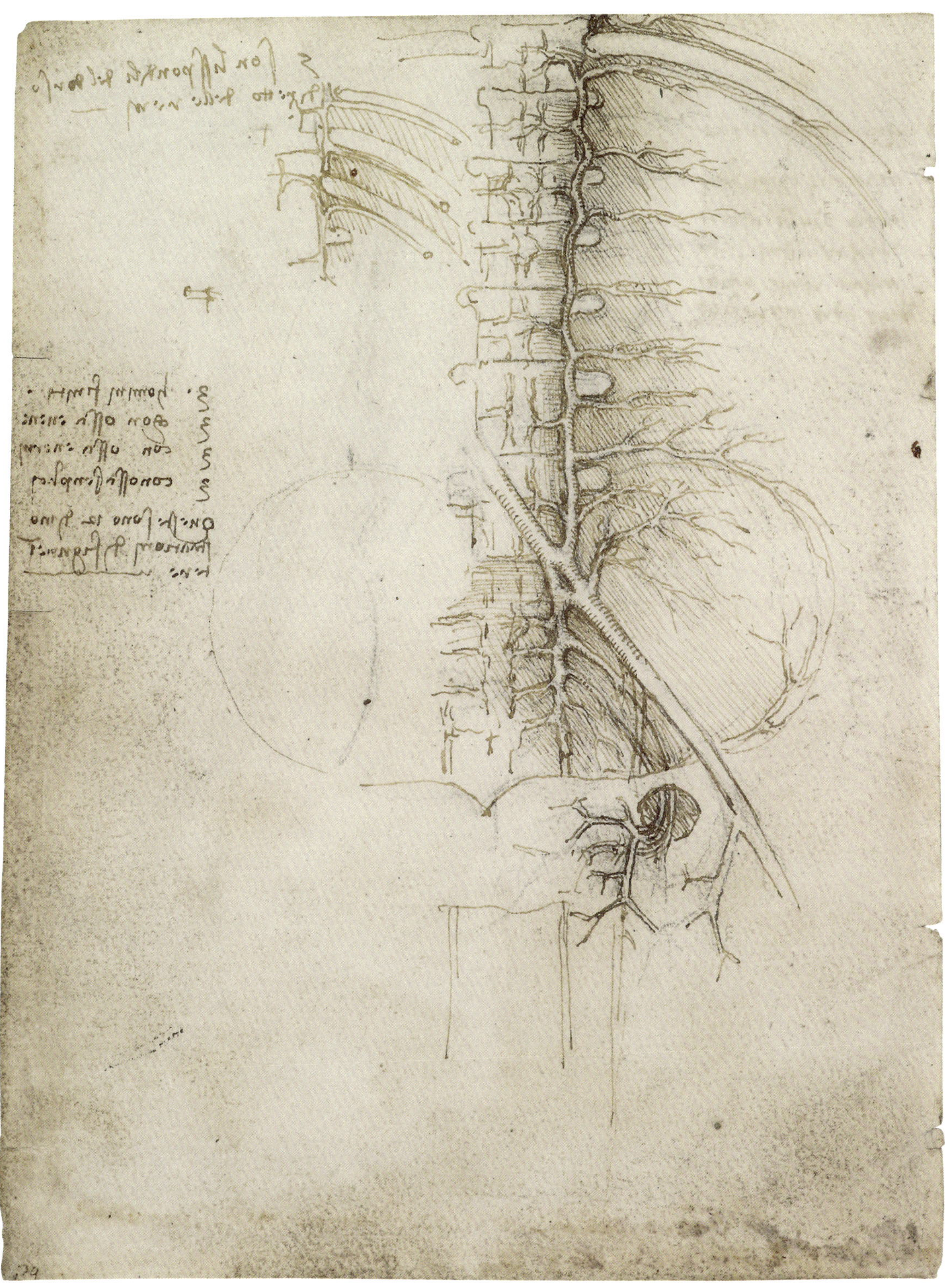

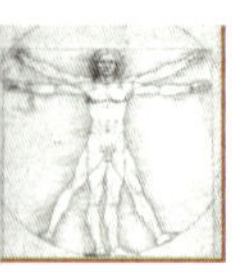
达·芬奇的解剖学研究

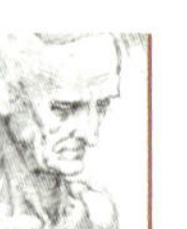
读者说明

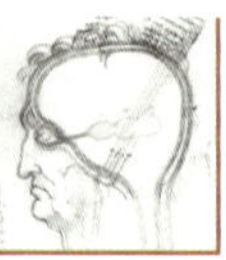
早期解剖学及人体比例研究

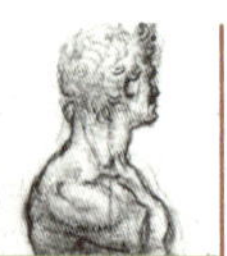
复兴：安吉亚里战役

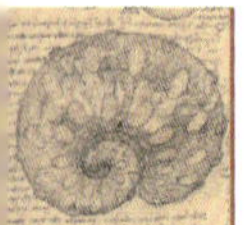
百岁老人：解剖手稿 B

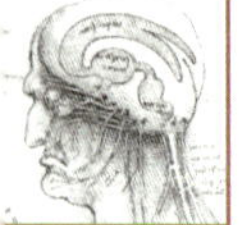
神经学与声音

29a 被比作种子的心脏

1508 年
钢笔、墨水、黑粉笔
高 19.2 厘米，宽 14.0 厘米
RL 19028r；MS B.11r；O' M&S 119；K&P 70r

这幅图中，达·芬奇试图通过对植物的类比，解决静脉系统的起源问题：

> 所有的静脉和动脉都来自于心脏。究其原因，是因为在解剖的过程中发现最大的静脉和动脉都和心脏相连，并且它们离心脏越远，就变得越来越细，逐步分成更多细小的分支。如果你认为静脉起源于肝脏的血管突起，是因为肝脏的血管突起像地球上植物的根一样有各个分支，那么我对这种类比的答案是，植物的起源不在于根，根和其他网状分支都起源于空气和土壤之间的植物底部。而植物的所有底部和上部相加总是要小于它和土壤相连的部分……因此，静脉起源于心脏，因为心脏是最大的器官。

相应地，达·芬奇在纸张的左上方的左侧画出了心脏（标注为“核心”）以及腔静脉和肝肾静脉，在左上方的右侧画出了具有分支茎和根的桃石（标注为“noccolo”）。肝静脉类似于植物的根，因为肝被认为是全身静脉系统所运输的营养的源头（事实上，胃肠道内被静脉吸收的所有物质都必须通过肝脏）。但是，达·芬奇并不认同这种重要性，当时，他在第35号笔记中注释道：“心脏本身不是生命的起源，而（仅仅）是一个由密集的肌肉组成的血管，像其他肌肉一样由一条动脉和一条静脉赋予生机及营养。”

大图主要展示了汇入上、下腔静脉的静脉网络：这可以作为肝静脉的双干线（参见第30号笔记的右上方）。但是，由于上方的交点与右心房相对，达·芬奇很有可能混淆了右肺静脉的位置，右肺静脉实际上返回至左心房。看起来，腔静脉和主动脉之间的第三条“大血管”是奇静脉（其突出的弓部被很好地描绘出），表现为接收对称的肋间静脉回流并流入上腔静脉。在头臂静脉交界处进入腔静脉的一条笔直的静脉可能是副甲状腺静脉，只存在于少数人类受试者中。但是，上腔静脉的构成过于对称（人体内，左头臂静脉长且倾斜，右头臂静脉短而近乎垂直），且主动脉弓及其单支的形态更像是牛这种蹄类动物所有的。

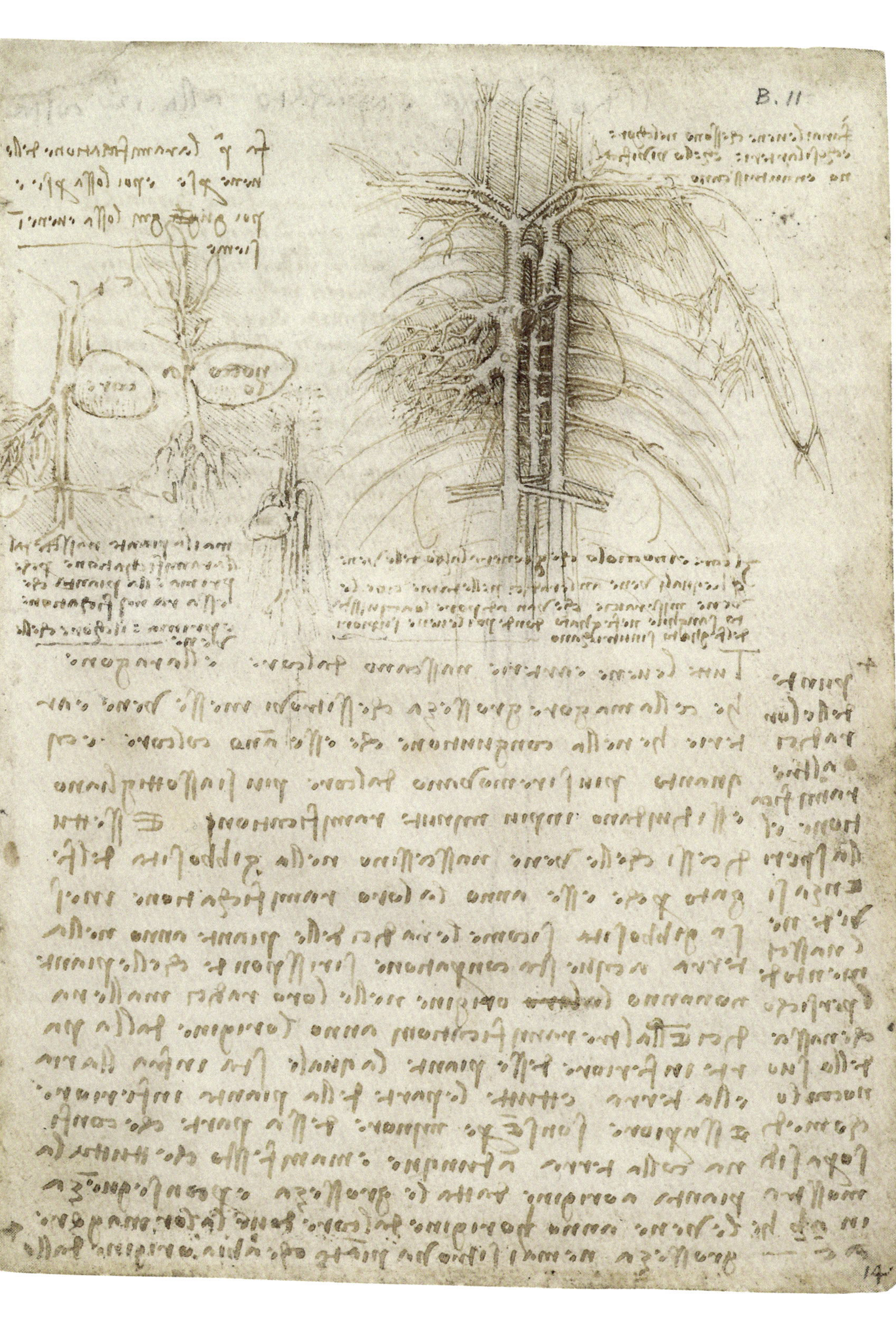

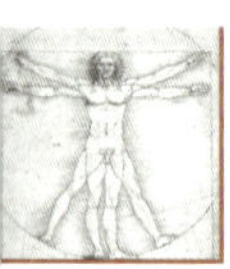
达·芬奇的解剖学研究

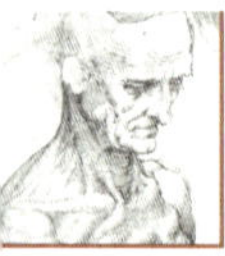
读者说明

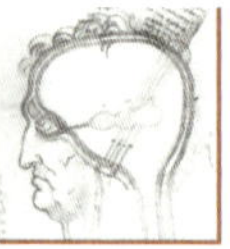
早期解剖学及人体比例研究

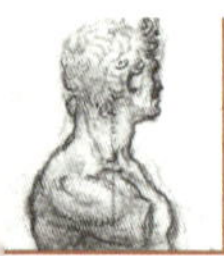
复兴：安吉亚里战役

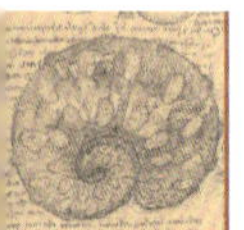
百岁老人：解剖手稿 B

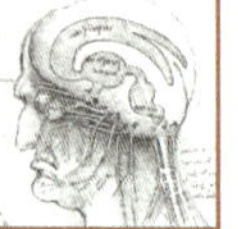
神经学与声音

29b 肝脏、脾脏和肾脏的血管

1508 年
钢笔、墨水、黑粉笔
高 19.2 厘米，宽 14.0 厘米
RL 19028v；MS B.11v；O' M&S 129；K&P 70v

与以往不同，这幅图显示，达·芬奇正努力去整理他的解剖笔记，血管之间的联系被重复画出（粉笔和墨水皆有）。因此，纸张上方两幅图的内容变得相当混乱，只有在第三幅图中，达·芬奇才画出清晰的血管排列方式，即使只有部分是正确的。图左侧的肝脏较小，脾脏肿大，显示出解剖对象患有肝硬化及并发的门静脉高压。

在第三幅图中，主动脉（我们看图视线的右侧）首先分出腹腔动脉，再分别分出肝动脉和脾动脉（胃左动脉缺失），然后是肠系膜上动脉，最后是肾动脉。下腔静脉和来自肝脏上部的肝静脉汇合。右性腺静脉被画作一条从右输尿管开始，并与肝静脉下方的腔静脉汇合的长曲线。左性腺静脉似乎越过了其与左肾静脉的交点，散布在脾静脉周围。但是，达·芬奇实际画出的是，脾脏前方的血管网络同样汇入左肾静脉，再次显示出解剖对象可能患有门静脉高压。性腺动脉未在图上画出。

在纸张中心的草图中，肝门静脉似乎错误地直接同下腔静脉相连接——这也许是因为达·芬奇正试图寻找和腹腔动脉类似的静脉。但是，肠系膜上静脉则被正确地画出，其与脾静脉结合形成门静脉，如纸张左下方的注释所述：

> 在肝门和脾门之间延伸的静脉有五条分支，它们在肝脏的五个叶中构成网状。在躯干中间出现一条分支（肠系膜上静脉），在网膜底部延伸到各部位的如网状输送营养物质。在更深的地方有一条分支稍微向上升起，并连接到胃的左下部（可能是胃短静脉），然后在与脾相连的地方以分为两条分支而告终，并通过其实质产生分支。

其他许多笔记都和老年人体内增加的血管曲度和收缩度有关，如页面底部的小细节图所示。举例来说，纸张右上角的一段话这样问道：

> 为什么老年人的静脉需要长得很长，而过去笔直的静脉则变得如此弯曲，且外皮变得很厚，以至于闭合起来阻止了血液的移动。老人未患病却死亡的原因便是如此。

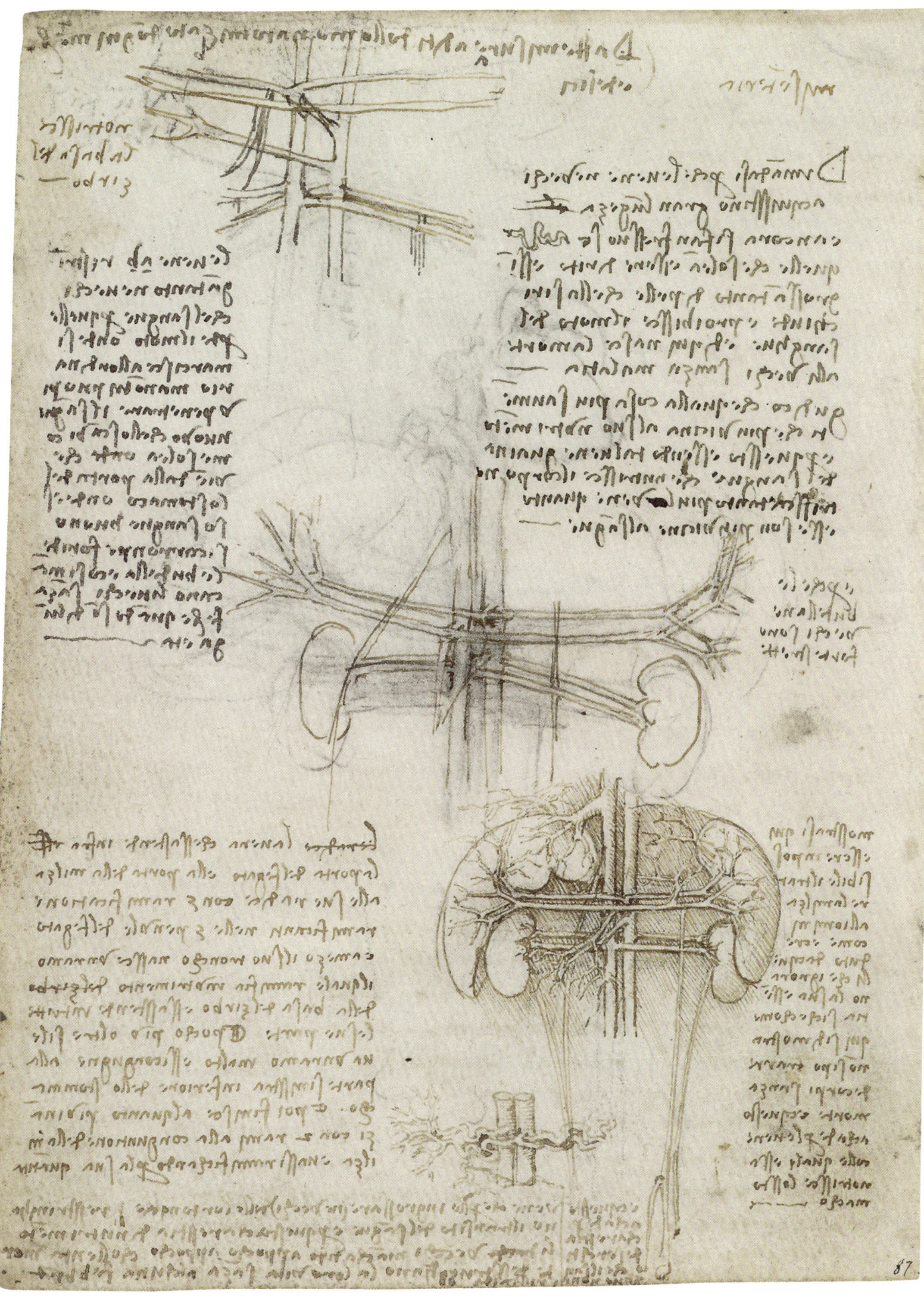

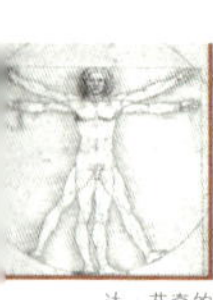
达·芬奇的解剖学研究

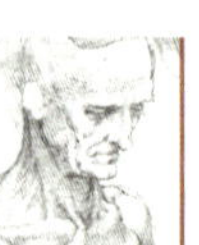
读者说明

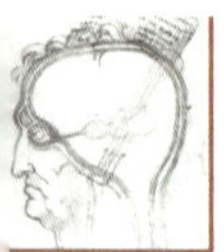
早期解剖学及人体比例研究

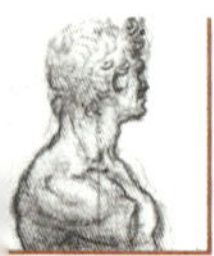
复兴：安吉亚里战役

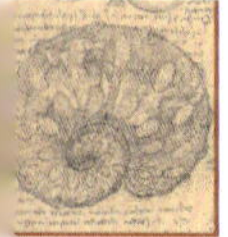
百岁老人：解剖手稿 B

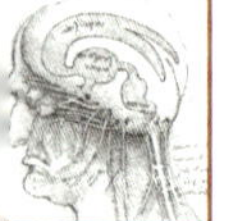
神经学与声音

30 肝脏的血管

1508 年
钢笔、墨水
高19.1厘米，宽13.5厘米
RL 19051v；MS B.34v；O' M&S 130；K&P 60v

这张纸上所有三幅图都被标注为“del vechio”，由此可见，这是对“百岁老人”（第25号笔记）的一系列解剖的延续。在中心左侧的图中可以看到，扩大的脐静脉出肝脏向右下方的走行呈现出斜形弯曲：尽管脐静脉在出生后闭锁（退化为肝脏的圆韧带），但肝硬化患者并发的门静脉高压似乎迫使脐静脉再次打开。

在上方的图中可以看到，腹腔动脉从主动脉（被错误地画在躯干右侧）脱离，并分为几乎呈直线的脾动脉和肝总动脉；在它们的分叉之上的另一分支可能是左胃动脉。一根较小的血管从腹腔动脉向左（身体左侧而非视角左侧）分支，几乎处在其与主动脉的交汇处，这可能是左膈动脉，甚至有可能是肾上腺的动脉。但主动脉（外膜）周围的筋膜在这个区域非常厚，并且含有非常多的自主神经纤维。除非达·芬奇已经将这些纤维完全去除并将动脉的中膜暴露出了，否则他的解剖工作将会受到严重的阻碍。

从肝总动脉向下分支的是右胃动脉（在其切端标记为o）和胃十二指肠动脉，胃十二指肠动脉又分支为上胰十二指肠动脉（m）和右胃网膜动脉（p），而且这些动脉均有相应的静脉。在脾动脉和肝总动脉的正下方可以看到，肝门静脉与脾静脉相连续，而上肠系膜静脉则未参与其中。时至今日，对解剖学的学生们来说，在研究盘旋的十二指肠以及交错的肠系膜和肝门静脉时仍然会遇到困难。而且，达·芬奇所面对的还是一位年龄极大的解剖对象，未能正确地以图解阐明这个系统也是不足为怪的。

达·芬奇在中间靠左的图上添加了十二指肠和胃的轮廓、胆囊以及一同构成胆总管的胆囊管和肝管。图上可以看到，胆管与十二指肠结合到一起，但胰腺和胰腺管与下行的十二指肠的突出连接处均未示出。

右图显示了肝静脉的形成，上下两部分分别排入下腔静脉的上端，其位置恰好处于心脏右心房末端的下方（见纸张边缘所示）。

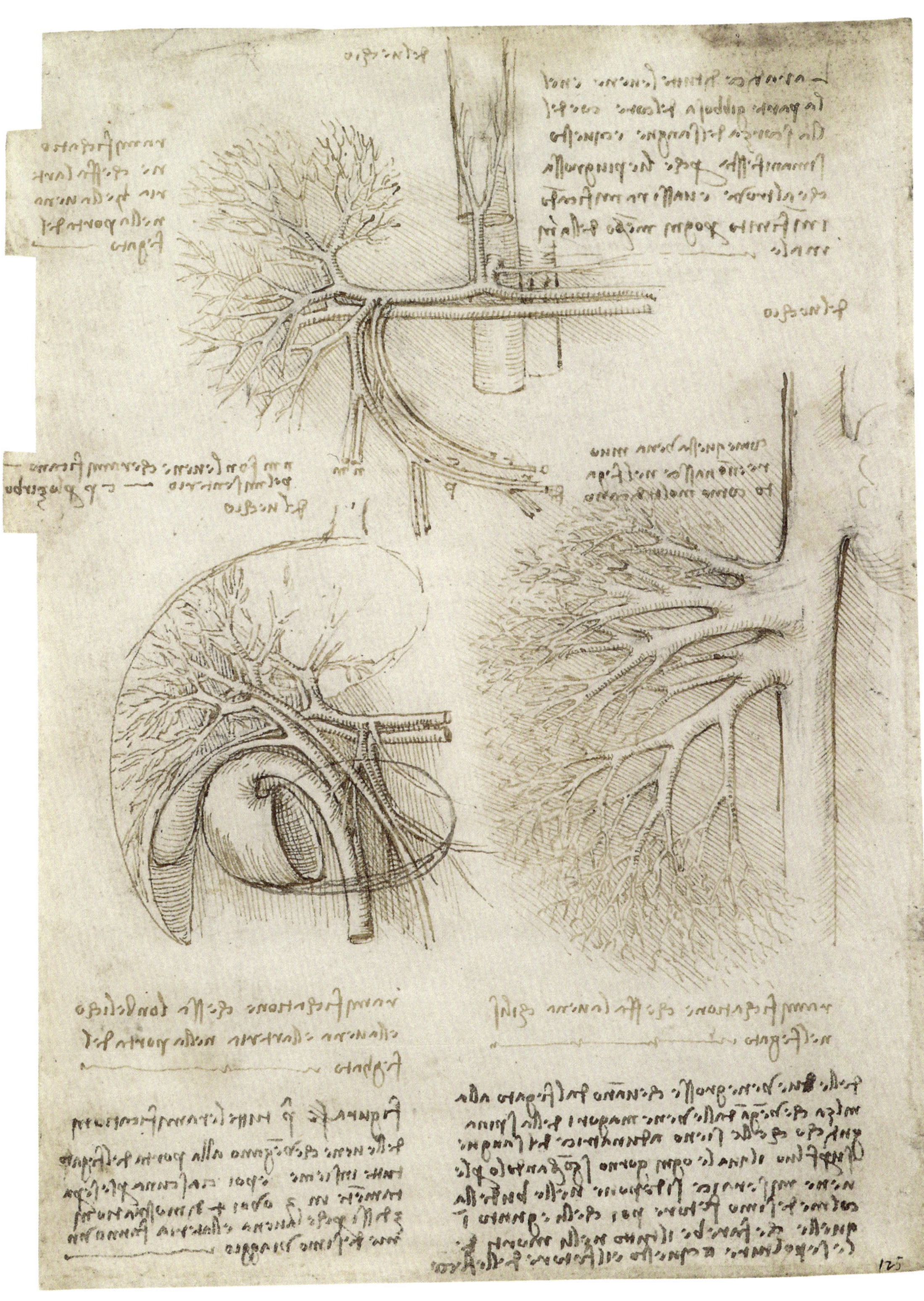

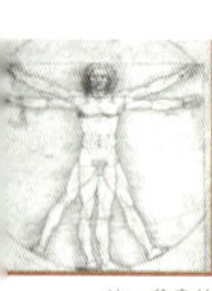
达·芬奇的解剖学研究

读者说明

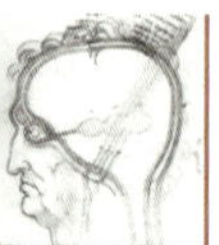
早期解剖学及人体比例研究

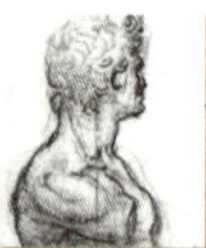
复兴：安吉亚里战役

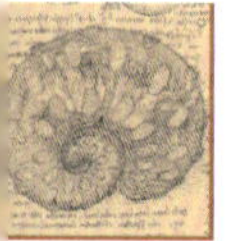
百岁老人：解剖手稿B

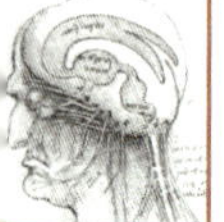
神经学与声音

31a 胃及相关结构

1508年
钢笔、墨水、黑粉笔
高19.2厘米，宽14.1厘米
RL 19039r；MS B.22r；O' M&S 188；K&P 61r

这张纸上的主图（再次被标注为“del vechio”，见第25号笔记）描绘了胃和肝附近的解剖结构细节。纸张右下方画有胃的轮廓，肝脏被抬起并移到远处，以使我们看到两个器官之间的区域。图中心的对角阴影区域与小网膜，即肝脏和胃部与十二指肠第一节间的薄膜相对应。胆囊以及胆管和胆囊动脉被画在图的左边。脾动脉和肝总动脉仿佛一条连续的动脉（标记为c a b），脾静脉和肝门静脉处于其正下方，且有一部分模糊不清。左、右胃动脉分别从肝总动脉的b处和a处分叉，两条分支在胃小弯汇合，更远的分支则在胃的表面扩张。胃十二指肠动脉的起点应该也在a处附近，然后从十二指肠后方经过。达·芬奇可能试图在这一点上画出肝总动脉的三叉分支，但因细节无法解决而作罢。

达·芬奇似乎曾经被腹膜的各部分，即形成盆腹腔内膜的薄膜所混淆。下方的大图的右侧是胃，他正确地描绘了附着在胃上的大网膜。然而，悬挂在十二指肠和第一节小肠后方的膜（阴影部分）的位置则是不正确的——除非在解剖过程中，一部分腹膜从后体壁松脱。在最小且最为粗略的绘图中，达·芬奇似乎已经画出了附着在大网膜上的横结肠系膜（支撑横结肠和一部分胃的肠系膜），但是是一种被提起的状态；它正常的位置应当在胃的正下方。

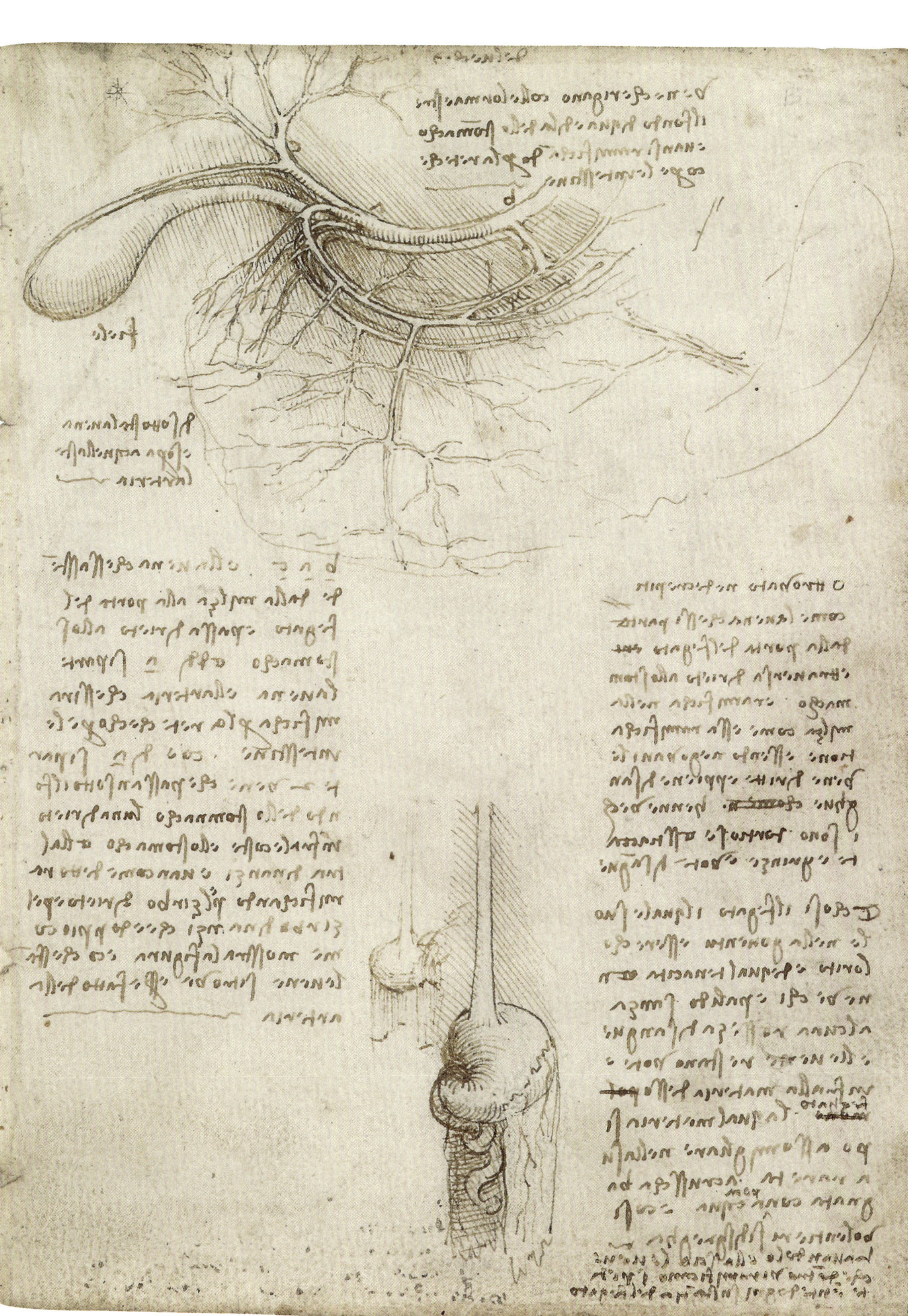

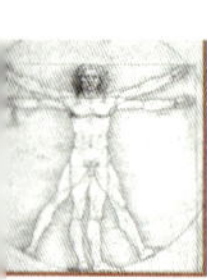
达·芬奇的解剖学研究

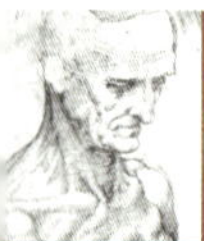
读者说明

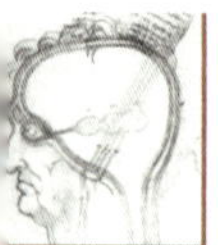
早期解剖学及人体比例研究

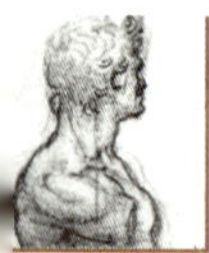
复兴：安吉亚里战役

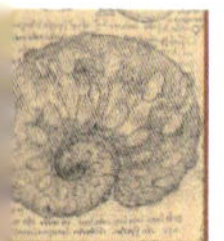
百岁老人：解剖手稿B

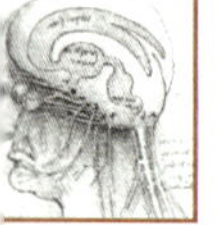
神经学与声音

31b 腹部

1508年
钢笔、墨水、黑粉笔
高19.2厘米，宽14.1厘米
RL 19039v；MS B.22v；O' M&S 183；K&P 61v

主图描绘了人体正面去除腹壁和腹膜后所暴露的腹部结构——达·芬奇将这些结构分别称为“mirach”和“sifac”。这些术语是他解剖知识的主要来源蒙迪诺所使用的，最初起源于阿维森纳和他的同行所使用的阿拉伯文。在图上我们可以看到，肝脏（“fegato”）、胃（“stomaco”）和脾脏（“milza”）皆被标注出来，大网膜几乎透明并覆盖小肠。达·芬奇的注释写道：位于sifac（腹膜壁层）和肠子之间的网（网膜）覆盖住了所有的肠子，并被拉回到胃底部和肠子（横结肠）上部之间的位置。

虽然达·芬奇并未点明这一描述源自于对“百岁老人”进行的解剖，但肿大的脾脏和脐静脉的存在表明，这确实是以对一位肝硬化病人的解剖为基础而得出（见第28b和第30号笔记）。达·芬奇还在肚脐下方画出了缠绕在结肠上的脐动脉（内侧脐韧带）的两对残余部分——实际上，每侧只有一个这样的结构。肚脐的正左侧（身体左侧而非视角左侧）是一个很大的环，有可能是横向结肠。达·芬奇在下方写道：“老年人的结肠变得像手指的中指一样纤细，而年轻人的结肠则和手臂最厚的地方一样厚”，但是肠子里好像充满了气体，似乎有部分已经腐败了。

在纸张左侧的图上可以看到，腹壁上血管和腹壁下血管（血管是动脉或静脉尚不清楚）在脐周围连接或汇合。该图顶部是位于胸骨末端的剑突，其分叉形状（自然变异）则被独特地标注为“pomogranato”。

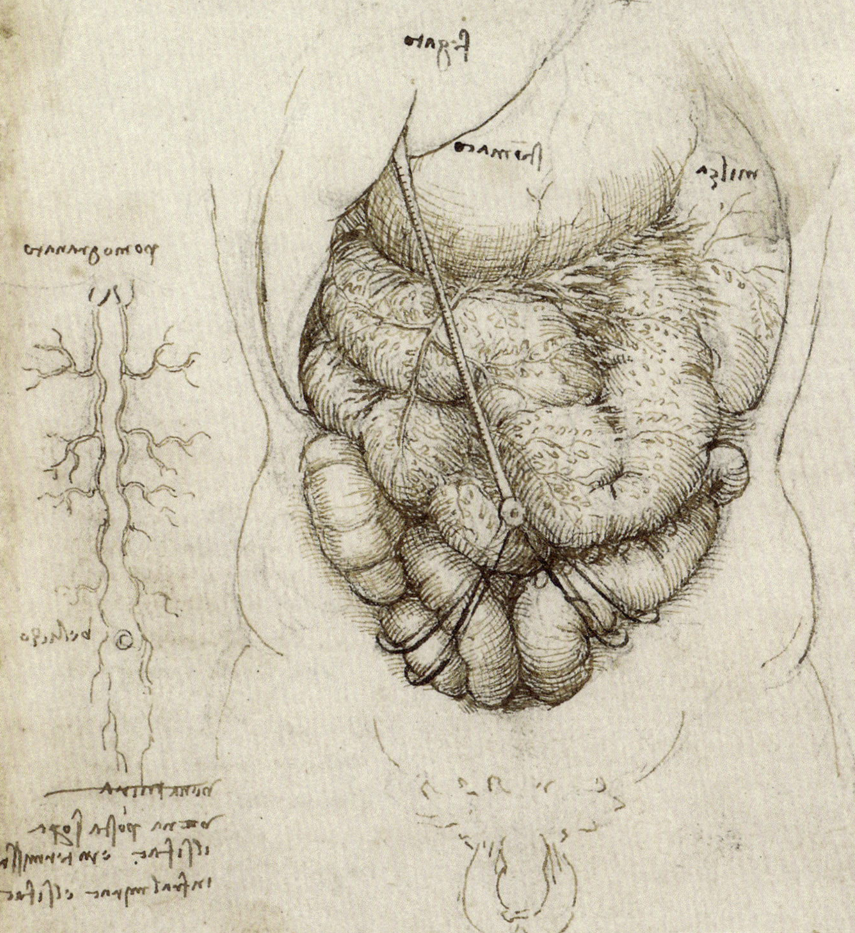

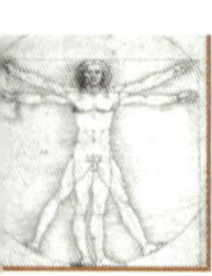
达·芬奇的解剖学研究

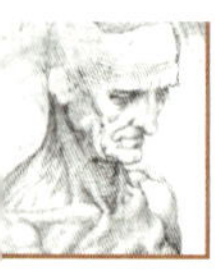
读者说明

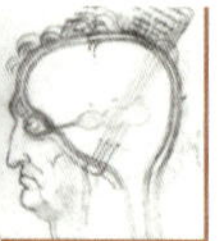
早期解剖学及人体比例研究

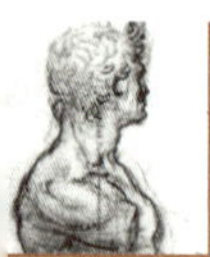
复兴：安吉亚里战役

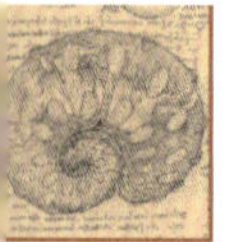
百岁老人：解剖手稿 B

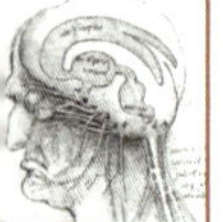
神经学与声音

32a 胃肠道

1508 年
钢笔、墨水、黑粉笔
高 19.2 厘米，宽 13.8 厘米
RL 19031v；MS B.14v；O' M&S 185；K&P 73v

这张纸上的主图描绘了胃的形态，十二指肠稍微偏离了其本身的位置，空肠和回肠则被简要地画出。达·芬奇对大肠路径的描绘是正确的，但他没有画出肠脂垂。纸张的右下方有对附着在盲肠上的阑尾的详细描绘，显然，这是西医对此结构的首次描述或描绘。达·芬奇认为，阑尾的功能是“收缩和扩张，这样一来，多余的空气才不会使盲肠破裂”。

达·芬奇在右侧的注解中假设道，消化道的长度和弯曲度对于减缓食物的通过速度是有必要的，在食物通过时改变其方向，使所有的食物都能与肠壁接触；如果肠道是直的，重力会使食物快速地从人体内穿过。达·芬奇在右侧的注解中指出，空肠是“直立的，因此它是空的”。但在左边的一段话中，他的确描述了食物通过蠕动（平滑肌的连续收缩）以及膈肌在呼吸运动中引起的压力变化而沿着食管被推进的过程：

> 当肠道中的多余气体通过横肌排出体外时，除非肺部充满空气，否则这些肌肉并不能很好地发挥这种功能或功效。如果肺部没有充满空气，它本身的大小不足以填满整个图像；膈肌将保持松弛，被横肌按压的肠道将向一侧移动，以给膈肌让出道路。但是，如果肺部完全充满空气而不将其呼出，那么膈肌就会保持绷紧和坚硬，抵抗住被横肌压迫而向上升的肠子。这样一来，肠子就需要将其包含的多余气体通过直肠排出。

中间下方的图描绘了胃、肝脏和脾脏，脾静脉和肠系膜上静脉相连接形成肝门静脉。胃短静脉从胃的左侧流入脾脏，从胃中下部流入脾静脉的则可能是胃网膜静脉。

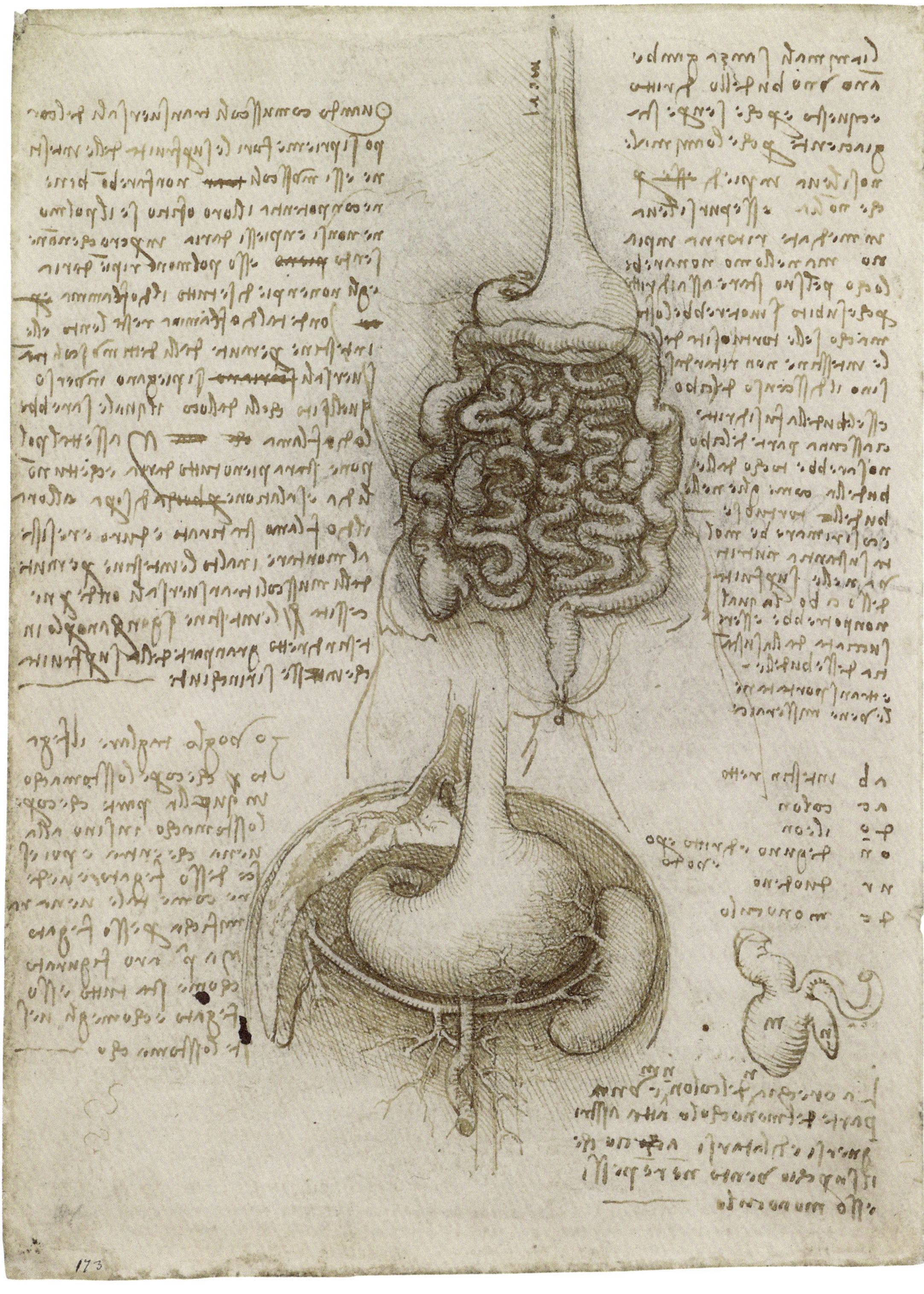

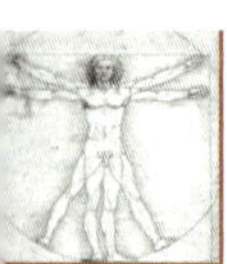
达·芬奇的解剖学研究

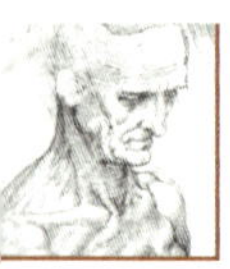
读者说明

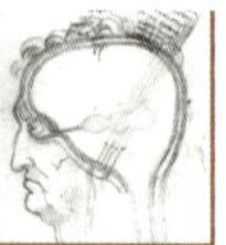
早期解剖学及人体比例研究

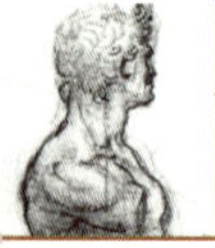
复兴：安吉亚里战役

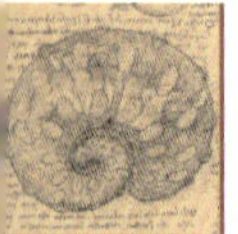
百岁老人：解剖手稿B

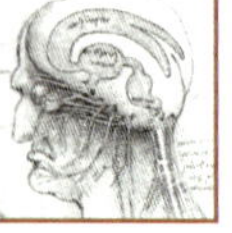
神经学与声音

32b 胃肠道和膀胱

1508年
钢笔、墨水、黑粉笔
高19.2厘米，宽13.8厘米
RL 19031r；MS B.14r；O' M&S 192；K&P 73r

这张纸上的主图很好地描绘了下胃肠道的结构。在人体内，胃附着于（在c点）十二指肠之上，并从那里连接到被简要画出的空肠和回肠，肾脏则可见于其后方。盲肠位于b处，结肠的肠脂垂明显可见。在左边的注释里，达·芬奇把小肠的长度定为13布拉乔奥（古意大利的长度单位，1布拉乔奥相当于66或68厘米）（约7.5米），结肠的长度为3布拉乔奥（约1.8米），只比普通的人体尺寸略大一点。

这张纸上的其余部分则主要是关于从输尿管到膀胱的尿液流动。中间靠右的绘图是输尿管瓣膜的横截面，它可以防止尿液从膀胱流回输尿管。输尿管腔确实倾斜地穿过膀胱壁，但并非像达·芬奇所画那样呈对折的尖锐路线。传统观点认为，当膀胱被填满时，管腔上受到的压力使瓣膜关闭。达·芬奇否认了这一观点，相反，他认为唯一使尿液从肾脏流向膀胱的原因是重力；不出所料，他并不知道使尿液沿输尿管推进的蠕动性收缩。

因此，纸张右下方边缘的数字画出了身体不同姿态下的膀胱（颠倒、直立、侧卧、趴着），长注释内容如下：

> 权威人士认为，携带尿液进入膀胱的输尿管通道并非直接进入膀胱，而是以不相互接触的方式进入两处皮肤之间，并且膀胱填充得越满，两处皮肤关闭得越多……这种观点是不正确的，因为如果尿液在膀胱中上升至高于其入口处（大约在其高度的中间），那么随后该入口将关闭，并且不再有尿液可以进入膀胱，这将永远不会超过膀胱容量的一半。因此，膀胱的其余部分将是多余的，而大自然不会造就任何多余的东西。因此，我们可以用*On Waters*一书第六本第五章的内容解释尿液是如何通过一条宽广而曲折的通道进入膀胱的，以及当膀胱被充满时，输尿管是如何做到仍然充满尿液的……如果一个人躺下，它可以通过输尿管返回，若把人颠倒过来，返回的尿液甚至会更多。当一个人侧卧时，其中一个输尿管位于上方，另一个则位于下方，位于上方的输尿管将其入口打开并将尿液排入膀胱中，而另一个位于下方的输尿管则因为尿液的重量而关闭。这样一来，只有一根输尿管将尿液输送到膀胱，因为有一根肾静脉净化尿液中腔静脉的血液就足够了。

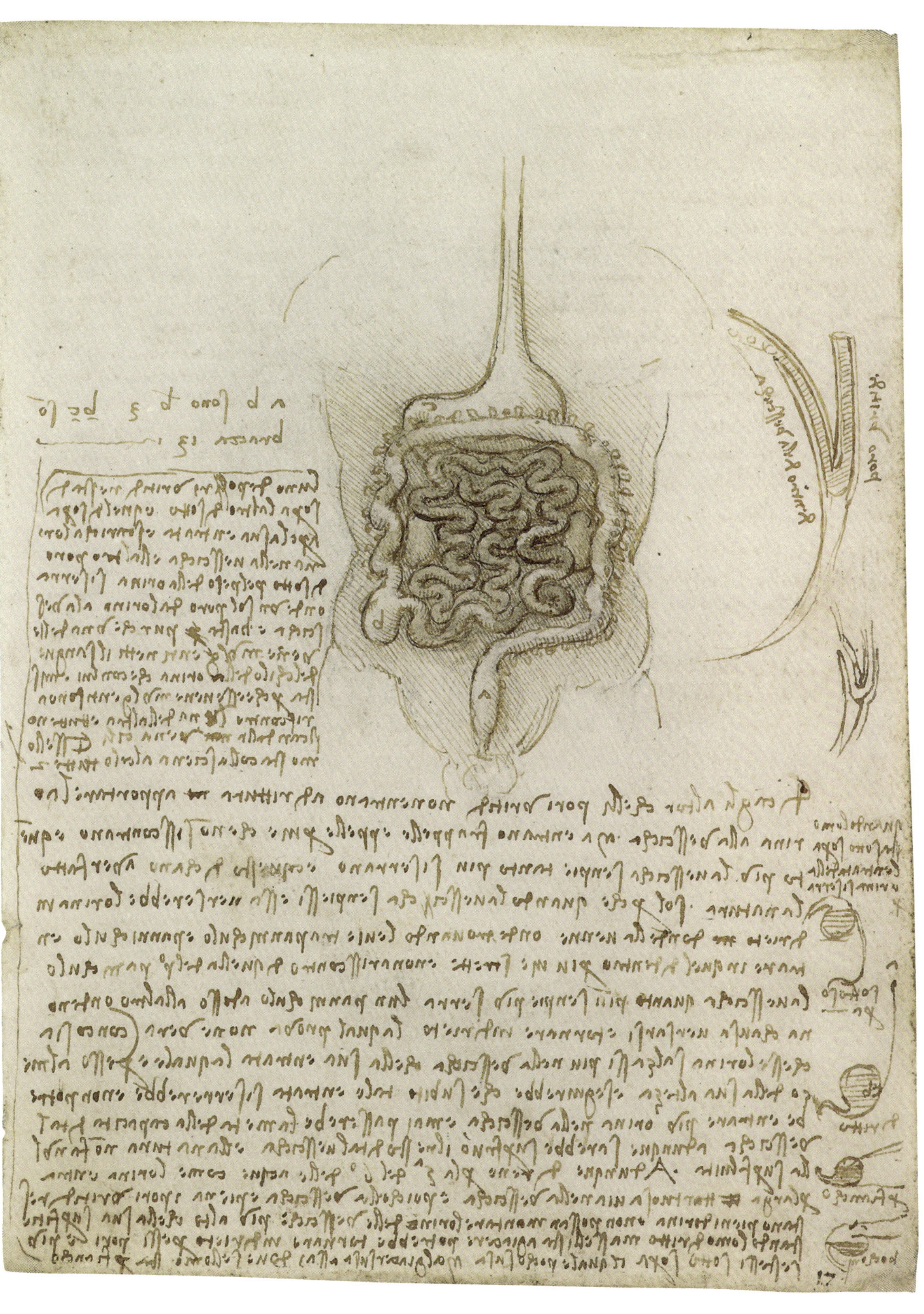

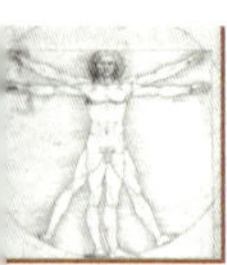
达·芬奇的解剖学研究

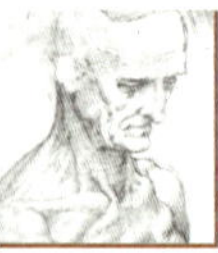
读者说明

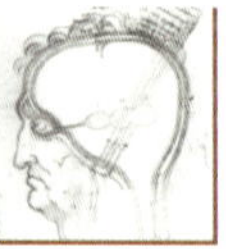
早期解剖学及人体比例研究

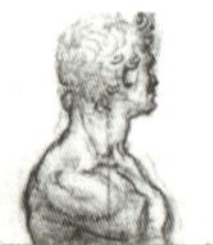
复兴：安吉亚里战役

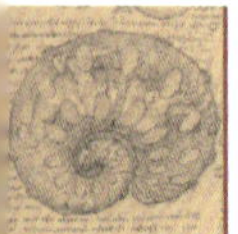
百岁老人：解剖手稿 B

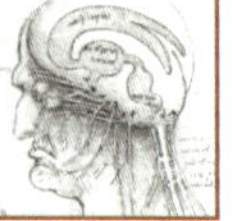
神经学与声音

33a 膀胱

1508年
钢笔、墨水、黑粉笔
高19.4厘米，宽14.2厘米
RL 19054r；MS B.37r；O' M&S 190；K&P 53r

这一页的标题是“人体膀胱示意图”。这是达·芬奇的解剖学笔记中较为正式且完整的一张，并且暗示了他所计划完成的著述的排版样式。从左到右的绘图依次为：

示意图一

在这三幅膀胱示意图中，第一幅图描绘的是输尿管以及它们离开肾脏L h的方式，输尿管在膀胱中间两指以上的位置同膀胱相连；在相连处向内一点的位置，输尿管将尿液从p b处沿着下方画出的通道s倒入膀胱，即n f处，由此通过管道将尿液从阴茎排出。其他要做的就是画出并描述打开和关闭尿液进入膀胱颈口通道的肌肉情况。

示意图二

第二幅图描绘的是四处网状分支，分别是为膀胱提供营养的左右两侧的静脉，以及为其赋予活力，即精神的左右两侧的静脉；静脉的位置始终处在动脉之上。

示意图三

第三幅图中描述了静脉和动脉在n处缠绕在输尿管m n起点的方式。

纸张中央的绘图清楚地表明，达·芬奇已经知道血液的供应是沿着尿道上升到膀胱壁的。他大概从阴茎的外部开始解剖，他可能已经发现了膀胱与睾丸动脉之间有一点微小的联系，正如他所画的那样，睾丸动脉似乎在膀胱上面向上前进——他的解剖技术已经足以观察到输尿管进入睾丸的入口周围的精细血管。不知为何，达·芬奇遗漏了对膀胱主要的血液供应的描述，即膀胱上动脉和膀胱下动脉。尽管如此，在第44b号笔记中，达·芬奇画出了一条从髂总动脉到膀胱上部构成网状的血管。

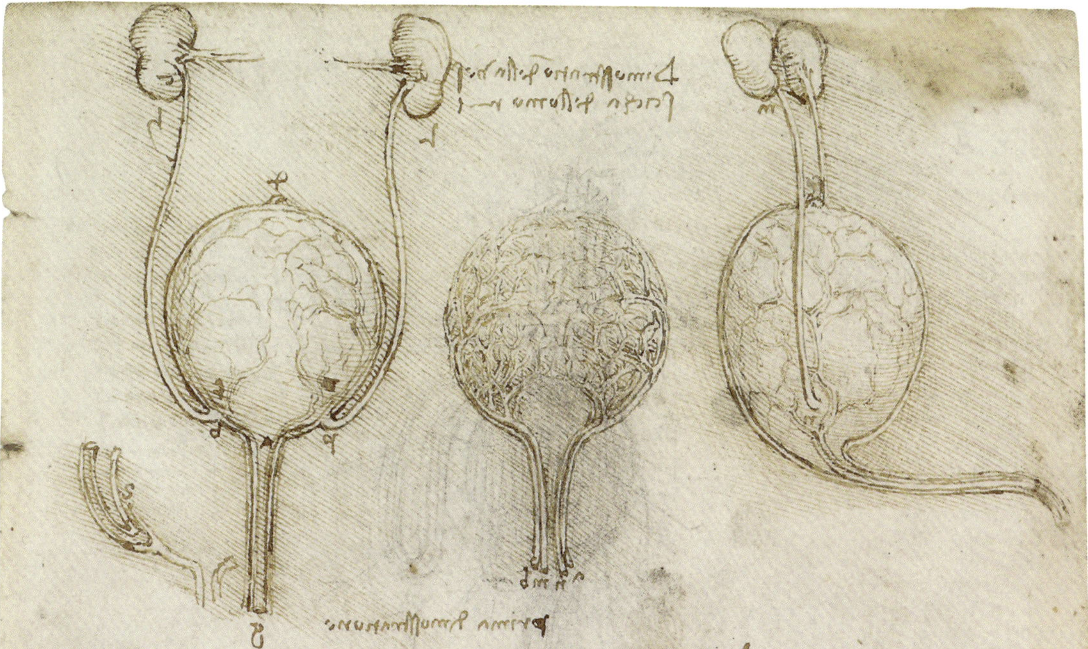

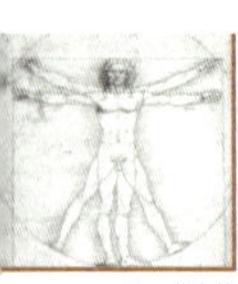
达·芬奇的解剖学研究

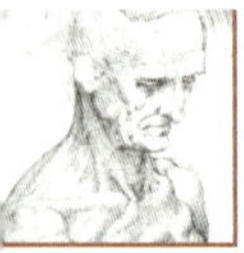
读者说明

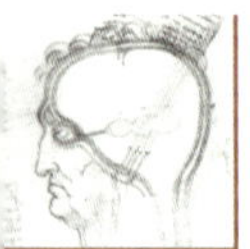
早期解剖学及人体比例研究

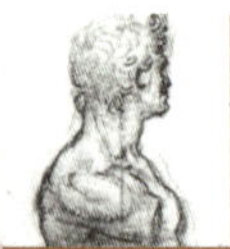
复兴：安吉亚里战役

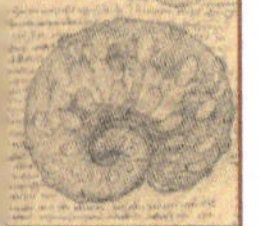
百岁老人：解剖手稿 B

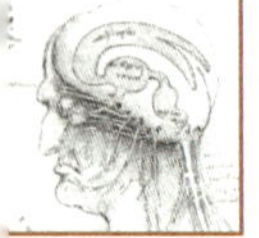
神经学与声音

33b 肺

1508年
钢笔、墨水、黑粉笔
高19.4厘米，宽14.2厘米
RL 19054v；MS B.37v；O'M&S 171；K&P 53v

这张纸上的示意图试图向人们展示肺内支气管的分支。这种分支在肺的表面是不可见的，因此，这幅图必须被视为对肺内部系统的描绘，而非对肺的外观的描绘。

了解未被固定的肺部结构是一件不容易的事。气管分成两根主支气管，其实际位置位于胸骨角和肺的水平位置之间，比达·芬奇所画的要低很多。然后，这些主支气管分成若干二级支气管——人体内右侧有三个，左侧有两个，然后再分成三级支气管，每根支气管都供给着支气管肺段。图示表明，达·芬奇已经认识到肺的叶状结构，但他完全没有提到这些叶与支气管分支之间的关系。

左侧为从前方看去的该区域图示。气管的两侧是血管，代表着颈总动脉及其在颈部的分支。肺部呈半透明状，这样可以看到心脏、食管、主动脉和腔静脉，肝静脉流入腔静脉。右侧为身体右侧的示图，达·芬奇在图中标注出了这些结构——"promone"（肺）、"feghato"（肝脏）、"stomaccho"（胃）、"milza"（脾脏）、"diaflamma"（膈肌）和"spinal"（脊柱）——关键在于颈部的结构，"trachea"（气管）、"meri"（食管）、"ipopletiche"（颈动脉）、第二次标注的"spina"（脊柱）和"spondili"（椎突）。椎突的长度和肝脏的多片叶表明，达·芬奇的解剖对象是一头猪，一直以来猪都是备受解剖学研究青睐的动物。在这一页的笔记上，达·芬奇并未提到这一动物，但他的另一页手稿（RL 19034r）上写有，"通过对猪肺的充气可知，当肺因充满气体而胀大时，这种胀大是横向的。"

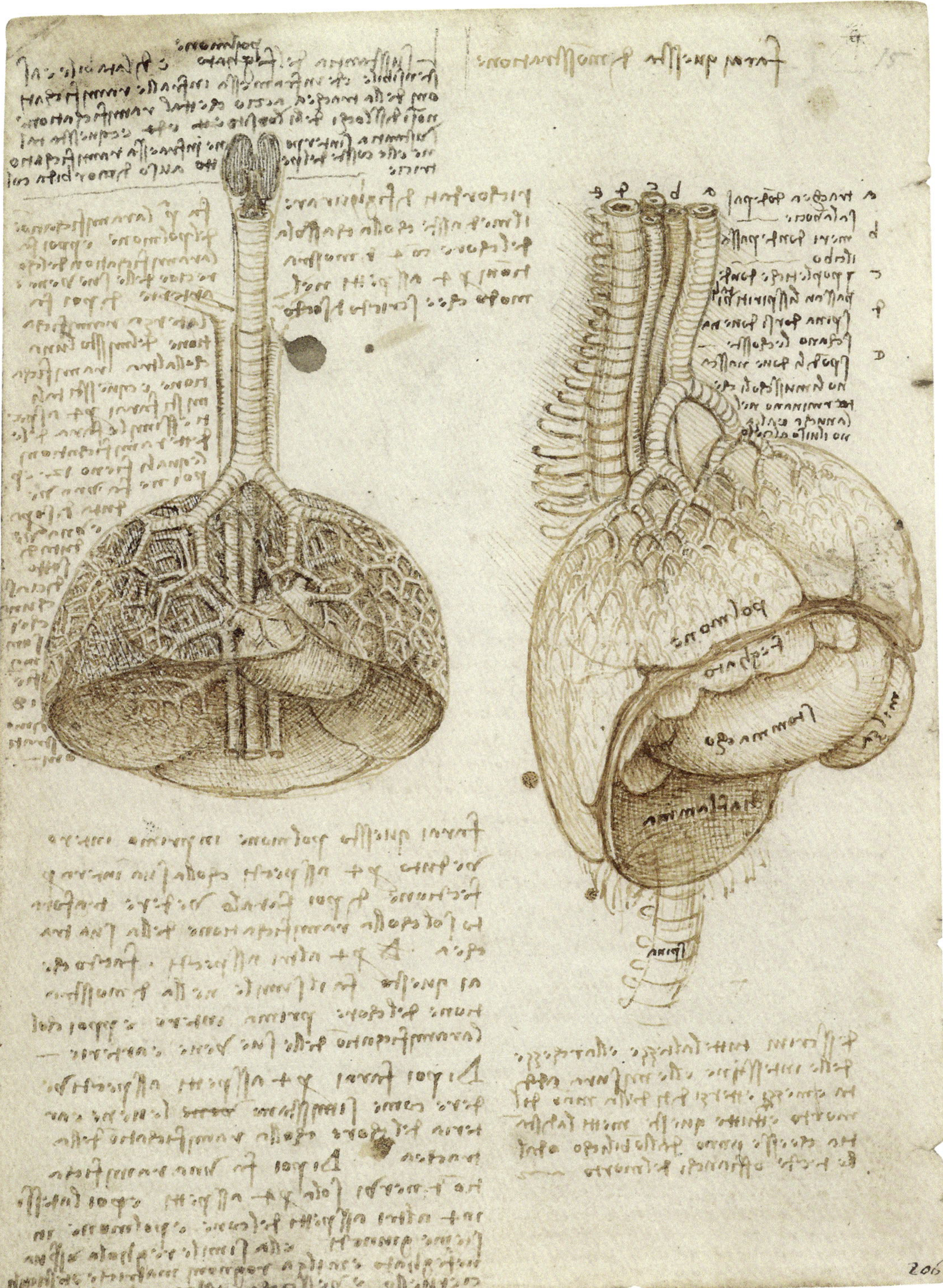

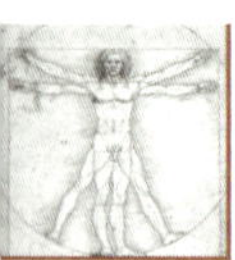
达·芬奇的解剖学研究

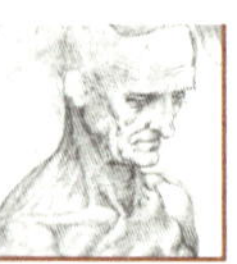
读者说明

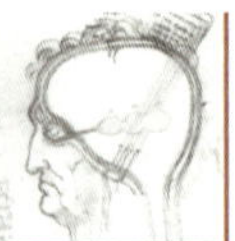
早期解剖学及人体比例研究

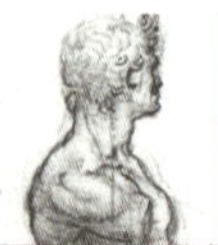
复兴：安吉亚里战役

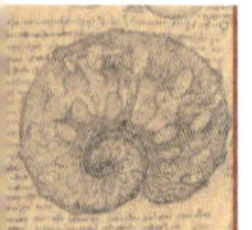
百岁老人：解剖手稿B

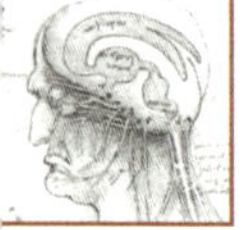
神经学与声音

34 神经系统

1508年
钢笔、墨水
高19.3厘米，宽13.4厘米
RL 19034v；MS B.17v；O' M&S 144；K&P 76v

这张纸上描绘了大脑、脊髓、脊神经及一对颅神经，但这些图更多的是概况，并未描述出许多细节。尽管如此，达·芬奇仍然设法表达出臂丛（第37~39b号笔记）和腰骶丛（第40a号笔记）的复杂性。在脊髓的下端，他画出了终丝，它是延伸到脊髓圆锥以外的尾椎的细长纤维束。达·芬奇将这幅图标注为：“所有神经的树状图，这显示了所有神经是如何由脊髓发出，而脊髓又如何从大脑发出的。”尽管如此，这两幅主要的绘图也都显示了可能从大脑底部下行的左迷走神经和右迷走神经（更多细节见第35号笔记）。

这些绘图在某种程度上履行了第38a号笔记上备忘录中的承诺，“要画出手臂张开的人体及他身上所包含的所有的神经及其相应的功能，你应该以最细致的注意力完成这一工作，特别要注意的是回返神经（喉返神经）及其所有的分支走行。”对身体中心下部的草图中也有类似的注释：“每当描述神经所支配的所有区域时，应画出身体的外部轮廓以表示身体形状。”像这种提醒自己如何完成进一步绘图的备忘录，成为达·芬奇之后几年解剖学笔记的主题之一。

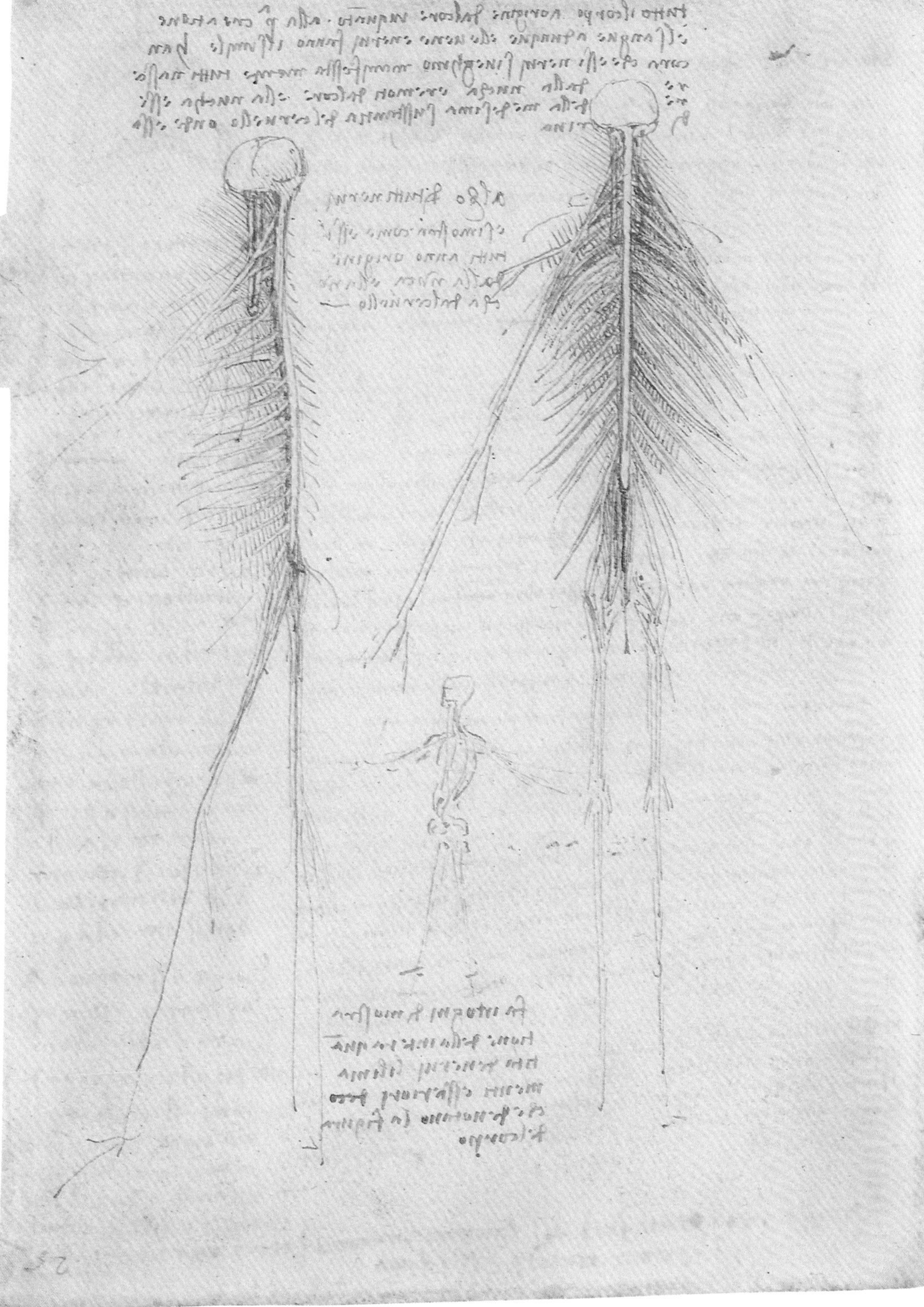

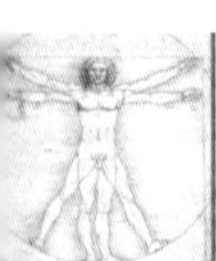
达·芬奇的解剖学研究

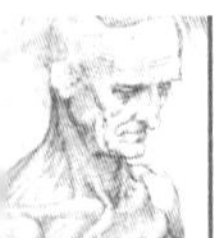
读者说明

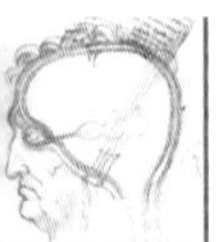
早期解剖学及人体比例研究

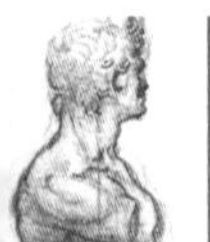
复兴：安吉亚里战役

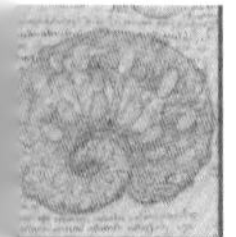
百岁老人：解剖手稿B

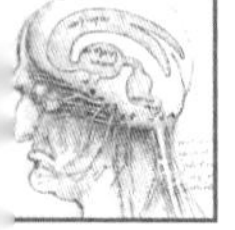
神经学与声音

这幅图与约翰·伊夫林的神经解剖板非常相似，该解剖板现存于伦敦的英国皇家外科医学院的亨特博物馆（图18）。帕多瓦大学的解剖学教授乔瓦尼·莱奥尼·德斯特（Johann Vesling的解剖者）制作了一套（4块）解剖板，这是其中之一。解剖板由脊髓和躯干及四肢的神经构成，解剖出来的神经被粘在木板上并上漆。伊夫林曾在帕多瓦参加过Vesling的讲座，1646年从莱奥尼处购买了这些解剖板；这些解剖板可能是欧洲幸存下来的最古老的解剖学制品，作为一类教学材料，它们与解剖学先驱者达·芬奇、马尔坎托尼奥·德拉·托尔（第28页）以及后来的安德雷亚斯·维萨里都预示了研究型解剖学家的新浪潮可能已经到来。

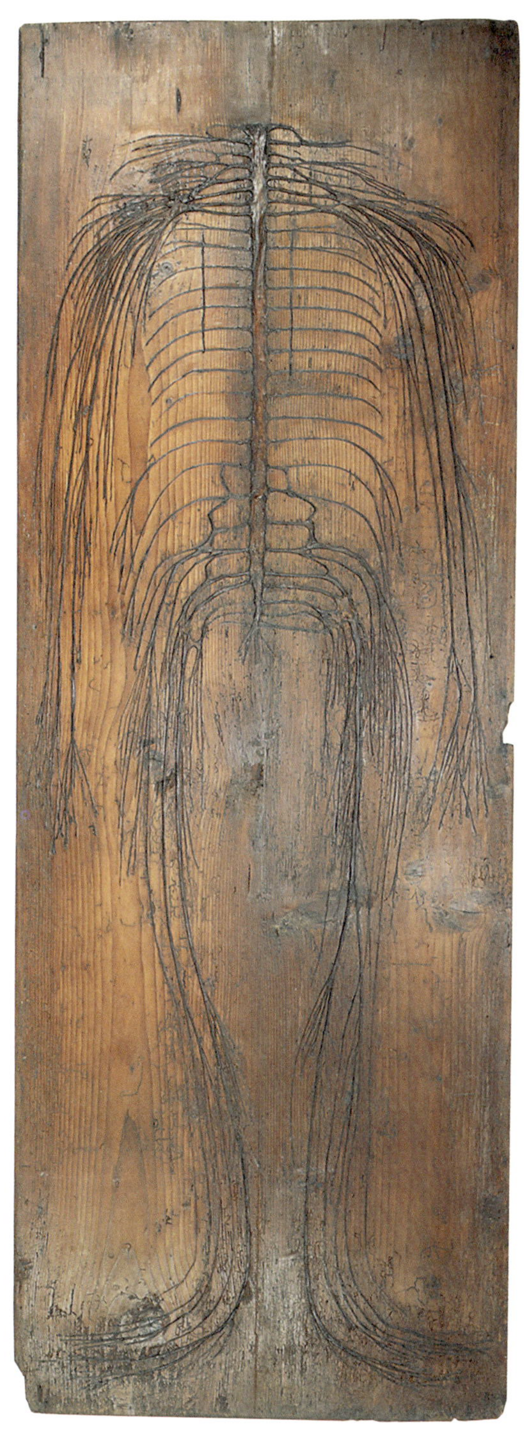

图18 约翰·伊夫林的“第一号解剖板：神经”
乔瓦尼·莱奥尼·德斯特，1645-1646年
嵌入松木板的人体组织
高189厘米，宽77厘米
现存于伦敦，英国皇家外科医学院，亨特博物馆

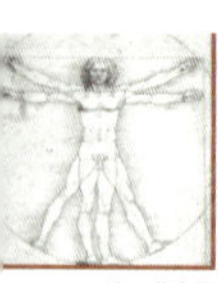
达·芬奇的解剖学研究

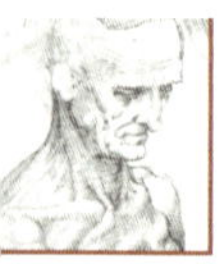
读者说明

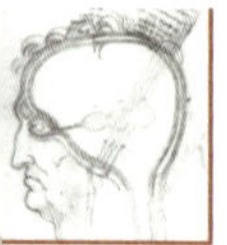
早期解剖学及人体比例研究

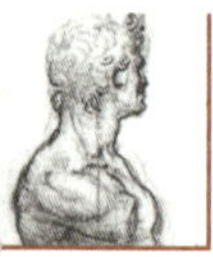
复兴：安吉亚里战役

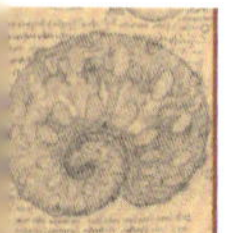
百岁老人：解剖手稿 B

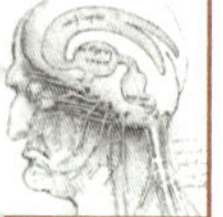
神经学与声音

35 右迷走神经和右膈神经的分布

1508 年
钢笔、墨水、黑粉笔
高 19.3 厘米，宽 13.3 厘米
RL 19050v；MS B.33v；O' M&S 149；K&P 50v

纸张上的大图（被标注为“del vechio”，见第25号笔记）画出了气管向下直到其进入主支气管的分支，下方可以看到通向胃的食管。达·芬奇准确地画出了右迷走神经的路线，它从气管右侧向下，然后沿着食管前进，最后缠绕在胃小弯上。紧靠神经上部左侧的是颈内静脉和颈动脉，它们垂直向下延伸并与锁骨下静脉和锁骨下动脉相连接，分别构成右头臂静脉和右头臂动脉。再向左则是稍微弯曲的颈外静脉，没有相应伴行的动脉 。

从这些血管的后方可以看到臂丛（第37~39b号笔记），右膈神经（膈肌运动的血供来源）从n通至m，并伴行有尺寸被夸大的心包膈血管。大约在气管全长的中点处可以看到，右喉返神经从右迷走神经处分叉，缠绕在头臂血管上并向上前行，分布于气管和喉之间。达·芬奇混淆了这个部位的解剖：实际上，头臂动脉及其分支位于相应的静脉的后方；迷走神经从动脉分支的前方经过，喉返神经在下方向后呈环状。

图示下方的笔记则提醒达·芬奇去“观察反向神经（喉返神经）是以何种方式将感觉传递到气管环，哪些肌肉让气管环运动，以发出低音、中音和高音”（参见第51号笔记）。右图显示了气管和近端支气管的纵切面，以及通常被称作气管环的软骨结构 。这些软骨结构实际上呈“C”形，并且相对于脊椎的结构来说，并不完整；达·芬奇认为，这是为了给走行在颈骨和软骨结构间的食物（食管内）提供空间。

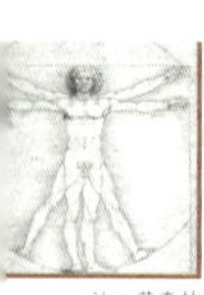
达·芬奇的解剖学研究

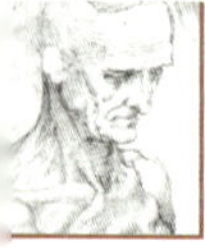
读者说明

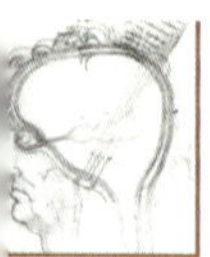
早期解剖学及人体比例研究

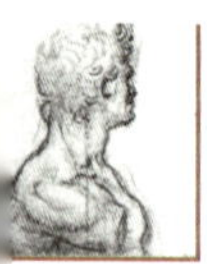
复兴：安吉亚里战役

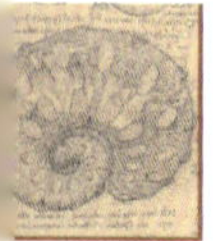
岁老人：解剖手稿 B

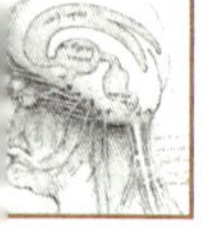
神经学与声音

36 脑神经

1508年
钢笔、墨水、黑粉笔
高19.0厘米，宽13.6厘米
RL 19052r；MS B.35r；O' M&S 148；K&P 55r

在这幅图中，达·芬奇描述了他对大脑进行解剖的方法：

> 缓慢取出位于颅底骨和脑实质之间硬脑膜的边界处的脑实质。然后记录下来硬脑膜连同神经穿入颅底骨与软脑膜形成鞘的所有部位。……努力提起软脑膜，从边缘开始，一点点观察上述结构穿出的部位的情况，首先从左侧或右侧开始观察，并且将其完整地绘制下来。然后观察穿出部位的背面，这会从另一个方面证实上述的描绘是否正确，左右侧结构是否相同。如果发现差异，可以查阅其他的解剖结果来明确这种变异是否普遍存在于所有人中。

尽管对软的、未固定的脑组织进行处理会遇到困难，但这种一丝不苟的方法仍然使得达·芬奇对颅神经的复杂理解达到惊人的程度。例如，达·芬奇在14号笔记中所指出的“软脑膜”的薄膜结构就是我们现在所说的蛛网膜。

在主图中，达·芬奇将被称作海绵窦的结构打开，以此展示出眼眶附近的神经，以及颅前窝和颅中窝。

首先，双眼之间的是嗅神经（脑神经I或CNI），可以看到嗅球的存在。从眼睛后方发出的是视神经（CNII），在视交叉处交叉并作为视束延续。从左眼顶部通过的是进入眶上神经和滑车上神经的额神经分叉（三叉神经眼分支的衍生，CNV）。在下方可以看到动眼神经（CNIII），后颅窝内三叉神经的根部，然后是三叉神经的眼分支、上颌分支和下颌分支。

在左上角的图中，移除骨组织，以求清晰显示各神经间的关系。在保留嗅神经和视神经的独特特征的同时，达·芬奇简单地将大部分其他神经连接在一起，形成单一的结构。

纸张下方的图示为女性腹部的血管，原来所画的肚脐被划掉，并重新将其在正确的位置，即大血管的分叉处加以描绘。脐静脉和脐动脉显示为正常血管（如第31b号笔记和其他笔记所示）。

[illegible]

[illegible]

[illegible]

[illegible]

[illegible]

[illegible]

[illegible]

[illegible]

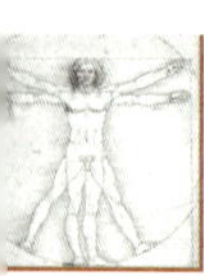
达·芬奇的解剖学研究

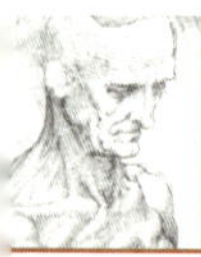
读者说明

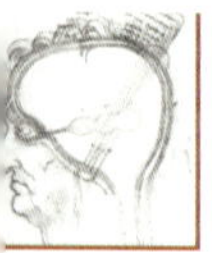
早期解剖学及人体比例研究

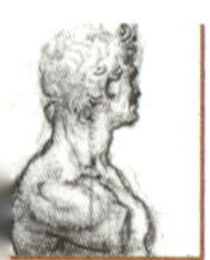
复兴：安吉亚里战役

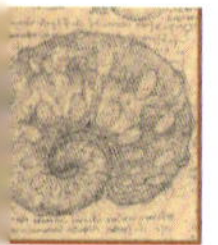
百岁老人：解剖手稿 B

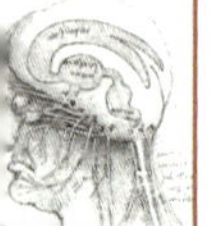
神经学与声音

37 臂丛

1508年
钢笔、墨水、黑粉笔
高19.3厘米，宽14.3厘米
RL 19020v；MS B.3v；O' M&S 156；K&P 57v

主图被标注为“del vechio”（“老人”）是因为达·芬奇在解剖标记第25号笔记的那位百岁老人时他的解剖知识获得了显著的提高，这幅图就是最好的证明。

臂丛类似一个从脊髓发出支配手臂的神经网络。而这幅图精确描绘出臂丛发源于5支神经根（颈髓神经5~8的前支和胸髓神经的第一支）。这5支神经根，像达·芬奇所描绘的那样，汇聚成三条神经干——上部或顶部、中部、下部或底部。在神经干分离成前支和后支的部位，束的分支和终末分支变得更加难以描绘：虽然正中神经和尺神经的一些皮支和终末支可以被观察到，但是，达·芬奇在纸张中间靠左所记录的凌乱和有大量涂改的笔记则暗示，他为了明确每根神经的走行及目的地所付出的巨大的努力。同时，随着尸体腐烂程度的加深，他的工作难度也随之成倍的增加。因为在这种情况下，神经根和神经干膜会很容易彼此脱离。

达·芬奇在描绘颈椎的草图中，错误地将原有的7个颈椎画成了12个，并且其从椎骨发出的方式也描绘得非常模糊。在右下两个透视图中，沿着颈椎走行的颈内静脉和颈总动脉再次出现，其中血管各部分被分开并且具有横截面。在胸椎右侧（身体右侧非视线右侧），似乎是从脊神经和肋间神经向下发出的是控制内脏神经系统的交感神经干和胸部内脏神经的组成部分。

草图顶部的大篇注释，讨论的是肌肉的总体功能。达·芬奇提醒自己要将神经系统、肌肉系统和血管系统互相独立地描绘出来，因为“这将会对处理伤口的人有非常显著的作用”。达·芬奇在主图旁边写道：“5支神经根中只要有1支未被砍断就足以维持手臂的感觉功能。”这与达·芬奇之前数千年的解剖学基础知识具有一致性，他的伟大前辈盖伦早在公元二世纪时就已经在其四年角斗士医生工作中获得了大量资料。

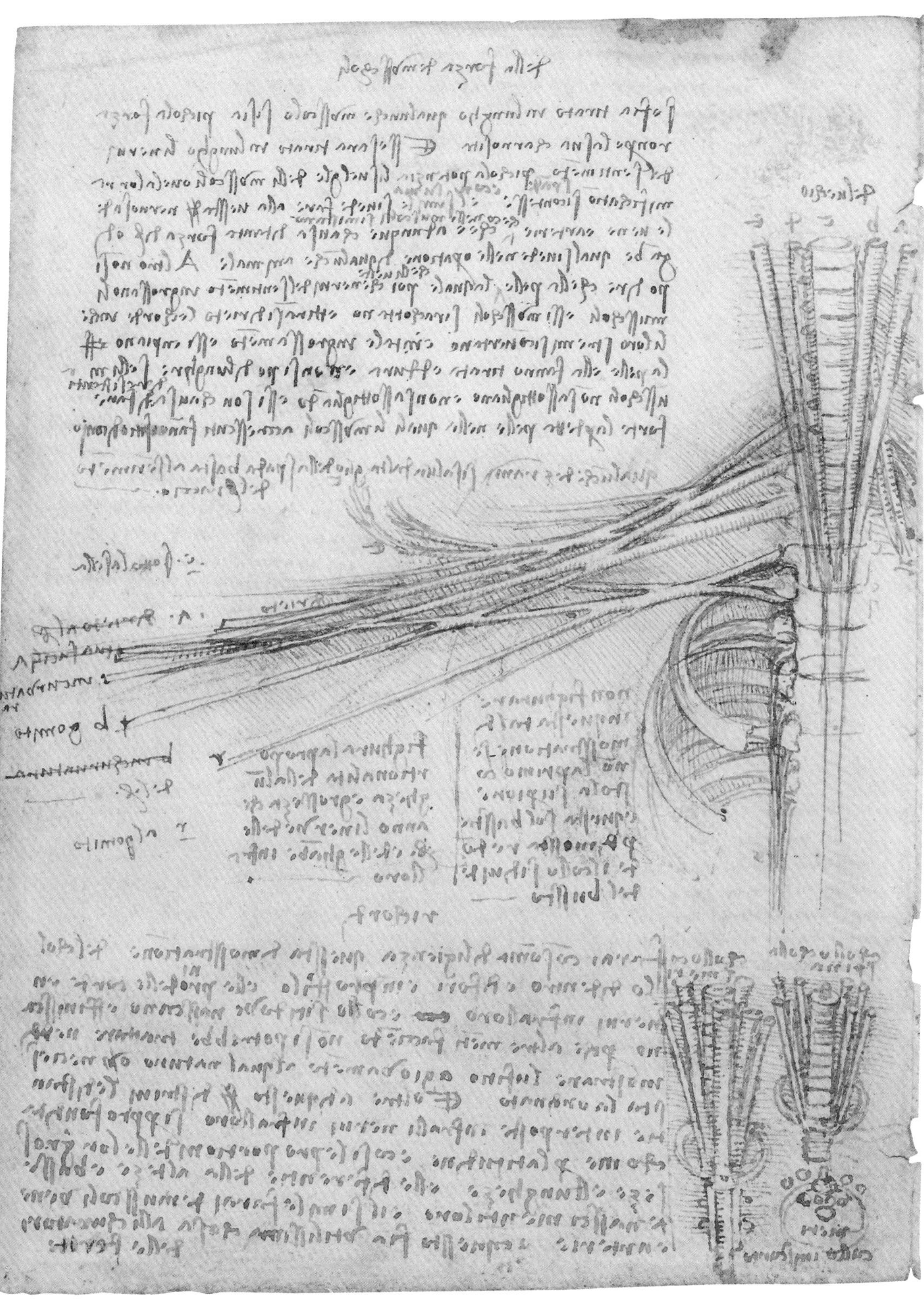

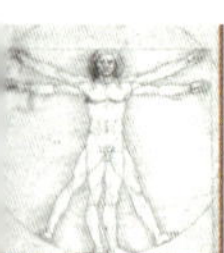
达·芬奇的解剖学研究

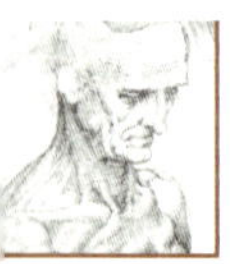
读者说明

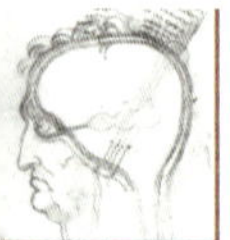
早期解剖学及人体比例研究

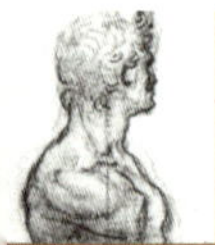
复兴：安吉亚里战役

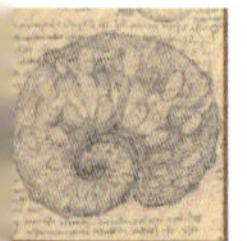
百岁老人：解剖手稿 B

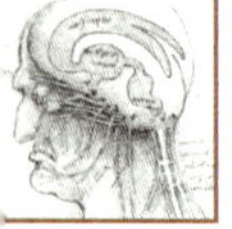
神经学与声音

38a 臂丛和手臂的神经

1508 年
钢笔、墨水、黑粉笔
高19.1厘米，宽13.7厘米
RL 19040v；MS B.23v；O' M&S 157；K&P 63v

这幅图是将手臂伸出，从背面描绘出臂丛及其右臂的相应神经走行的。将图纸逆时针旋转则会更有助于理解。这些图描绘了被相应神经支配的肌肉；在右侧标注有四处肌肉群，分别为“肩部”（三角肌），“肱骨”（可能是肱肌），“手臂上的鱼”（肱二头肌）和“肘部的肌肉”（肱三头肌）。达·芬奇认为，当神经走行在肌肉内部时，会形成分支，并独立包裹相应的肌纤维，当受到刺激时，可引起相应肌纤维的收缩（参见第38b号笔记上另一侧所引用的段落）。在这幅图中，臂丛只画出了4支神经根，与3号笔记中描绘的一样，但其实正确的神经根数量应该是第37号笔记中所描绘的5支。左图中，尺神经和桡神经在手部的分布是正确的——这展示出达·芬奇在64a号笔记完成之前的许多年前就掌握了一定水平的解剖技能。

草图的下半部分是达·芬奇对于完成他相应论著的其中一些计划。值得注意的是与以前的计划（例如，第11b号笔记）相比，这些计划的重点完全在于解剖学，对生命现象没有明显的关注。他用“dimosstralione”一词强调了该著述的教学性质。达·芬奇不加区别地使用“nervi”表示神经、肌腱或韧带，使得这一列表稍有混淆；除从上下文可以得知明确含义的注释外，不对其他注释进行翻译，仅将其列于下方。

没有肠的网膜示意图；锯开的骨骼示意图；完整的骨骼示意图；骨骼和神经的示意图；骨骼和静脉的示意图；神经和肌肉的示意图；静脉和肌肉的示意图；骨骼和肠的示意图；肠系膜和肌肉的示意图；精神部分（胸腔脏器）的示意图；女性示意图；骨骼、神经和静脉的示意图；神经的单独示意图（参见第34号笔记）；骨骼的单独示意图；锯开骨组织的肌腱示意图；附着在骨组织上的肌腱示意图；互相连接的骨组织和韧带（韧带很短，特别是与椎骨相连的韧带结构）的示意图。

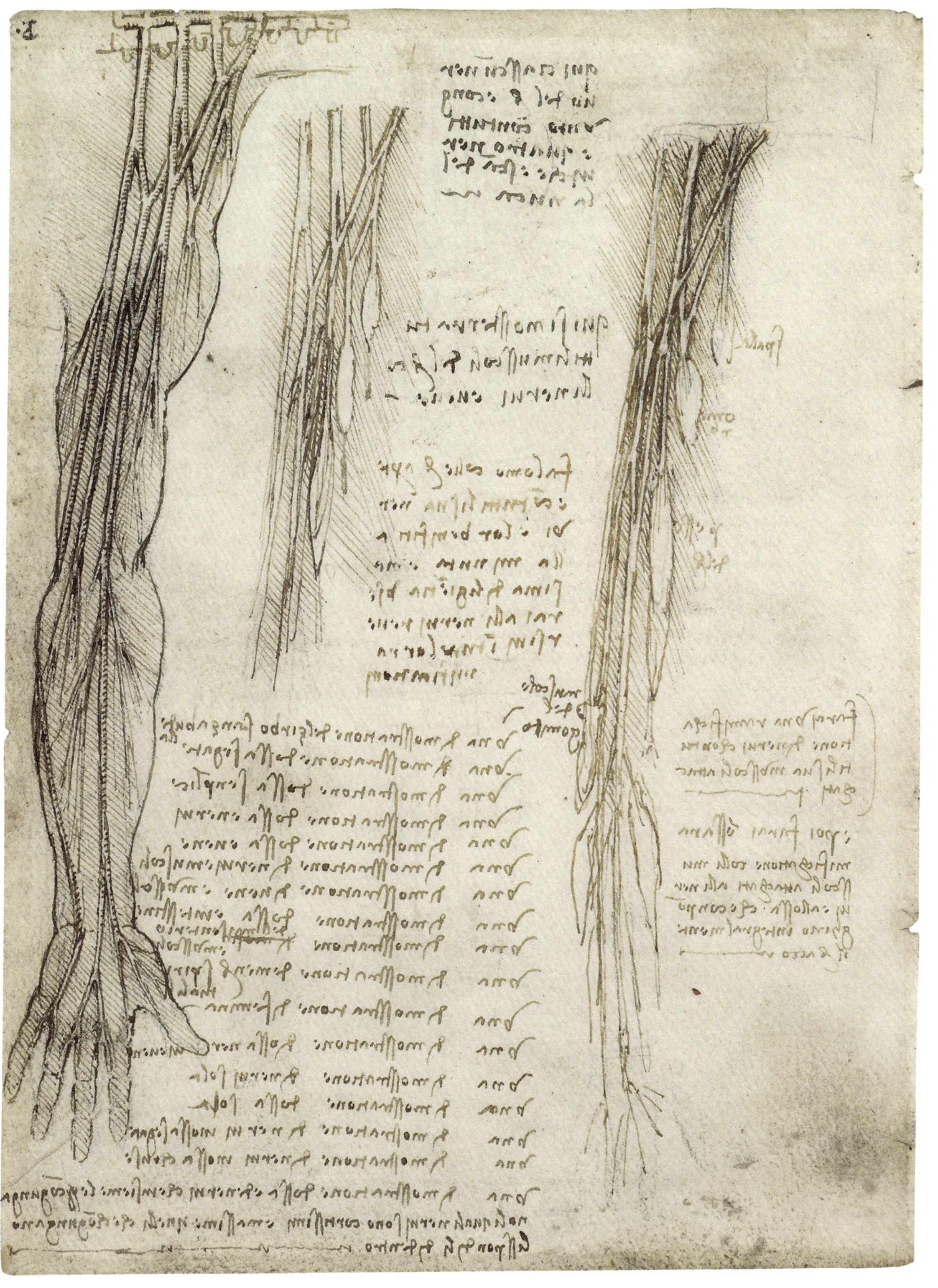

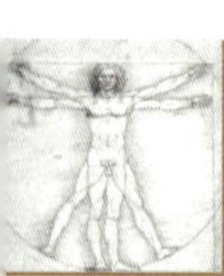
达·芬奇的解剖学研究

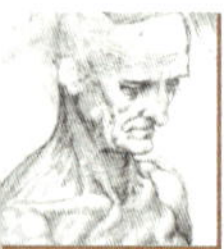
读者说明

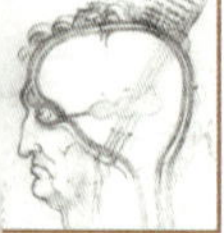
早期解剖学及人体比例研究

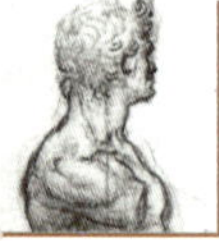
复兴：安吉亚里战役

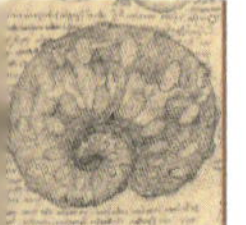
百岁老人：解剖手稿 B

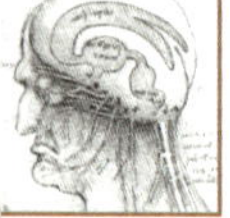
神经学与声音

38b 臂丛

1508年
钢笔、墨水、黑粉笔
高19.1厘米，宽13.7厘米
RL 19040r；MS B.23r；O' M&S 155；K&P 63r

39a 臂丛

1508年
钢笔、墨水、黑粉笔
高19.3厘米，宽13.8厘米
RL 19021v；MS B.4v；O' M&S 154；K&P 62v

39b 臂丛和脐血管

1508年
钢笔、墨水、黑粉笔
高19.3厘米，宽13.8厘米
RL 19021r；MS B.4r；O' M&S 131；K&P 62r

第38b~39b号笔记上的四幅主图构成了关于臂丛的一系列示意图（见图37）。首先，在第39a号笔记上，达·芬奇画出了七个颈椎和前两个胸椎，以及锁骨和前两对肋骨，中间的间隙可能是胸骨所在的位置间隙，椎骨两侧的臂丛由脊神经构成。在第二幅图，即第38b号中，椎骨被纵向切开，以展示出脊椎内的脊髓及两个平行的辅助结构。该图正下方的第三幅图描述了孤立神经的排列方式，颅底部也被包括在内。第四幅图，即第39b号笔记中单独画出了骨骼，以及应当容纳这些神经的腔隙。在第39a号笔记中达·芬奇还给出了进入大脑的脊髓和辅助结构的两个细节。第38b号笔记的右上角所画的则是脊髓的膜状性质。

尽管这些概要图可能是达·芬奇对臂丛理解的最终表达，但实际上，它们的准确性并不如随意画出的第37号笔记。这几幅图中所画出的四个脊神经根是错误的，正确的数量应该是五个，而且臂丛的分支模式被过度简化。脊髓两侧的结构可能是交感神经干，即一对平行于脊髓的神经纤维和神经节，从交感神经干发出的神经既进入脊髓神经，又从颈椎横突的小孔（洞）穿过。神经从躯干的上神经节发出，经过颈动脉管进入颅骨，并与颈内动脉伴行，但交感神经干本身不进入颅骨。

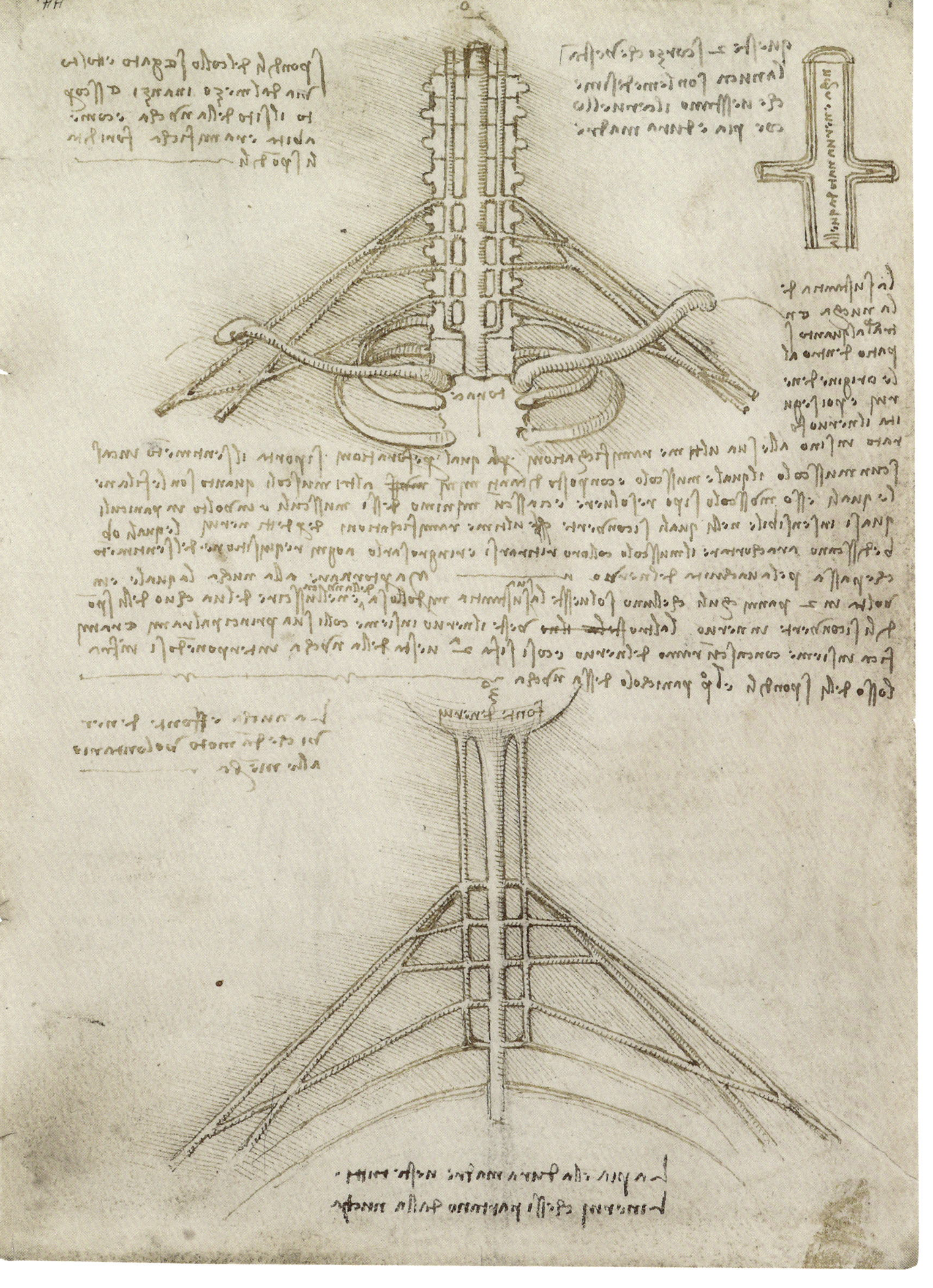

达·芬奇的解剖学研究

读者说明

早期解剖学及人体比例研究

复兴：安吉亚里战役

百岁老人：解剖手稿B

神经学与声音

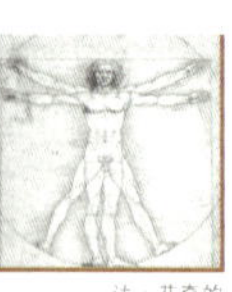

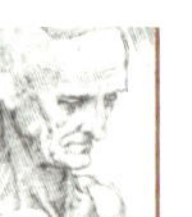

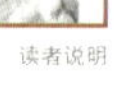

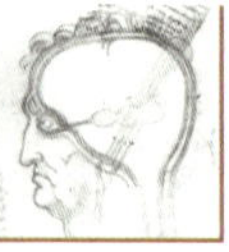

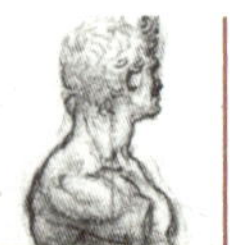

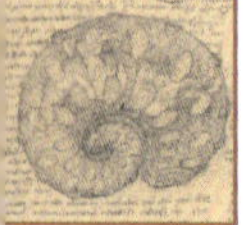

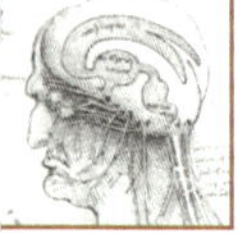

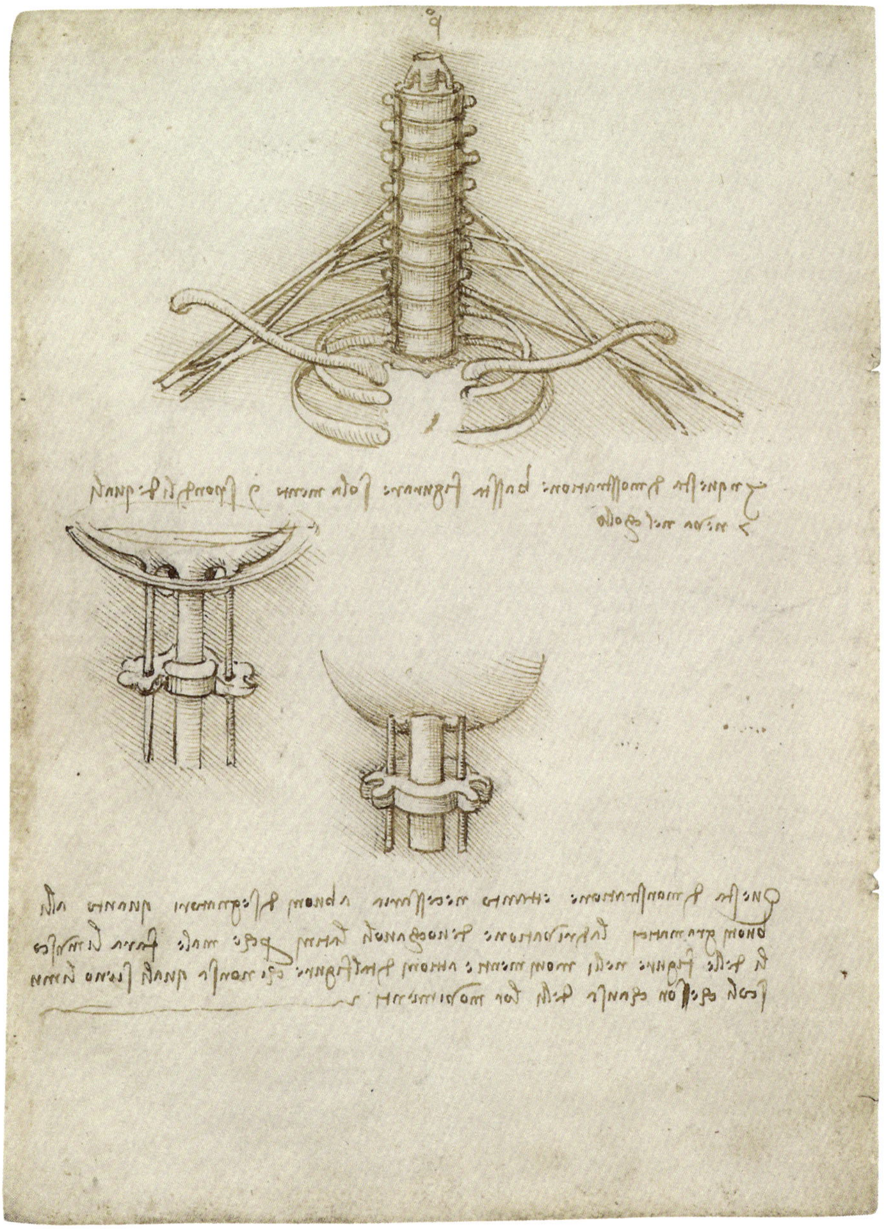

交感神经干位于横突的前方，在臂丛的形成中所起到的作用并不重要；以这种方式存在并穿过颈椎的结构实际上是椎静脉和椎动脉。交感神经干的外观在其从胸部进入颈部的过程中变化很大：位于胸部时它是相当规则的，每一层都有神经节及连通的分支。但在第一肋骨上方，交感神经干只有三个神经节，且直径要小很多。

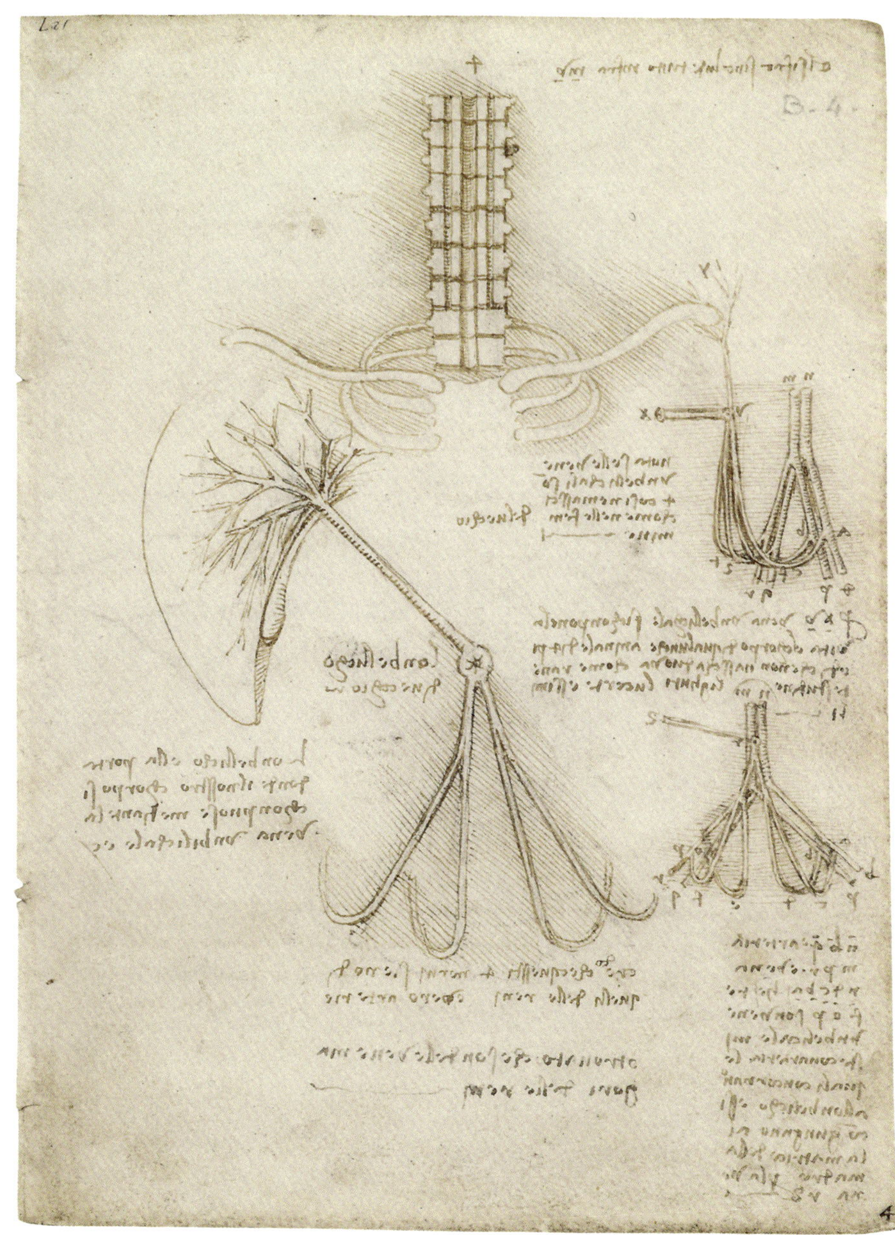

达·芬奇可能对这种变异感到十分困惑：即使在使用现代解剖方法并且知道解剖后的样子的情况下，这仍然是一处非常困难的区域。

第39b号笔记的下半部分的绘图是对“百岁老人”的脐静脉和脐动脉的另一次检查，正如第31b、第36号笔记及其他页笔记所研究的那样。

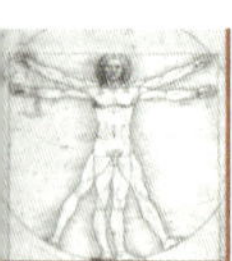
达·芬奇的解剖学研究

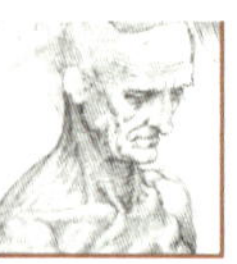
读者说明

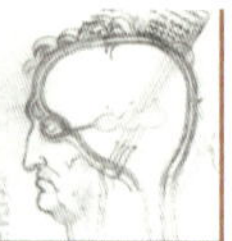
早期解剖学及人体比例研究

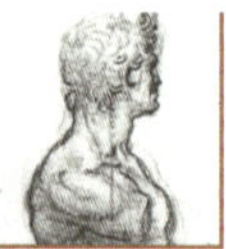
复兴：安吉亚里战役

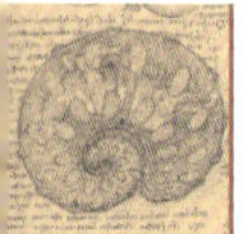
百岁老人：解剖手稿 B

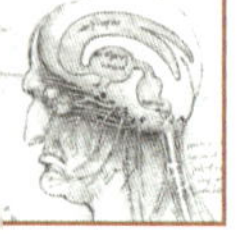
神经学与声音

40a 腿部的肌肉和神经

1508年
钢笔、墨水、黑粉笔
高19.2厘米，宽14.0厘米
RL 19035r；MS B.18r；O’M&S 161；K&P 77r

纸张左侧是一幅相当怪异的关于骶神经丛的绘图，骶神经丛是由脊髓神经构成复合体，也是坐骨神经的起点（参考臂丛的第38b~39b号笔记）。末尾腰椎与骶骨（画有其明显特征）之间的脊柱扭转了近90度，骶神经丛的神经似乎直接从骶骨的骨骼处而非脊髓发出。绘图的下半部分为构成坐骨神经的胫骨和腓骨，达·芬奇将坐骨神经的终点画在了脚部：

> 在f g h处（骶神经丛）出现的是神经，它们的分支在a b处缠绕于膝盖下方的小腿肌肉上。继续向下，它们在c d处缠绕于第二组肌肉上，最后，它们在踝骨后方的e f处弯曲，然后从脚的下方通过。

在右图中，缝匠肌的两端被切除（为符合第40b号笔记另一侧的研究，将两端标记为a和b），以此显示出内收集管（Hunter管）的神经与血管成分——可能是股浅动脉（股深动脉向顶部分叉）及股神经的隐静脉分支。可以看到股四头肌群的一些组成部分，以及半膜肌和半腱肌嵌入膝盖内侧的部分。这项研究与大约二十年前进行的第5号笔记上的研究非常相似，这也许是达·芬奇对人体组织进行解剖的第一个证据。

右侧的注释及其下方的两个小图简单地表达了达·芬奇喜欢的说明技巧之一：

> 请记住，当你为了露出另一块肌肉而将肌肉取走时，切记不要改变四肢的轮廓。如果你确实取走了肌肉，其边界在取走的地方构成了一个四肢的轮廓，你必须用点来标记这个四肢的边界……这样做是为了让你所描述的四肢形状不会因为其部件被拿走而留下畸形的东西。除此之外，正是因为将某些部分取走，以此露出各部分的真实形状，人们才能对整体有更深入的了解。

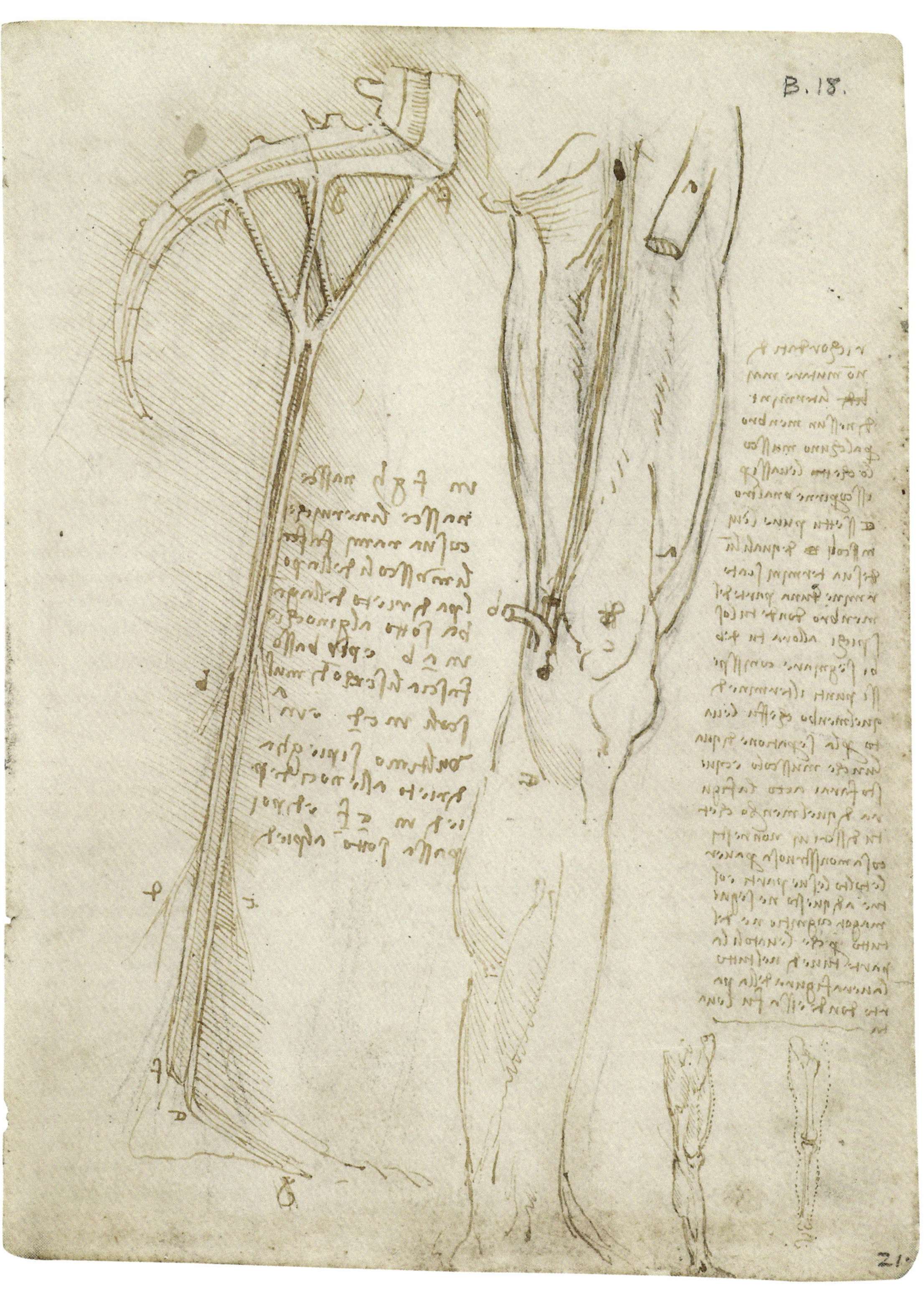
B. 18.
21.

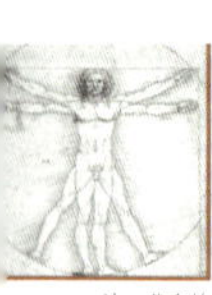
达·芬奇的解剖学研究

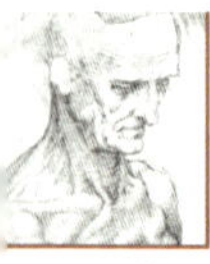
读者说明

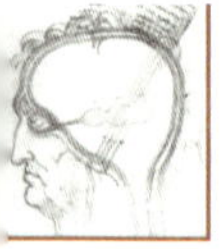
早期解剖学及人体比例研究

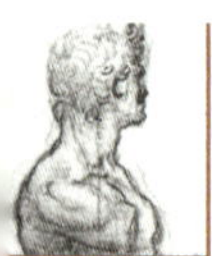
复兴：安吉亚里战役

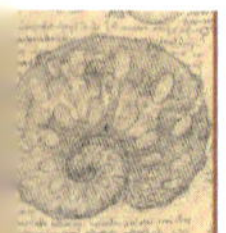
百岁老人：解剖手稿B

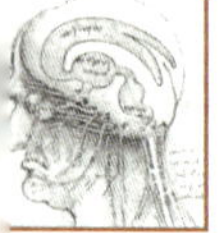
神经学与声音

40b 腿部的肌肉

1508 年
钢笔、墨水、黑粉笔
高19.2厘米，宽14.0厘米
RL 19035v；MS B.18v；O' M&S 68；K&P 77v

这张纸上的两幅图展示了达·芬奇对左腿肌肉的熟练研究。长缝匠肌明显可见，并在两幅图中分别标记为a b；尽管达·芬奇没有画出髂胫束（嵌入阔筋膜张肌和臀大肌的腱膜部分），阔筋膜张肌仍被标记为c。在大腿的正面，股直肌、股四头肌和股外侧肌，以及股四头肌群的组成部分可以清楚地区分开来。

在左边的图中，为显示出包括腓肠肌和比目鱼肌在内的小腿肌肉，达·芬奇将腿部旋转了一点角度。大腿内侧的肌肉（包括股薄肌、大收肌和长收肌）则未加以区别，都被标记为“il lace（rto）”，字面意思是“蜥蜴”——达·芬奇通常用这个词来表示长而相对较窄的肌肉。这个词与“musculo”（来自拉丁语中的“小老鼠”）不同，后者通常指一般的肌肉以及特指短而圆的肌肉。

在右下方的注释中，达·芬奇试着去分析这些肌肉完成的动作：

> “蜥蜴a b”（缝匠肌）和“蜥蜴a c”（阔筋膜张肌）用来将大腿向前方抬起。此外，它们还负责大腿的横向运动，也就是大腿的展开（向外）和收窄（向内）。在使大腿展开（向外）时，肌肉a c会增大和缩短。“蜥蜴a b”通过缩短而实现运动过程。
>
> 关于大腿的旋转运动。一部分大腿向左侧和右侧的旋转运动由上述肌肉完成，即肌肉a c让大腿向内侧旋转，“蜥蜴a b”让大腿由内侧向外旋转；两组肌肉合力将大腿抬起。

在左上方的注释中，达·芬奇写道：“我想将肌肉或“蜥蜴a b”（缝匠肌）分离出来，并展示出从其下方经过的结构”。在第40a号笔记的另一侧，他确实是这么做的。

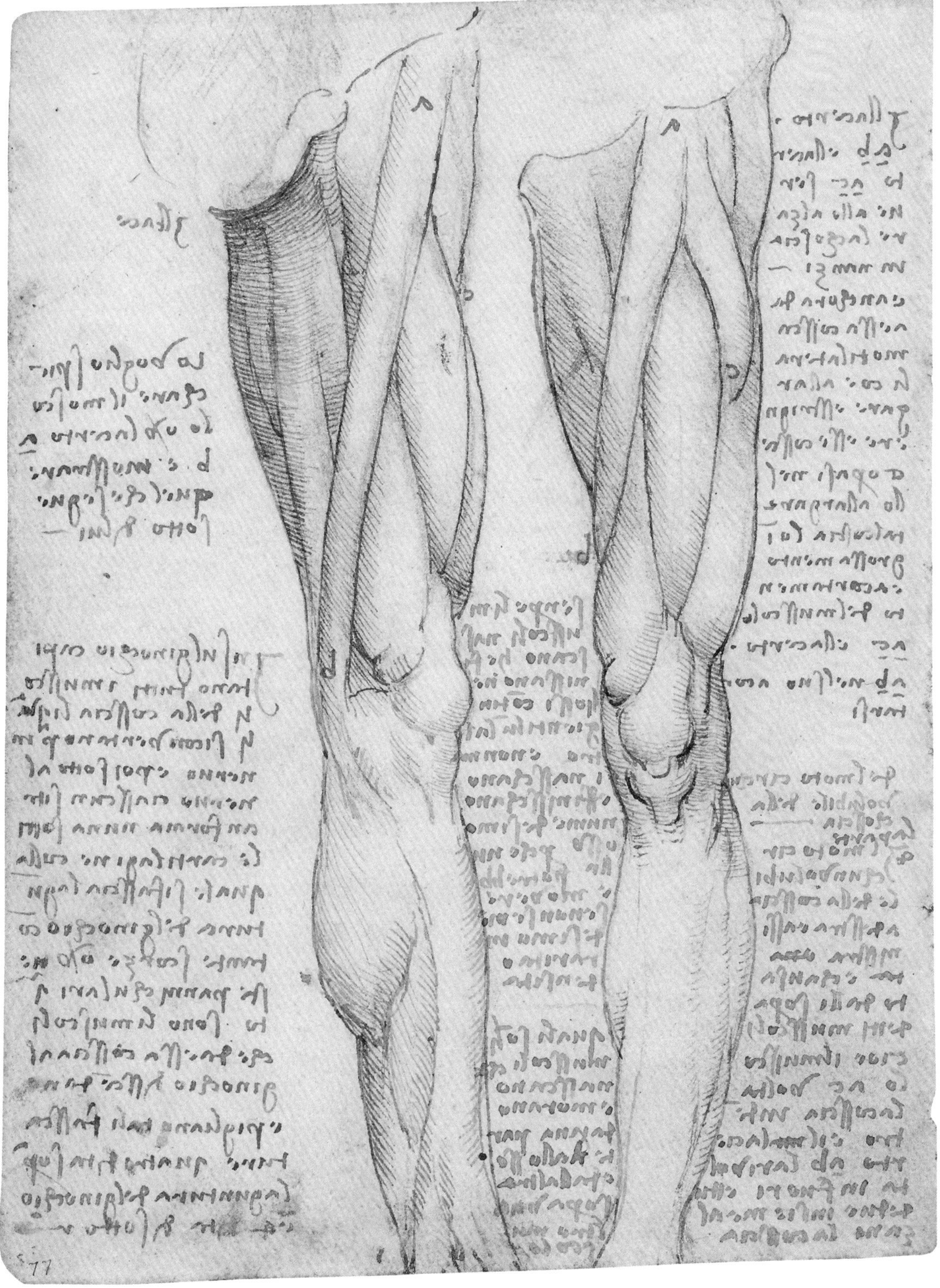

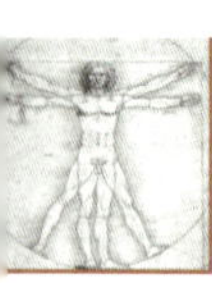
达·芬奇的解剖学研究

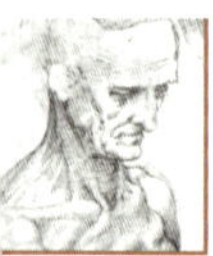
读者说明

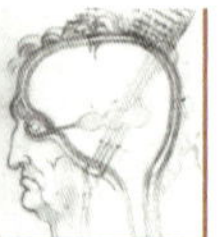
早期解剖学及人体比例研究

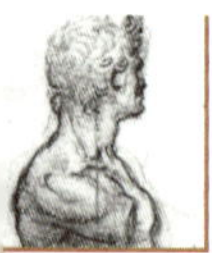
复兴：安吉亚里战役

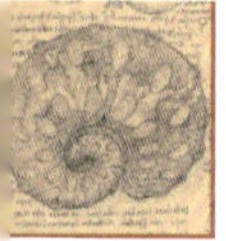
百岁老人：解剖手稿 B

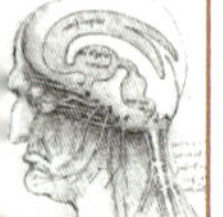
神经学与声音

41 腿部的肌肉

1489年和1508年
钢笔、墨水、黑粉笔
高19.0厘米，宽13.8厘米
RL 19037r；MS B.20r；O' M&S 71；K&P 81r

为了将股骨露出并展示缝匠肌（在大腿正面呈对角线状，见第40a~b号笔记）、半腱肌（在我们的视线中位于缝匠肌的右后方）和阔筋膜张肌（位于每幅图的左侧边缘处）的位置和动作，达·芬奇将右大腿上的大部分肌肉移走，特别是股四头肌。左侧的图中描绘有小腿上的腓肠肌和比目鱼肌；在第二幅图中，为露出胫骨和腓骨，达·芬奇将腓肠肌和比目鱼肌移除。而且为了更加清楚地展示它们的起源和嵌入，达·芬奇还将大腿肌肉的厚度进行了缩减。

缝匠肌在膝盖弯曲时负责使腿部向内侧转动（膝盖向外、脚向内）——当膝盖完全伸展并固定于该姿态时，上述动作无法完成——但是没有任何注解对这一动作进行明确的探讨。相反，令人费解的是，达·芬奇似乎暗示，他已经在这里描绘出了所有负责大腿向上运动及膝盖屈曲的肌肉：

> 这个从不同角度完成的示意图中记录了所有能够使腿部移动的肌肉；附着在骨盆边缘（髂嵴）上的肌肉，使大腿从膝盖向上移动的肌肉同样起于此处；还有在人跪下时使膝盖弯曲的肌肉。

本页顶部的五行注释实际上是这一笔记本的早期编写阶段，即1489年写成的。这些注释列出了达·芬奇所计划的著述中可能要研究的主题（参见第11号笔记）：

> 肩膀向上及从脾脏到肺的静脉分支；
>
> 神经的分支及通向心脏的反向神经；
>
> 肠的形状和位置；
>
> 肚脐的附着处；
>
> 躯干和腰部的肌肉。

9

la ramificatione delle vene [illegible] dalle spalli in su e della [illegible]

la ramificatione de' nervi [illegible] e de' nervi riversivi [illegible]

della [illegible] figura e sito delle vertebre

[illegible]

li muscoli del corpo e [illegible]

Nota [illegible]

[illegible]

[illegible]

[illegible] come li [illegible] muscoli che muovano la gamba [illegible]

[illegible]

nota [illegible]

Li nervi muscoli [illegible] nelli nervi movimenti della [illegible]

[illegible]

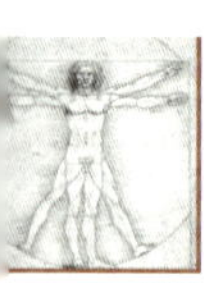
达·芬奇的解剖学研究

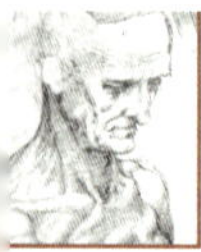
读者说明

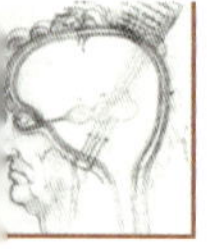
早期解剖学及人体比例研究

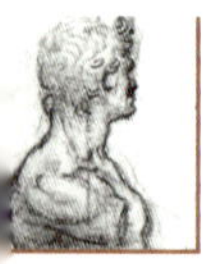
复兴：安吉亚里战役

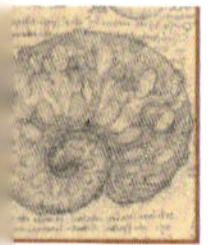
百岁老人：解剖手稿 B

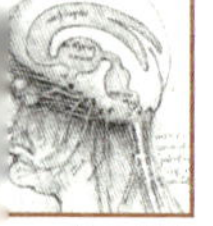
神经学与声音

42 背部和手臂的肌肉

1508年
钢笔、墨水、黑粉笔
高18.9厘米，宽13.7厘米
RL 19044r；MS B.27r；O' M&S 15；K&P 47r

在这些相当怪异的绘图中，达·芬奇故意夸大了背部和手臂的肌肉。他不仅使用笔和墨水（不加冲洗）描绘肌肉的外形，而且还用颜色较深的墨水在一些肌肉的周围画上了线条。尽管达·芬奇所画的手部表面背部和下方肌肉组织的形状有些与众不同，但大多数肌肉组织都是可辨认的。这表明，通过把表面观察与解剖相结合，达·芬奇已经熟悉了肌肉的排列，但仍然无法确定其形式和功能。

斜方肌被表现为至少两块不同的肌肉，在脖子底部的隆椎的两侧和下方。在背部的中部区域，背阔肌呈现为与该肌肉作用方向不一致的一系列凸起；三角肌同样被分成许多凸起。因此，无法判断其终点或是冈下肌的起点。在左侧的研究中，可以清晰地辨认出手腕和手的肱二头肌、腕肌和长伸肌，而且拇指的露出肌肉通过手腕被标注在前臂的上边界处。

这张笔记上三片区域的内容都是有计划性的：达·芬奇称，他打算分析身体上的每一块肌肉，从脊柱开始，在添加神经、血管和内脏之前先逐渐用肌肉将其“覆盖”。他还打算分析不同体型的人体内肌肉形状的差异：

> 瘦人体内最明显的部分在肌肉发达的人体内（同样）更加明显，同样在肥胖的人中也是如此。不过，我将在下方描述，肥胖者的肌肉形状与肌肉发达者的差异。

没有证据可以表明，达·芬奇曾经编写过这样一份调查报告，或是实现第64b号笔记上所记录的类似意图，以确定“不管多么肥胖，人体永远不会长胖的部位，以及相比其他部位长胖更明显的部位——即身体的脂肪分布。这种对不同身材类型者的关注可能对艺术家有很大的用处，这一点也是阿尔布雷希特·丢勒1528年所出版的《人体比例研究》一书中占据统治性甚至压倒性的主题之一。

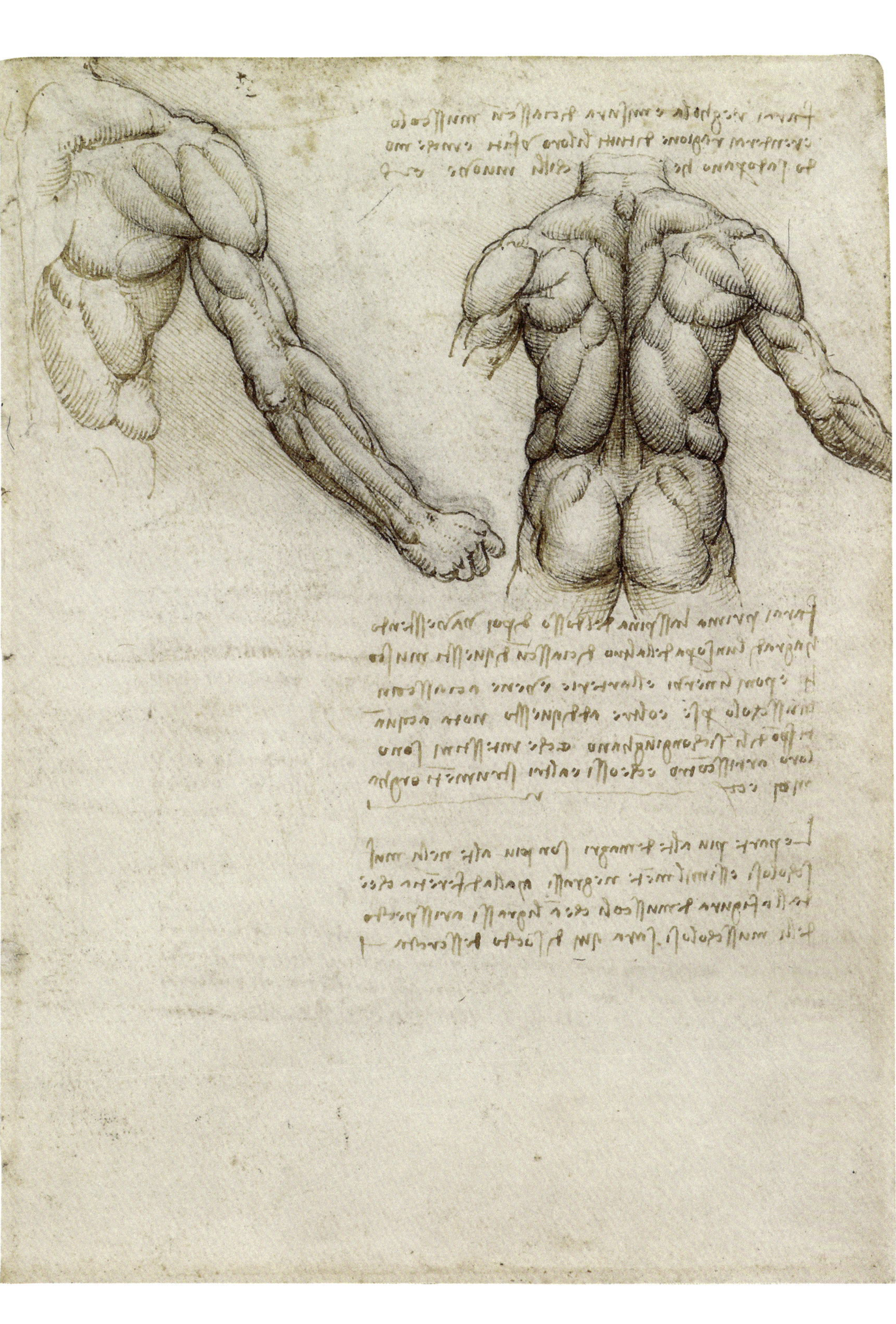

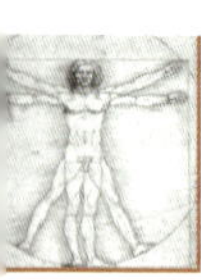
达·芬奇的解剖学研究

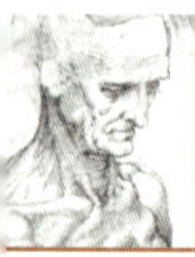
读者说明

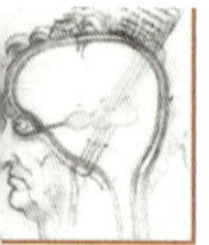
早期解剖学及人体比例研究

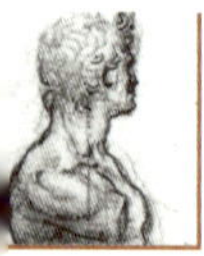
复兴：安吉亚里战役

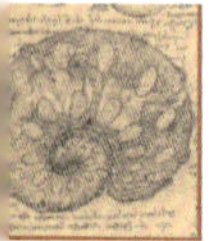
百岁老人：解剖手稿 B

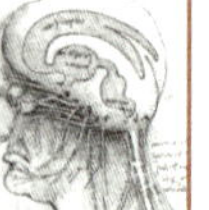
神经学与声音

43 人体躯干的肌肉

1508 年
钢笔、墨水、黑粉笔
高 19.3 厘米，宽 14.0 厘米
RL 19032v；O' M&S 19；K&P 74v

这张笔记上的主图仍然是对解剖和表面观察所获得的信息的混合。虽然只画出了肌肉的样子而没有其起源或嵌入，但它们的呈现却比肌肉最发达的人还要明显。为显示出躯干侧面的肌肉，达·芬奇将手臂切除：前锯肌被分为五块（字母标注为 n m o p q），它与腹外斜肌（a）互相交叉，形成“锯齿状”的外观，前锯肌即因此得名。腹外斜肌被插入横穿腹部前方的腹直肌内的腱膜（片状肌腱）。三角肌（肩），胸大肌（胸）和背阔肌（标记为“superiorore”，“上”）的肌肉同样明显可见。

在下方的绘图中，为展示出前锯肌的更多部分，背阔肌已被移除。前锯肌向后朝着肩胛骨的方向延伸，可能是中肩胛下动脉的这根血管向腋窝深处行进。右下角两幅曲线的草图的注释为：“a b c（上方）是年代久远的肌肉的凹面；c d f（下方，实际上是e）是年代较近的肌肉的凹面。”达·芬奇在这里使用的是“antico”和“moderna”这两个词（而非vecchio和giovane），这表明他并不是在讨论老化后的肌肉形状变化，而是在讨论古代和文艺复兴时期雕塑中表现肌肉体的不同模式：毫无疑问的是，他相信古代雕像中的肌肉比现代作品中的肌肉更有棱角。

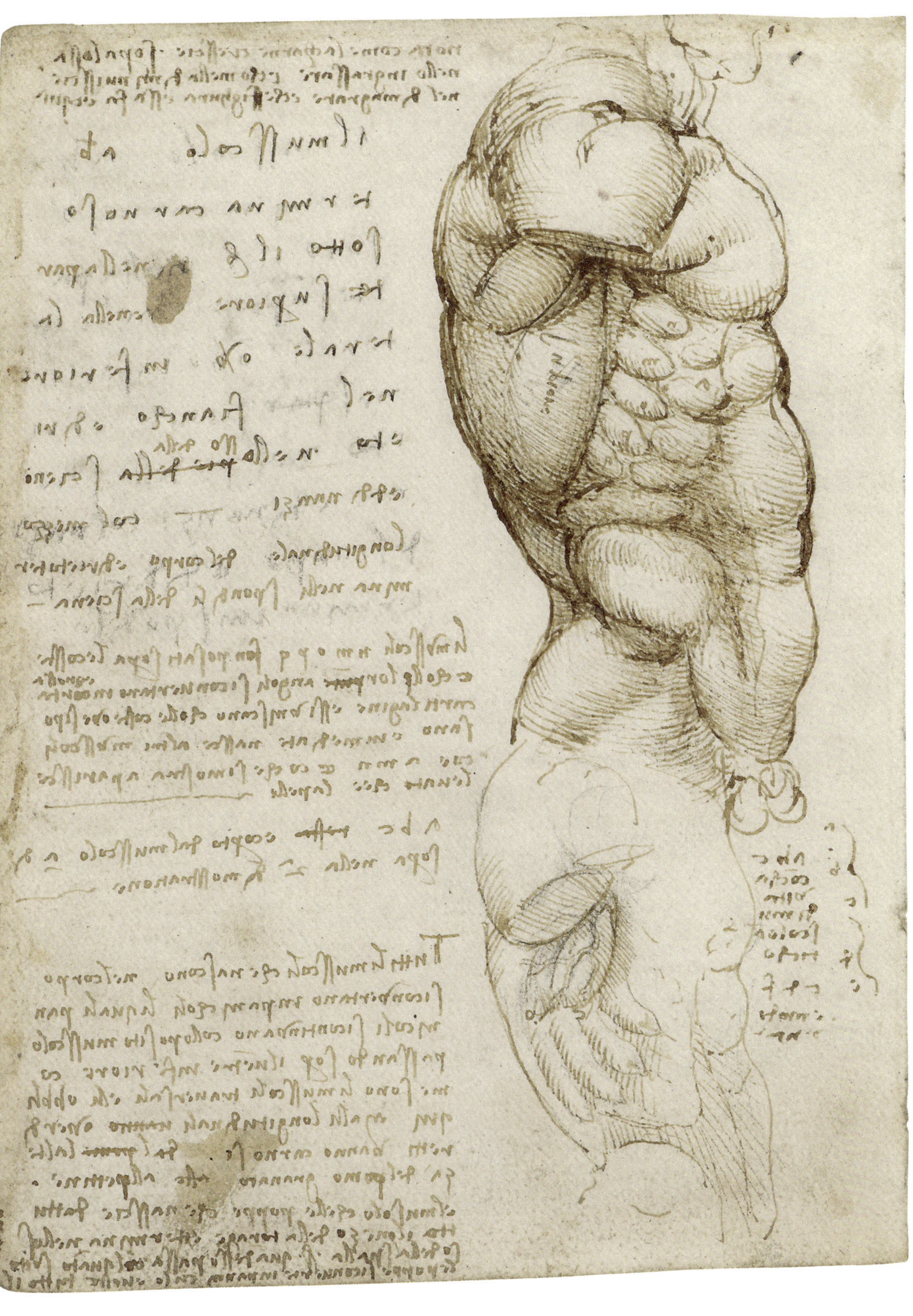

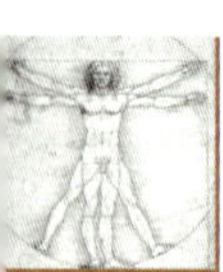
达·芬奇的解剖学研究

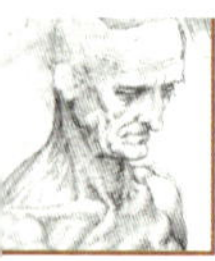
读者说明

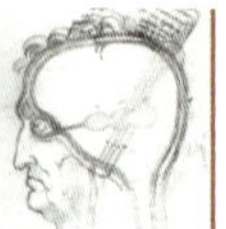
早期解剖学及人体比例研究

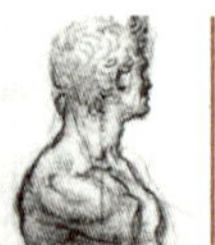
复兴：安吉亚里战役

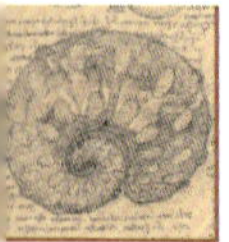
百岁老人：解剖手稿B

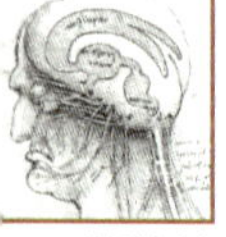
神经学与声音

44a 外阴和肛门

1508年
钢笔、墨水、黑粉笔
高19.1厘米，宽13.8厘米
RL 19095r；QA III.1r；O' M&S 200；K&P 54r

这张笔记上的主图为一位一胎多子的妇女的外阴，大阴唇分开以展示出尿道口和阴道横纹；小阴唇不明显。尿道口几乎是乳头状的，而且由于这个人经过多次分娩，可能会出现一些下垂，这是支撑住膀胱的盆底肌肌腱的薄弱部位。

达·芬奇感兴趣的是，"皮肤的六处间隙"是如何打开和关闭的——"眼睛、鼻孔、嘴巴、外阴（或）阴茎和肛门，以及不在皮肤中的心脏。"他坚信肌肉只能拉动而不能推动的原理，但他没有想到的是，除了线型以外，肌肉还可能是环形的。因此，他未能正确理解括约肌的本质。在这里，他假设肛门是由五块单独的肌肉所构成的环行，每块肌肉的收缩都会使肛门厚度增加，从而使其关闭。甚至连达·芬奇本人都不清楚为什么这里有五块这样的肌肉：他问道，"为什么肛门的肌肉数量是奇数，如果这种不等是有必要的，为什么不是三块或七块，而一定是五块。"他有可能是从肛门处可见的"锥状皱襞"的数量推导出这一数字的——在RL 19055v中，达·芬奇称"覆盖住负责拉动的肌肉的皮肤总是将皱襞带向引起运动的部位。"

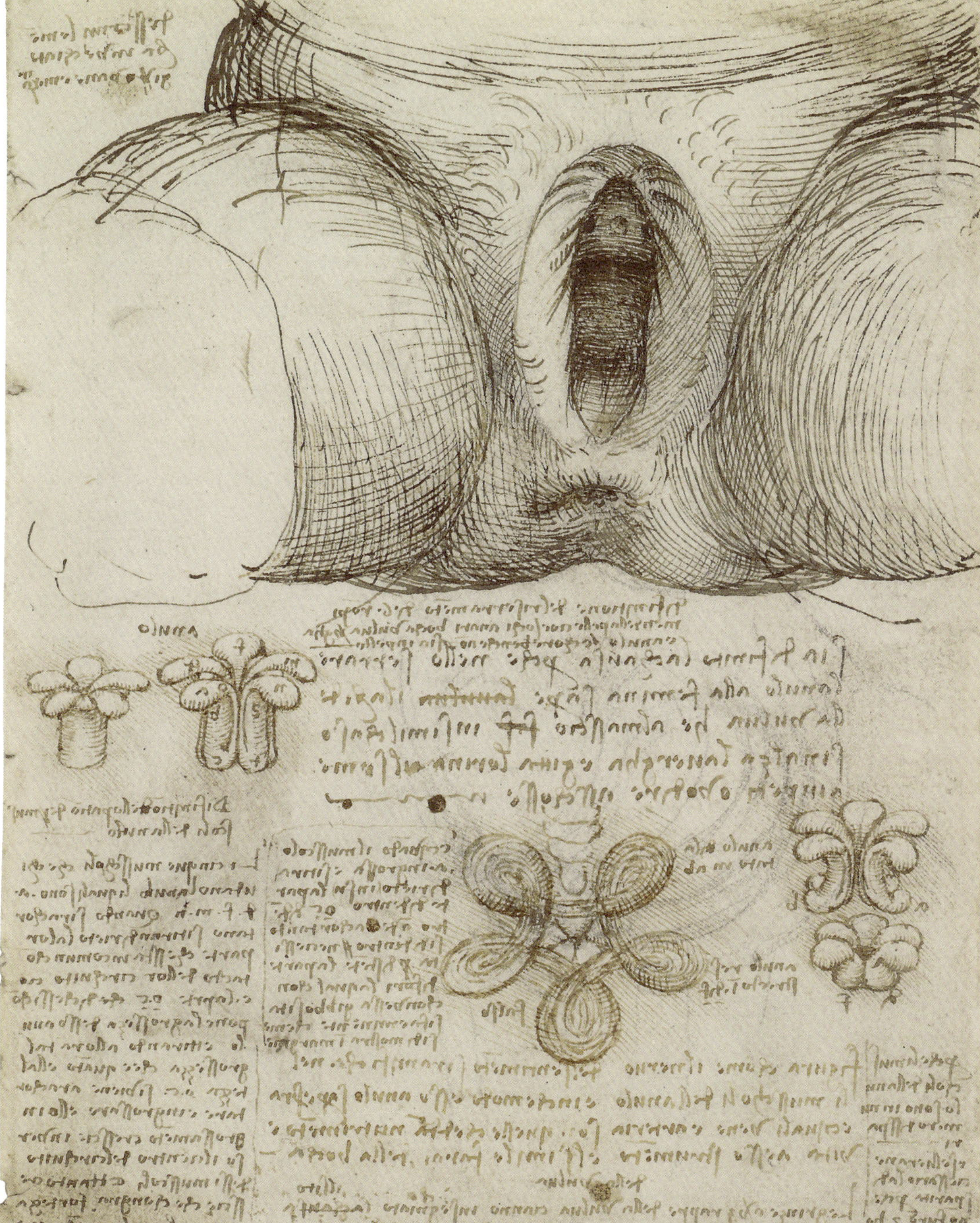

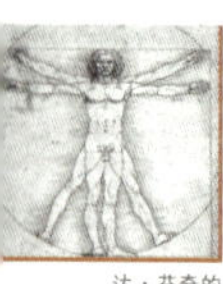
达·芬奇的
解剖学研究

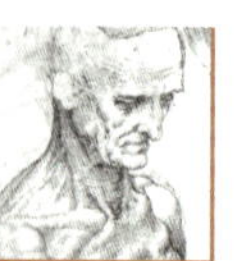
读者说明

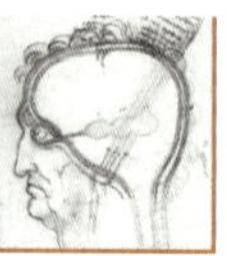
早期解剖学及
人体比例研究

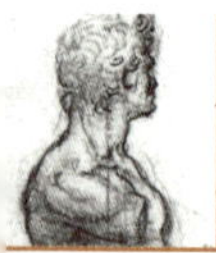
复兴：安吉亚里战役

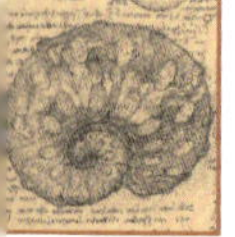
百岁老人：解剖手稿 B

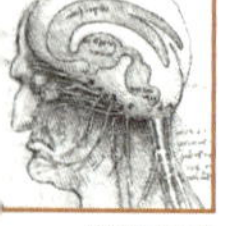
神经学与声音

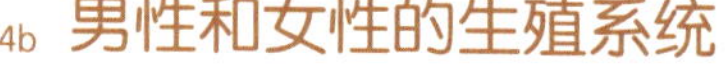

44b 男性和女性的生殖系统

1508 年
钢笔、墨水、黑粉笔
高 19.1 厘米，宽 13.8 厘米
RL 19095v；QA III.1v；O' M&S 201；K&P54v

这幅图中，达·芬奇试图去分析男性和女性生殖器官之间的相似之处：

> 和男性一样，女性有着睾丸形式的两根精索血管，她的精子就是她的第一次流血。但是在二者（女性和男性）体内，精索血管在到达睾丸时都具有生殖能力……它们不是都在睾丸中，而是有一根在子宫中，男性的另一根则位于附着在膀胱后方的两个室内（精囊）。

很明显，达·芬奇认为，男性和女性对受孕的贡献是相同的（参见第2号笔记）：他将卵巢称为“睾丸”，并称它们也从血液中形成精子并将其送至子宫。但他并不想过于严格地强加这些同源性。尽管在这些图中，精囊与卵巢具有相同的形状并处于相同的位置，但他清楚地知道，睾丸是被囊泡包裹的精子的来源。同时，他发现尿道是阴茎中唯一的通道，射精管也是进入尿道的。

然而，中间上方的子宫外部视图表明，达·芬奇对这一区域的认识仍然非常有限。（从上到下）描绘的是在达·芬奇该时期的绘图中以不同形式出现的子宫韧带（参见第47号笔记），被认为在怀孕期间将经血经乳房转化为乳汁的虚构的血管（参见第2号笔记），以及连接着上端卵巢静脉并从其下端将“女性精子排至子宫”（在上文所引用的段落中提到）的卵巢。这三个结构描绘成附着于任意一侧。虚构的血管，达·芬奇认为它在怀孕期间将经血带入乳房以转化为乳汁（参见第2号笔记），卵巢、卵巢静脉位于其上端并从其下端将“女性精子”排至子宫（在上文所引用的段落中提到）。

右下方的绘图则试图使这些假定的结构具有三维感。最明显可见的是身体前部的膀胱和通过肾脏的输尿管，以及被认为是从髂内动脉发出的膀胱上动脉（参见第68号笔记）。膀胱后面是子宫，左侧卵巢连接到可以向上追溯到肾脏区域的血管（左卵巢静脉确实同左肾静脉相连接）。“月经血管”从子宫两侧向上成环状，在肾脏前方逐渐消失。更远处的血管似乎向下通至膀胱前方，另一条血管从那里回流至肚脐；在子宫后方可见弯曲的结肠，终止在肛门处墨水斑点的位置。

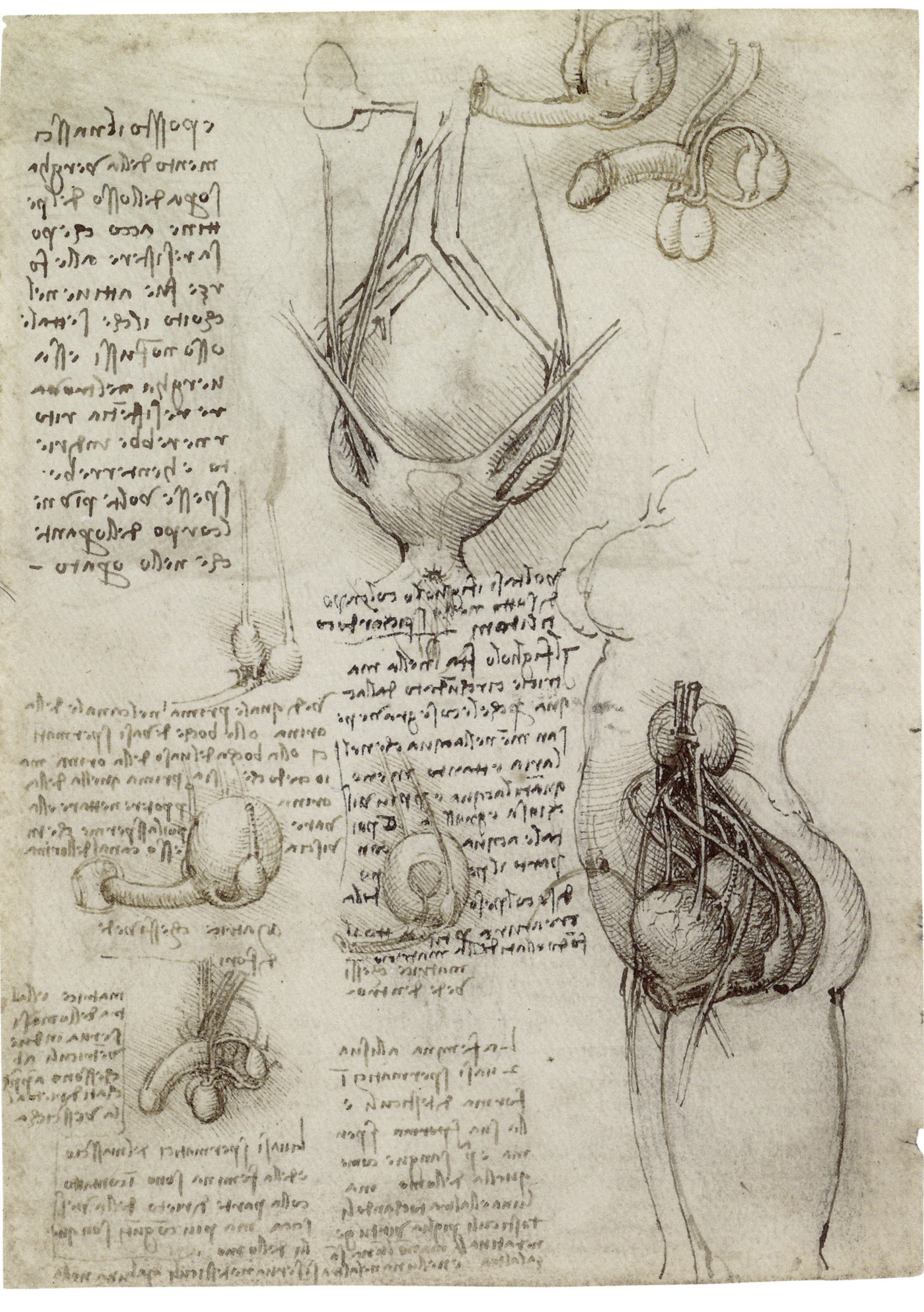

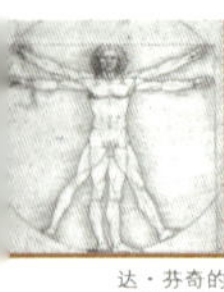
达·芬奇的解剖学研究

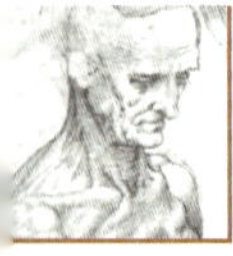
读者说明

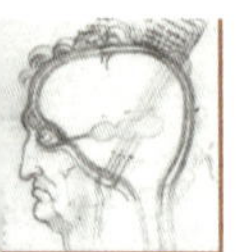
早期解剖学及人体比例研究

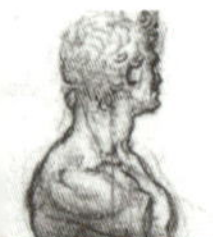
复兴：安吉亚里战役

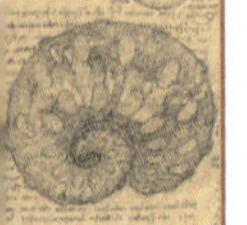
百岁老人：解剖手稿 B

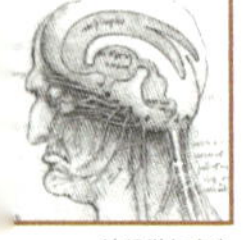
神经学与声音

45 一头怀孕的牛的子宫

1508 年
钢笔、墨水、黑粉笔
高19.2厘米，宽14.2厘米
RL 19055r；MS B.38r；O' M&S 211；K&P 52r

这是达·芬奇在子宫发育方面的杰出研究之一。上方的绘图是牛双分子宫的外观图，阴道位于其左侧，中间是卵巢和它们的悬韧带，以及来源于下方的血供。子宫的上半部分是妊娠（怀孕）部分，达·芬奇指出，多个子叶型胎盘的各个部分为小椭圆形。在下方的研究中，为将绒毛膜露出来，子宫壁已被移除。绒毛膜中有无数的血管，这些血管联合起来形成胎儿的血液供应，流向小牛的脐部。胎牛已成形，可以辨别出它背部向下，头部向左，腿向上 。子宫的低处，即非妊娠部分则以过于程式化的方式呈螺旋状，并且胎盘的各个子叶被圆点标出，以代表其所谓的指状形式。

达·芬奇将胎盘理解为母体和胎儿组织的结合体，在右下方的小草图中，他将二者剥离开来，以展示它们的交错接合（参见第46，第71号笔记）。在第44b号笔记中他标注道，“小孩的头部在子叶分离时向下转动。”确实，在他后来描绘子宫中的小孩的图中可以看出，他相信孩子直到临近出生前都是臀位的（第69~71号笔记）。达·芬奇同样知道，尽管牛的胎盘具有多个子叶结构，但是出生后仍作为一个整体被排出的，他解释称，这是胎儿的子宫在分娩后收缩产生的胎儿子叶的结合体——正如纸张左上方的六边形草图所画。在下方的绘图周围，他写道：

> 下面的图片包含了封闭在子宫中的动物的第三和第四个蜕下的薄膜（绒毛膜和羊膜）。这些膜是统一的，也就是说，它们彼此接触，而更为表面的东西则通过肉质的花环（子叶）与这个（子宫）结合在一起，这些子叶就像毛刺一样相互咬合在一起。婴儿出生时携带着这两件外衣，但厚度只有一半，另一半则留在了母亲的子宫内，然后在收缩的过程中与它们连接在一起……以这种方式，它们将永远不会分开。与出生的动物相接触的蜕下的膜则没有肉质的花环。

虽然这一页的标题是“牛的子宫”，但这些注释并不是指牛和小牛，而是指母亲（或动物）和婴儿。达·芬奇认为，所有的哺乳动物都具有基本相同的繁殖结构，并且在他几年后的胚胎学研究中，他将他在牛身上观察到的子叶胎盘结构应用于人类。

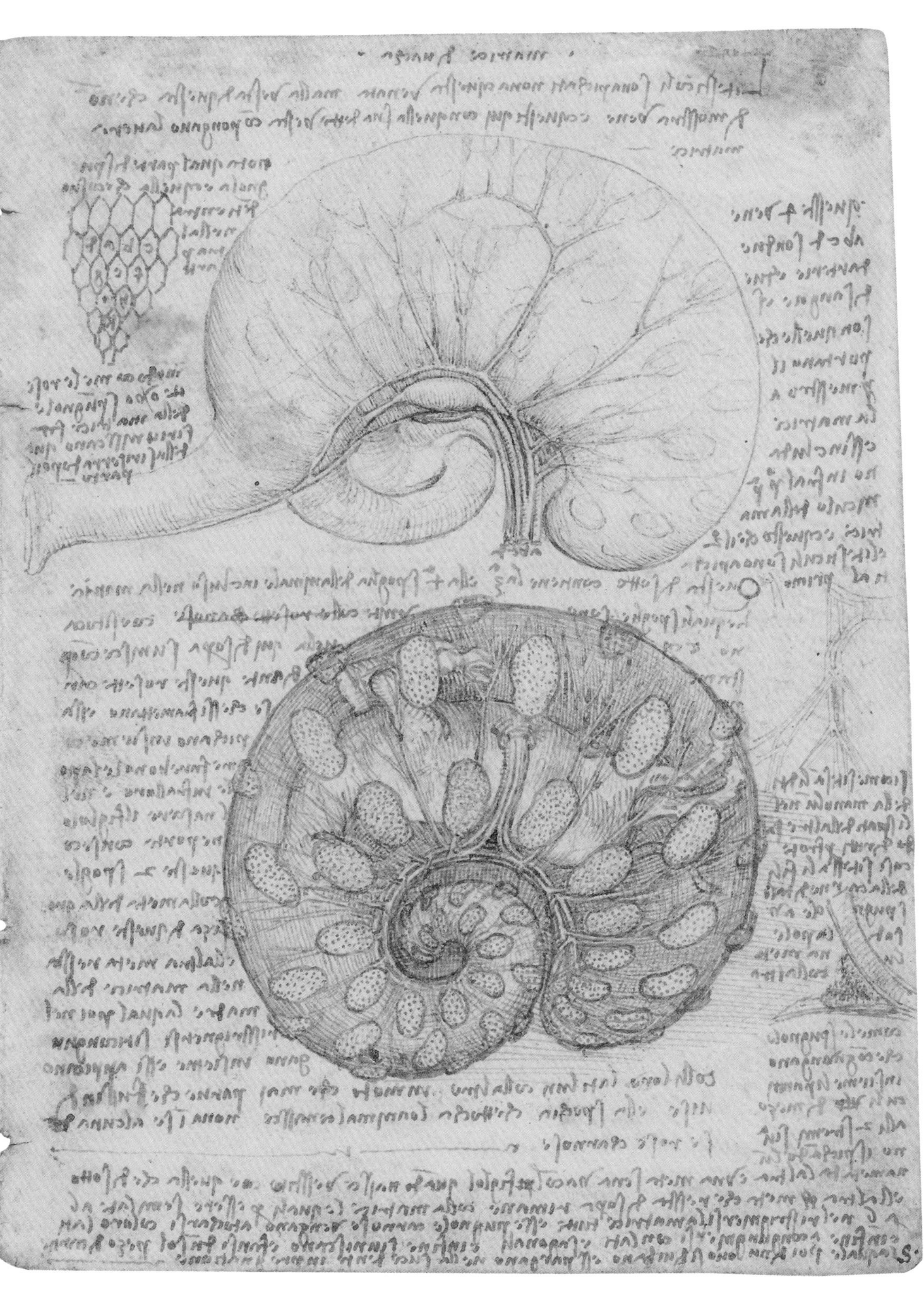

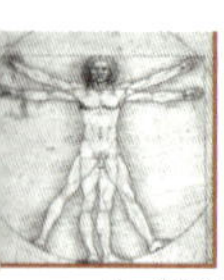
达·芬奇的解剖学研究

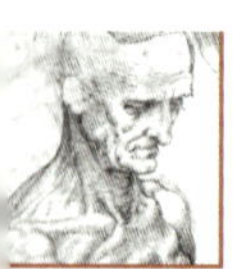
读者说明

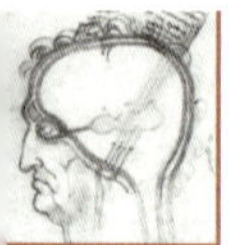
早期解剖学及人体比例研究

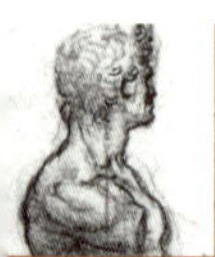
复兴：安吉亚里战役

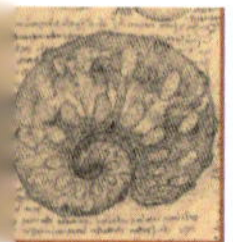
百岁老人：解剖手稿B

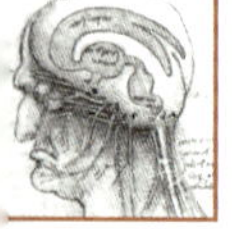
神经学与声音

46 牛的胎儿血液供应

1508年
钢笔、墨水
高19.0厘米，宽14.0厘米
RL 19046v；MS B.29v；O' M&S 208；K&P 51v

这些研究大概均是基于对在45号笔记中记录的那只孕母牛相似的解剖而形成的，与那张绘图的对比会更有助于理解。主图集中描绘了短的异常的脐带，并且正确描绘出了两条动脉和两条静脉（人体中有两条动脉，但只有一条静脉）。在小牛的肚脐之上，脐静脉向上行进，在肝脏内分叉；下方，脐带的两侧是两对血管，脐动脉及其（虚构的）伴行静脉，这些血管汇入小牛躯干两侧的髂内动脉和髂内静脉（脐动脉的成熟残余部分可见于第31b和第39b号笔记）。在下方的脐带母体末端处，每对动脉和静脉之间可以看到短桥（Hyrtl anastomosis）。然后，这些血管在胎膜内分叉，每一对分支的动脉和静脉都终止于子叶胎盘处（未标出）。

中间右侧绘有单独的子叶的细节，上方的母体部分表现为带有孔的圆盘。为将“指状组织”露出，该部分从胎儿下部被剥离。

在下方的长注释中，达·芬奇对胎盘血管的分支进行分析，并描述了在羊膜囊中出生的婴儿这一现象：

> 这根脐静脉是子宫内产生的所有动物静脉的起源，并且因为这些静脉中的每一个都与妊娠妇女的静脉完全分离，它不会从妊娠妇女的任何静脉中获得任何来源……关于这里所画出的（胎盘）分支，向上延伸的分支是为了给子宫的第三个薄膜（蜕膜）提供营养，下方倾斜放置的血管则是为了向同动物接触的最外面的膜（胎儿羊膜）提供营养。并且这两个膜经常与来自母体子宫的生物一起出现。发生这种情况时，动物不能将其破开，因为它们随后会将这层膜穿在身上。这两个非常薄的膜无法与子宫结合在一起，因为子宫本身由另外两个膜组成，这两个膜非常厚、多肉且有力（蜕膜和肌层子宫壁），因此上述情况非常容易发生。

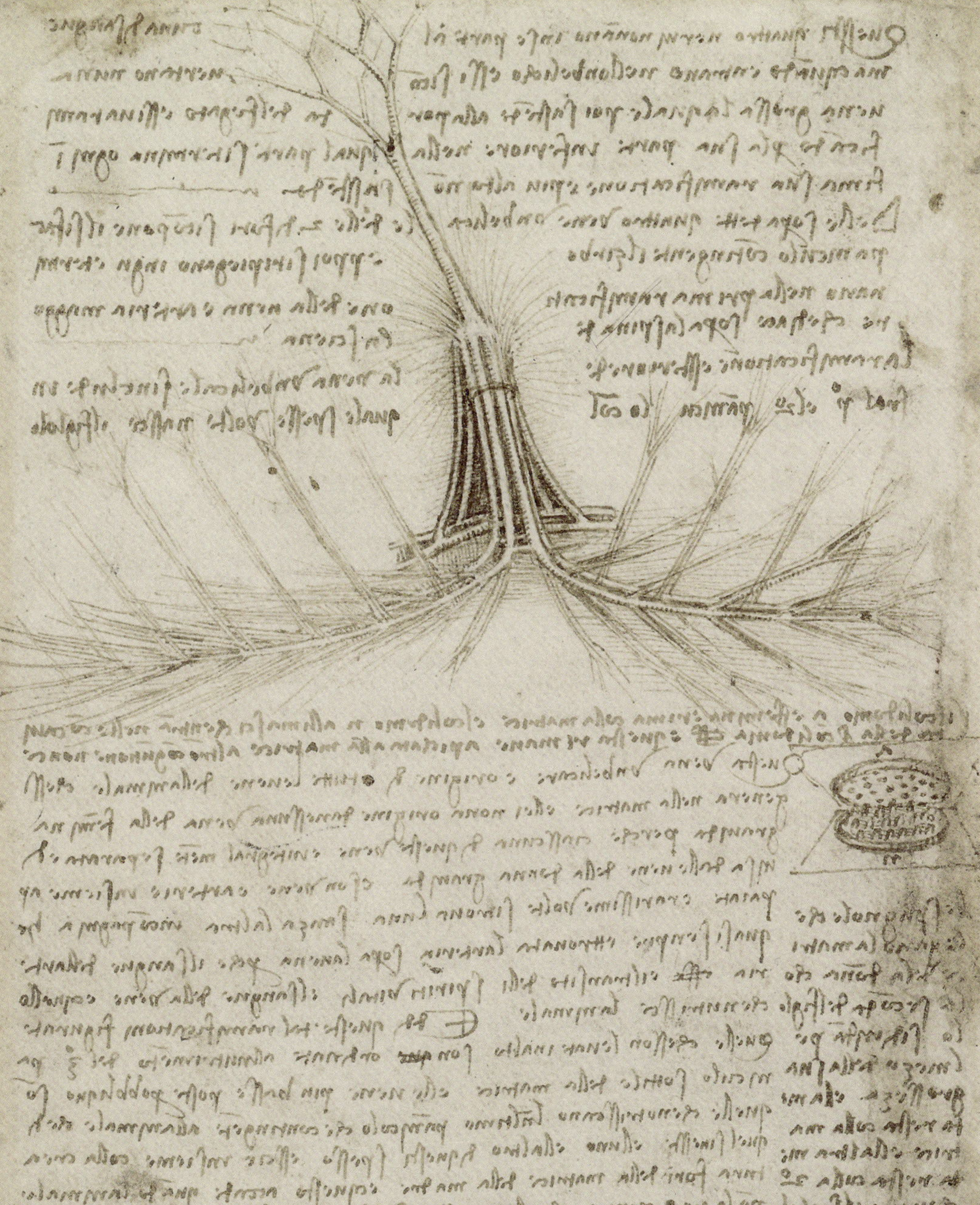

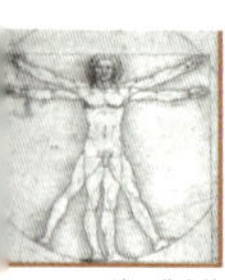

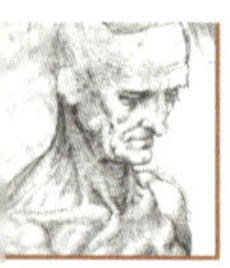

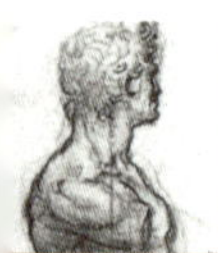

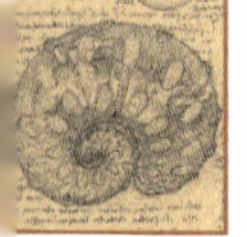

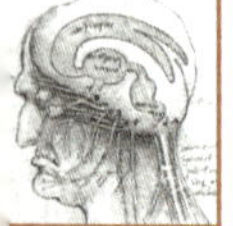

47a/b 一位女性的心血管系统和主要器官

1509–1510年
黑、红粉笔、墨水、黄色颜料，精细穿刺
高47.6厘米，宽33.2厘米
RL 12281r~v；QA I.12r；O' M&S 202；K&P 122r~v

这幅宏伟的绘图是达·芬奇解剖手稿B（第25~46号笔记）中关于内脏的研究成果。它包含了从该笔记本中所转录的诸多特征，但不包括胃肠道和神经系统的部分。

这张图的编纂分为几个阶段完成。腋窝下方的躯干和膈肌的轮廓首先用红色粉笔、随后用黑色粉笔进行勾勒；然后将纸张对折并通过两张纸的厚度穿刺出躯干和膈肌轮廓，从而为添加内部特征提供完美对称的框架。

气管和支气管是自第33b号笔记左侧的绘图复制而来。气管分叉处前方是大血管的上端，正如第29a号笔记中所描绘的那样：主动脉弓类似于牛角，具有右头臂动脉和左头臂动脉，且头臂静脉是相似对称的。右肺静脉回流至上腔静脉而非左心房，并且奇静脉弓与上腔静脉相连。心脏只包含心室，没有心房。在肚脐水平处可以看到正确画出的主动脉下方的分叉和腔静脉的形成，但后续的血管如图27所描绘的那样，在大腿/臀部区域横向延伸得太远。如第27和第28号笔记所示，在下腔静脉和胸主动脉的任意一侧都可以看到上升的腰静脉。

在第29号笔记中，肝脏、脾脏（两次被画出）和肾脏大致位于正确的位置。不过，这一片区域器官较多，难以辨认出血管的方向。脐部和肝之间呈对角线通过的是脐静脉，从肚脐向下成环状的是两对血管，脐动脉和它们的假想伴行静脉，如第31b和第39b号笔记所示。一眼望去，这些血管似乎与输尿管和卵巢血管是相连续的，但仔细检查后发现，它们是同髂总血管相连接。输尿管经过肾脏到达膀胱，在阴道上被画作圆形的轮廓，无法看到尿道，乳头状的尿道口（如第44a号笔记所示）与被切开阴道的关系也无法确定。右卵巢静脉和右卵巢动脉从卵巢悬韧带发出，流入腔静脉和主动脉，左卵巢静脉在图中正确地终止于左肾静脉；但左卵巢动脉本应由主动脉发出，图中却错误地绘制成了起源于左肾动脉。

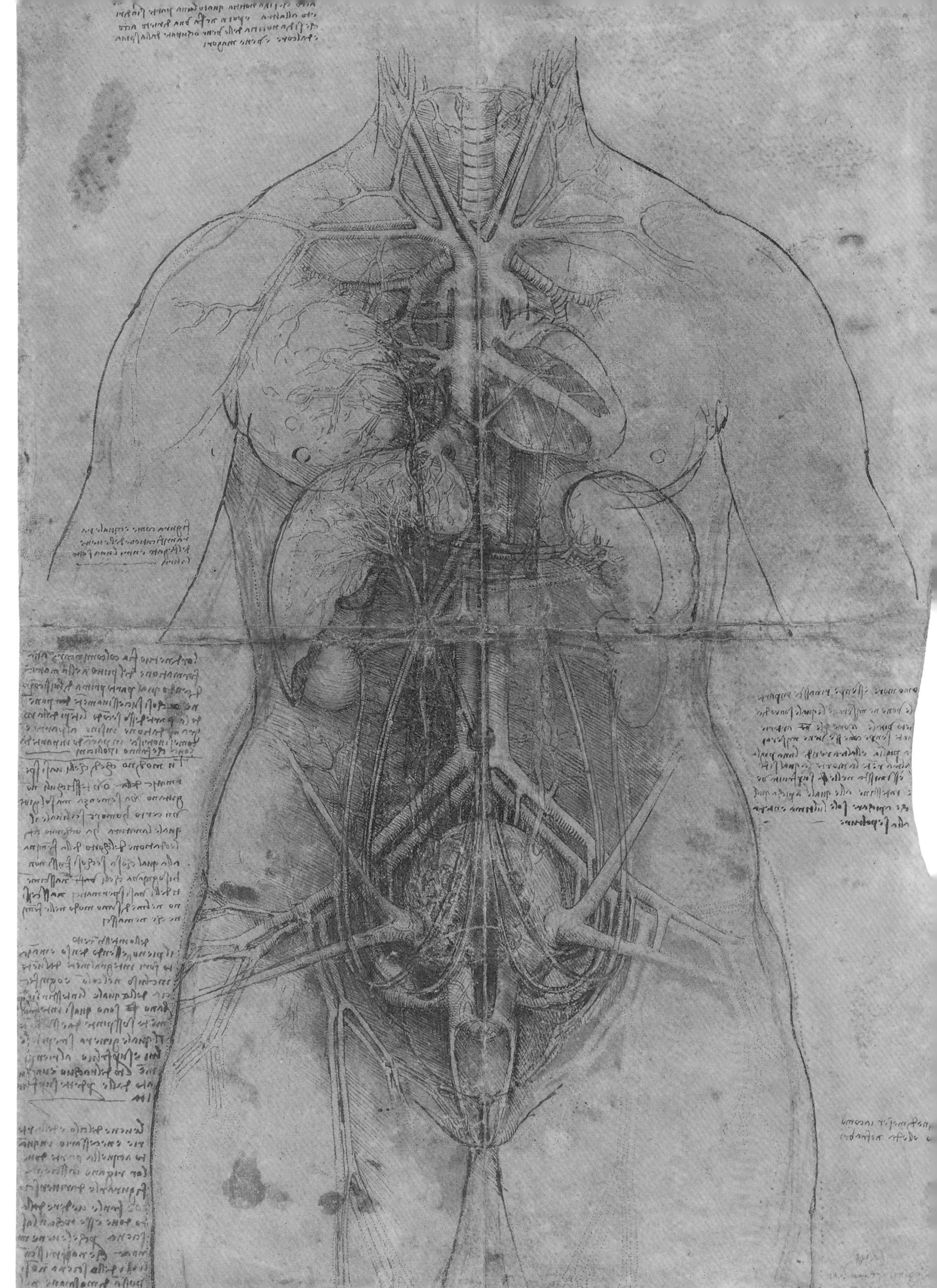

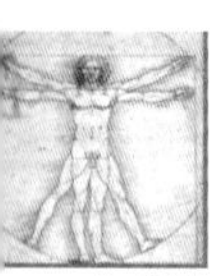
达·芬奇的解剖学研究

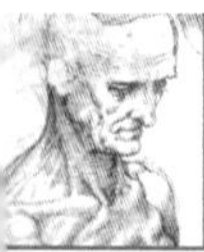
读者说明

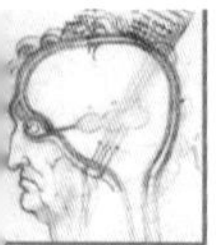
早期解剖学及人体比例研究

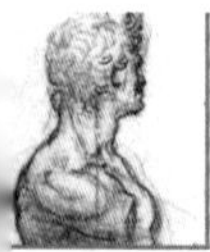
复兴：安吉亚里战役

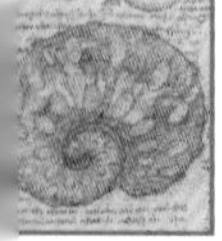
百岁老人：解剖手稿 B

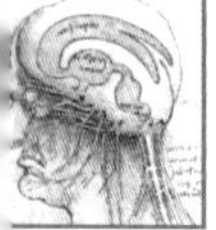
神经学与声音

这个完美的球形子宫（并且相当大）的内部是“扇贝状的”，构成传统的七个腔室，并且其极度夸张的韧带像号角一样延伸至骨盆的侧面。血管从子宫的上表面蜿蜒向上，并沿着上升的腰静脉前行；这些可能是被认为出现在第2号笔记中的，将怀孕期间储存的经血带入乳房的那部分血管。虽然乳头的位置是正确的，但乳房本身却显得非常男性化。

在添加了所有上述细节后，达·芬奇试图通过笔画的阴影线和黄色颜料构成阴影，以此来阐明器官和血管间的空间关系。躯干和膈肌的轮廓被调整并上墨；这就是在纸张的左面边缘处清晰可见的，当达·芬奇用他被墨染黑的手指拿起图纸时所留下的指纹。

然后，达·芬奇再次将这张纸沿中轴折叠，并将纸张两侧所有假定的对称部分进行穿刺。最后将纸张展开，并对肝脏和心脏这种不对称的元素进行穿刺。在纸张的背面可以看到由此产生的密集的刺孔阵列。然后，达·芬奇可以使用这张纸作为模板，将粉笔灰尘穿过孔洞，使点阵图案与笔墨相结合，从而创造无限数量的“干净副本”，以供进一步的详细阐述。第80号笔记中有注释写道，“抓住（气管）的环，然后将静脉、动脉和肺的实质添加进去。”这可能就是指精心制作的这张纸上半部分的复制品。RL 12280v是这幅图部分内容的全面副本，有几个器官没有上墨，但腹部血管的布置比这幅图更清晰。

尽管目前的这幅图非常复杂，但它仍然是一项工作性研究，边缘处的笔记与主图的相关性并不大。这张纸的顶部是一份备忘录，用于从侧面和后方进行等同的研究：

> 从示意图的这一边看，可以知道有多少部分位于另外部分的后方；然后画出从后方看的示意图，可以知道位于脊柱、心脏及大血管附近的血管分布。

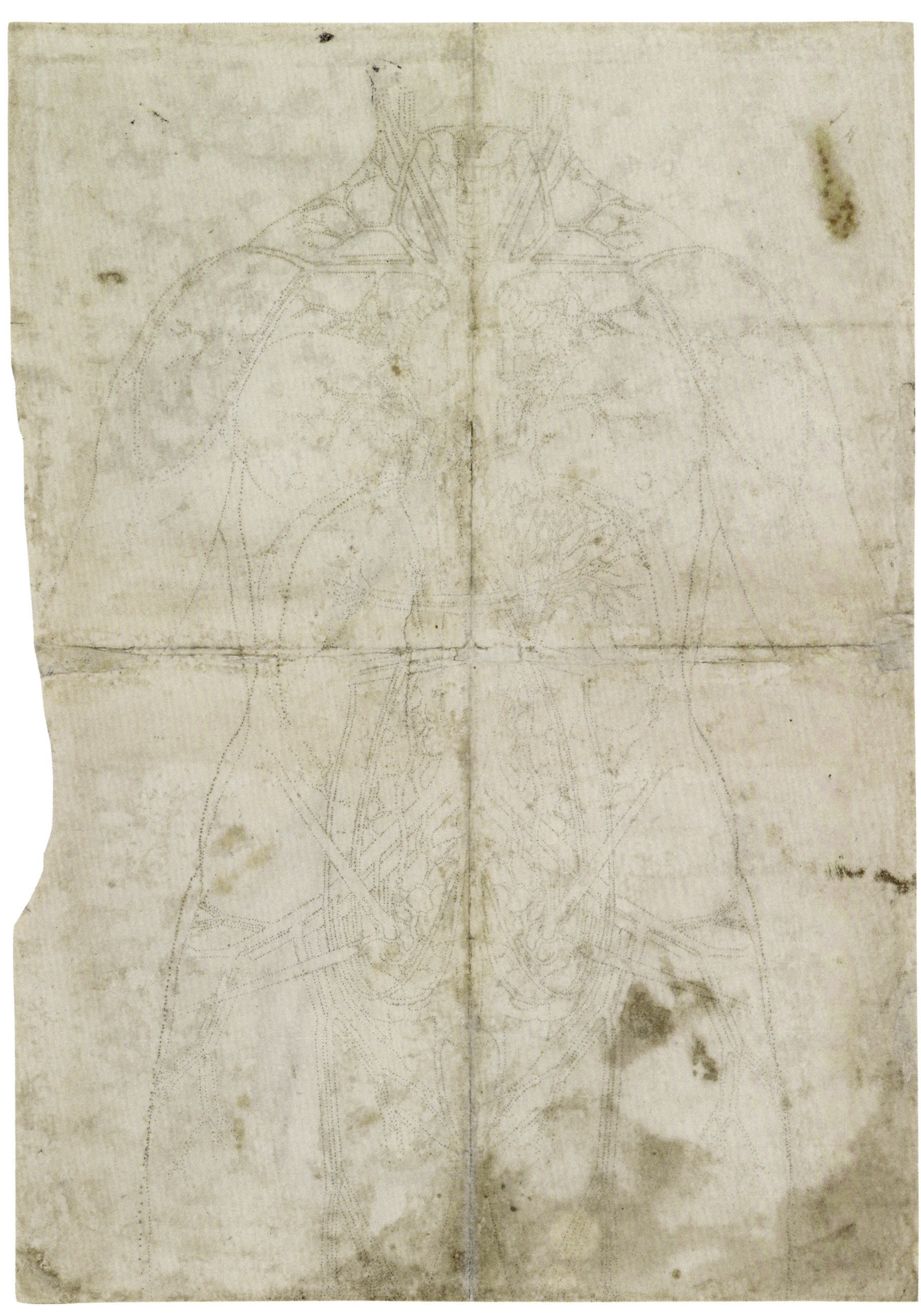

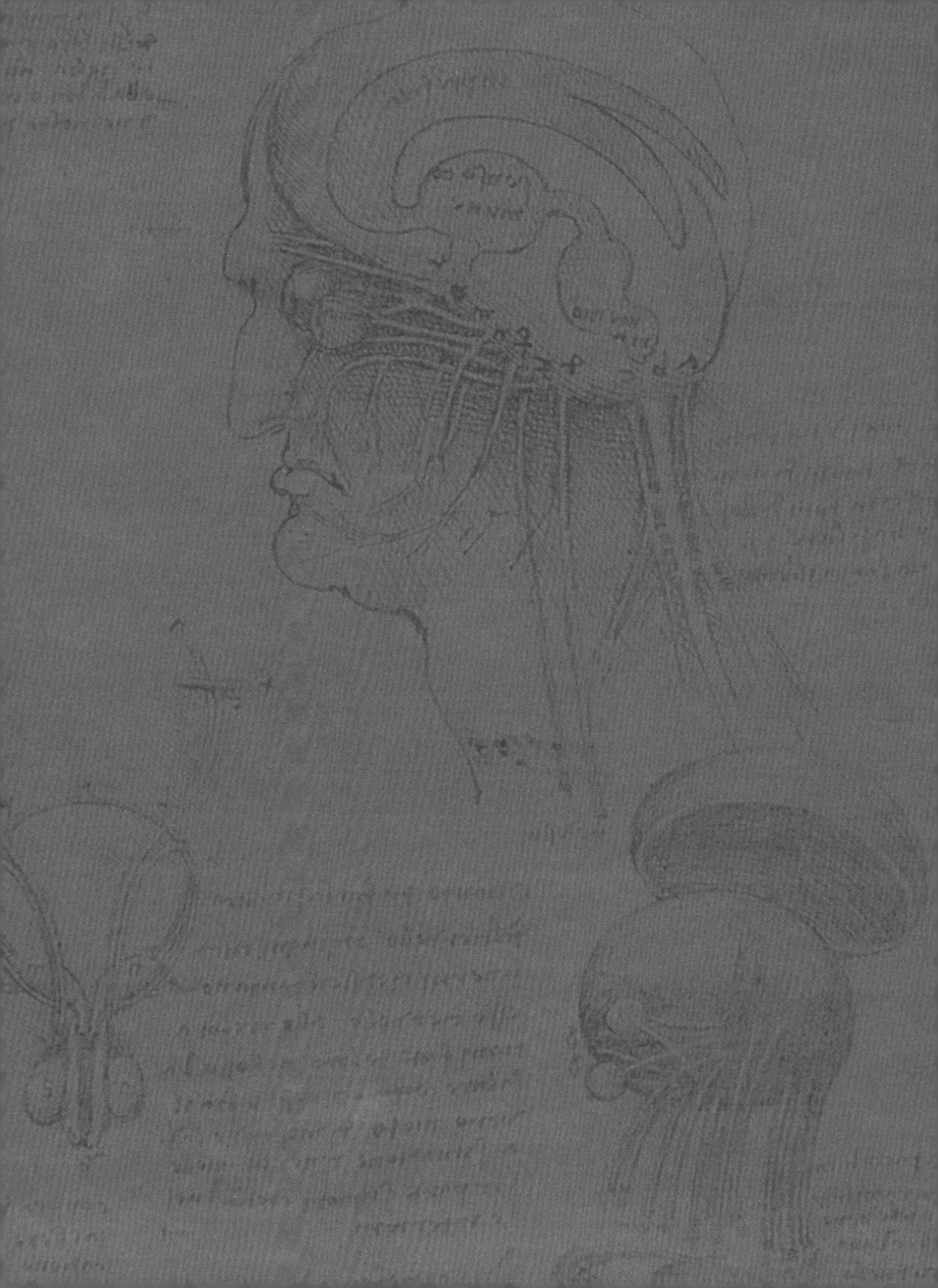

神经学与声音

Neurology and The Voice

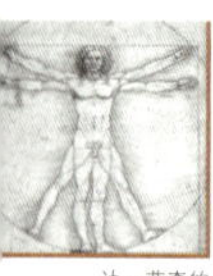

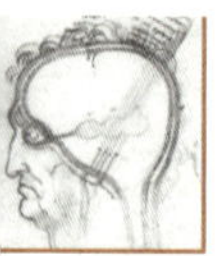

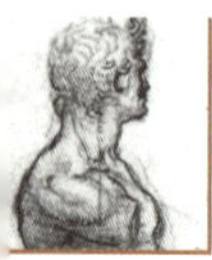

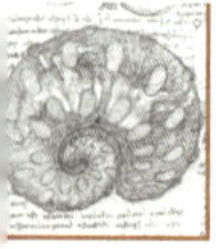

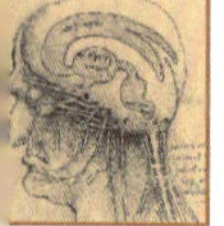

48 大脑

1508–1509年
钢笔、墨水、黑粉笔
高20.0厘米，宽26.2厘米
RL 19127r；QA V.7r；O' M&S 147；K&P 104r

达·芬奇早期采用传统的观点对头部神经通路进行研究（第5，第14号笔记），即大脑含有三个球形的脑室，在眼睛后面呈一条直线排列。即使是对大脑进行基本的解剖，他也可以发现大脑内确实有这些腔的存在，但并非这种形式。然而，未固定的大脑的软稠性及确定腔室形状的困难必定使得达·芬奇确定脑室正确形状的努力受到挫败，因此，他按照下文所述的过程进行操作：

> 在大脑室的角上开两个通气孔，并用注射器将熔化的蜡注入其中，在负责记忆的脑室（每幅图的右下方的第四个脑室）开一个洞；并通过该洞将大脑的三个脑室填满。然后，当蜡凝固后剖开大脑，你就可以看到脑室的精确形状。但首先要将细管放入通气孔，以将这些脑室中的空气放出并为进入脑室的蜡留出空间。

这一简单又精妙的技术是根据达·芬奇铸造青铜雕塑的知识改造而成，也是医学科学中首次将注射介质注入体腔的记录实例。

达·芬奇使用的可能是一头牛的大脑，它比人的大脑更容易获取，并且更容易定位头骨后部的枕骨大孔（脊髓位于其中）。但是，像往常一样，达·芬奇对大脑的比例和轮廓进行了调整，以符合人类大脑的形状，最大的那幅绘图基本呈现为人类

图19
注入蜡并剖开的大脑示意图

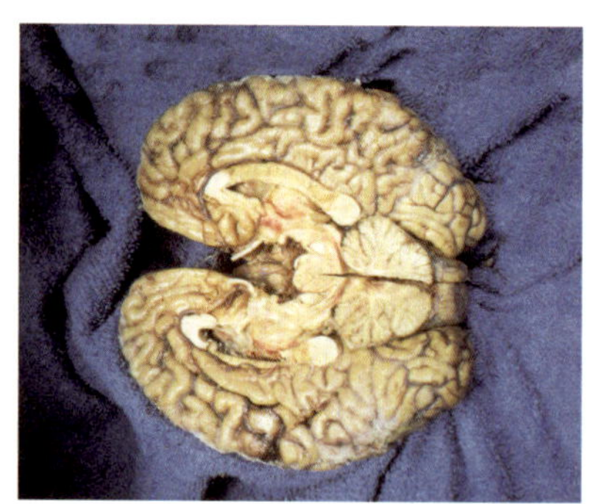

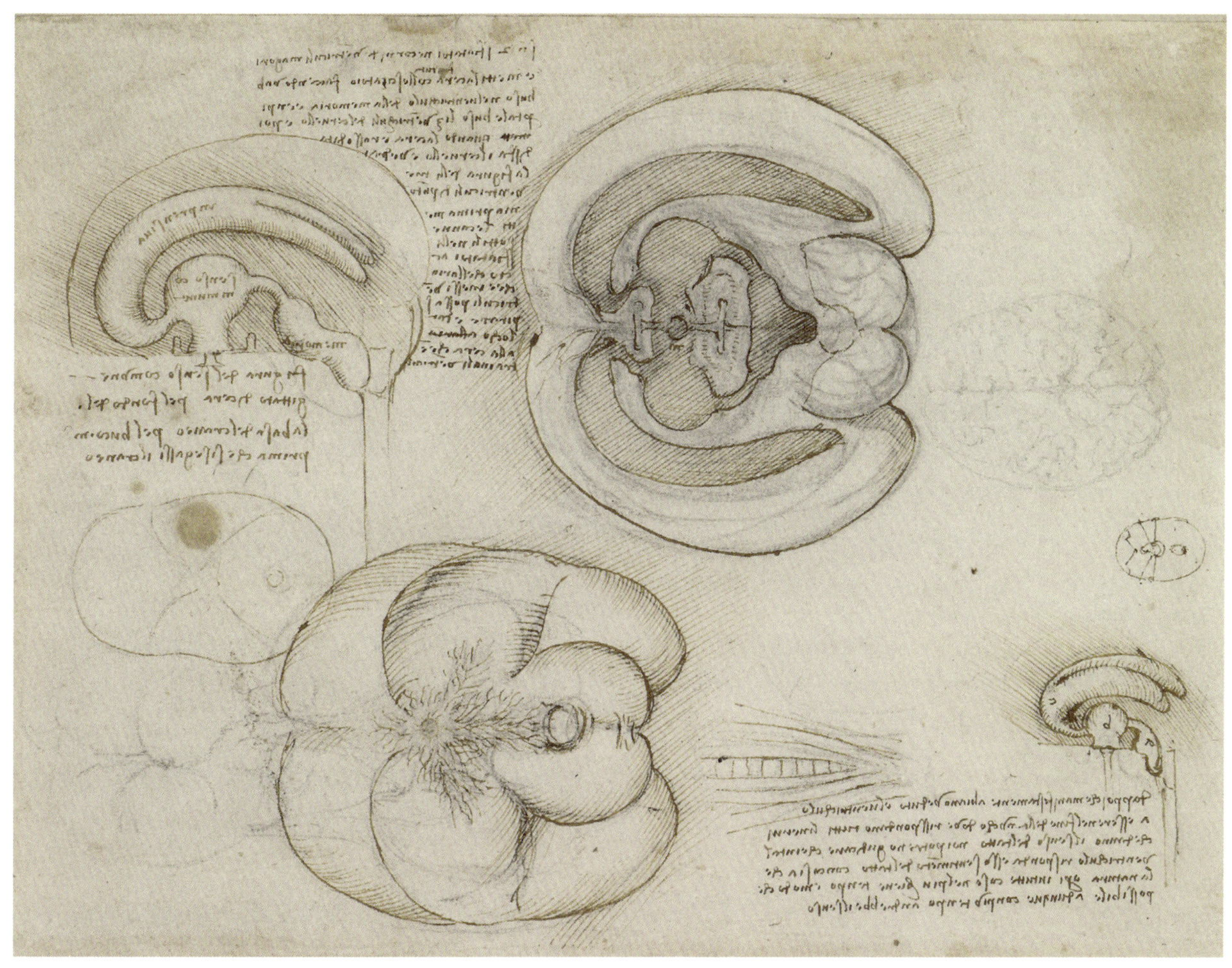

的形式：在左上方的图中，脊髓位于垂直下方，而不是像大多数四足动物一样位于后方的水平线上；小脑（最大的两幅图中心右侧的小叶）的位置和相对大小上都符合人类小脑的形态。

右上方的绘图展示了大脑从中线切成两半并展开的样子，这一结构是成镜像相对的。与使用现代仪器解剖的人脑（第19号笔记）进行比较，可以看出达·芬奇解剖的成功：他所绘制的图中唯一的主要缺陷就是第三（中）脑室的大小，该脑室由于注射压力而变大变形。同样，蜡没有渗透到弯曲的侧脑室的上角和下角，但结果却是惊人的。位于下方的绘图是大脑的下方视图，其中心的展开羽毛状结构是被称为细脉网的血管结构，在许多动物（包括牛）体内都有发现，但不存在于人体内。

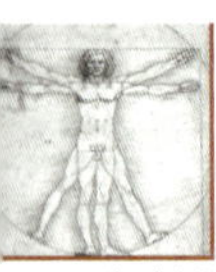
达·芬奇的解剖学研究

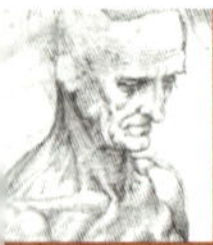
读者说明

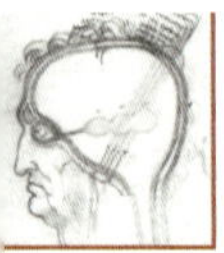
早期解剖学及人体比例研究

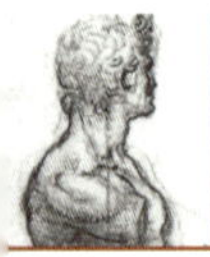
复兴：安吉亚里战役

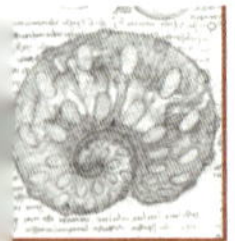
百岁老人：解剖手稿B

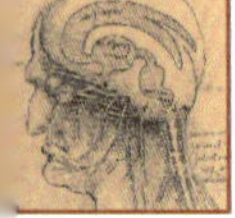
神经学与声音

49 各式各样的注释和解剖学草图

1508–1510年
钢笔、墨水
高32.0厘米，宽22.1厘米
RL 19070v；QA I.13v；O' M&S 146；K&P 113r

这张纸上的草图主要涉及心血管系统（包括母亲和儿童的骨盆和脐血管之间所想象的连接的细节，参见第46号笔记）以及神经系统。最密集的绘图为大脑，脊髓向下直至腰骶丛，还有包括迷走神经下至喉神经在内的几对颅神经。右侧的另一幅神经学素描的奇怪之处在于，它显示了连接到心室腔的神经，似乎这些都是由一种物质组成的。这可能是达·芬奇最后一次将神经系统直接与脑室形态联系起来的尝试；在第50号笔记中，这些部分以独立的结构呈现。

但是，这张纸上最显著的是各式各样的注释，这里只能列出其中的一个例子。达·芬奇对解剖所遇到的困难的描述已在第40页被引用；物品的清单则表明他正在准备开始一段旅行：

> 将阿维森纳的作品翻译完成，*On the Utilities*
>
> 眼镜及眼镜盒、火柴、叉子、长手术刀、木炭纸板、纸、粉笔、白粉笔、蜡、镊子、玻璃窗格、细齿骨锯、解剖刀、墨水瓶、小折刀。
>
> Zerbi和Agnolo（原文如此）贝内代蒂（见第20页）。得到一个头骨。肉豆蔻。
>
> 观察脑实质中的孔洞，哪里分布多、哪里分布少。
>
> 描述啄木鸟的舌头和鳄鱼的下巴。
>
> 用死者的手指（作为一个单位）对他测量。
>
> *On Mechanical Science*一书先于*On the Utilities*前完成。开始你的书的解剖学部分。靴子、长袜、梳子、毛巾、衬衫、鞋带、鞋子、小折刀、笔、为胸部准备的皮革、手套、包装纸、木炭。
>
> 没有经过常识考验的精神问题都是徒劳的，他们只会产生带有偏见的真相。因为这些论述是由于缺乏智慧引起的，所以这些推理者总是贫穷的。如果他们生来是富有的，他们会在晚年死去时仍然是贫困的，因为大自然似乎在向那些想创造奇迹的人报仇，以至于这类人的数量要少于安静的人。那些想在一天内暴富的人长期生活在极度的贫困之中，这已经发生了，并且会永恒地持续下去——创造黄金和白银后的炼金术士和搜寻者，以及那些希望死水自己开始涌动的工程师、至高无上的傻子、亡灵巫师和魔法师。

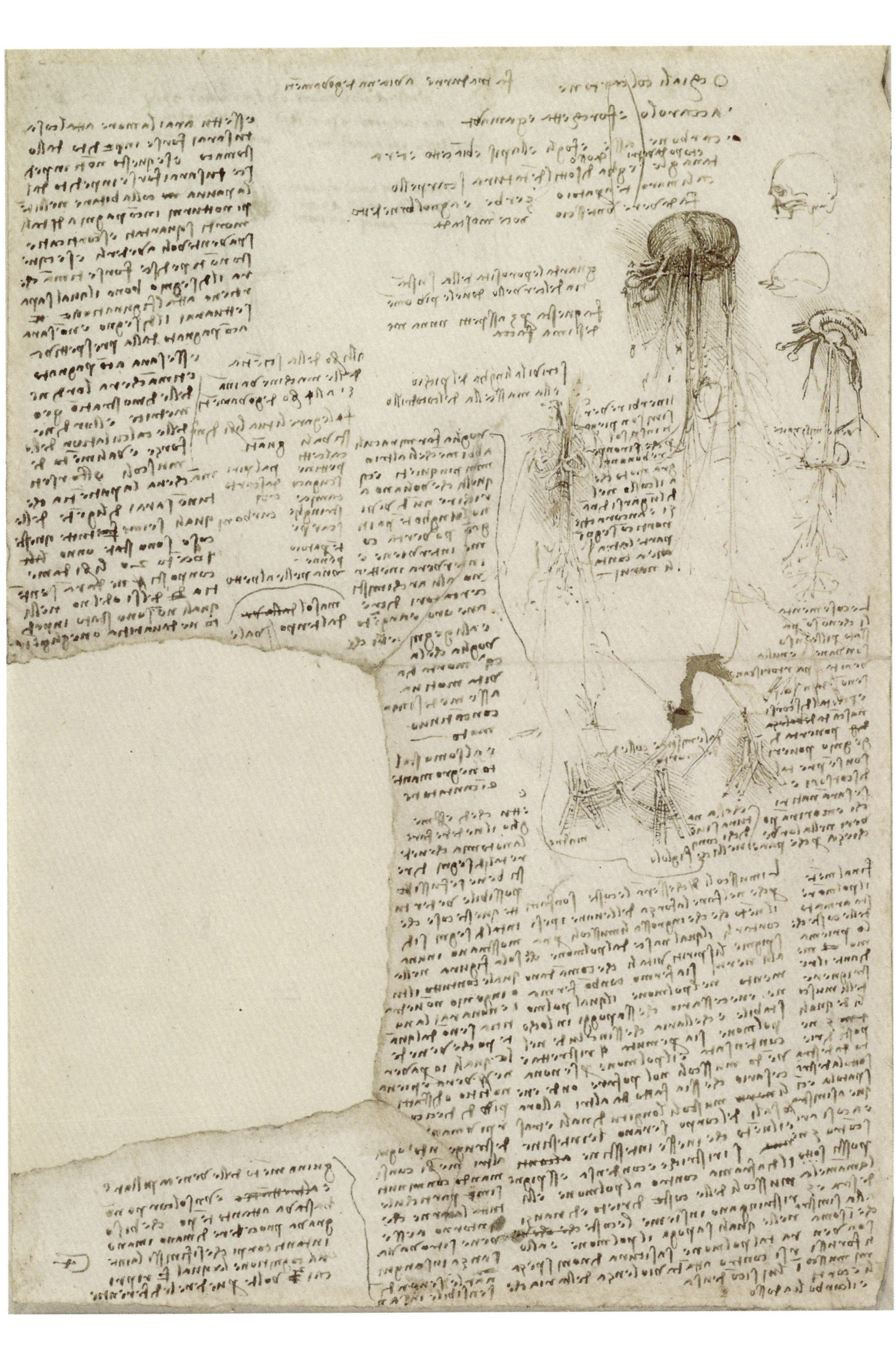

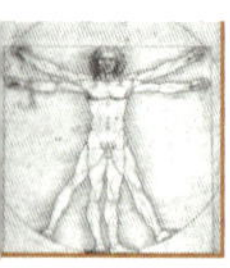
达·芬奇的解剖学研究

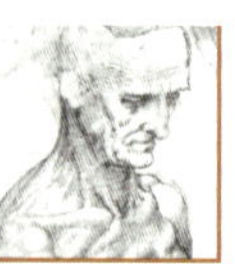
读者说明

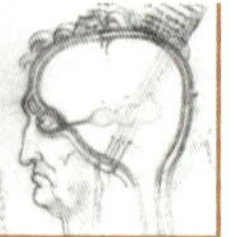
早期解剖学及人体比例研究

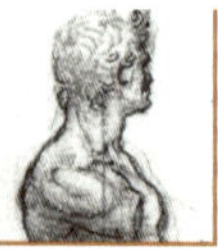
复兴：安吉亚里战役

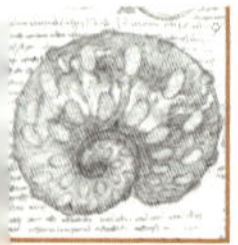
百岁老人；解剖手稿B

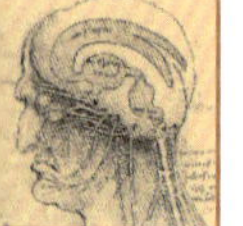
神经学与声音

50 通向大脑的神经通路

1509–1510年
钢笔、墨水、黑粉笔
高29.0厘米，宽21.4厘米
RL 12602r；QA V.8r；O' M&S 145；K&P 103r

第48号笔记中所记录的达·芬奇向脑室内注射蜡的行为表明，脑室的形态比传统的三个电灯泡的造型更加复杂。他仍然将侧脑室标注为“imprensiva”，将第三脑室标为“senso commune”，并将第四脑室标为“memoria”，这说明他希望定位各个脑室内所负责的不同智力。但是，就在同一张纸上，他写道：

> 由于我们已经清楚地看到（第四）脑室a位于脊髓末端，而所有感受触觉的神经都在此处聚集。因此我们可以断定，触觉传递进入这一脑室的原因在于，大自然对所有的事情的处理都尽可能以最短的时间和路径来进行。

换句话说，他认为脊髓是进入第四脑室的，但他仍然将这一脑室标注为“记忆”。我们可以感受到理论与观察之间的紧张关系，观察正慢慢开始占据上风。解剖手稿B中有零落的一页现正存于魏玛（德国城市）（图20），在该图上，各脑室再

图20
大脑、脑室和颅神经
达·芬奇，1508年，钢笔、墨水
高19.2厘米，宽13.5厘米
城堡博物馆，魏玛

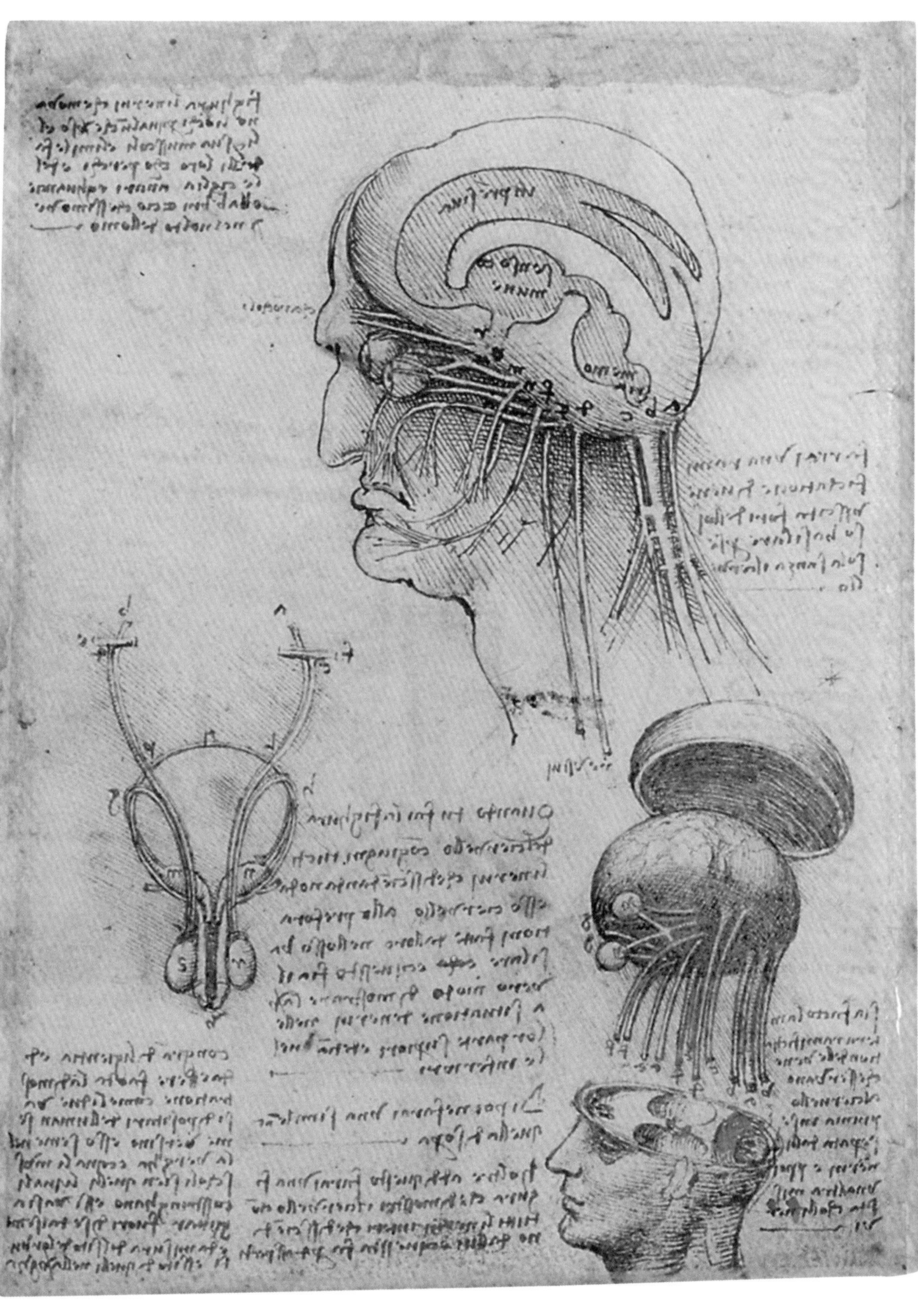

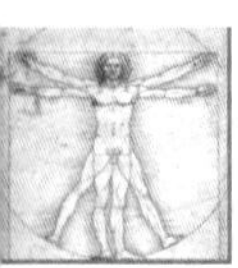
达·芬奇的解剖学研究

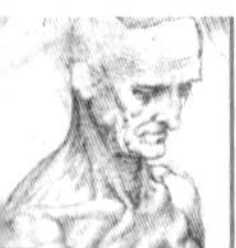
读者说明

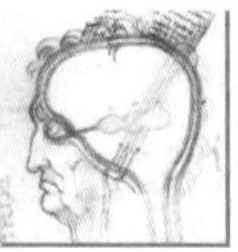
早期解剖学及人体比例研究

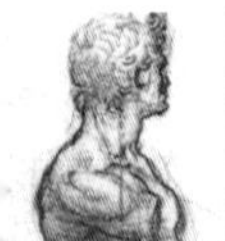
复兴：安吉亚里战役

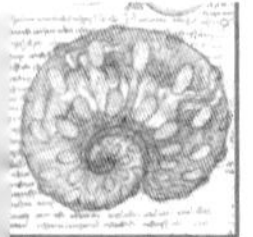
百岁老人：解剖手稿B

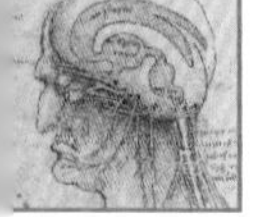
神经学与声音

次被不同的智力加以标记，但脑神经和脊髓通向大脑基底部，与脑室/智力之间并无明显的联系。在这张纸上可以看出，达·芬奇终于放弃了将神经与脑室相连或是定位智力的任何尝试。

在本页的三幅图中，都显示了颅神经相同的基本构造。大脑的前方是嗅神经束[与脑神经I或cranil nerve I（CNI）相联]和眼神经、视神经、视交叉和视神经束（CNII，参见第36号笔记）。下方是上颌神经和下颌神经，尽管它们都是三叉神经（CNV）的分支，但在大脑上显示有不同的起源点。三叉神经的第三分支，也就是眼神经并没有被画出。可以看到，迷走神经（CNX）从大脑的中点垂直向下（参见第35号笔记）。脊柱的两侧有一对辅助神经，但达·芬奇错误地将其画为在第38b~39b号笔记的颈椎内和一部分臂丛一起通行的神经。

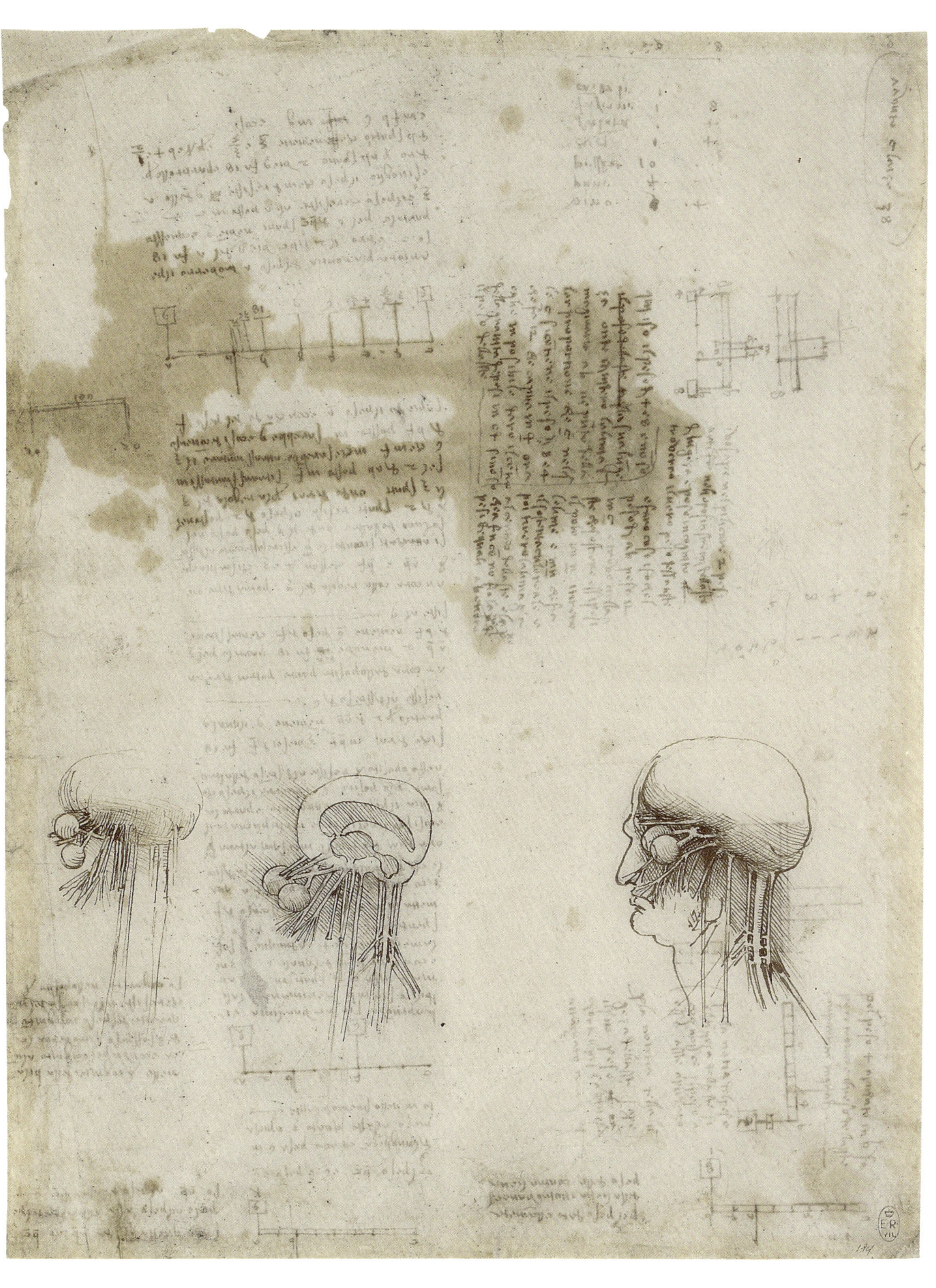

51 舌头及声音的产生

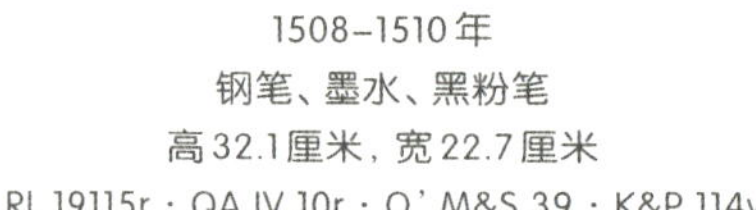
1508–1510年
钢笔、墨水、黑粉笔
高32.1厘米，宽22.7厘米
RL 19115r；QA IV.10r；O' M&S 39；K&P 114v

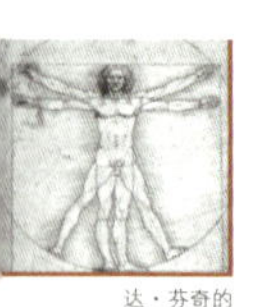
达·芬奇的解剖学研究

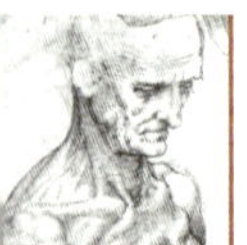
读者说明

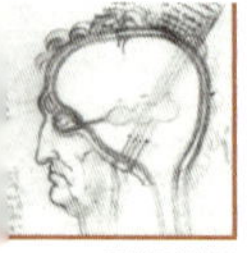
早期解剖学及人体比例研究

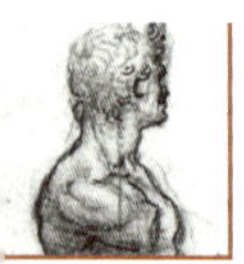
复兴：安吉亚里战役

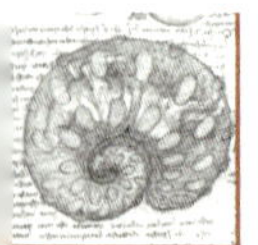
百岁老人：解剖手稿B

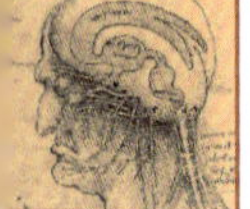
神经学与声音

本页的主题是人体声音生理学，这是一个非常新颖的研究领域，但达·芬奇发现，他因为过度追求细节或侧重于无关紧要的问题而停滞不前。中间靠上的部分画的是舌头，达·芬奇认为舌头有24块肌肉，“它们与组成舌头的6块肌肉群相对应”。我们现在可以识别出位于两侧的各8块舌肌（4块舌外肌起于舌外，4块舌固有肌起、止均在舌内），因此总共有16块。这幅小图上方是舌头以及硬腭和软颚的横截面图，这样可以将口腔和鼻腔的造型显示出来。达·芬奇认为，这些结构都和声音的产生有关。紧接着位于该图左边的是三幅粗略的草图，还有一处关于发出元音“a”、“o”、“u”时嘴唇所处位置的笔记。

达·芬奇接下来开始考虑气管在声音产生中所具有的功能：

> 唱歌时改变、调节及清晰发音的功能是一种由逆向神经（喉返神经）使气管环移动的简单功能，描述并绘出该功能以何种方式发挥作用，在这种情况下，舌头的任何部分不会参与其中。这基于我之前所证实的观点，瘘管（即产生声音的部位）的改变不能通过使其所在的器官管道变得更宽或更窄而使管道的音调变得更低或更高，但器官管道仅通过自身改变（变宽或变窄，或是变长或变短）就可使音调发生相应改变。

因此，达·芬奇认为气管的“管”的形状是影响喉咙产生的音调高度的原因（参考第35号笔记），而声带只是一个“发声”装置。在第57a号笔记上可以看到他对声带作用更复杂的分析。最后，达·芬奇称，“舌头用于发音和发出音节，音节是所有单词的组成部分”。在这张笔记的右上角，他开始绘制一个简单的音节网格，每个音节都与每个元音相对应。

但是，在对声音产生的这种相对直接的分析中，达·芬奇不断地偏离原本的主题，最终在赞歌中达到顶点：

> 尽管人类使用不同工具造出的不同创新性发明最终都产生相同的结果，但人类决不会设计出比大自然的设计更美丽、更简单或更简洁的发明，因为大自然的发明中既不缺少任何东西，也没有任何多余的东西。而且，在大自然设计动物体内器官时与器官运动相适合，并未涉及平衡力，但她却将灵魂（身体的设计者）安放在那里……这一论述并不属于这里，但它在动物身体的构成中却是必需的。我把灵魂定义的其他方面留给修道士去思考，他们是人类的祖先，通过灵感便可知晓所有的秘密。

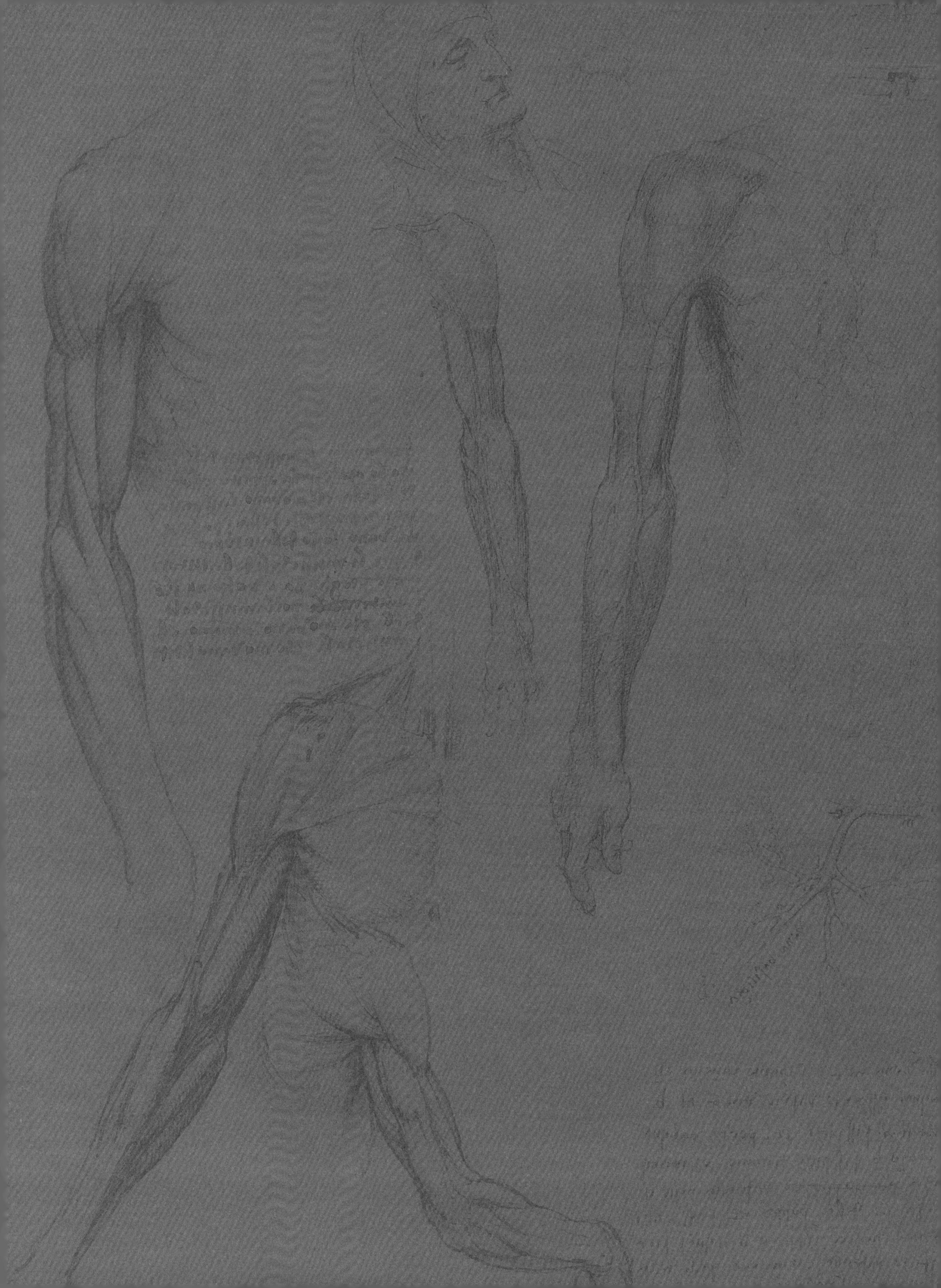

骨骼与肌肉：解剖手稿 A

The Bones and Muscles:
Anatomical Manuscript A

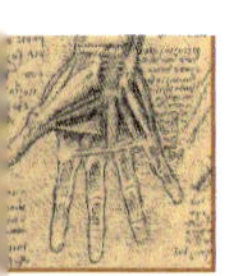
骨骼与肌肉：解剖手稿 A

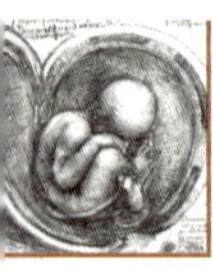
生殖系统

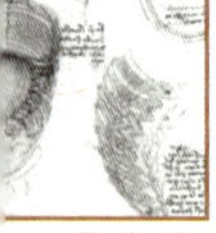
狗、鸟、牛：在梅尔齐别墅的研究

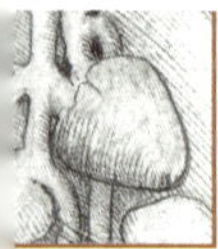
心脏

延伸阅读

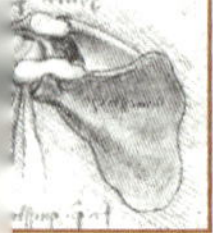
致谢

52a 肩部和颈部的表面解剖结构

1510–1511年
钢笔、墨水、颜料、黑粉笔
高29.2厘米，宽19.8厘米
RL 19003r；MS A.4r；O' M&S 43；K&P 137r

本页笔记及其之后的15页笔记（至第67号笔记）即来自于“解剖手稿A”（以下简称为“手稿A”）。该手稿编纂完成于1510年至1511年的冬天，当时，达·芬奇正在同帕维亚大学的解剖学教授马尔坎托尼奥·德拉·托尔进行合作。正是由于这次合作，该时期成为了达·芬奇职业生涯中可以接触到最多的人体解剖材料的时期，他在该时期的绘图多关注于肌肉和骨骼，在各方面都被看作其解剖学研究的巅峰时期。

本页笔记中的大部分绘图都是基于对活体对象的研究及通过解剖所获得的对深层结构的了解而完成。该时期诸多其他笔记上的绘图表现出令人困惑的解剖学特征——胸骨和锁骨上的胸锁乳突肌两头之间存在的宽缝隙，以及胸大肌（从胸部到手臂）和三角肌（肩）的束状外观。举例来说，在左下方的研究中我们可以看到强有力收缩的胸大肌锁骨部分，以及几乎弛缓的胸大肌胸肋部分，三角肌看起来几乎分成两半。

页面中央的绘图为面向左侧站立的人体的左肩俯视图，而页面中央左侧的绘图乍看起来像是对同一区域的描绘，但实际上是面向右侧站立的人体的右肩俯视图。这两幅图本应相互成镜像，但其肌肉组织却是非常不对称的：在后一幅图中，三角肌再次被一分为二，看起来有大部分来自于胸大肌的锁骨部分。

右下方的绘图展示了深层的解剖结构。虽然肩胛舌骨肌看起来是附着在锁骨上而非肩胛骨上，但在图上看来，它位于下方且几乎垂直于胸锁乳突肌。以上三幅绘图均清楚地显示了三角胸肌间沟内的头静脉。

在本页笔记中，达·芬奇讨论了他对运动的理解，他认为运动是由可分离的元素组成。他将运动区分为由一块肌肉或肌肉群引起的“简单”运动；由两块独立运转的肌肉引起的“混合”运动（在别处被称为复合运动或合成运动）；以及由三块独立运转的肌肉引起的“分解”或双重复合运动。从中我们可以理解，达·芬奇竭力主张将复杂的物理场景解析为更为简单的元素。他作为解剖学家而进行的研究使他认识到，身体的大范围运动是有限数量的肌肉活动的结果。

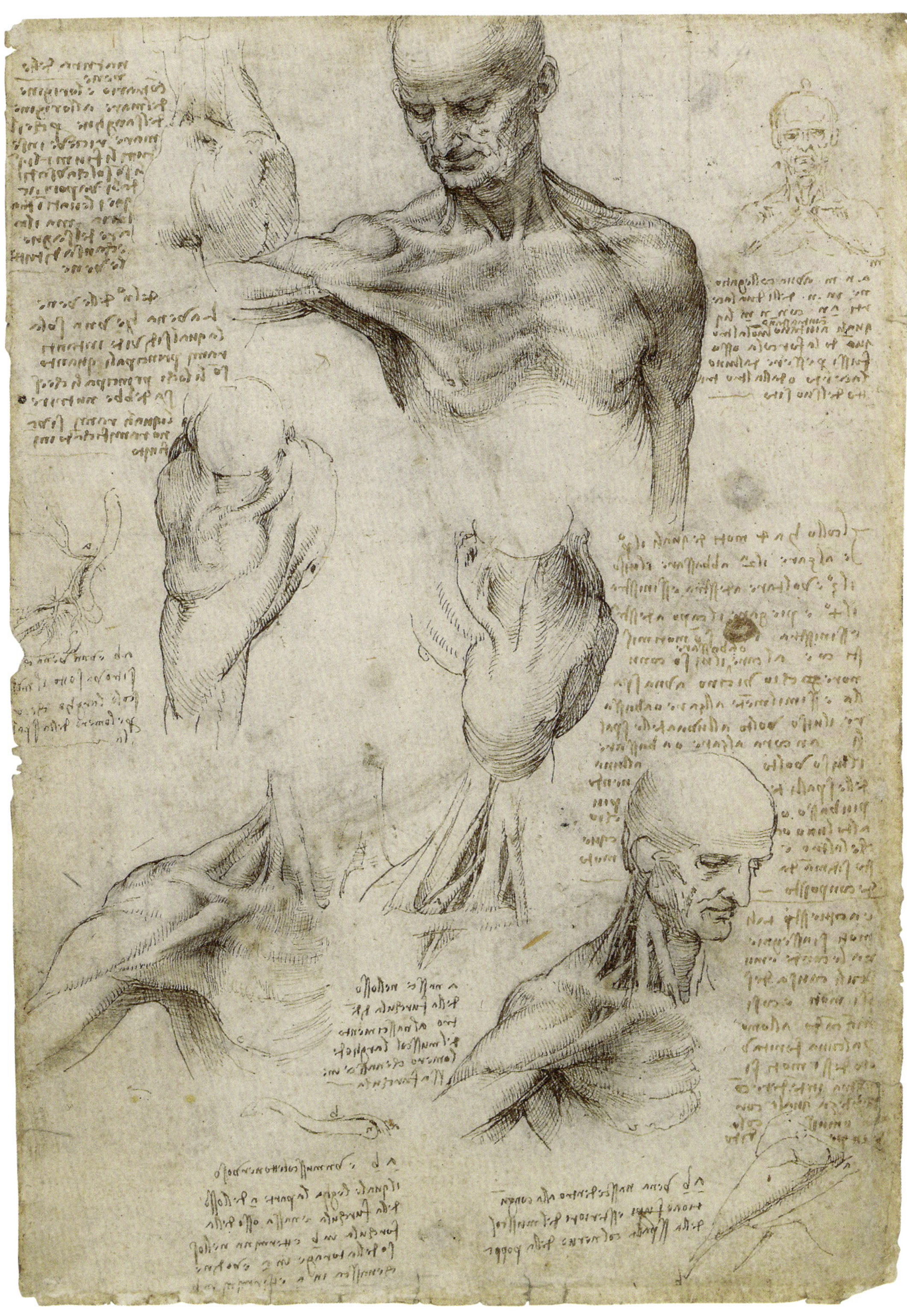

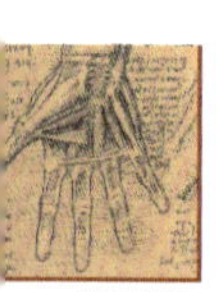
骨骼与肌肉：解剖手稿 A

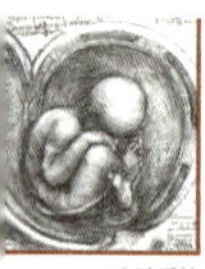
生殖系统

狗、鸟、牛：在梅尔齐别墅的研究

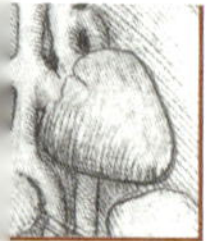
心脏

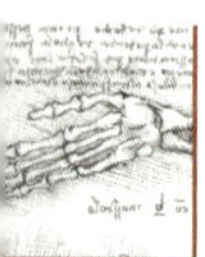
延伸阅读

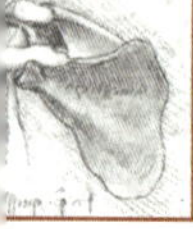
致谢

52b 肩部的肌肉

1510–1511年
钢笔、墨水、颜料、黑粉笔
高29.2厘米，宽19.8厘米
RL 19003v；MS A.4v；O' M&S 48；K&P 137v

本页笔记上的所有绘图都是对右肩肌肉的描绘。在中间靠上的位置和右下方，达·芬奇将胸大肌分为四束，使我们可以看到位于其下方的胸小肌；在颈部可以看到胸锁乳突肌、肩胛骨、肩胛提肌和斜方肌（参见第57b号笔记中的示意图）。斜方肌令达·芬奇感到困惑：它由向下的表层纤维、中间的水平纤维和上升的下层纤维构成，因此，达·芬奇有时会将其描绘成几种截然不同的肌肉。

左上方的绘图与第53b号笔记中的绘图非常相似（参考其中的示意图），不过在这幅图中，三角肌处于其合适的位置；该肌肉也由三组不同的纤维组成，因此，达·芬奇以各种不同的方式对其进行呈现——在这里它几乎被一分为二，在肩峰和肩胛骨的脊柱上有着不同的头部。

中间左侧的图描绘的是肩部和肩胛骨的深层结构，肋骨从前部被抬起（以右侧较淡的墨水粗略勾勒而出），清晰地展示了从肩胛下肌到“旋转套”的部分及肱二头肌的长头，其短头和喙肱骨用喙突上的两个“标签”标注（另外两个是胸小肌）。达·芬奇正确地描绘了附着在肩胛骨边界上的肱三头肌长头。注释记录了大圆肌和背阔肌在使肱骨旋转时所发挥的作用，但是它们附着物的相邻方式应当为由前向后，而非如图所示那样由近端向远端。

本页笔记下方的绘图将肋骨放置于肩胛骨上，并增加了另一层肌肉。不论其是正中神经还是尺骨神经，这条神经都与喙肱肌相邻，并随后进入颈部；喙锁韧带被清晰地描绘出。大多数这些结构都再次出现于右下方的图中。

右上角可能就是达·芬奇最为复杂的“线状图”，将肩部的整个三维结构汇总于简单的一幅图中。不论位于前部还有后部，所有的主要肌肉都沿着它们的力作用线缩减为细线或粗线。为提高图像的“透明度”，锁骨和肋骨的厚度同样有所减少。但是，正如达·芬奇在手臂下方的注释中所承认的那般，这种图像中的信息密度已经阻碍了其可理解性；他提醒自己再去把这幅图放大画出，同时令肋骨和肌肉线保持相同的厚度。

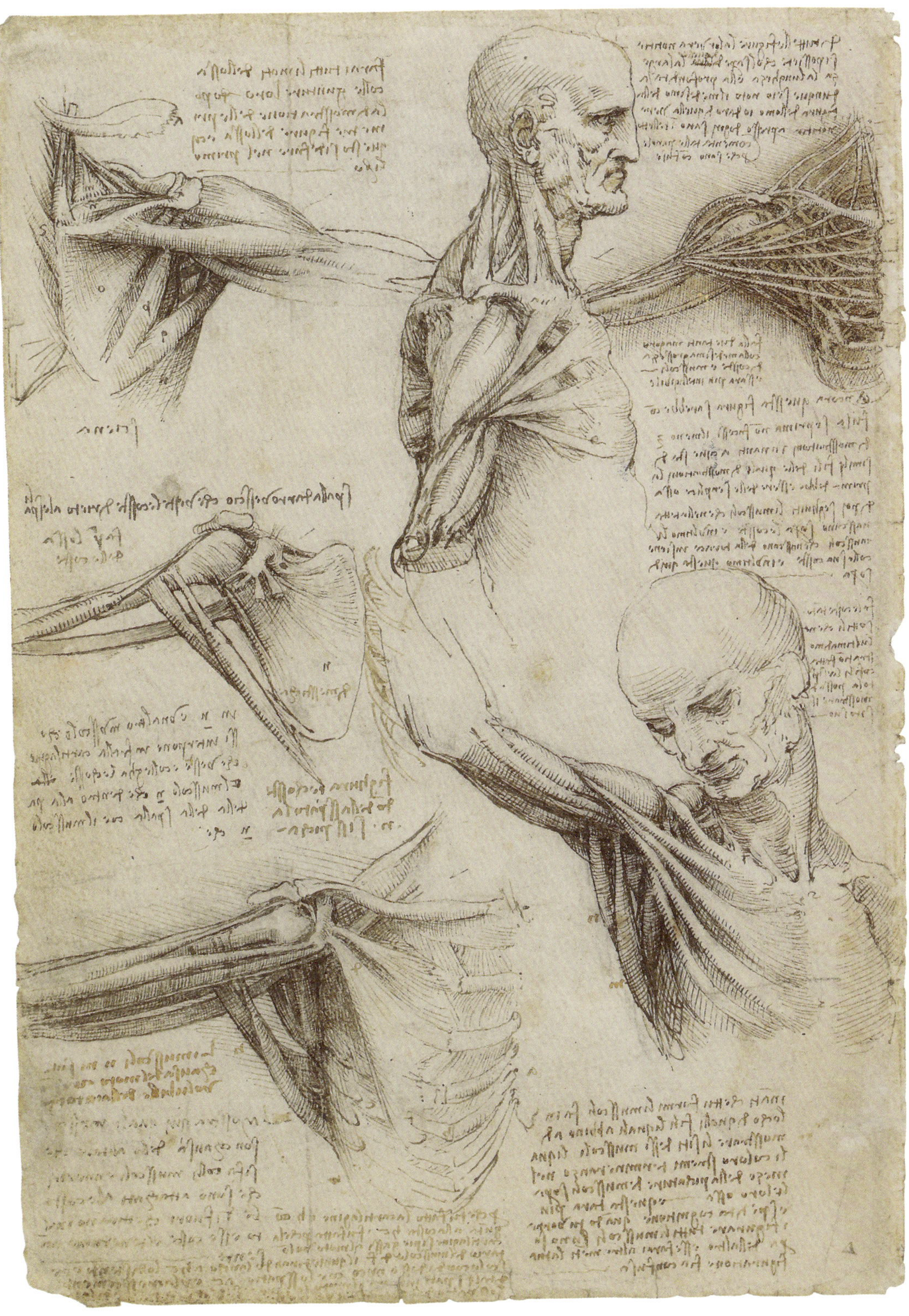

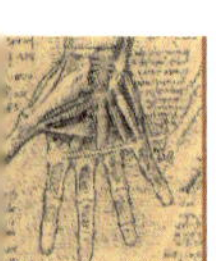
骨骼与肌肉：解剖手稿 A

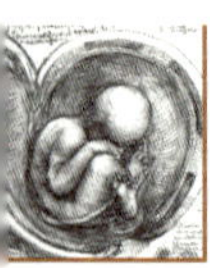
生殖系统

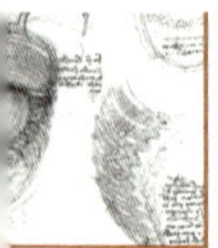
狗、鸟、牛：在梅尔齐别墅的研究

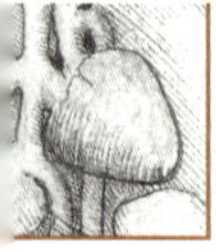
心脏

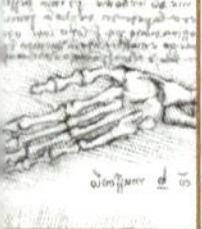
延伸阅读

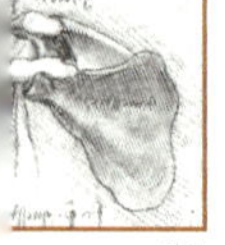
致谢

53a 肩部和颈部的表面解剖结构

1510–1511年
钢笔、墨水、颜料、黑粉笔
高28.9厘米，宽19.8厘米
RL 19001v；MS A.2v；O' M&S 44；K&P 136v

这些绘图从右上角开始按顺序描绘了身体在空间内缓慢转动的场景，并在页面底部配有正面的剖开视图。尽管人们一直留意到，达·芬奇的解剖学图画是对呈现在他面前的事物的简单描绘，但这些图中表面构造的敏感性则强烈地表明，这些图是对生活中的人进行观察后画出的——达·芬奇在最后一幅图中以令人信服的方式呈现出皮肤从活体肌肉上剥离下来的样子，由此展示了他的可视化能力。达·芬奇意识到，人死亡后肌肉会完全变得松弛，为了获得关于其构造的真实知识，必须在生活中对它们进行观察。

最后一幅图描绘的是再次被分为束状的胸大肌（从胸部延伸到肱骨）。虽然在肌肉的锁骨、胸骨和肋骨部分看到差异并不罕见，但这种收缩程度是非常不自然的。对未固定的组织进行解剖可能会导致肌肉意外地分离成线状，而固定则使肌纤维变硬并使各个肌肉的筋膜变得突出。达·芬奇认为，肌肉可以通过放大融合到一起，也可以通过萎缩而彼此分开。事实上，在达·芬奇喜欢画的极瘦个体中，由于肌肉量减少，肌肉可能会成束状。但在这里和其他地方，他将肌肉分开的目的主要是为了教学，强调肌肉不同的部分和附着范围，以此作为“写实”绘画与“线状图”图示化之间的折中方案。这样一来，达·芬奇可以清楚地展示出，例如，胸大肌的锁骨部分比胸骨和肋骨部分要更深地进入肱骨内。在胸大肌开窗之间也可以看到经过臂丛的神经血管成分，以及从第三、第四和第五肋骨向上延伸并附着在肩胛骨的喙突上的胸小肌。

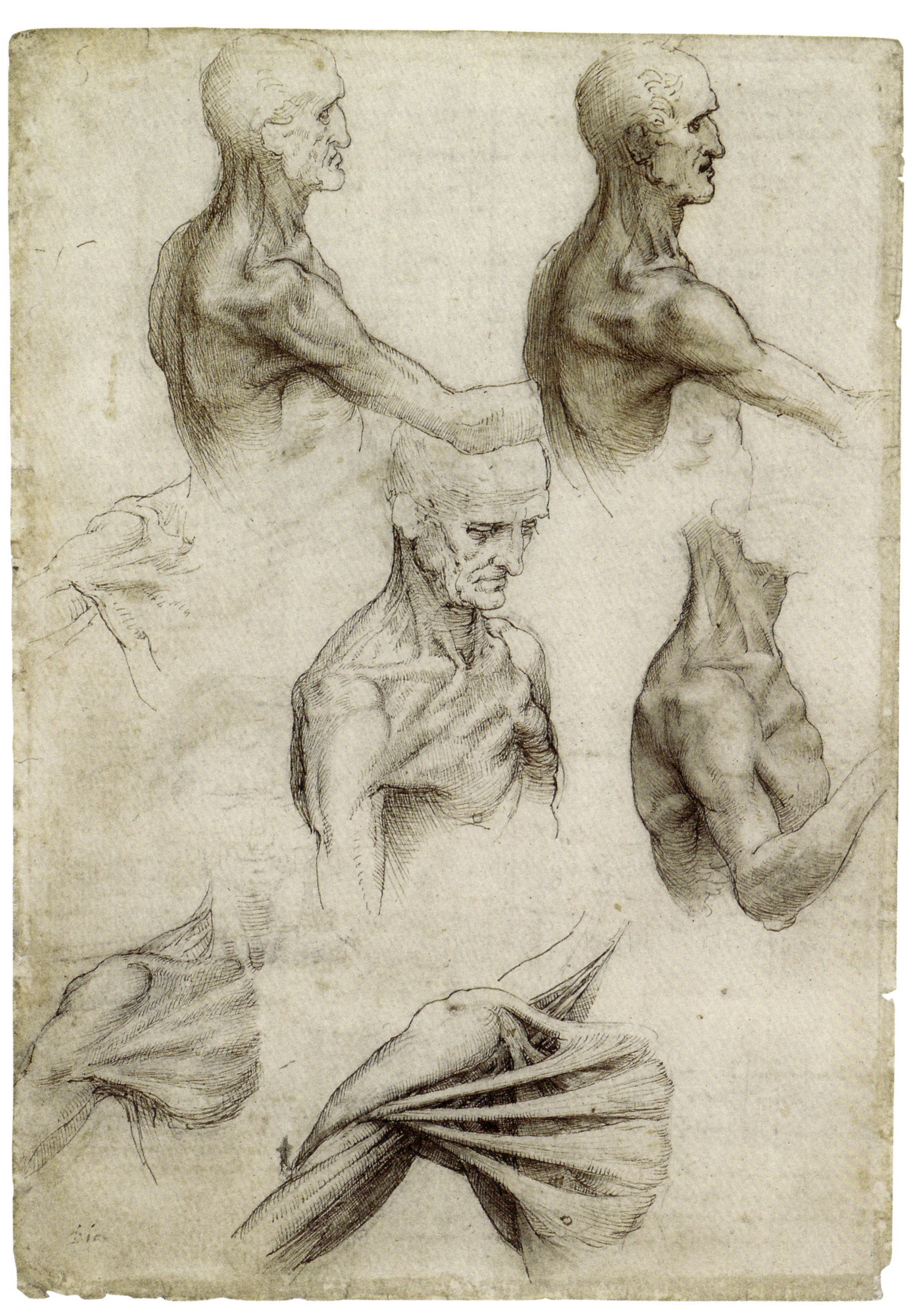

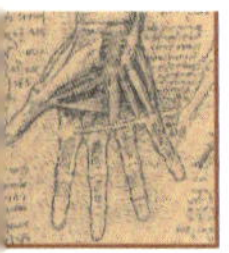
骨骼与肌肉：解剖手稿 A

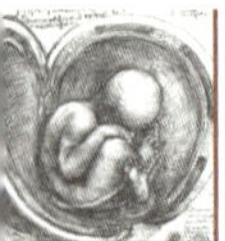
生殖系统

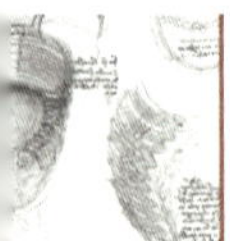
狗、鸟、牛：在梅尔齐别墅的研究

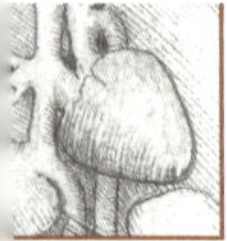
心脏

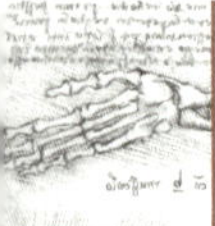
延伸阅读

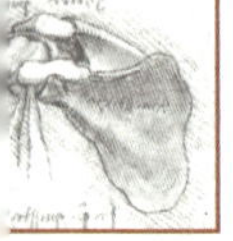
致谢

53b 肩部的骨骼和肌肉

1510–1511年
钢笔、墨水、颜料、黑粉笔
高28.9厘米，宽19.8厘米
RL 19001r；MS A.2r；O' M&S 50；K&P 136r

本页笔记上的绘图展示了右肩骨骼和肌肉的俯视图及后视图。在中间靠上最大的那幅图中，三角肌和斜方肌部分被抬起，以此显示出位于关节窝“窝”中的肱骨头部的“球”（见下方的示意图）。通过对紧邻锁骨的圆锥形结节的部分喙锁韧带的描绘，可以看出达·芬奇对解剖学研究的敏锐性；但是（这一问题遍布于整份手稿中），他在锁骨和肩峰之间画出了一种奇怪的关节，锁骨的整个弯曲端像一个“球”一样嵌入肩峰上一个宽广的浅窝中。中间右侧的“线状图”描绘的是同一个区域，三角肌和斜方肌位于合适的位置，且所有的肌肉都缩小成线状。

在中间左侧的绘图中，达·芬奇将肩胛骨向前转，这样就可以看到肩胛下肌（o n m）。喙突的顶端出现匙形（变平），肱二头肌的短头和四个标签从其前部放射而出：右边的标签可能是喙肱足肌，其他三个可能是胸小肌。肱二头肌的两头相交呈长长的“V”形，“V”形的端点朝向肘部。

右下方的绘图显示了相同视角下的这个结构，这一次，肱骨从关节窝中被拉出。肱骨头上的四个标签代表“旋转套”的肌肉——位于关节窝表面和喙突上的肩胛下肌、冈上肌、冈下肌和小圆肌。

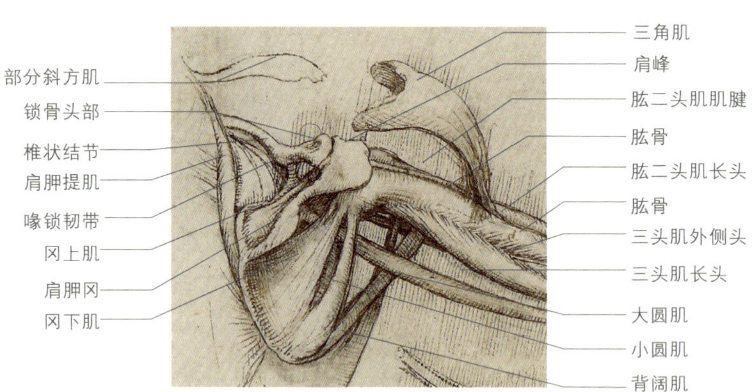

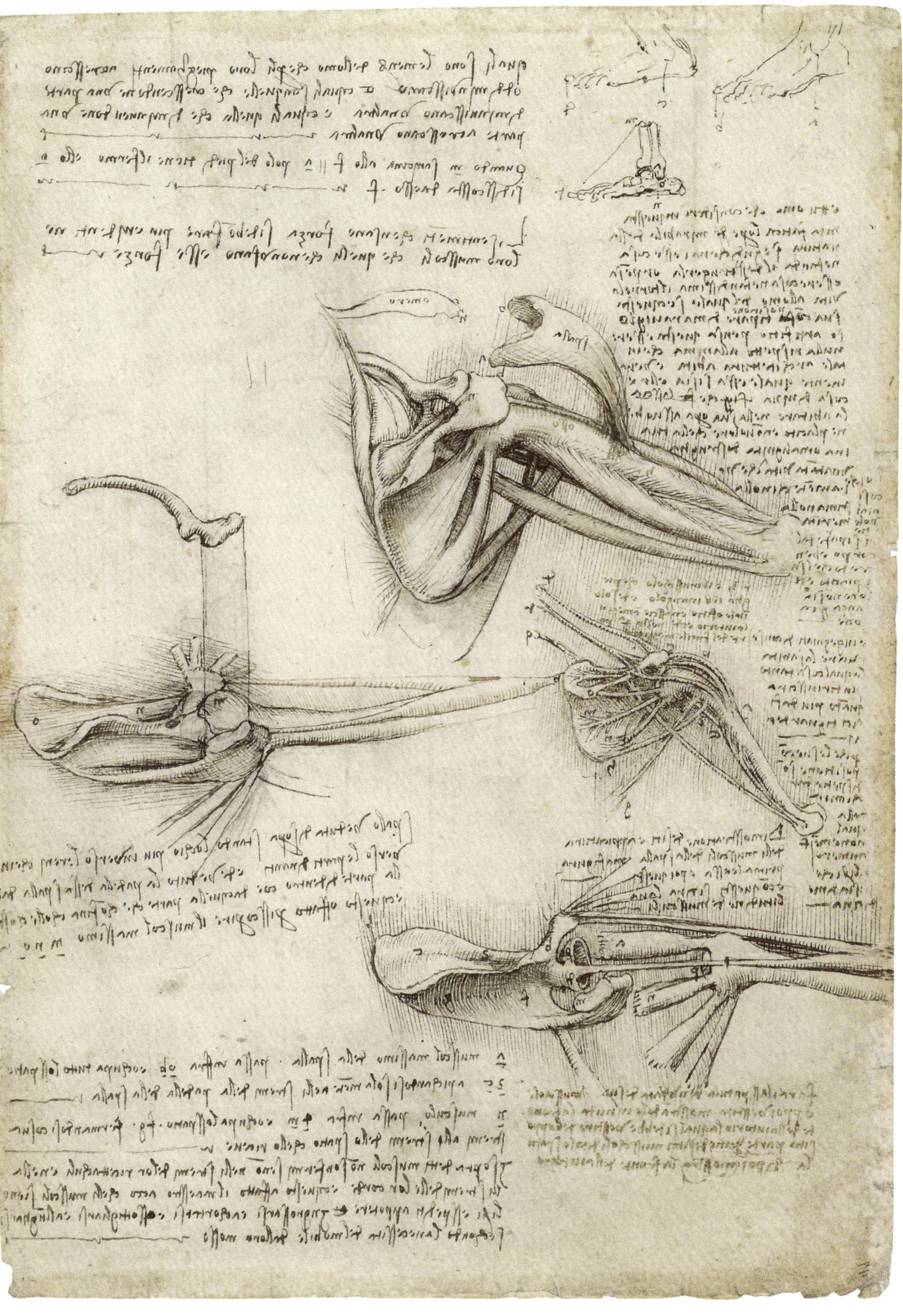

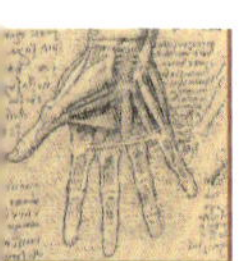
骨骼与肌肉：解剖手稿 A

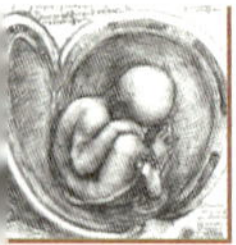
生殖系统

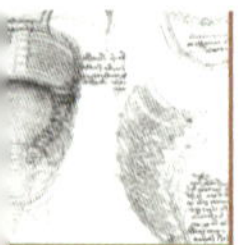
狗、鸟、牛：在梅尔齐别墅的研究

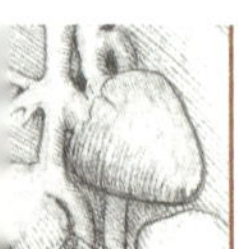
心脏

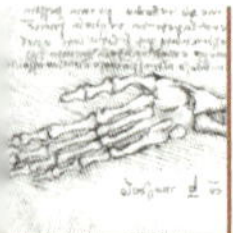
延伸阅读

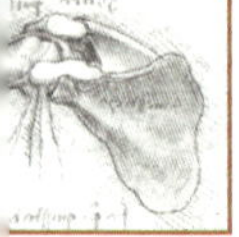
致谢

54 肩部和手臂的肌肉，以及足部的骨骼

1510–1511年
钢笔、墨水、颜料、黑粉笔
高28.9厘米，宽20.1厘米
RL 19013v；MS A.14v；O' M&S 49；K&P 144v

这页笔记是达·芬奇绘图最紧密、最宏伟的解剖学笔记之一，其关注点再次回到肩部和手臂的结构。中心上方和中心靠右两幅最大的绘图从略有不同的方面展示了相同的解剖阶段；前臂的肌肉和肌腱，特别精美地画出了作用于拇指上的肌肉和肌腱。在本页中心的图中，三角肌被抬起，移除胸大肌的上部和下部（胸骨部分保留）以露出更多的肩关节，图上还清楚地显示了胸小肌、喙肱肌和肱二头肌的短头附着在喙突上的部分。这些结构在中心右侧的“线状图”中同样有所表现（侧视图），并附有一处注释，试图解释胸腔扩张的原理，通过斜方肌、锁骨、喙突和胸小肌从颈部的第一颈椎处追踪一系列肌肉的动作。达·芬奇在解释这个结构如何运转时应该对此感到很满意——但实际上，这些结构并未对胸部扩张产生明显影响。

在本页笔记的左下方，胸大肌的胸骨部分已经反折到肱骨的一侧。可以清楚地看到，腋神经和肱骨后环血管从颈部流入该区域。达·芬奇提醒自己：“在第四幅图中，将手臂上的鱼（肱二头肌）拿走，并描述剩下的部分。”在第52b号笔记上可以看到对这一系列解剖的进一步描述。

达·芬奇绘制的肩部解剖图都不太准确，本页笔记左上角这张图是其中之一——锁骨的曲率被夸大，肩峰被画成一根单独的骨头（参见第64b号笔记）。右下角是在整篇手稿A对于足部骨骼一系列研究中分散的一处绘图。

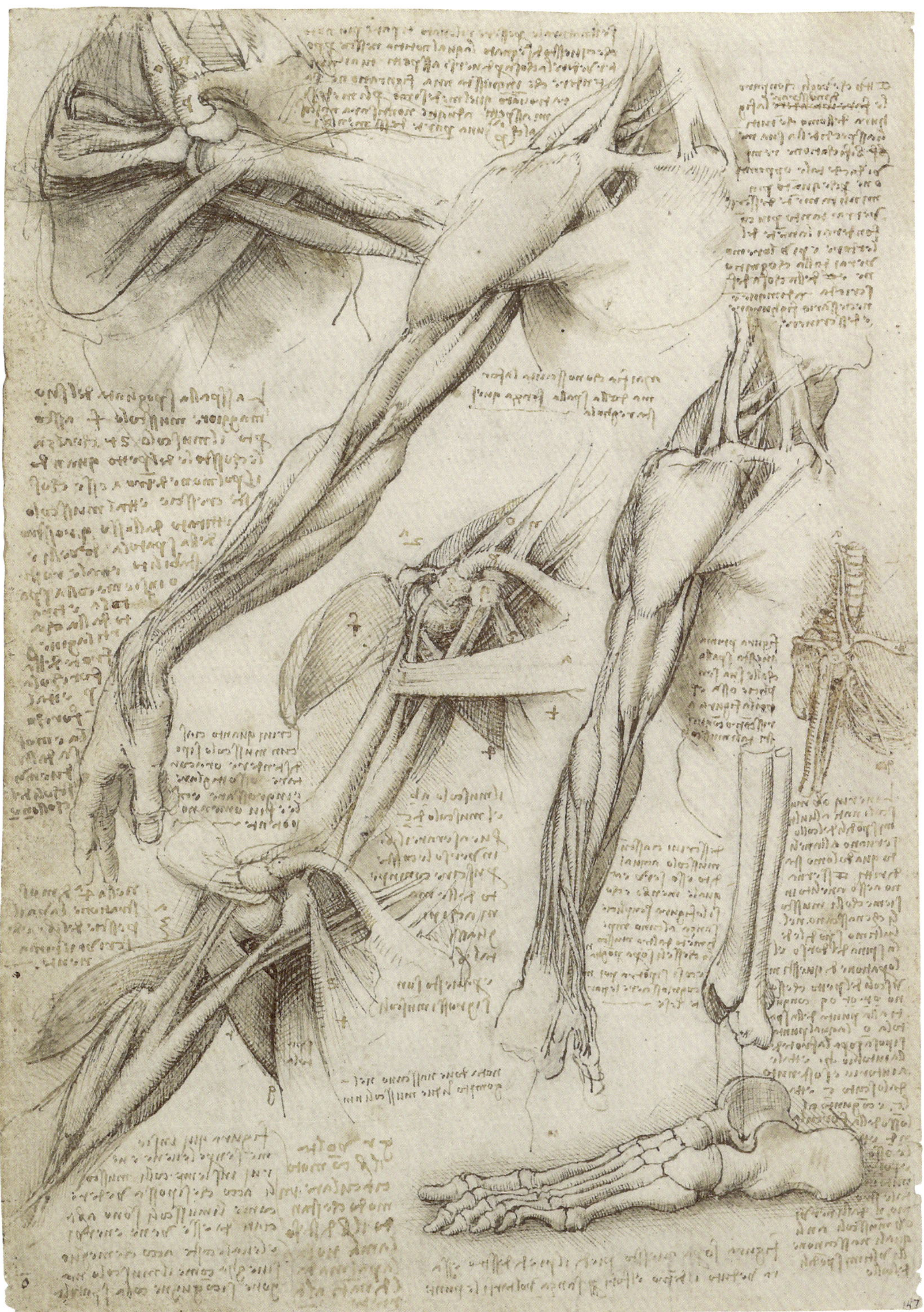

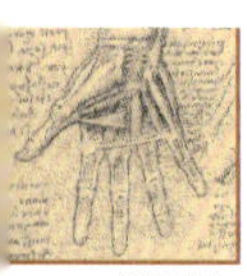
骨骼与肌肉：解剖手稿 A

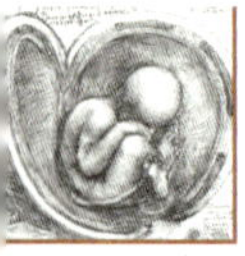
生殖系统

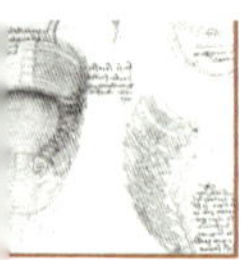
狗、鸟、牛：在梅尔齐别墅的研究

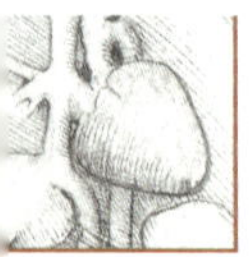
心脏

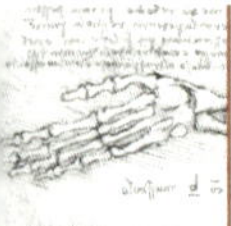
延伸阅读

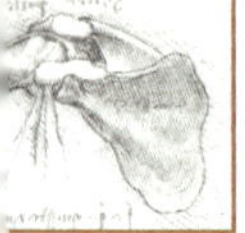
致谢

55 上部脊柱的肌肉

1510–1511年
钢笔、墨水、颜料、黑粉笔
高28.9厘米，宽20.5厘米
RL 19015r；MS A.16r；O' M&S 16；K&P 149r

本页笔记中，达·芬奇的主要关注点在于上部脊柱的运动和稳定。这一区域分为多个层次且结构复杂，很难对新鲜组织进行解剖；尽管达·芬奇所描绘的细节并不完美，但令人印象深刻的是，他对该部分有着深刻的理解。像往常一样，本页笔记的阅读顺序应该是从右上角到左下角——五幅主要的绘图被标记为“第一”到“第五”，显示了从表面到深层的解剖顺序。

在第一幅图中，斜方肌显示为由不同肌肉融合而成的束，其起点沿着上椎骨向下（并未看到其位于枕骨上的顶点）并且深入到肩胛骨的脊柱中。达·芬奇的绘图隐约显示出了附着在、甚至在其下方消失的脊柱水平面下方的肩胛骨内（里侧）边缘。接下来，为了露出冈上肌而移除了斜方肌，可以看到肩胛提肌从肩胛骨向上延伸。可能将上后锯肌的肌肉画成了从脊柱呈对角线向下的三块肌肉。

在第三幅图上，肩胛提肌被缩小为线状，移除大菱形肌和胸廓筋膜的后层以显示出竖脊肌向上运动的路径；现在可以看见一些肋骨及其外部的肋间肌。在肩胛骨的上方标出了肩胛舌骨肌的下腹和臂丛的组成部分，并且可以再次看到代表上后锯肌的三块肌肉。这一肌肉往往发育得很差，可能会被初学的解剖者所遗漏，但它深入肋骨这一形态使得达·芬奇相信，它对于呼吸起着很重要的作用。

在第四幅图中，达·芬奇将上后锯肌移除，这样便可以清晰地看到竖脊肌。竖脊肌旁边有一块向上运动的夹肌，可能是头夹肌。在第五幅图中这块肌肉被移除，并且可以看到向下的棘肌，以及可能是头半棘肌的一块更为垂直的肌肉。

右下角是一幅“线状图”，这幅图试图将前面的五幅图合并成一幅简单的示意图。以至少12根线条画出位于棘突和肩胛骨之间的斜方肌。中心下方是一个由10块肌肉的肌腱拉向不同方向的椎骨示意图：达·芬奇看到，对于每一块作用于椎骨上的肌肉来说，都存在另一块沿反方向作用的肌肉。因此，这一系统在影响人体运动的同时，还起到稳定脊柱的作用。

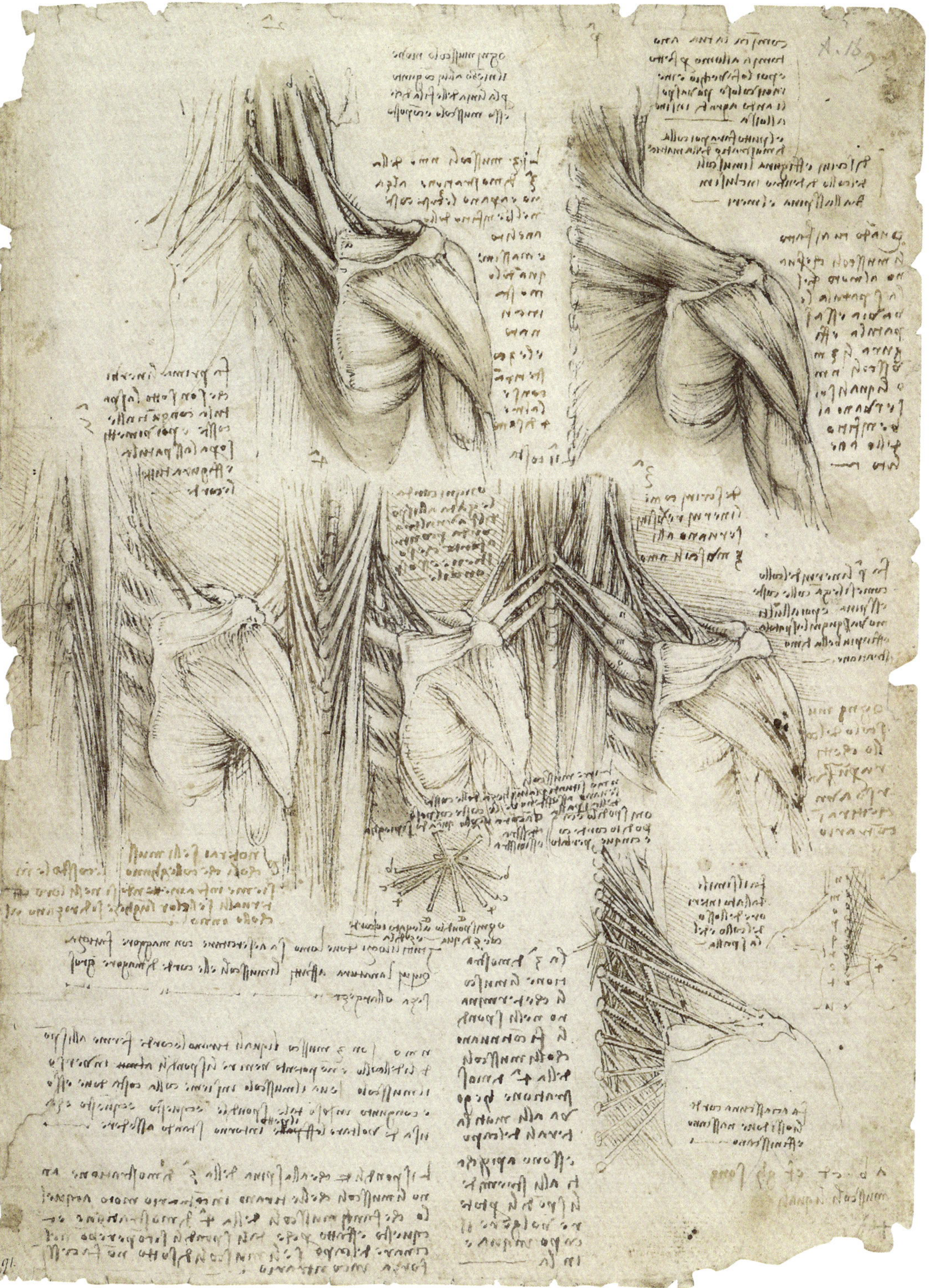

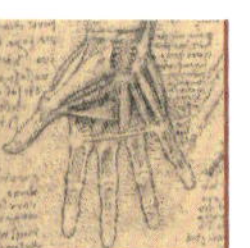
骨骼与肌肉：解剖手稿 A

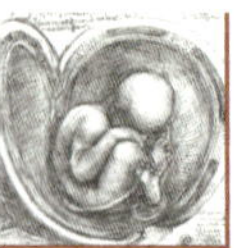
生殖系统

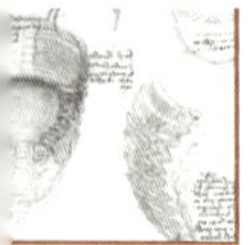
狗、鸟、牛：在梅尔齐别墅的研究

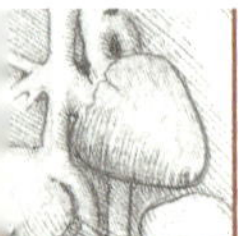
心脏

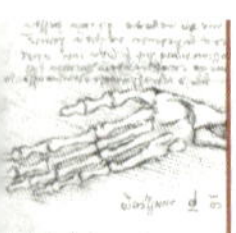
延伸阅读

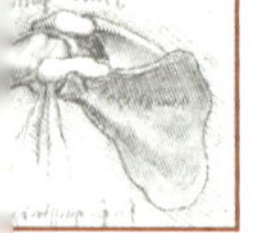
致谢

56 躯干和腿部的肌肉

1510–1511年
钢笔、墨水、颜料、黑粉笔
高28.6厘米，宽20.7厘米
RL 19014v；MS A.15v；20；K&P 148v

本页笔记的主要内容是对从脖子到脚踝表层肌肉的大胆模拟研究。斜方肌已经从颈部和肩膀处移开，这样一来，肩胛骨的脊柱清晰可见。背阔肌占据了手臂以下的区域；其右侧是前锯肌，它在下肋骨处与腹外斜肌交错（参见第43号笔记），腹外斜肌的下部下降至其嵌入骨盆髂嵴的位置。在髂嵴下方，阔筋膜张肌、臀中肌和臀大肌汇合于大转子处。从大转子向大腿侧向下的是股外侧肌；达·芬奇辨认出了该肌肉的前部，并称它附着于皮肤之上——鉴于它似乎与阔筋膜张肌相连续，这事实上可能是阔筋膜的一部分，这一部分是将大腿的许多结构相连接的组织。左侧是带有肌肉的腿部正视图，清晰地显示了如缝匠肌、阔筋膜张肌和臀中肌等肌肉。

中央上部的小图和注释是对肌肉结构和功能的精确分析。达·芬奇以图解的形式区分了宽和细的附着肌腱，与神经、动脉和静脉相连接的肌肉体和嵌入的窄肌腱。这些组件中的每一个都担负着特定的功能——不仅仅是肌肉和肌腱的机械功能，还有神经的感觉，以及由静脉系统提供“营养”、由动脉系统提供“精神”的传统观念。在另外两幅小图中，达·芬奇勾勒出一条从中间剖开的肌肉，以此展示出它的截面并非圆形。

左上方的两幅图代表着肋间肌或肋下肌（鉴于达·芬奇记录的数量只有七块，更有可能是后者）。用左手记录的“肌肉的真实位置”可以表明达·芬奇对于这些肌肉相对于肋骨的倾斜位置的了解——一旁的图像被注释为“这些肌肉难以定位”，这展示出了从肋骨到肋骨垂直通过的肌肉概况。下方的注释和图像概括了一个系统，呼吸这一动作可以通过该系统帮助推动肠的内容物。达·芬奇称，当肋下肌缩短时，肋骨被拉在一起，胸部被压缩，因此肺部被挤压并呼气。当肋下肌放松时，肋骨扩张，肺部膨胀，附着在肋骨底部的隔膜伸展变平，从而压迫且推动结肠的内容物。尽管其中大部分内容不太准确，但达·芬奇确实意识到肺部本身是被动做出反应的，并会因为胸的扩张而膨胀。

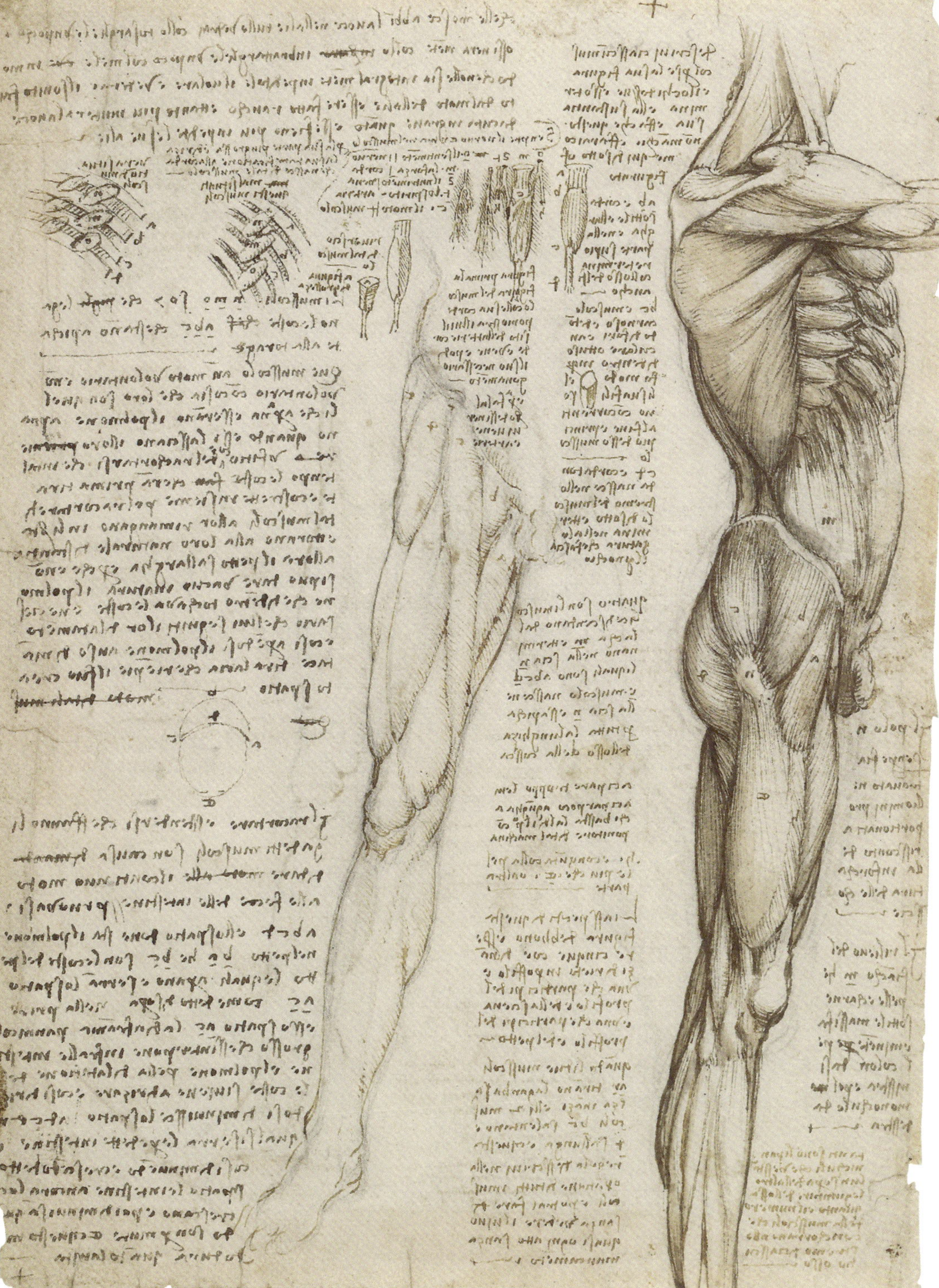

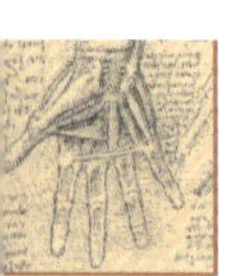
骨骼与肌肉：解剖手稿 A

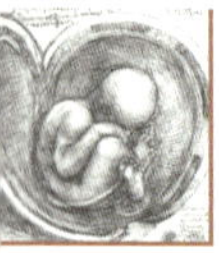
生殖系统

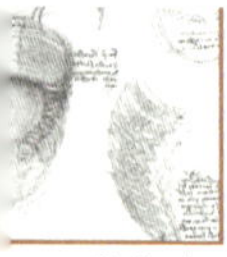
狗、鸟、牛：在梅尔齐别墅的研究

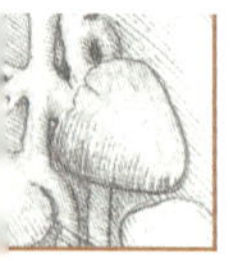
心脏

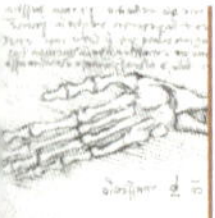
延伸阅读

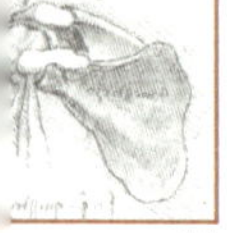
致谢

57a 咽喉及腿部的肌肉

1510–1511年
钢笔、墨水、颜料、黑粉笔
高29.0厘米，宽19.6厘米
RL 19002r；MS A.3r；O' M&S 169；K&P 134r

本页笔记上首先记录的是对腿部的研究，其余部分都是专门对咽喉的研究，包括对咽、喉和气管及它们在呼吸、说话和吞咽中所起到的作用。左上角的大图中显示了后续并不算广泛的研究中的许多特征（参见下方的示意图）；某些结构的奇怪形状可能来自于对动物的解剖。达·芬奇已经画出了小舌、叉骨状的舌骨、甲状腺，以及甲状软骨、环状软骨和气管软骨。但他对这些结构功能的理解仅仅是推测：例如，甲状腺“被用来填补肌肉缺失的部位，且……将气管与锁骨分开”。

中央和中央左侧的三幅图画显示了向后拉动舌骨的舌腭肌和咽腭肌，吞咽时是会厌压在喉部开口上，从而防止食物或饮料进入喉部，如中心靠右处草图所示。这正是“吞咽、呼吸或说话不能同时进行”的原因。

按照相似的方法去推断发声的类似机制并不容易（参见第51号笔记）。达·芬奇正确地指出，“声音产生于气管的头部”，在本页笔记中央下方的喉部的前端显示，声带和杓状软骨形成一个空间（声门裂），达·芬奇将这一空间称为“长笛”。他曾在风和水中对涡流进行研究，他相信，从狭窄的声门裂这一区域呼出的气体会产生震动，进而发出声音（参见他在85~87号笔记上对相似形状的主动脉瓣的血流量分析）。这一点基本是正确的，健康的肌肉调整声带的长度和张力以改变气流。但是，达·芬奇认为小舌在说话中不起任何作用，将其视作“一块滴水石，体液从上面落下，再从食道进入胃中”。这种古老的生理学理念认为，身体系统受到“体液”运动和平衡的控制，这与丰富且精确的解剖学和生理学观察一起出现在本页笔记上，显得很是奇怪。

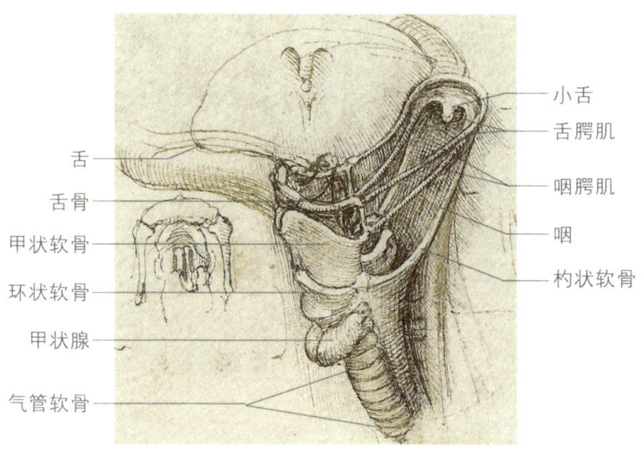

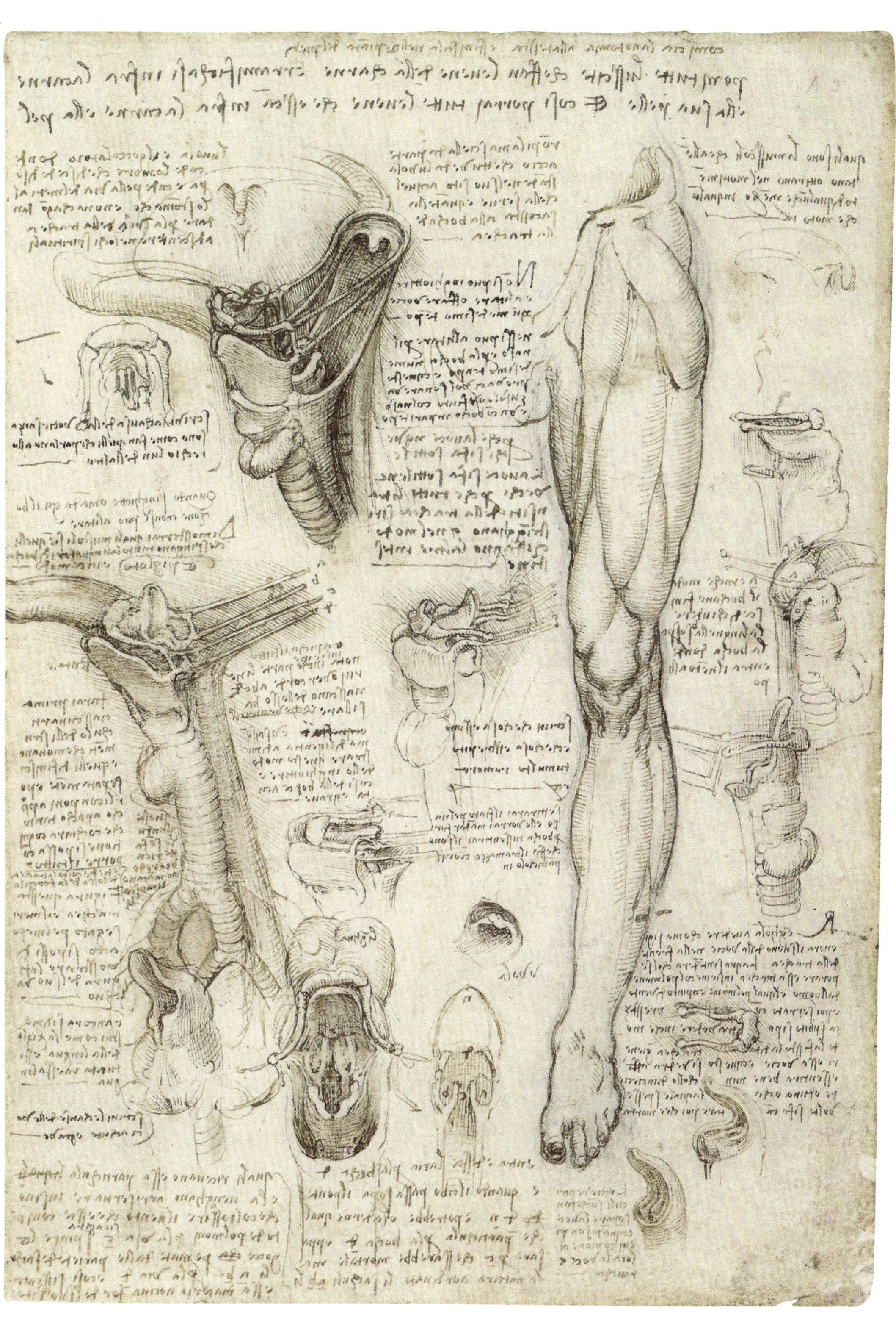

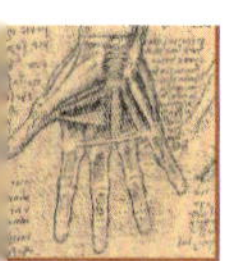
骨骼与肌肉：解剖手稿 A

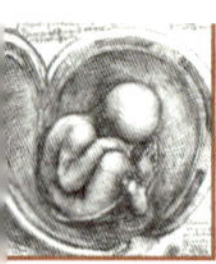
生殖系统

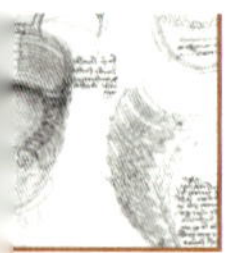
狗、鸟、牛：在梅尔齐别墅的研究

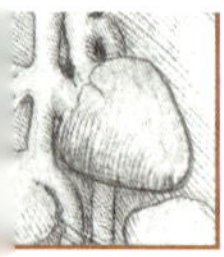
心脏

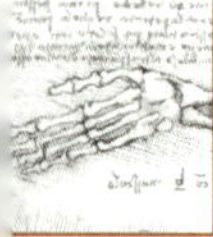
延伸阅读

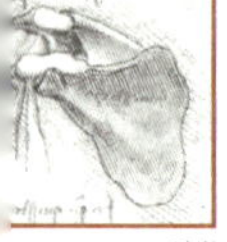
致谢

57b 足部的骨骼及颈部的肌肉

1510–1511年
钢笔、墨水、颜料、黑粉笔
高29.0厘米，宽19.6厘米
RL 19002v；MS A.3v；O' M&S 36；K&P 134v

本页笔记上对足部骨骼的研究大多是准确的，少数与实际不一致的地方可能是因为达·芬奇使用了新鲜的人体组织、清理不充分而残留韧带碎片的干燥人体组织或结合过于松散的干燥人体组织进行解剖而导致。页面中央的绘图为足部的下方视图，并且集中于骰骨的表面形状，将其特征标记为a、b及c——分别是足底短韧带的附着处，骰骨粗隆和腓骨长肌腱的凹槽。

左上方的绘图画的是左脚，但悬于上方的胫骨和腓骨则是按照右腿的构造所排列；鉴于达·芬奇所画的从腓骨向下的线条没有终止于任何一处跗骨之上，他可能已经意识到了自己的错误。小趾由两块趾骨构成——现在通常认为三块是正常的，但实际上，两块或三块小趾趾骨存在的次数是大致相同的。旁边的小图展

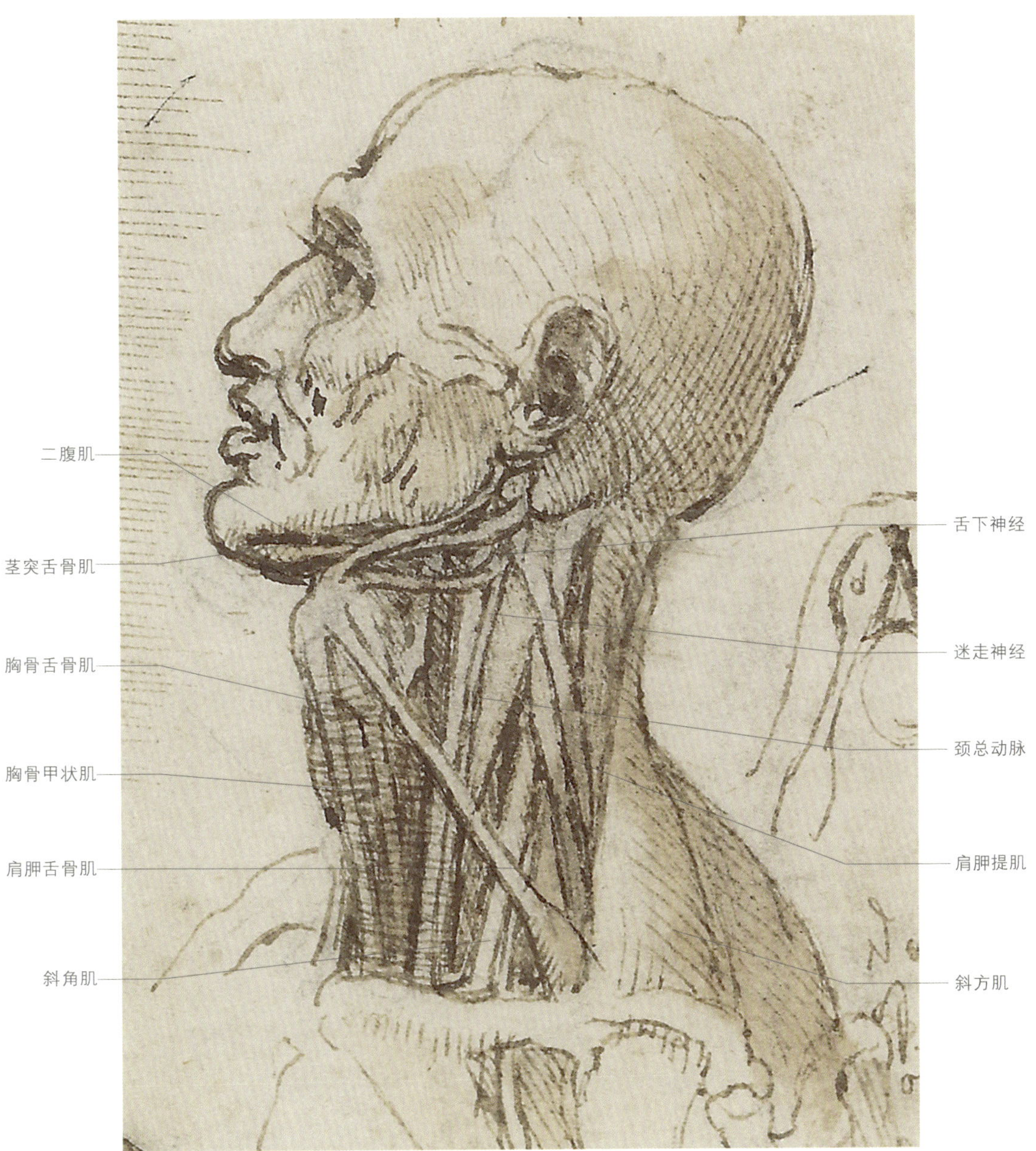
二腹肌
茎突舌骨肌
胸骨舌骨肌
胸骨甲状肌
肩胛舌骨肌
斜角肌
舌下神经
迷走神经
颈总动脉
肩胛提肌
斜方肌

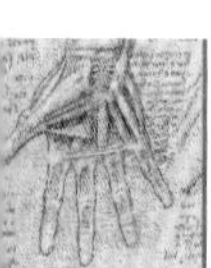
骨骼与肌肉：解剖手稿 A

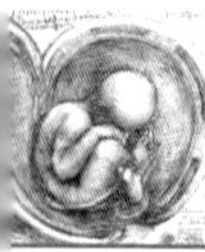
生殖系统

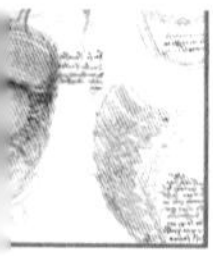
狗、鸟、牛：在梅尔齐别墅的研究

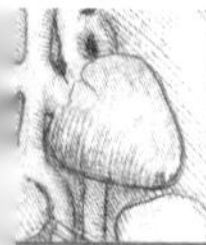
心脏

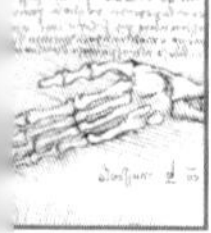
延伸阅读

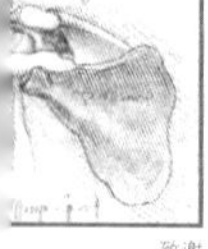
致谢

示了脚趾的外展肌和内收肌的作用，按照达·芬奇的说法，那些肌肉负责完成“侧向运动”。脚趾上可以发现类似于将手指从一侧移动到另一侧的肌肉，但是趾骨的韧带和形状阻碍了不同动作的完成，通常我们能完成的最佳动作是将脚趾稍微展开。

沿着页面底部排列的四幅图画则集中于对颈部和肩膀上肌肉的研究，并且记录了达·芬奇对这一区域描述的特殊性。颈部肌肉得以完美呈现。左边的两幅图展示了同一阶段的解剖，所有的肌肉都完好无损；在右侧的图中，胸锁乳突肌已被移除，以此更清晰地显示下方肌肉、神经和血管的复杂构成，其中大部分都可被辨认（见下页示意图）。下方边缘处的下颌细节图中再一次展现了二腹肌的两处凸起。

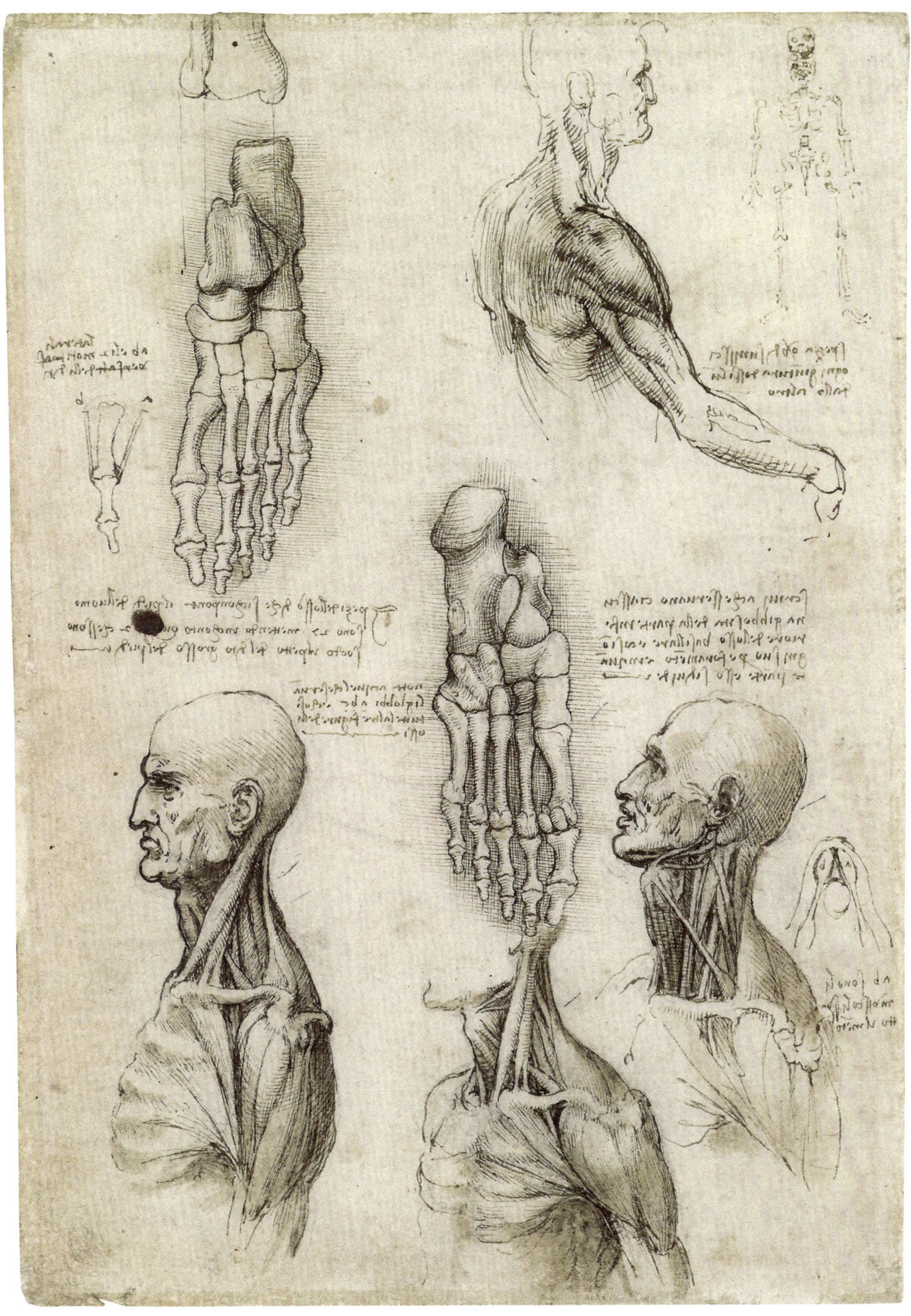

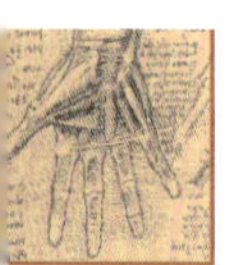
骨骼与肌肉：解剖手稿 A

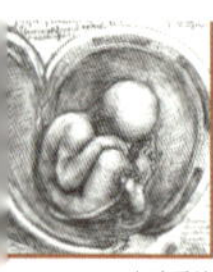
生殖系统

狗、鸟、牛：在梅尔齐别墅的研究

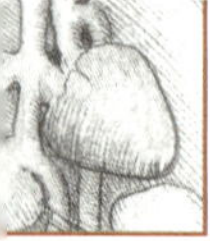
心脏

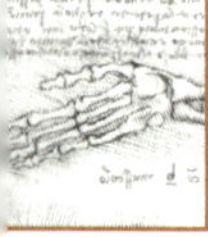
延伸阅读

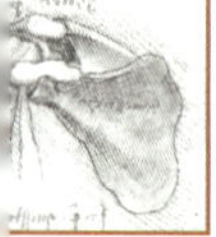
致谢

58a 手臂的肌肉，以及手臂和躯干上的静脉

1510–1511年
钢笔、墨水、颜料、黑粉笔
高28.9厘米，宽19.9厘米
RL 19005R；MS A.6r；O' M&S 45；K&P 141r

本页笔记顶部所描绘的那位明显已经死去的老人可能就是本页及解剖手稿A中其他研究的解剖对象。老人头部的右方是对其颌部和颈部的素描，死亡早期肌肉松弛使其舌及舌骨后坠。然而，页面左侧是三幅臻于完美的优美上肢图，赋予了这位老人太阳神阿波罗般强壮的肌肉组织。达·芬奇用少量的颜料就再现了深筋膜所闪烁的微光，深筋膜是围绕在肌肉周围并互相贯穿肌肉的结缔组织。按照文艺复兴时期的惯例，尸体被摆成完成某些动作的样子，肌肉像有生命一般保持紧张的状态。达·芬奇并没有采取图解的策略（例如，在整个手稿中反复看到的胸大肌开窗法），但人们从图中可以辨认出所有的肌肉。当时的达·芬奇正处于最佳绘画状态。

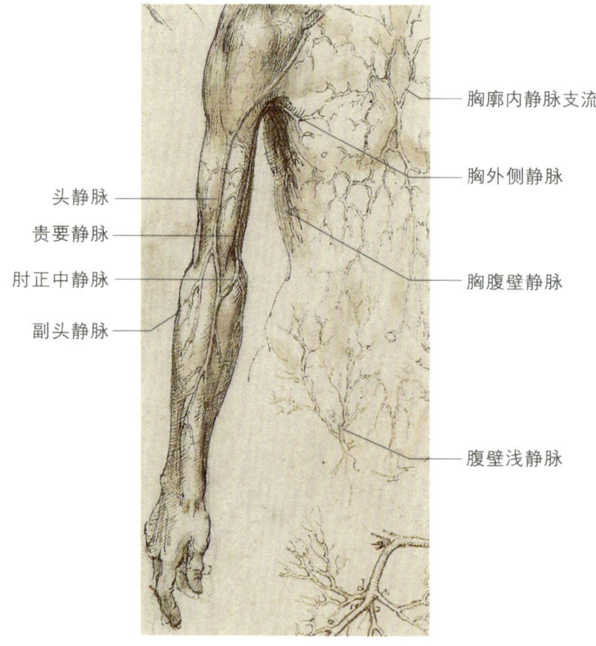

右上角的大图显示了去除皮肤后的躯干（参见左边示意图）。手臂上的皮静脉——头静脉、贵要静脉和肘正中静脉——清晰可见，而且在躯干上可以看到胸外侧静脉、腹壁浅静脉、胸廓内静脉的支流及可能的胸腹壁静脉。下方是一处对贵要静脉更细致的描绘，贵要静脉先通入腋静脉，然后又进入锁骨下静脉。在这幅细节图中，因为腋窝区有大量的静脉回流，其他静脉的特征都不清晰，但头静脉、肩胛下静脉、胸外侧静脉、胸腹壁静脉和胸背静脉隐约可见。

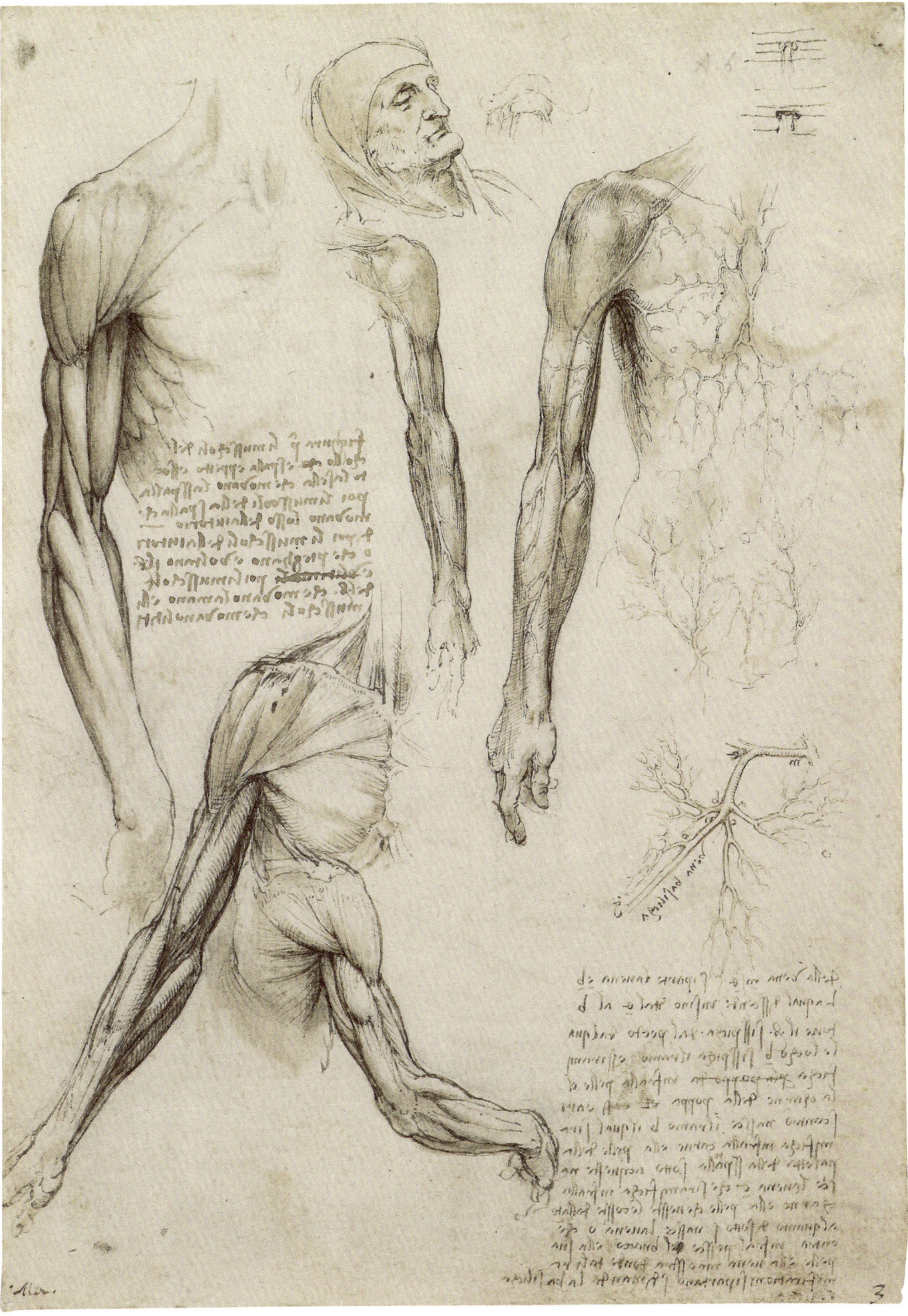

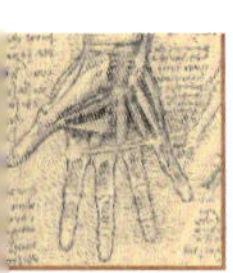
骨骼与肌肉：解剖手稿 A

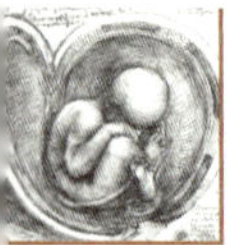
生殖系统

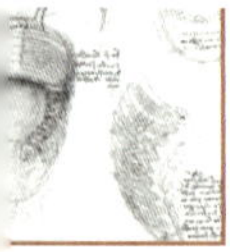
狗、鸟、牛：在梅尔齐别墅的研究

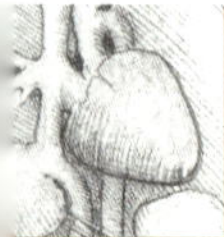
心脏

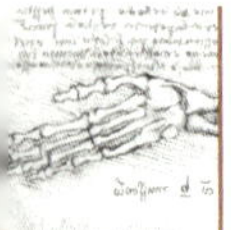
延伸阅读

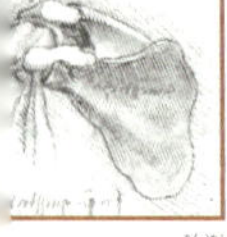
致谢

58b 肩部、手臂和颈部的肌肉

1510–1511年
钢笔、墨水、颜料、黑粉笔
高28.9厘米，宽19.9厘米
RL 19005v；MS A.6v；O' M&S 47；K&P 141v

59a 肩部、手臂和颈部的肌肉

1510–1511年
钢笔、墨水、颜料、黑粉笔
高28.8厘米，宽20.2厘米
RL 19008v；MS A.9v；O' M&S 46；K&P 140v

这两页笔记包括一系列共八幅绘图，在这些图中，达·芬奇将肩部和手臂从正前方视图（最右侧）旋转至正后方视图。右下角的小星形图和附注解释了达·芬奇试图从八个视角对手臂进行360度描绘的意图，但是，这两页笔记已经一同构成了一组更为精细的、从八个视角对手臂所进行的180度描绘。诚然，这些绘图总是会体现出达·芬奇本人的风格，但绘图和注释同样展示出他对肩部和上臂的肌肉的深刻理解。这两页笔记上的绘图已经称得上是历史最佳

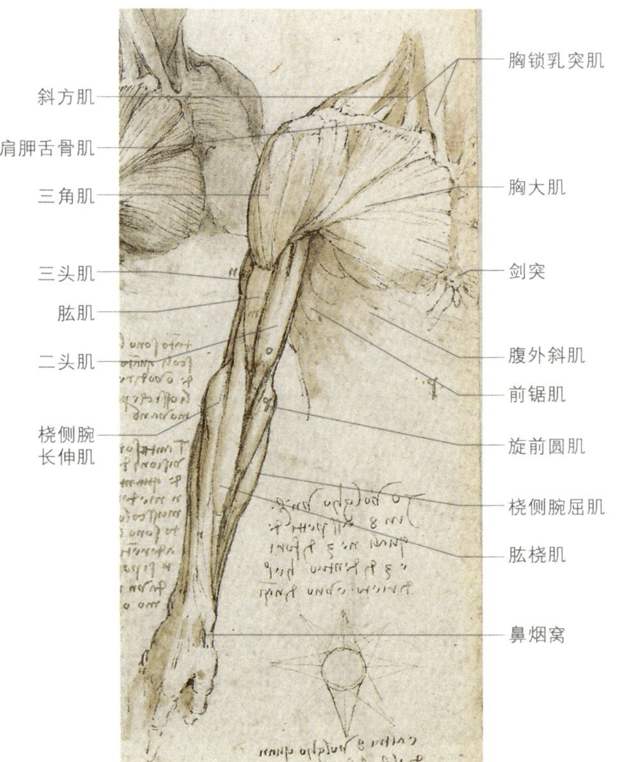

的医学图解。显然，在那个时候，这些解剖学研究还在达·芬奇的心目中占据着最靠前的位置，若他能够将这些研究成果发表，其结果将是开创性的。

图上手臂和肩部的大部分表层肌肉都可以识别（见下页示意图）。尽管胸大肌在此处显示为单一的肌肉（参见第52b，53a号笔记），但是三角肌（形成肩部的圆形上轮廓）像往常一样被描绘为包含不同组纤维的复合结构（参见第23，52a号笔记）。同样地，从肩胛骨的脊柱向上延伸的斜方肌顶部似乎是分开的。

在第58b号笔记上的手腕处，达·芬奇标记出了拇长展肌和拇短伸肌的肌腱，这两块肌肉都作用于拇指，他还提醒自己移除遮盖的肌肉（旋后肌）以寻找其起点。他继续注释道：

> 对所有肌肉进行同样处理，把每一块肌肉独自暴露于骨骼上。这样，除了能看到每块肌肉的起、止点，还可以发现肌肉支配骨骼移动到特定位置的方式；而且仅用线条（即“线状图”）就能作出有关于此的科学解释（ragione scientificha）。

达·芬奇解释了肩胛肌对肱骨的作用，并敏锐地观察到，前锯肌使肩胛骨稳定地靠在胸壁上，以便肢体承受重量。他还注释道，不管前臂的旋后程度如何，肱肌都可以使肘部弯曲。

在第58b号笔记的左下方，达·芬奇还提及了这些解剖图的潜在艺术价值：

> 从肘部（到肩部）的手臂必须以四个动作来描绘，即完全抬起和完全放下，以及尽可能远地向后伸和尽可能远地向前伸；如果能以更多的方式对其进行描绘，将更容易理解每块肌肉的用途。这对于雕塑家来说是非常有用的，因为他们不得不夸大那些引起四肢运动的肌肉，而非那些没有在四肢运动中起作用的肌肉。

第58b号笔记右上方的绘图描绘的是张开的嘴巴，可以看到小舌、腭弓、舌面、上颌磨牙与下颌磨牙，这页笔记应与第57a号笔记放在一起研究。第59a号笔记顶部的三幅简图描绘了附着在颈部棘突上的肌肉层；第55号笔记则对这一区域进行了更详细的研究。

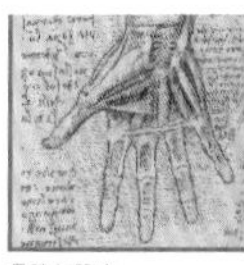
骨骼与肌肉：解剖手稿 A

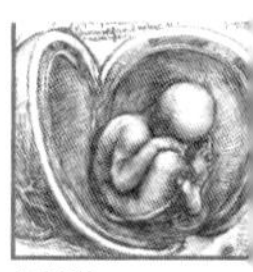
生殖系统

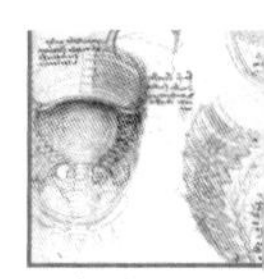
狗、鸟、牛：在梅尔齐别墅的研究

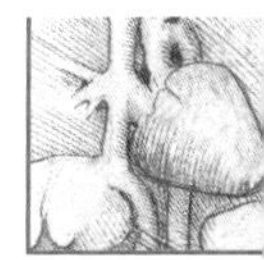
心脏

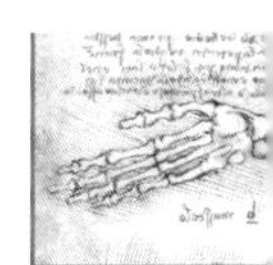
延伸阅读

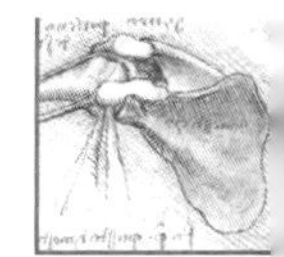
致谢

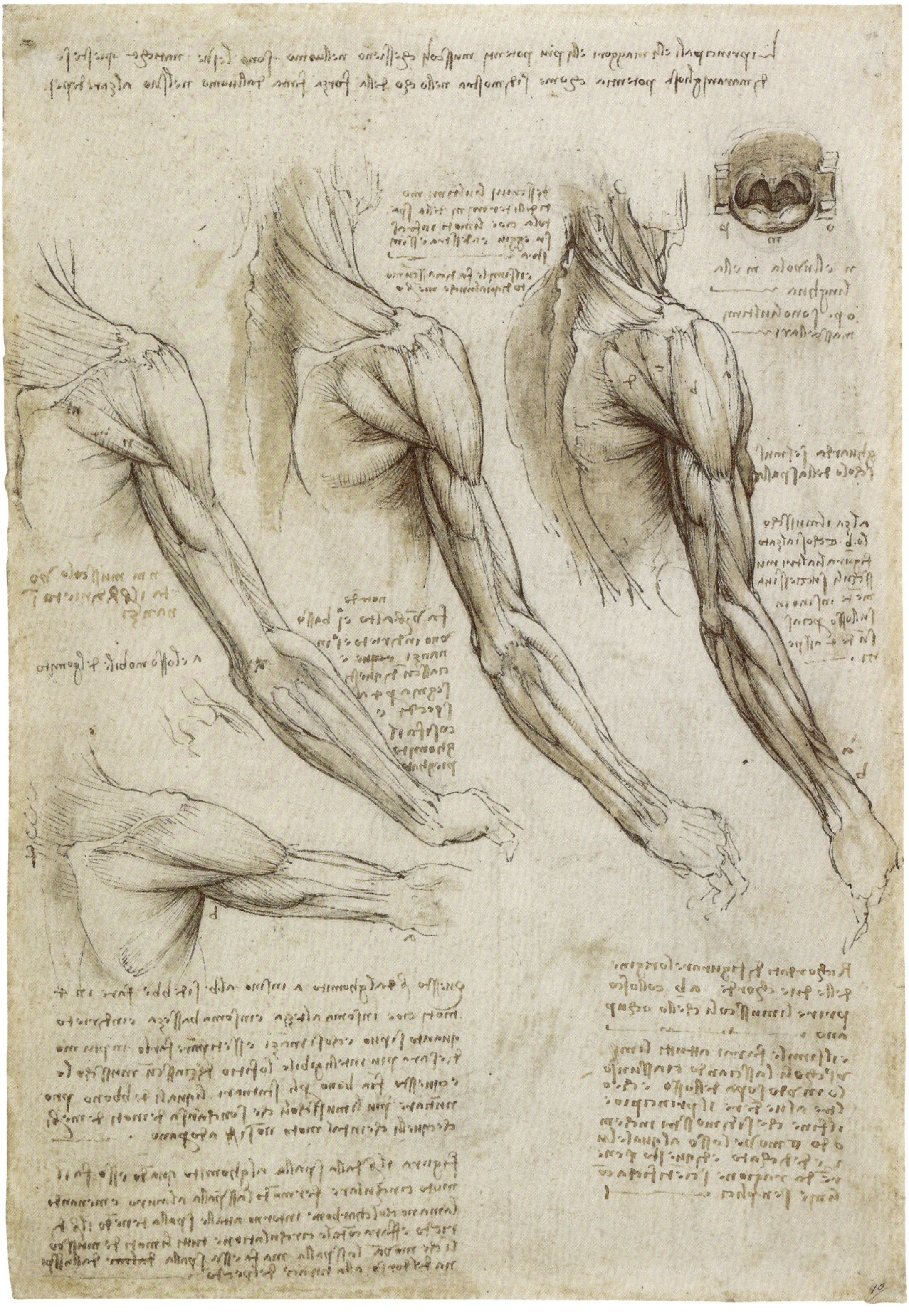

骨骼与肌肉：解剖手稿 A
生殖系统
狗、鸟、牛：在梅尔齐别墅的研究
心脏
延伸阅读
致谢

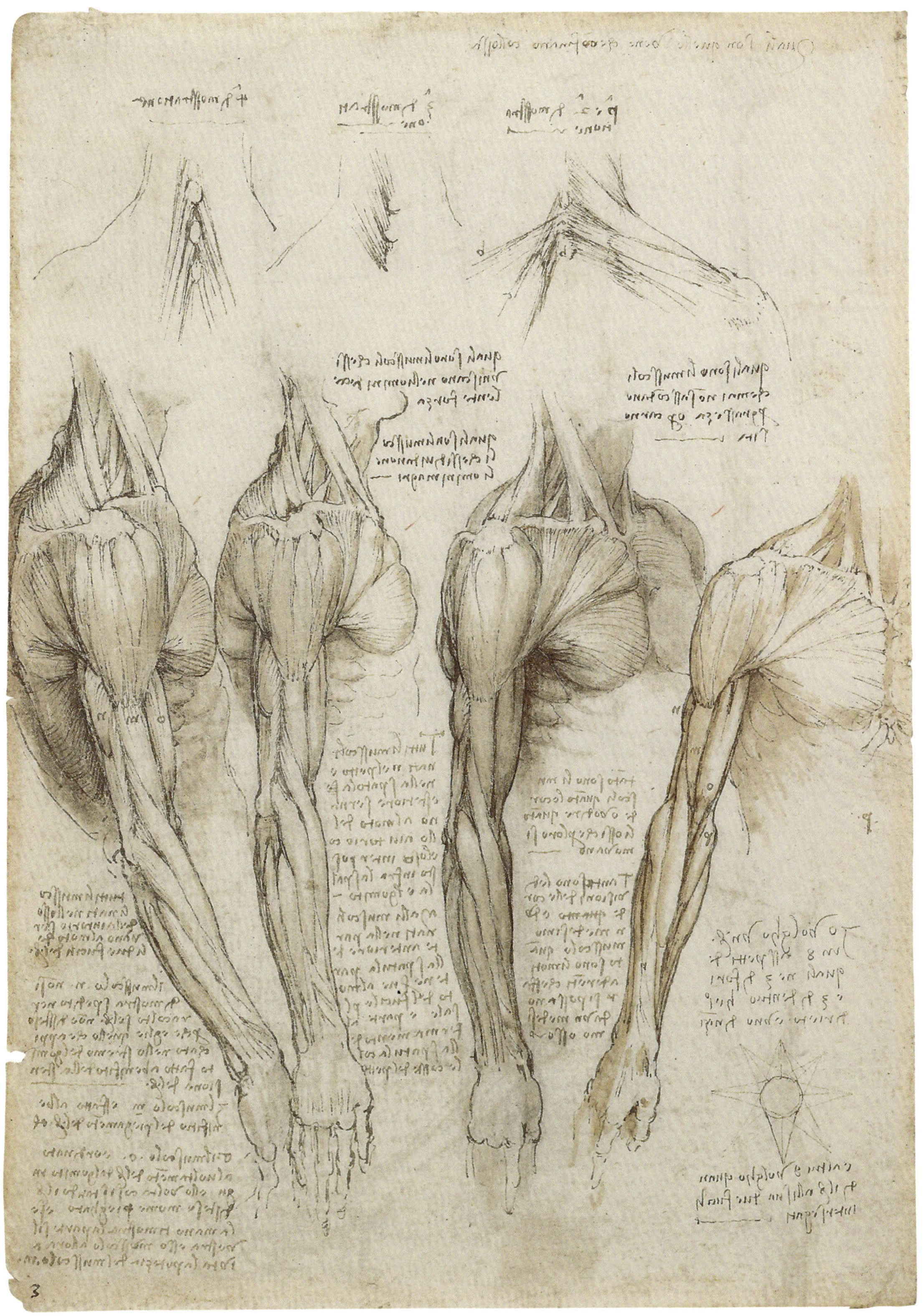

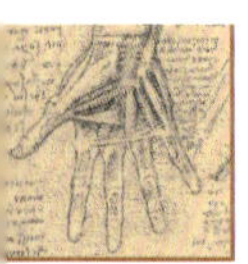
骨骼与肌肉：解剖手稿 A

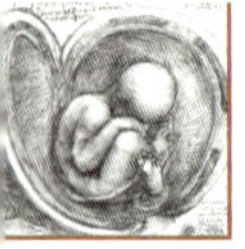
生殖系统

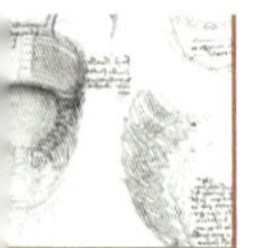
狗、鸟、牛：在梅尔齐别墅的研究

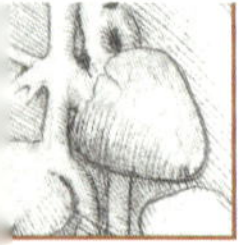
心脏

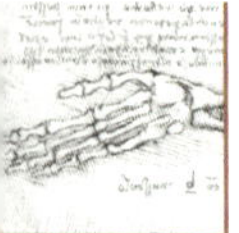
延伸阅读

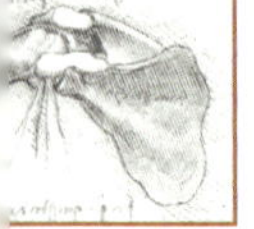
致谢

59b 腿部的骨骼和肌肉

1510–1511年
钢笔、墨水、颜料、黑粉笔
高28.8厘米，宽20.2厘米
RL 19008r；MS A.9r；O'M&S 11；K&P 140r

本页笔记上的注释揭示，达·芬奇很关注腿的三种动作机制。但骨骼本身的形态仍是这些绘图中最突出的主题。这些绘图清晰展示出距骨小腿（踝）关节，胫骨和腓骨下端形成的榫眼与踝关节的距骨接合（足部跗骨被绘制为一个整体）。稍微增大的腓骨顶端及腓骨和胫骨末端的茎突的钝化外观可能是由于使用了新鲜、残留有部分韧带和软骨而非去除水分后的骨骼进行解剖而导致。

右上方的绘图以及穿过纸张中心的注释是对跟腱的动态研究，小腿的腓肠肌和比目鱼肌通过该肌腱作用于跟骨。通过一个简单的比例计算，达·芬奇称，从脚踝轴到跖骨球的距离是从脚踝轴到跟骨末端距离的两倍，因此，要在一只脚的跖骨球上举起一名重200磅的男人需要400磅的拉力——体内需要巨大的力量来执行一个简单的动作，达·芬奇对此具有隐性认识。第65a号笔记再次对这一动作进行了研究，不过在那张笔记上，“杠杆”比例的表达方式有所不同。

达·芬奇认为髌骨扮演着籽骨的角色，他观察到，髌骨将股直肌、股外侧肌和股内侧肌与小腿髌韧带连接在一起。在第61号笔记中与手臂观察平行的地方，有一处讨论将弯曲的腿表面延长的注释。尽管在肘部没有相当于髌骨的结构，但达·芬奇在第58b号笔记中将这个鹰嘴称为“肘部的可移动骨骼”，这一事实表明，他正试图寻找膝盖与肘部之间的等效性。

第三个要分析的动作则存在更多的问题。达·芬奇在本页中间靠上和中间靠下的绘图中画出线条，以此表明腿部两侧肌肉的拮抗运动。虽然所示的插入部分同腿内侧的半膜肌和外侧的股二头肌相对应，但这些肌肉起源于骨盆而非股骨头上。如下方的两幅图所示，当腿部呈半弯曲状态时，这些肌肉中有一块会收缩，进而引起胫骨在膝盖处完成旋转，但令人惊讶的是，达·芬奇选择这一点重点表达出来，而不是更重要的屈伸动作。

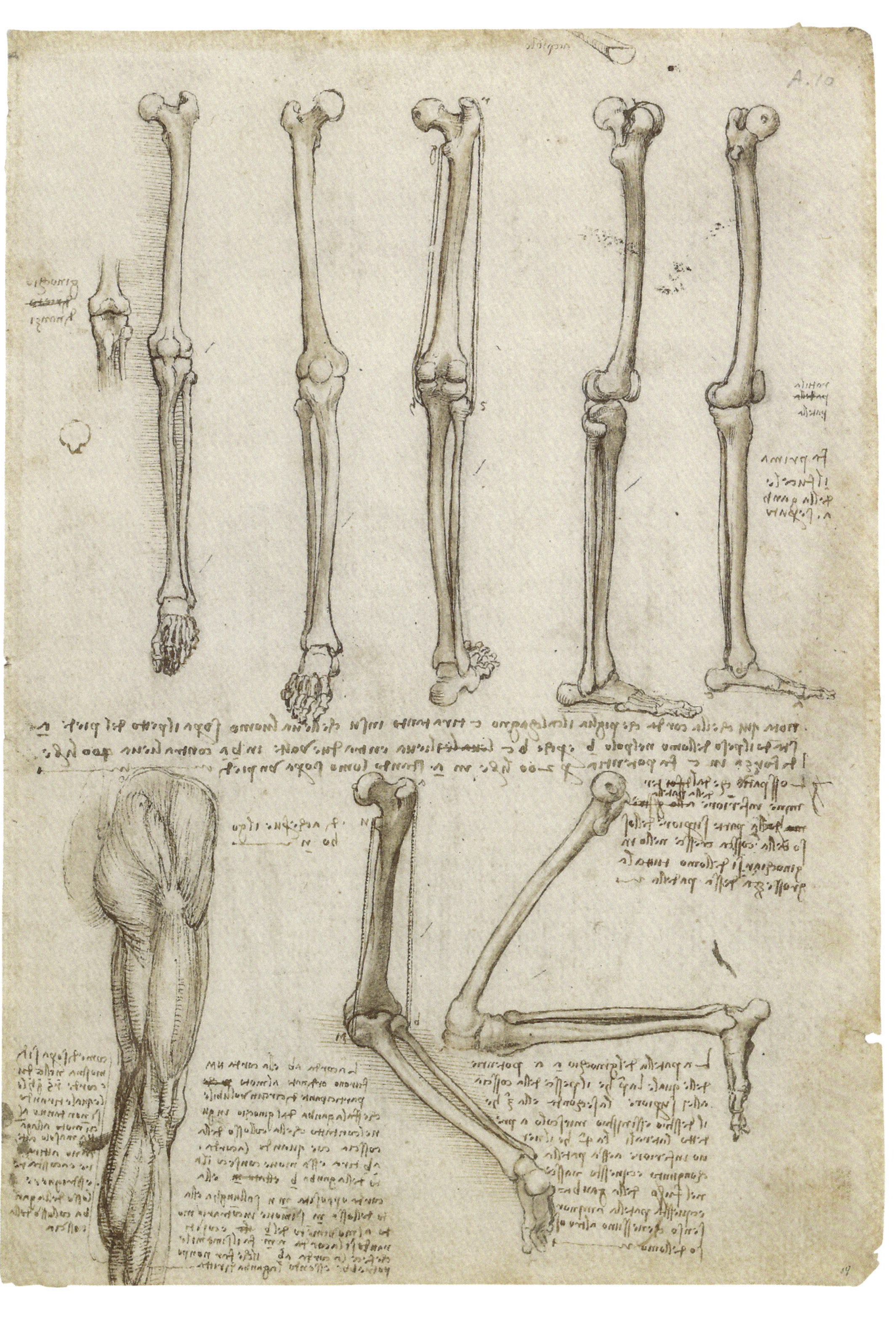
A.10

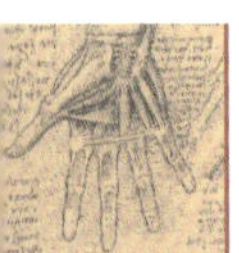
骨骼与肌肉：解剖手稿 A

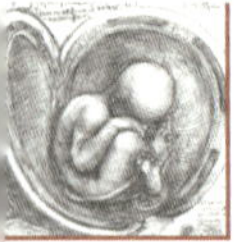
生殖系统

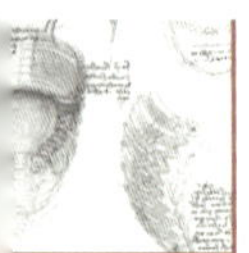
狗、鸟、牛：在梅尔齐别墅的研究

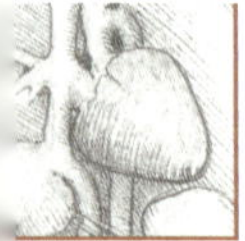
心脏

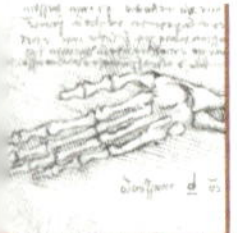
延伸阅读

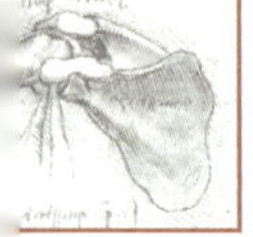
致谢

60 手臂的骨骼和肌肉

1510–1511年
钢笔、墨水、颜料、黑粉笔
高29.3厘米，宽20.1厘米
RL 19000v；MS A.1v；O' M&S 8；K&P 135v

本页笔记主要包含的是手臂转动使手掌向上（后旋）或向下（内转）的原理。

上方的两幅图展示了手臂和肩膀的俯视图，从身体的一侧抬起并使手掌朝上（掌心向上）。在第一幅图中，骨骼处于其自然位置。在第二幅图中，为展示其结合处，它们被分离开来。肱二头肌及其两处起点（这块肌肉的名称表示“手臂的两个头”）均被精细地绘出。达·芬奇发现，肱二头肌可以完成两种动作，它既可使肘部的手臂弯曲，又能使手臂转动（使手掌朝上）。虽然还有其他只负责仰转的肌肉，但肱二头肌才是前臂最强壮的旋前肌。直到两个世纪以后，才有人重新得出达·芬奇的观察结论。

第三幅图展示了手臂的正视图（参见下方示意图），嵌入桡骨位置的肱二头肌部分被切掉，因此脱离了其原有的位置，并且有两片胸小肌悬挂在肩胛骨的喙突处。在腕部附近的尺骨和桡骨之间标记出的小方形代表旋前方肌（参见第63b号笔记右下方），这是主要负责内转的两块肌肉之一（旋转尺骨上方的桡骨，使手掌向下转动）——本页第四和第五幅图中手臂的位置。达·芬奇的结论是，由于骨骼在内旋时变得倾斜，所以前臂的长度必然会缩短（如右侧边缘处的小几何图所示），但这在现实中很难观察到。完成内转的另外一块主要肌肉是旋前圆肌，在最后一幅图中的前臂上可以看到。像肱二头肌一样，旋前圆肌在肱骨和尺骨上有两个起点，其附着于后者的部分未被清晰画出。

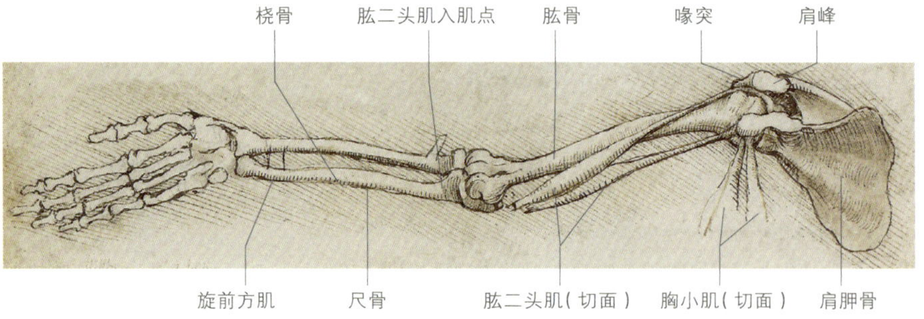

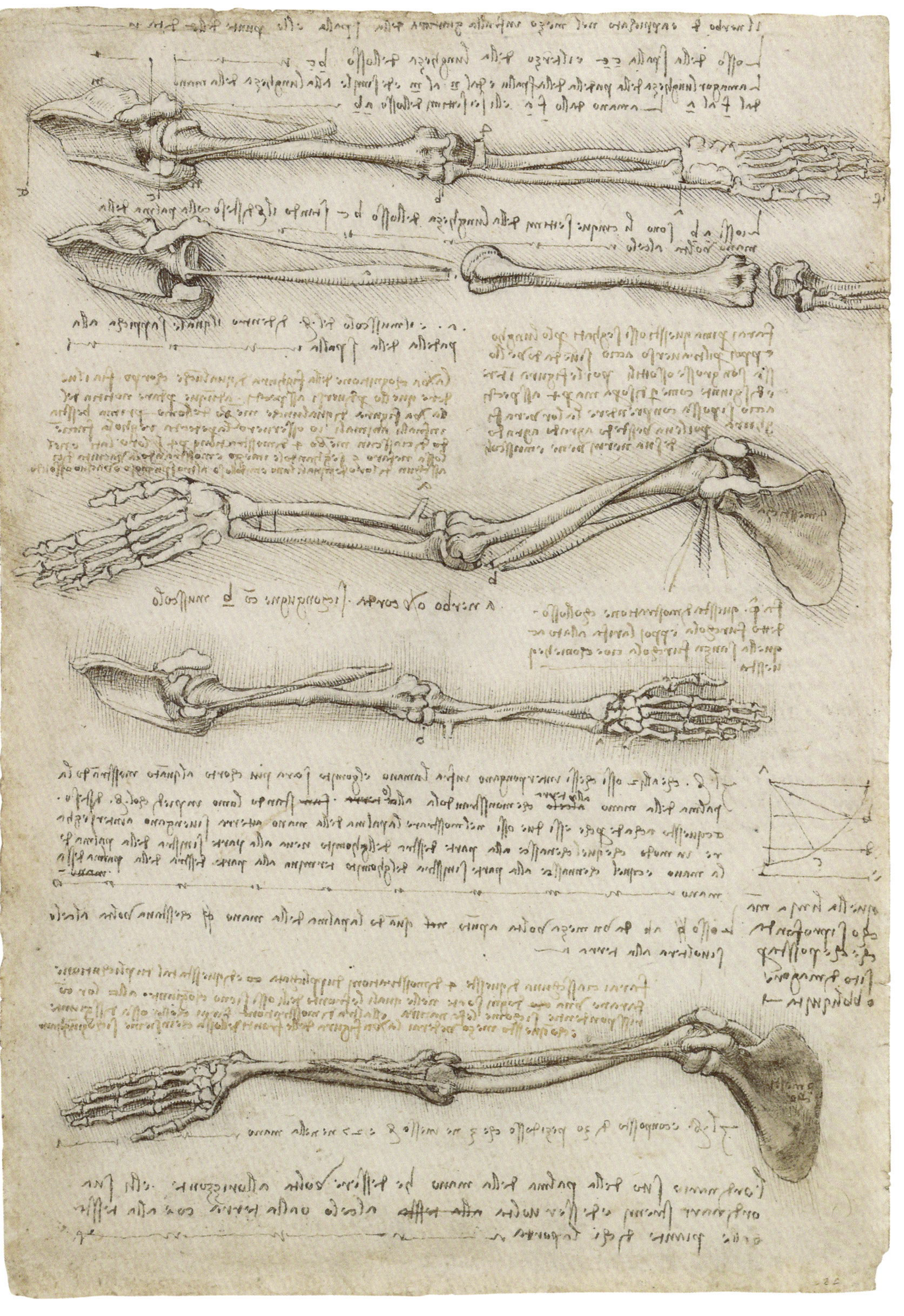

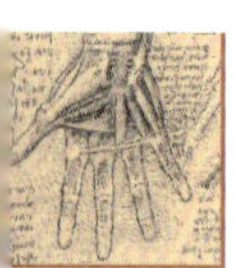
骨骼与肌肉：解剖手稿 A

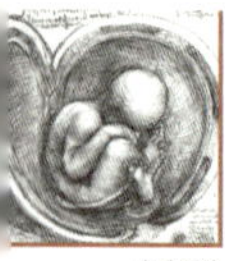
生殖系统

狗、鸟、牛：在梅尔齐别墅的研究

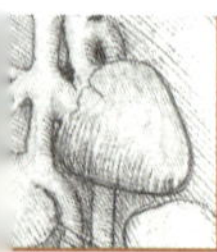
心脏

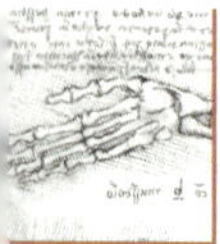
延伸阅读

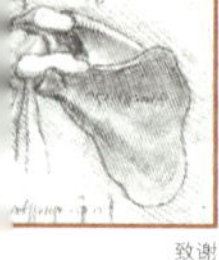
致谢

61 手臂和腿部的骨骼

1510–1511 年
钢笔、墨水、颜料、黑粉笔
高 28.6 厘米，宽 19.3 厘米
RL 19004r；MS A.5r；O' M&S 9；K&P 138r

本页笔记上大多都是关于手臂在肘部弯曲或伸展时内转和后旋（手的转动）的绘图，并且展示了如何在肱骨没有旋转的情况下完成这一动作。达·芬奇没有对这些动作做出任何解释（第60号笔记已经充分说明了肱二头肌的作用），而且那些非常漂亮的绘图本身已足以说明问题。

本页笔记的次要主题则是手臂长度在屈伸时的明显变化。特别是，达·芬奇观察到——如中心左侧的图所示——在弯曲过程中，尺骨的鹰嘴（位于中心左侧图中的最低点）从肱骨的鹰嘴窝处显露出来，形成肘部的端点，使得上臂的长度明显增长。

达·芬奇在右下方的注释中对肱骨下方大约一半处的突出部位f的功能提出了质疑。他注释道，“看看f处的手臂凸起有多大用处”，后面又写道：“我看到了它，并发现f处的凸起附着在肌肉上，可以起到将肱骨抬起的作用”。这便是三角肌粗隆，也就是三角肌附着于肱骨之上的位置。

在一些图中，尺骨和桡骨内缘的一部分呈锯齿状。这可能是由于两处骨骼曾骨折过后又愈合，也有可能是老化、饮食或劳累导致连接两块骨骼的骨间膜骨化或钙化的结果。达·芬奇没有意识到这些“gobbi”（“凸起”）并非结构特征，在纸张中央左侧用微弱的笔线标明，这可能是上臂肌肉嵌入的位置。

本页中心的绘图描绘了下脊柱、骶骨、骨盆带和下肢。骶骨上孔的数目是正确的，骨盆带被正确地画出并呈倾斜状——即使维萨里都未能捕捉到这一点。股骨之间的小块注释正确地描述道，在分娩期间尾骨会移动——向后移动2.5至3.5厘米（1~1.5英寸），这样产道的尺寸便可显著增大。

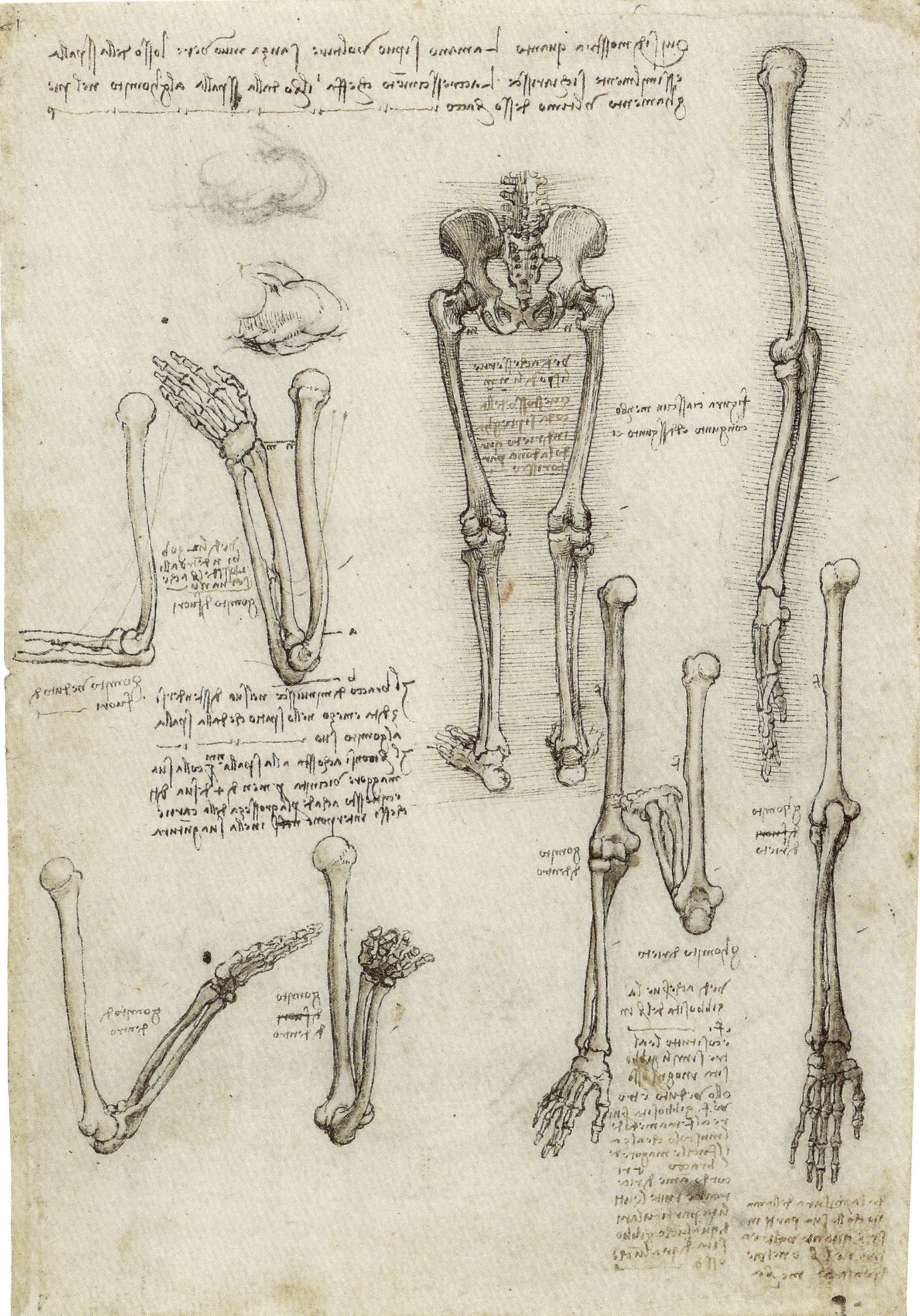

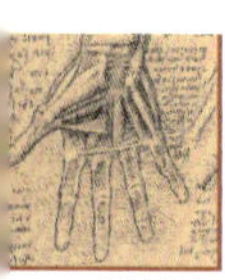
骨骼与肌肉：解剖手稿 A

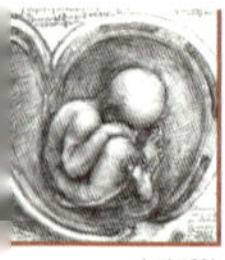
生殖系统

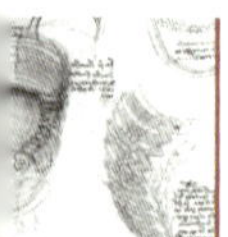
狗、鸟、牛：在梅尔齐别墅的研究

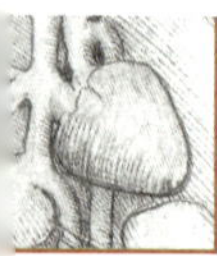
心脏

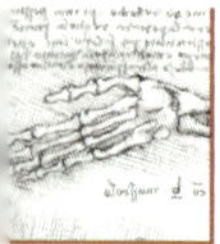
延伸阅读

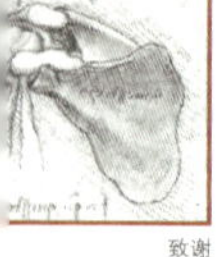
致谢

62 脊柱

1510–1511年
钢笔、墨水、颜料、黑粉笔
高28.6厘米，宽20.0厘米
RL 19007v；MS A.8v；O' M&S 2；K&P 139v

历史上这是人类首次对脊柱进行精确描绘，此后500年都没有艺术家或解剖学插图画家能够超越达·芬奇的水平。

左上方的绘图描绘的是符合人体工程学正确的脊柱，完美地展现了其曲率和骶骨水平角。唯一的错误在于，达·芬奇画了12个胸椎体（正确），但却画出了13块脊柱——第二和第三胸椎之间是无椎体的棘突。但是，达·芬奇的绘画是如此地令人信服，在这一错误被指出前，绝大多数的解剖学家都没有注意到这一点。

本页右侧是正确连接的脊柱前视图。达·芬奇对阴影的精妙使用可以让人们清楚地了解并记住曲率，他将椎体和横突的尺寸变化细致地记录了下来——脊柱两侧垂直的线条给出了横突的最大宽度。在图像的右侧，长斜线表示脊神经的位置，还包括了臂丛和骶丛。右下方图像的视角不同寻常，是被抬高的后方视角；达·芬奇并未在附注解释选择这一角度的原因——也许是希望人们能对后棘突的长度有所了解。

中间左侧的注释的准确性看似简单。它以完全现代的方式对椎骨进行了清点，不过达·芬奇所使用的词汇与我们不同，他描绘出了7块颈段、12块胸段（他忽略了他在脊柱外所犯的错误）、5块腰段，5块骶段和2块尾骨段。仅仅是将融合在一起的骶椎进行正确的辨别这一件事，就足以保证达·芬奇在解剖学的历史中占有一席之地。但关于最后尾骨段的数量仍值得推敲，尾骨的数量并不具有绝对性——胚胎的“尾巴”发育而后退化，不同的退化程度决定了个体之间这一部分的数量存在差异。现代的教科书认为，它由2~3个甚至3~5个基本段组成；达·芬奇在他的解剖对象体内看到了两段截然不同的部分，我们不能说他是错误的。

左下方的绘图以“部件分解图”的形式展示了第一、第二颈椎（寰椎和枢椎）与第三颈椎的连接方式。显然，这些椎骨形状间的较大差异引起了达·芬奇的兴趣。在右侧，他画出了组装好的颈椎的详细图，垂直的线条再一次表明，第一块和最后一块椎骨的横突宽度相等。

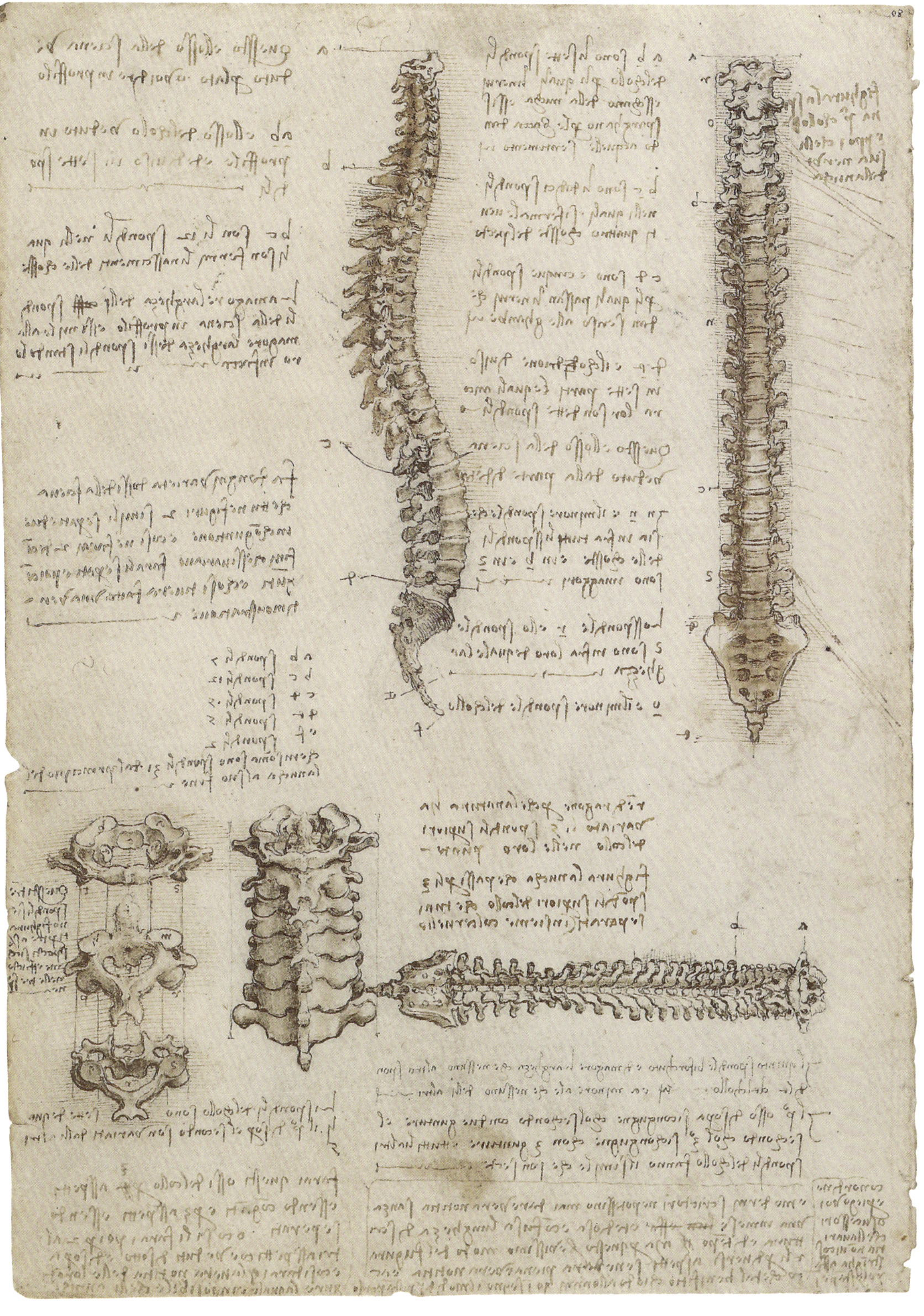

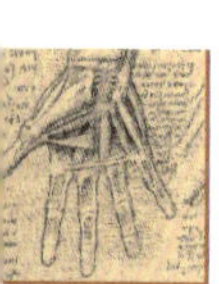
骨骼与肌肉：解剖手稿 A

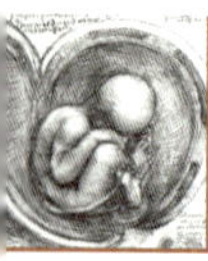
生殖系统

狗、鸟、牛：在梅尔齐别墅的研究

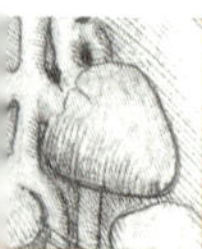
心脏

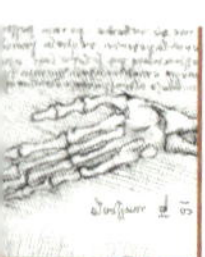
延伸阅读

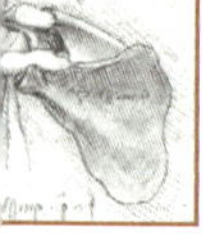
致谢

63a 手部的骨骼

1510–1511年
钢笔、墨水、颜料、黑粉笔
高28.8厘米，宽20.2厘米
RL 19009v；MS A.10v；O' M&S 10；K&P 143v

达·芬奇在本页笔记的顶部描述了他打算完成的手部示意图的描绘顺序：

> 第一幅示意图将只展现手部的骨骼。第二幅图展示各种互相连接的韧带和肌腱。第三幅图将展示这些骨骼上出现的肌肉。第四幅图将展示附着在这些肌肉上并使指尖运动的第一根肌腱。第五幅图将显示第二排的肌腱，它们使所有手指产生运动并终止于手指的倒数第二块骨头上。第六幅图将展示手指的感觉神经。第七幅图将展示为手指提供营养及精神的静脉和动脉。第八幅图和最后一幅图将展示覆盖有皮肤的手部，将分别对一位老人、一位年轻人和一个孩子的手部进行描绘；并对每一只手给出长度、厚度和宽度的测量值。

达·芬奇的上述想法大多都在本页笔记、第63b号笔记和第64a号笔记中展示。不过据我们所知，达·芬奇并没有针对不同年龄的对象绘制一系列图示。同样，对于第二幅展示连接骨骼韧带一图，我们也没有得到清晰的描绘，不过，位于第63b号笔记左下方的绘图（第一眼看去像是对本页右上角绘图的复制品）最初可能是为了这一目的而绘制的。

本页上最大的两幅图画给出了右手的手掌（右）和手背（左）视图；下方是两侧的视图，先是外侧然后是内侧，拇指的位置稍有降低。因此，达·芬奇给出了同一个解剖阶段的四种正交视角。但是，他的想法远不止如此，在完成这四幅绘图后，他表达了希望从四个角度对每一根骨骼进行描绘的愿望。这项任务的重要性在中左侧的注释中得到了强调，该处注释列举了手部的27根骨骼（用字母和数字表示）——因此，仅关于这些骨骼就有108张单独的绘图。

右侧的绘图显示了手指中所有不同的结构。达·芬奇辨认出了使手指伸直的指伸肌腱；“为手指提供营养的静脉”；神经；“为手指提供生命精神的血管”（即动脉），以及使手指弯曲的指深屈肌腱。

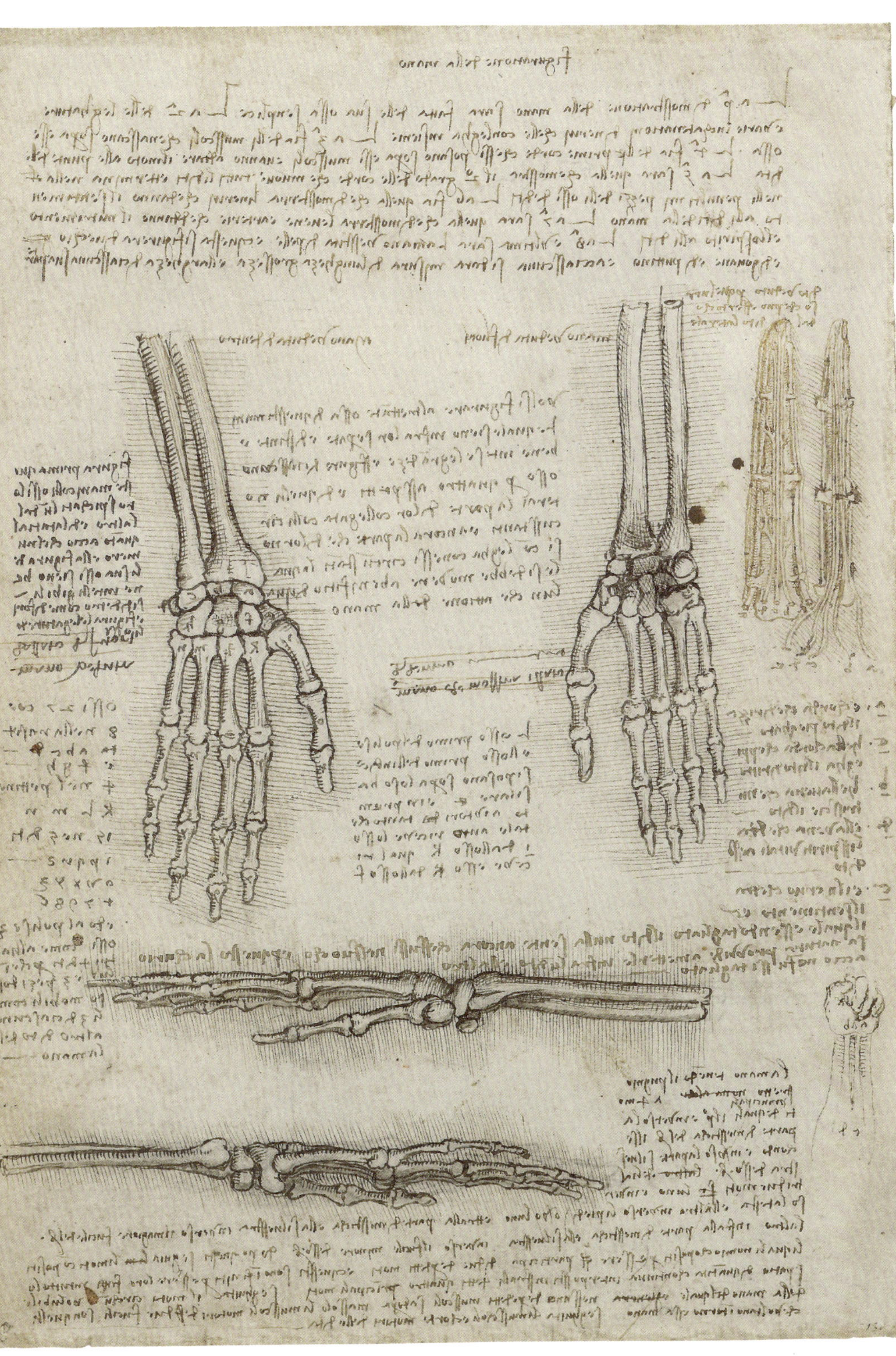

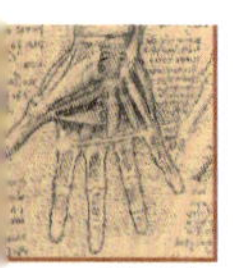
骨骼与肌肉：解剖手稿 A

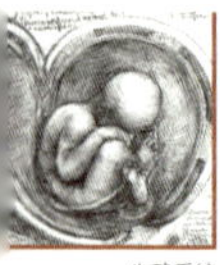
生殖系统

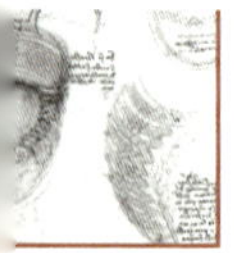
狗、鸟、牛：在梅尔齐别墅的研究

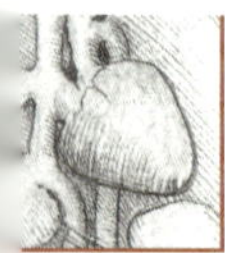
心脏

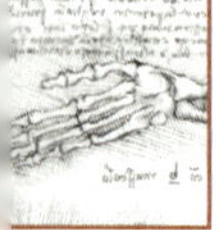
延伸阅读

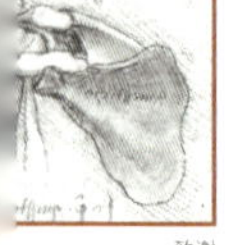
致谢

63b 手部的骨骼、肌肉和肌腱

1510–1511年
钢笔、墨水、颜料、黑粉笔
高28.8厘米，宽20.2厘米
RL 19009r；MS A.10r；O' M&S 57；K&P 143r

这些宏伟的绘图是达·芬奇作为解剖学家的职业生涯中所达到的最高点。它们非常清晰地展示了手部的机械结构，不是像解剖那样将其剥下，而是以工程师的方式将其组装起来，并且在笔记的另一侧给出部分描述的列表（第63a号笔记）。达·芬奇从纸张的左下角开始，首先对骨骼进行描绘（标记为“第一”），然后在右下角（“第二”）添加手掌和手腕的深肌肉和肌腱，在左上角添加第一层肌腱（“第三”），在右上角添加第二层肌腱（“第四”）。在第64a号笔记上，被标记为“第五”和“第六”的另外两幅绘图上分别补充了神经和血管。

第一幅图中手腕处的骨骼排列有些混乱，在第63a号上显示得更加清晰。桡骨和第一掌骨之间的线条可能是桡侧副韧带或外侧副韧带，或拇长展肌或拇短伸肌的肌腱。在第二幅图中，骨骼被最深的肌肉和肌腱所覆盖。我们可以看到鱼际肌和小鱼际肌肉，它们分别控制拇指和小指，还可以看到跨在关节之上防止其分离的掌骨深横韧带。腕管是打开的，并且可以看到将桡骨同尺骨相连的旋前方肌（参见第60号笔记）。

在左上角的图中，达·芬奇添加了指深屈肌腱，它从尺骨前侧的肌肉穿过，经过腕横韧带下方的腕管（这里用两根线代表）到达指尖。指浅屈肌腱被添加到右上方，与尺神经和正中神经一起反射到手腕两侧，一些纤维鞘和环状韧带将肌腱固定在适当的位置，从而使手指能够弯曲，如右下方绘图所示。正如他们的名字所表明的那样，指深屈肌位于指浅屈肌的下方，但它的肌腱附着在手指下方，这样一来，指深屈肌的肌腱就穿透了指浅屈肌的肌腱，如中间上方的绘图所示（指浅屈肌的这个间隙以解剖学家彼得·坎珀尔的名字命名为“坎珀尔氏交叉”，他在1760年至1762年间对这一结构进行了描述；也许，这一结构应当重新被命名为“达·芬奇交叉”）。达·芬奇被这种精妙的结构组合所吸引，并且在这一细节图的周围以注释写道：“假设力学原理及实践相关书籍的出现先于对人类和其他动物运动和力量的论证；通过这些结构组合就能证实所有的命题。”

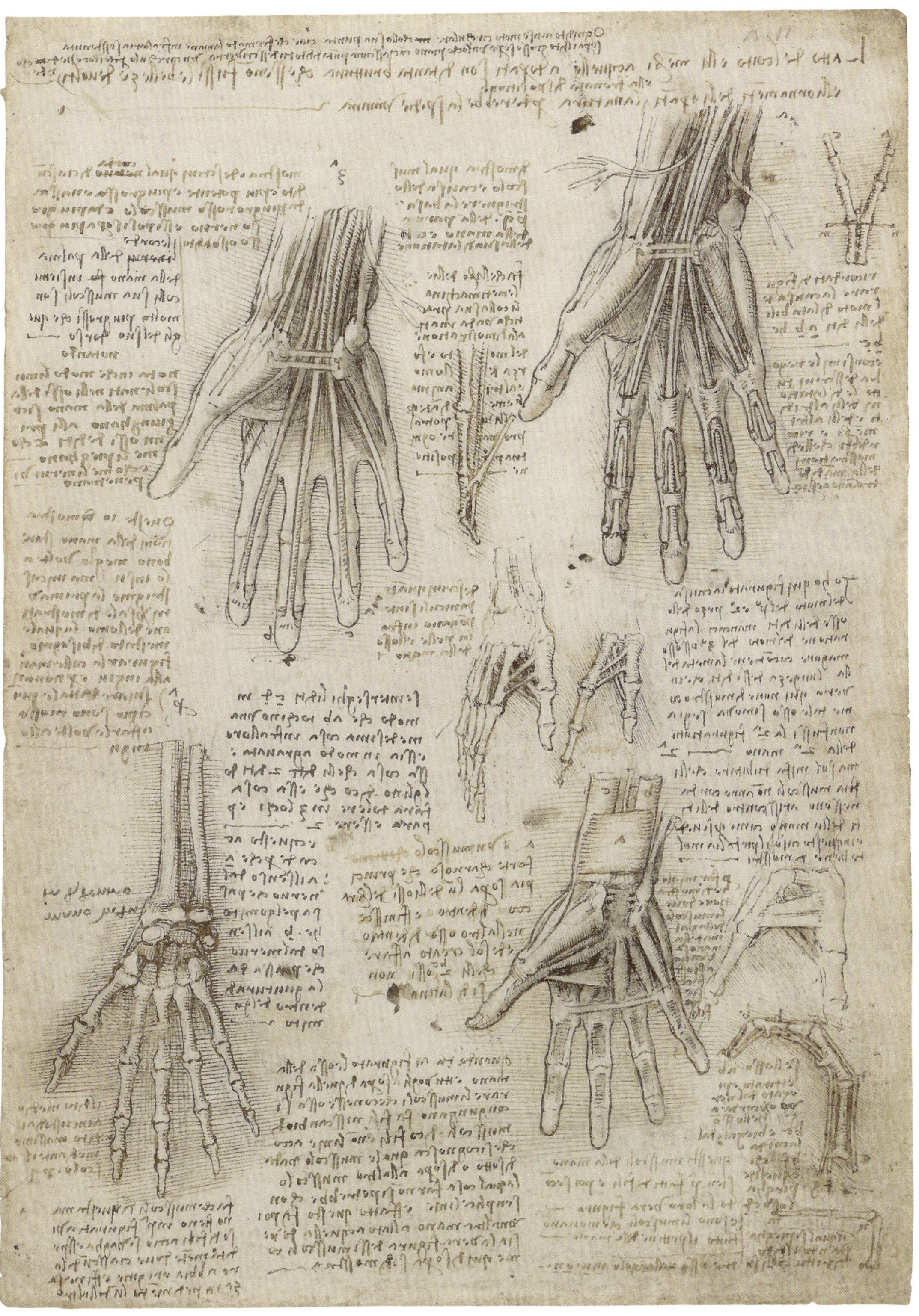

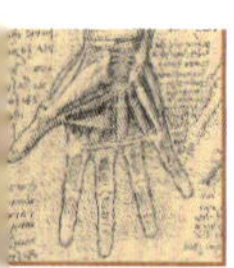
骨骼与肌肉：
解剖手稿 A

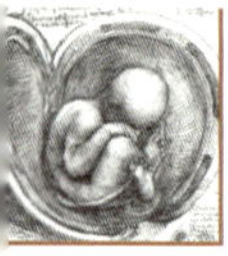
生殖系统

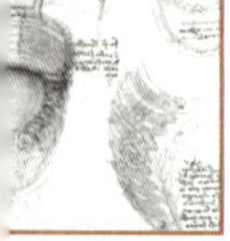
狗、鸟、牛：
在梅尔齐别墅的研究

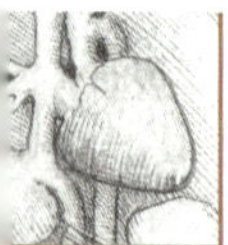
心脏

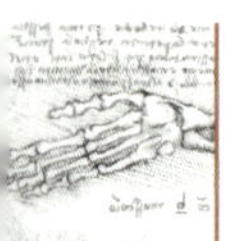
延伸阅读

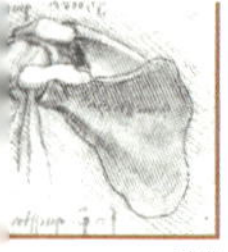
致谢

64a 面部和手臂的肌肉，以及手部的神经及血管

1510–1511年
钢笔、墨水、颜料、黑粉笔
高28.8厘米，宽20.0厘米
RL 19012v；MS A.13v；O' M&S 56；K&P 142v

达·芬奇在本页笔记上记录了大量的信息，主要有三个主题：手部；基本上重复第59a号笔记绘图的肩膀和手臂的肌肉；以及面部的肌肉，这一话题在解剖手稿A中仅于本页出现。

关于手的两处研究延续了从第63b号笔记开始的顺序。左侧的图描绘了进入手部的正中神经和尺神经，负责皮肤感觉的神经位置也被正确地画出。腱纤维鞘被标出，它和腕横韧带一样同正中神经和手指的长屈肌一道从腕管经过。在右图中，尺动脉进入手掌并形成掌浅弓，指掌侧总动脉和指掌侧固有动脉有明显区别。从手掌穿过的是腕横韧带（参见第63b号笔记右下方的深色对应部分）。

关于面部肌肉的研究是非常准确的（见下方的示意图）。左侧的绘图描绘了浅层肌肉，因为它们可能起源于且/或插入皮肤的深层表面，所以很难对它们进行解剖。在其周围的注释中，达·芬奇试图辨认出每块肌肉的作用，并提醒自己去核实脸部运动的神经是否直接从大脑发出——他已经领会了脊神经和颅神经之间的差异。在第二幅图中，为将更深处的结构展露出来，一些浅层的面部肌肉已被移除。

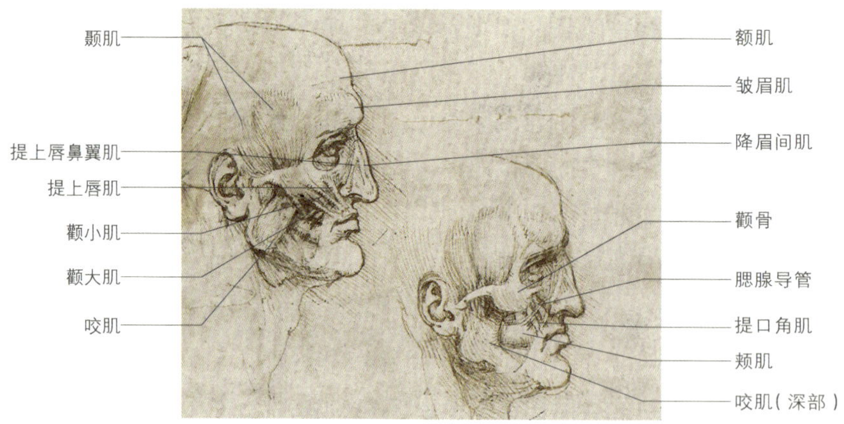

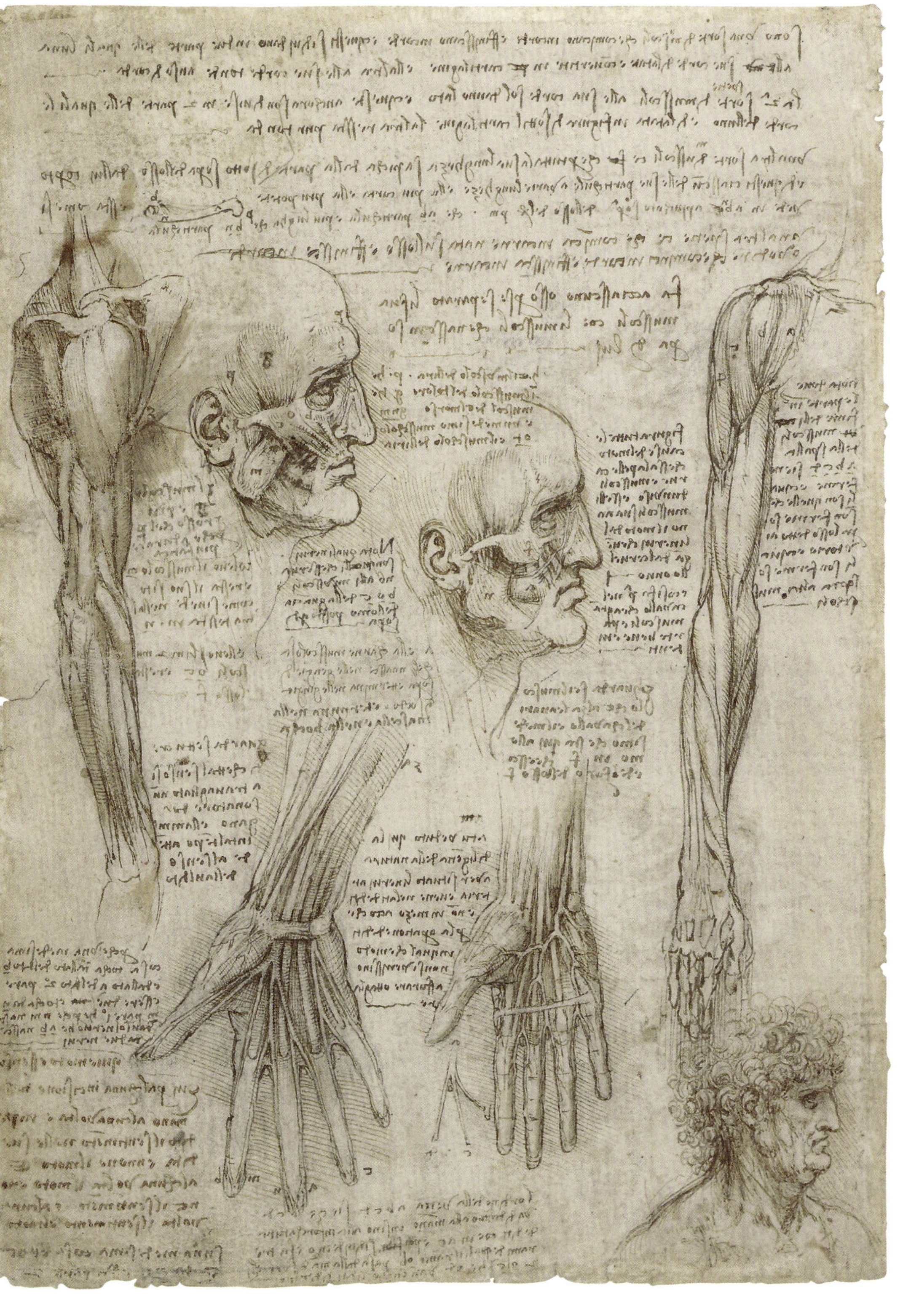

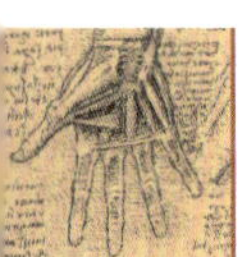
骨骼与肌肉：解剖手稿 A

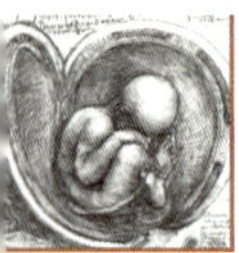
生殖系统

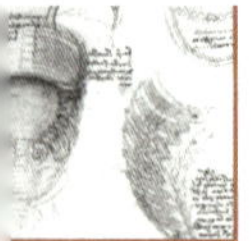
狗、鸟、牛：在梅尔齐别墅的研究

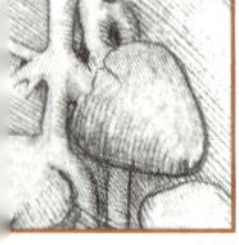
心脏

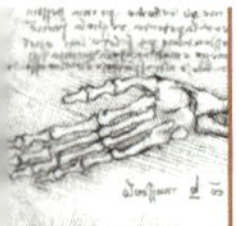
延伸阅读

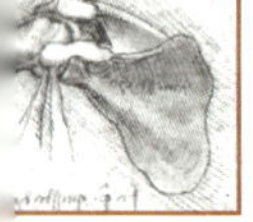
致谢

64b 骨骼

1510–1511年
钢笔、墨水、颜料、黑粉笔
高28.8厘米，宽20.0厘米
RL 19012r；MS A.12r；O' M&S 1；K&P 142r

本页笔记中的内容构成了达·芬奇所有作品中最完整的人体骨骼展示，很好地展示了脊柱的曲度和倾斜的肋骨位置，右下方的图案捕捉到了骨盆带正确的倾斜姿态，从髂骨前表面穿过髌骨后到达胫骨的线条向我们展示了股四头肌的动作。该图与第24号笔记上的等效研究非常相似，不过在本图中，达·芬奇修正了坐骨的长度。

无论达·芬奇是试图将一个完整的骨架形象化，还是在实际中将干骨连接在一起，一些细节上的错误是不可避免的。肩胛骨的长度过长（它应当从第二肋周围延伸至第八肋）；肱骨全长都画得很好，但是滑车——同尺骨相接合的肱骨下端中部凹陷——应当位于肱骨的另一侧才对。在右上角的侧视图中，前两块肋骨的下降角度太过尖锐，胸部的前后尺寸稍微过大，最后两块浮肋的长度过长。

在左下方的图中，锁骨和第一肋通过胸骨柄（标记为m）的连接被准确地画出，并且达·芬奇正确地将其与第二肋连接放置于胸骨角处，胸骨柄在那里与胸骨体相连接。但他还画出了独立的胸骨段，以及奇怪的下肋骨排列方式，特别是其与胸骨的软骨连接。他还将肩峰（肩部最远处的肩胛骨突起）描绘为一个单独的骨头：他刻意在一处注释中对此进行确认，“首先描绘没有骨头a的肩膀，然后将它放进去”。在年轻人体内，肩峰通过软骨连接到肩胛骨，之后软骨会骨化，在一些人体内它是保持分离的，但在这份手稿的其他地方，达·芬奇清楚地将肩峰画作肩胛骨的一部分。

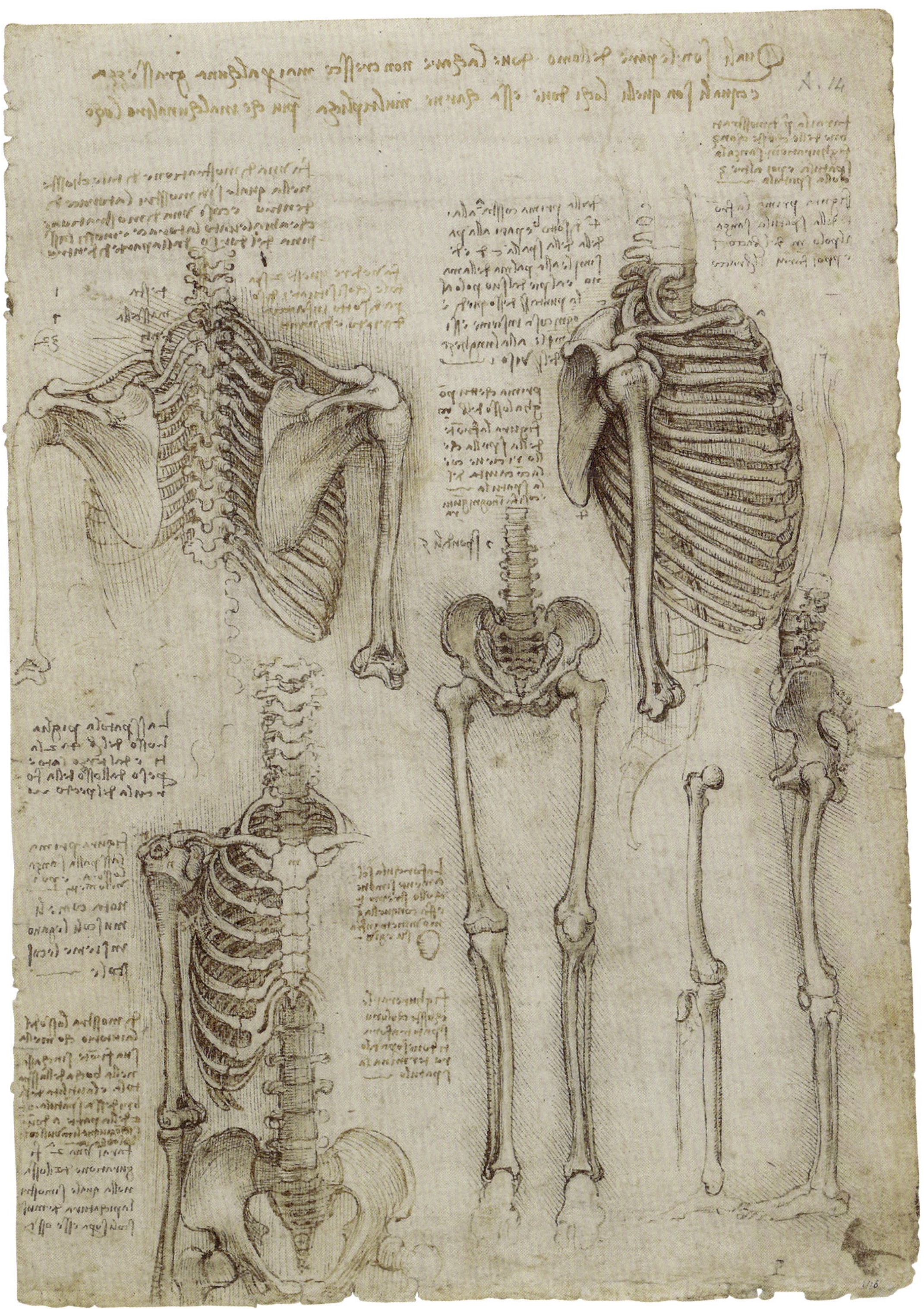

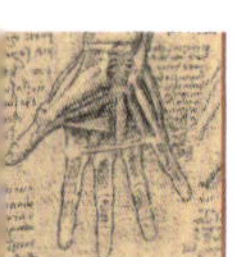
骨骼与肌肉：解剖手稿 A

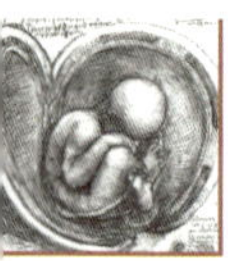
生殖系统

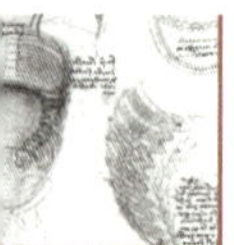
狗、鸟、牛：在梅尔齐别墅的研究

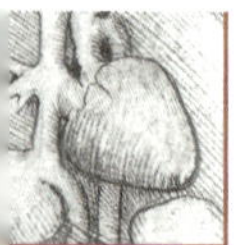
心脏

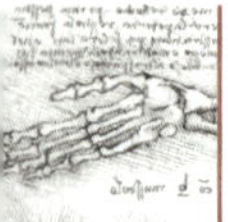
延伸阅读

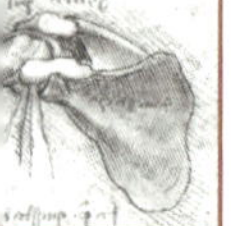
致谢

65a 小腿的肌肉

1510–1511年
钢笔、墨水、黑粉笔
高29.5厘米，宽20.0厘米
RL 19010v；MS A.11v；O' M&S K&P 147v

本页笔记主要描绘的是左腿的内侧，腓肠肌和比目鱼肌这两块小腿上的肌肉明显可见。达·芬奇将腓肠肌的外侧和内侧部分视为不同的肌肉，并认为这些肌肉在跟腱处同比目鱼肌相结合；因此，他还问道，为什么这里有“三”块肌肉，一块应当就足够了。现在确实有些解剖学家将比目鱼肌和腓肠肌的内、外侧两部分合称为一块肌肉（小腿三头肌）的三个组成部分。

从内踝或脚踝后方经过的结构包括趾长屈肌腱、胫神经、两者之间的胫后动脉和胫骨后肌腱。胫骨前肌腱沿踝关节前部突出可见，伸拇长肌腱从足上部的轮廓处伸入大脚趾。为显示出从脚底经过的胫骨后肌腱，达·芬奇已经将大部分拇展肌移除（参见第65b号笔记）。

中心右侧是关于通过趾骨球静态站立的讨论。达·芬奇称，跖骨球和脚跟到脚踝轴的距离是相等的，因此小腿肌肉所施加的拉力必须等同于靠跖骨球支撑的重量，这样一来，脚踝关节处所感受到的重量便是脚所支撑的重量的两倍。（他在第59b号笔记上进行了类似的计算，不过他在那里指出，从脚踝到跖骨球的距离是从脚踝到脚跟的距离的两倍。）在图旁边的简短说明中，他对腓肠肌的舒张状态进行了描述，称它为“disgonfiera”，也就是“缩小”的意思。这反映了古代生理学关于肌肉的看法，认为肌肉的收缩和舒张是因为膨胀和紧缩而造成的（参见第67号笔记）。

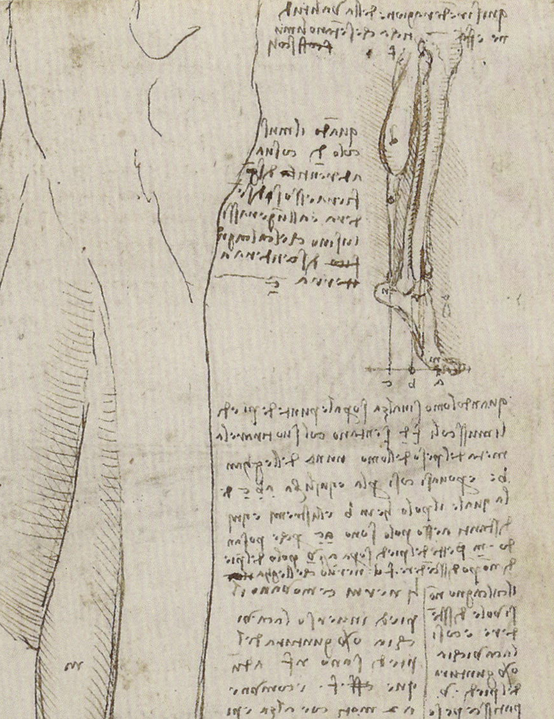

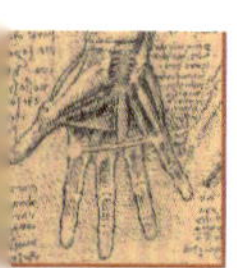
骨骼与肌肉：解剖手稿 A

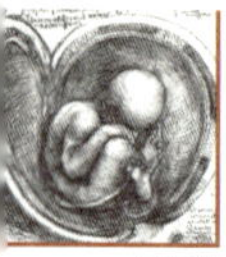
生殖系统

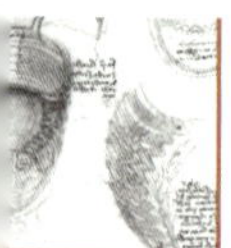
狗、鸟、牛：在梅尔齐别墅的研究

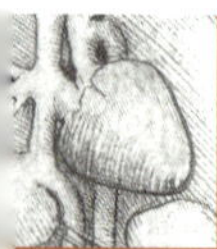
心脏

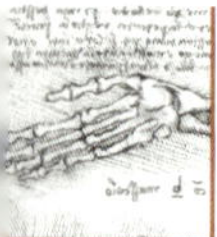
延伸阅读

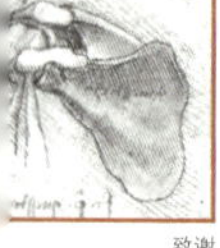
致谢

65b 足底的肌肉和肌腱

1510–1511年
钢笔、墨水、银尖笔
高29.5厘米，宽20.0厘米
RL 19010r；MS A.11r；O' M&S 79；K&P 147r

位于本页笔记上部的是移除足底腱膜（支撑足弓的厚结缔组织）后的脚底斜视图。达·芬奇着重对拇展肌进行了描绘，这块肌肉起源于跟骨，并嵌入大拇趾的第一趾骨。同样被着重强调的还有趾短屈肌，这块肌肉起源于跟骨，然后分成四条肌腱，每根肌腱分布在趾长屈肌的肌腱周围，伸入其他脚趾的第二趾骨。图上还可以看到平行于趾短屈肌的足底内侧神经和足底外侧神经。达·芬奇的解剖技术已经足够精确，足以展示这些神经分支之间的精细连接。

在下方的图中，为显示出“第二层”的构成（参见下方的示意图），达·芬奇移除了神经，切开拇展肌，并且缩小了趾短屈肌的尺寸（并未缩小至线状）。趾短屈肌腱穿透趾长屈肌的样子和第63b号笔记中所描绘的手指内肌腱排列非常相似，这令达·芬奇印象十分深刻。因此，他注释道，“手之于手臂就像脚之于腿一样”，并且提醒自己像第63a至64a号笔记那样对足部进行详细的描绘：

> 先画出只有骨骼的足部图，然后将包裹骨骼的膜放在合适的位置并绘出神经的简图。随后，在相同的骨骼上添加肌腱的描绘，然后在下一幅图中再添加静脉和动脉，最后绘制出一幅包括动脉、静脉、神经、肌腱、肌肉和骨骼的完整图像。

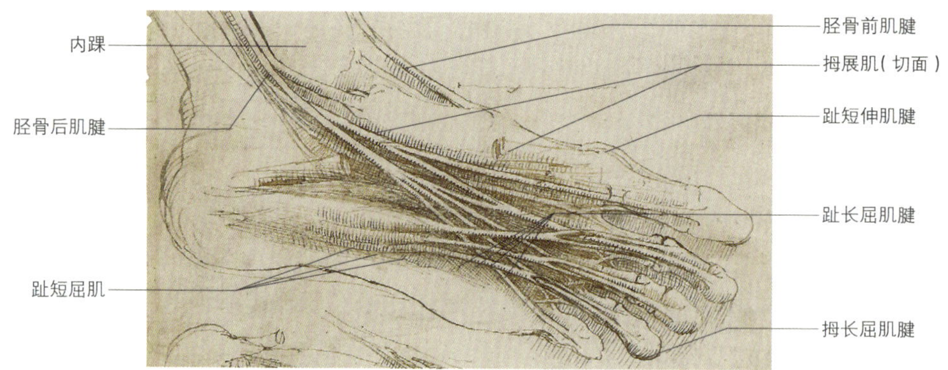

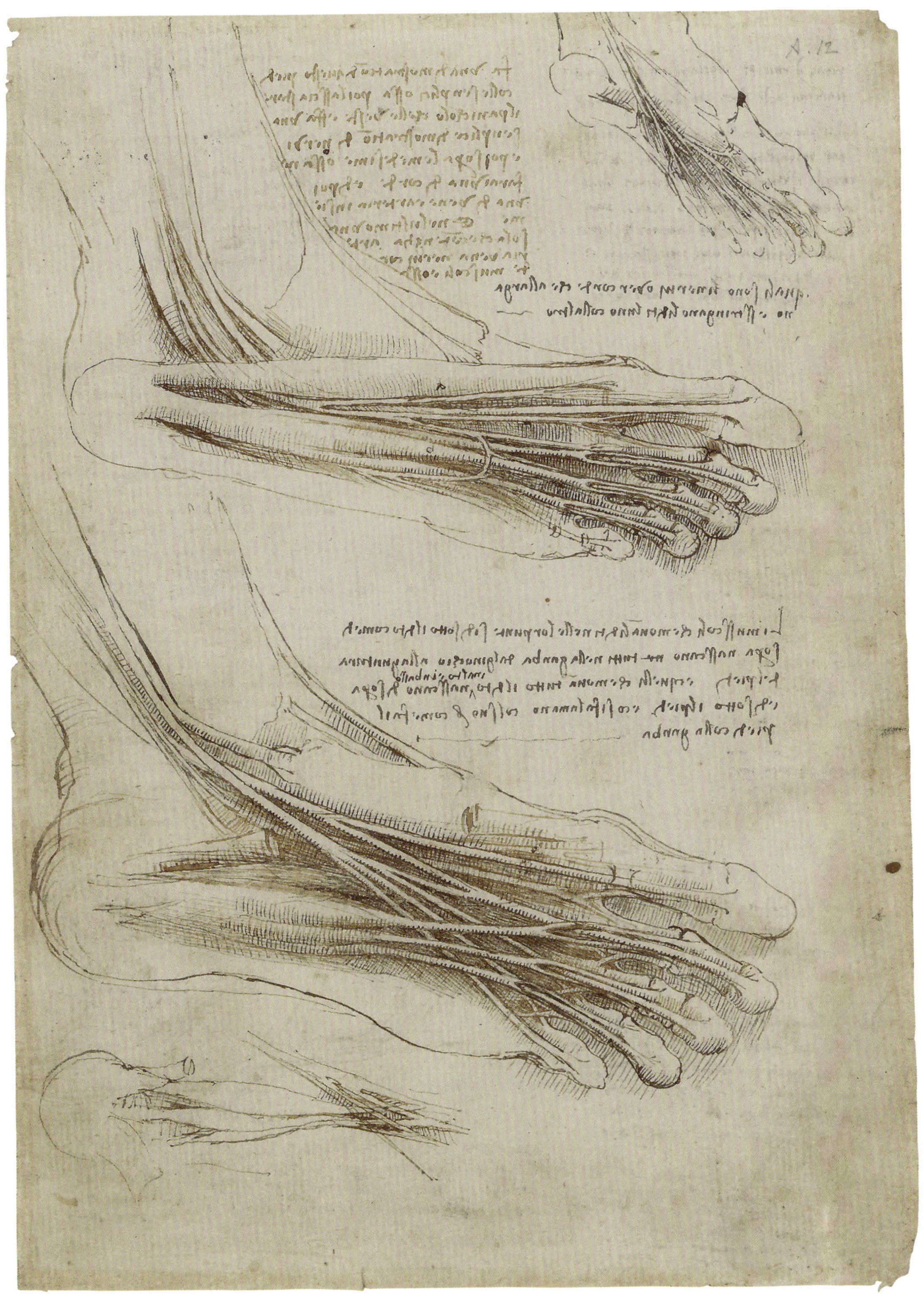
A. 12

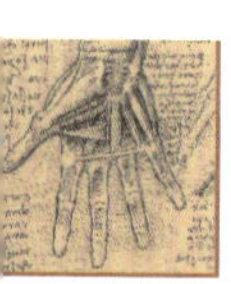
骨骼与肌肉：解剖手稿 A

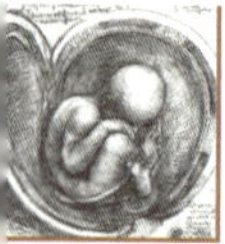
生殖系统

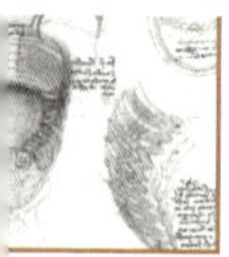
狗、鸟、牛：在梅尔齐别墅的研究

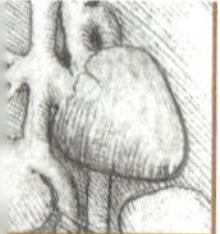
心脏

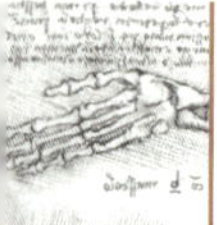
延伸阅读

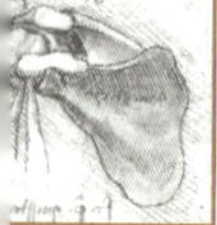
致谢

66 小腿和足部的肌腱

1510–1511年
钢笔、墨水、黑粉笔
高39.0厘米，宽26.5厘米
RL 19016r；MS A.17r；O' M&S 75；K&P 150r

本页笔记和下一页笔记的内容同解剖手稿A中的其他任何部分都不一样。这两页笔记的大小是其他的两倍；各自只绘有一幅图；反面是空白的；许多注释使用同一支笔以统一的明暗度写出——在本份手稿的其他任何地方都不可能再找到如此这般的整洁性和规律性。

本页的内容同其他笔记也有着微妙的区别。这页笔记上没有对绘图的直接描述；注释和绘图的内容虽有些相关，但又都是各自独立的，许多注释都是总结性而非探索性的内容。举例来说，达·芬奇以他之前所有的研究为基础，陈述称四肢的各个“部件”（例如，肩膀、上臂、下臂、手和手指）内的肌肉并不会使该部件产生运动，而是使其邻近的部件产生运动。他在倒数第二段写道，“我相信，到了1510年冬天的时候，我将完成所有的解剖学内容”，所谓的解剖学内容应该和其他地方一样，将其理解为“这本关于解剖学的著述”。不难得知，这应当是达·芬奇在那段研究解剖学的时期中所编纂的最后几张笔记之一。

本页上的大图集中于脚趾上侧肌腱之间的相互关系（参见下方的示意图）。趾长伸肌的肌腱从小腿延伸到四根较小的脚趾的跖趾关节（达·芬奇遗漏了踝关节的韧带）。在中间三个脚趾上，这些肌腱在侧面由趾短伸肌的肌腱连接到这一点（从跟骨上发出的该肌肉主体未在图中画出，但是可以在第67号笔记上看到它们）。长肌腱和短肌腱合并形成宽阔的腱膜，然后在每根脚趾上分成三片，中间一片伸入第二节趾骨，侧面两片继续向前伸入第三节趾骨。达·芬奇完美地画出了这部分排列结构。

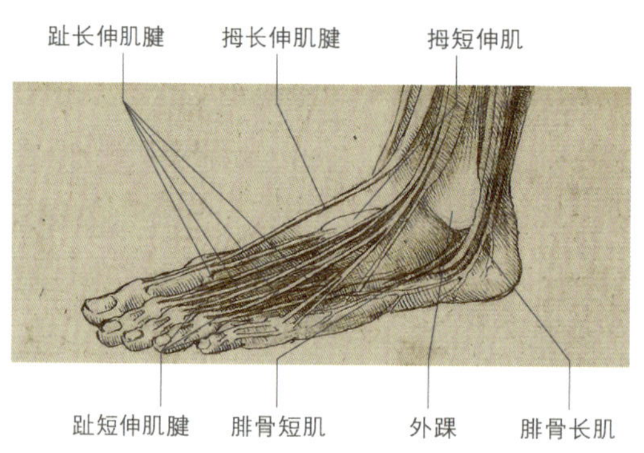

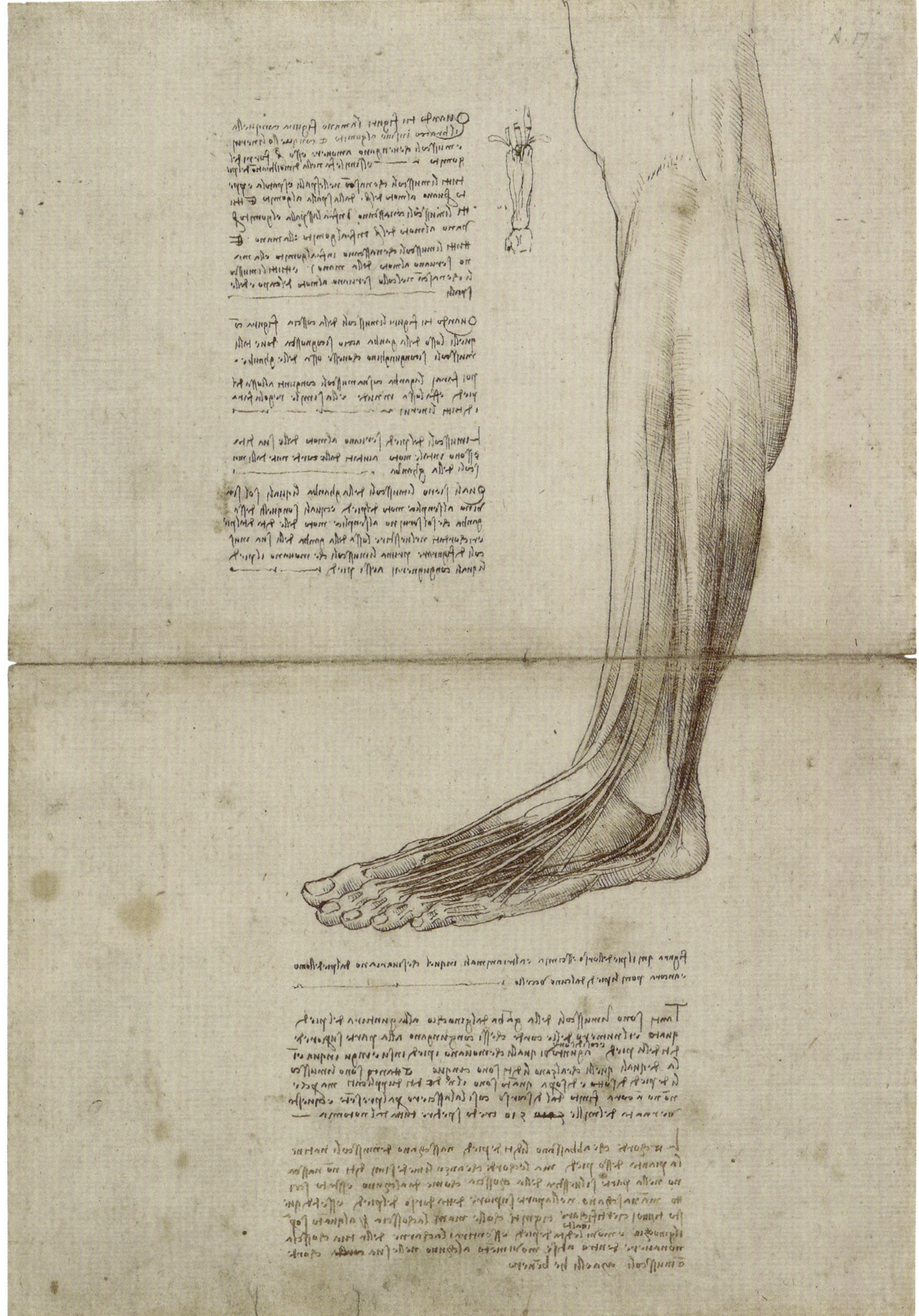

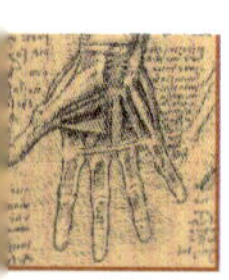
骨骼与肌肉：解剖手稿 A

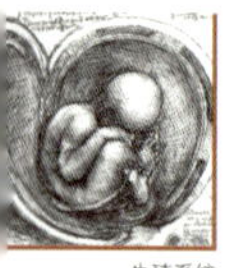
生殖系统

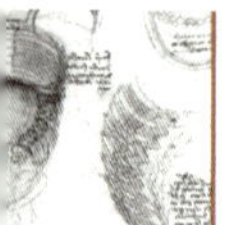
狗、鸟、牛：在梅尔齐别墅的研究

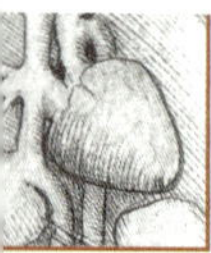
心脏

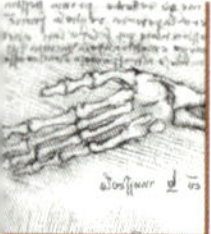
延伸阅读

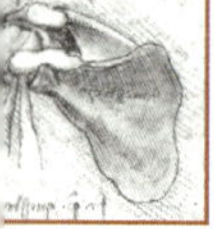
致谢

67 小腿和足部的肌肉与肌腱

1510–1511年
钢笔、墨水、黑粉笔
高38.8厘米，宽28.2厘米
RL 19017r；MS A.18r；O' M&S 74；K&P 151r

本页笔记上所绘的许多结构与第66号笔记相同（参见该页的示意图），很好地说明了趾长伸肌腱和趾短伸肌腱（还包括拇长伸肌腱与拇短伸肌腱）之间的相互作用——通过尺寸大小可以看出，右下方的插图描绘的是中间三根脚趾的排列，而不是大拇趾——不过图中所展示的短肌起源于外踝而非跟骨。图中还可以看到小腿上的几块肌肉，包括胫骨前肌、腓骨长肌和第三腓骨肌（不存在于所有个体中，在这里被正确地放于小腿前室）。不仅是在这幅图中，达·芬奇在任何关于人体腿部的绘图中都没有对被称作支持带的腱结构进行描绘，这条密集的纤维带一直延伸到踝关节周围，使肌腱在屈伸时处于合适的位置（参见第7~10号笔记中对熊腿的解剖）。

在这篇长约1200词的注释中，达·芬奇重新审视了整份手稿的主题，其中包括对自己的提醒或劝告，要绘制各个骨骼单独的样子、各个角度的视图，以及它们接合在一起的样子；然后将肌肉添加到骨骼上，将它们绘制成线状来表达它们的多层结构等等。他还思考了肌肉“胀大”（收缩）和阴茎勃起的生理现象。古希腊生理学家认为，肌肉的收缩是因为内部充满了“元气”，“元气”遍布全身、在体内循环并和器官的功能有关。达·芬奇怀疑，这种“气”怎么可能会如此迅速地使肌肉充气并且又如此迅速地放气，并且需要被压缩以使肌肉变硬的气体量将超过可以通过神经纤维移动的气体量：

> 是什么使肌肉快速地胀大？有人说是空气。当肌肉以这样的速度缩小时，它又退到了哪里？感觉神经是中空的。那么就必须有一股巨大的风来使阴茎胀大、伸长并像木头一样致密，这样才能使空气缩减到这一密度。事实上，仅靠神经是不够的，即使整个身体里充满了空气也是不够的。如果你认为是神经中的空气，那么在性交时穿过肌肉并使硬度和强度下降的空气又是什么？有一次，我看到一头骡子在搬运重货的长途跋涉后，累得几乎不能走路了。在看到一匹母马后，它的阴茎和全身肌肉立即胀大起来，它的力量因此倍增并使它快速地追上了逃跑的母马，那匹母马只能被迫屈服于骡子的兽欲。

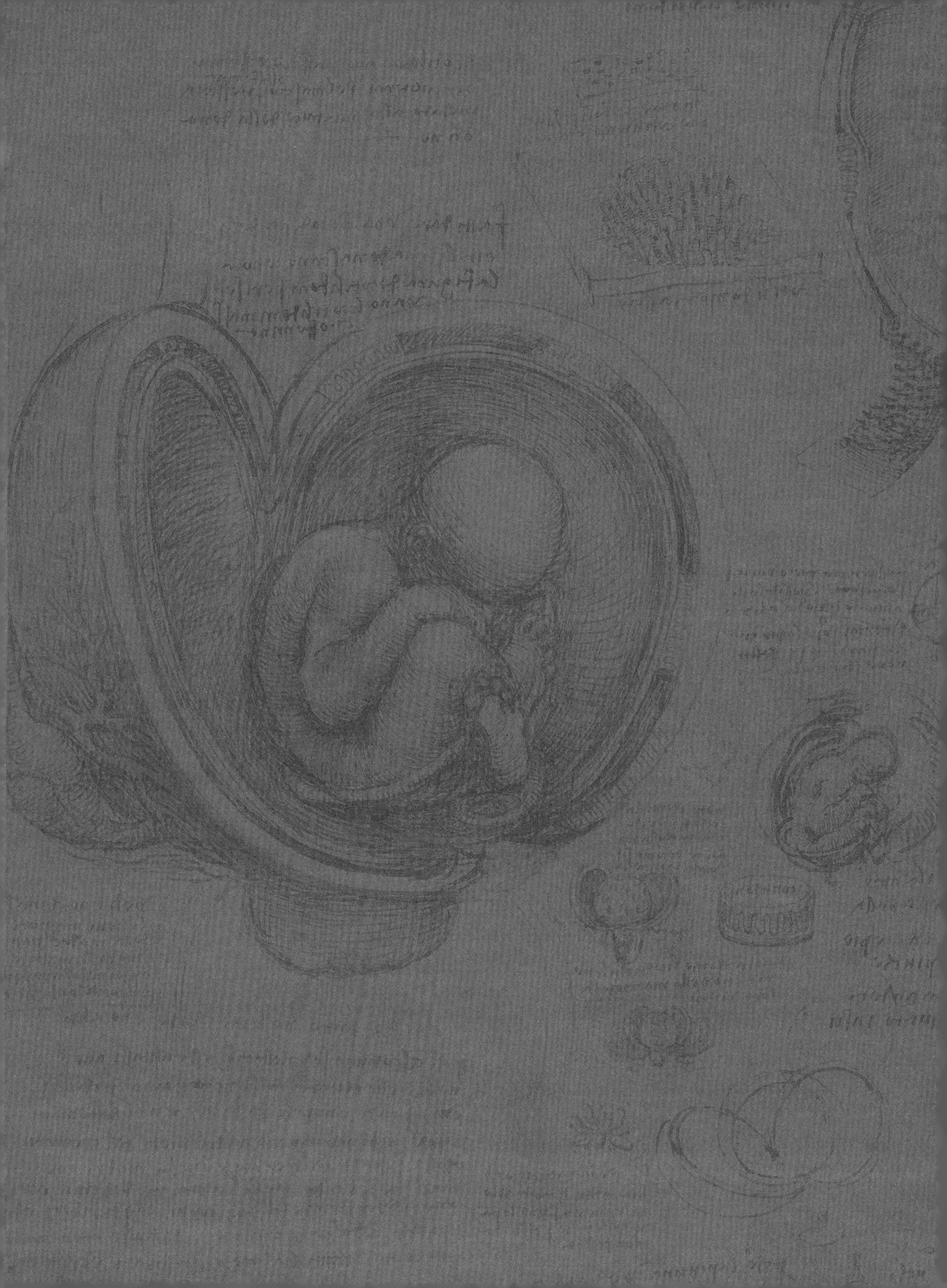

生殖系统

The Reproductive System

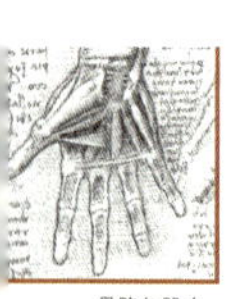
骨骼与肌肉：解剖手稿A

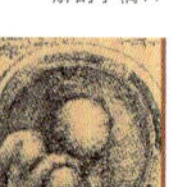
生殖系统

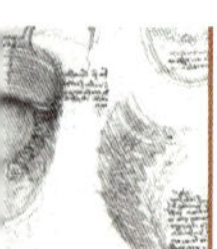
狗、鸟、牛：在梅尔齐别墅的研究

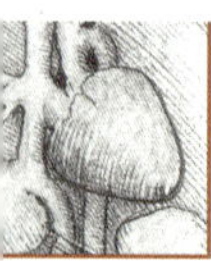
心脏

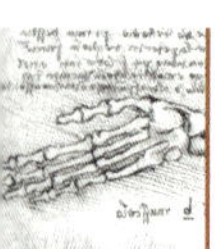
延伸阅读

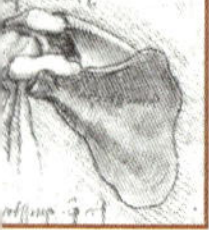
致谢

68 男性泌尿生殖系统

1508年
钢笔、墨水、黑粉笔
高27.2厘米，宽19.2厘米
RL 19098v；QA III.4v；O' M&S 194；K&P 106v

本页正上方的绘图显示了大血管的分叉，其分支为围绕着直肠和膀胱的髂血管。另一个分支则离开主动脉并垂直向下经过直肠后方——也可能是大大简化的肠系膜下动脉。上方是肝脏、脾脏、肾脏和心脏的黑色粉笔描绘的轮廓，右侧是睾丸静脉斜行汇入腔静脉。

在下面的两张大图中，输尿管为肾脏和膀胱（画得过大）之间的下降部分。直肠在膀胱后方弯曲，同时两侧各有两条血管——与第一张图相比，它们可能是髂内血管和膀胱分支。睾丸动脉从肾脏平面向下走行；实际上，它们在略低于肾动脉的位置离开主动脉，但其左侧的起源并未在图中标明。在右上方的草图中，睾丸动脉和静脉似乎出现在相应的肾血管上（达·芬奇在解释性腺和肾血管之间的关系上遇到的困难，可以在第29a号和第47a号笔记中看到）。睾丸包含在充满液体的腔内；输精管从睾丸处上升，绕过耻骨顶部（图中靠左的虚线部分，虽然画得太大），然后进入精囊上端。射精管从精囊的下端发出，在膀胱下方汇入尿道。在达·芬奇的图中，尿道为阴茎中仅有的通道，任何关于脊髓第二通道（参见第2号笔记）携带“精神”成分的观念都已经消除。在第44b号笔记中我们看到，达·芬奇对绘图的信心有所增长，解剖细节也有所补充，但该页笔记更注重构建同源的概要图，而非准确描绘细节。

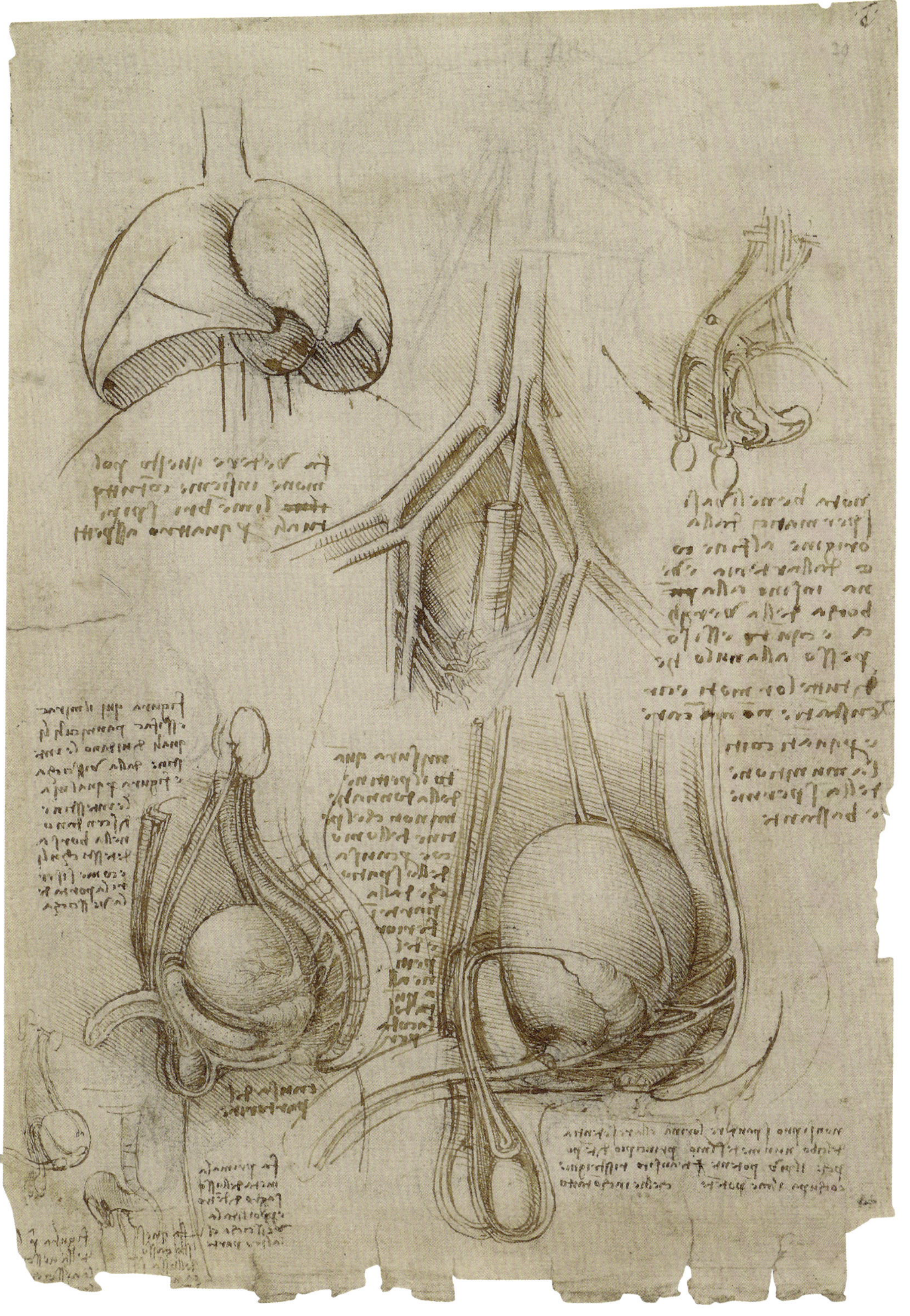

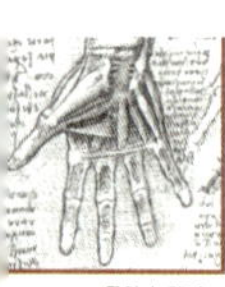
骨骼与肌肉：
解剖手稿A

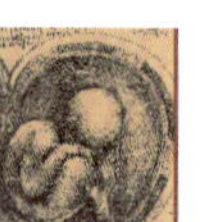
生殖系统

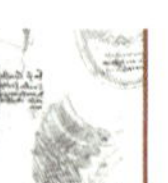
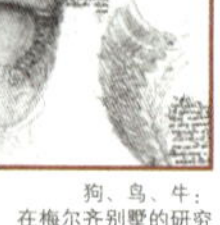
狗、鸟、牛：
在梅尔齐别墅的研究

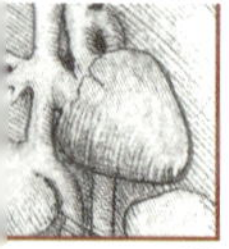
心脏

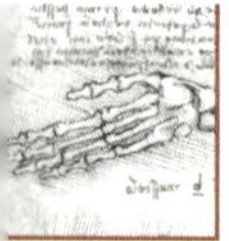
延伸阅读

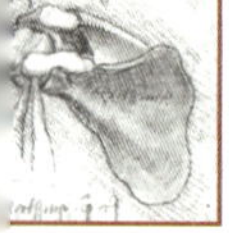
致谢

69 手臂的旋转及子宫内胎儿

1511年
钢笔、墨水、黑粉笔
高28.7厘米，宽21.1厘米
RL 19103v；QA III.9v；O' M&S 212；K&P 196v

这张笔记中心和右上方是两处关于手臂的研究，集中研究了手和前臂的旋转（参考第60号笔记及第61号笔记）。从这两幅图画中可以看到，肱二头肌的两头起自于肩胛骨，然后插入上臂，并负责掌心向上的转动；以及旋前圆肌主要起自肱骨，还有次级头部起自尺骨（如达·芬奇在附注中所述），插入桡骨并负责掌心向下的转动。在右上角的图中，肌肉变薄呈螺旋状排列，同时肱肌也沿着肱骨左侧边缘走行。无论前臂的位置如何，肱肌都可以使手臂弯曲，二头肌只能在掌心向上时使手臂弯曲，因此，它可以使掌心向下的前臂做旋前运动。

在解剖手稿A完成后不久，产生了一种微妙的理解——即右上方的图画实质上是第61号笔记中图画的延续。在此期间，达·芬奇将注意力从肌肉和骨骼的力学方面转到了心脏和繁殖的奥秘方面。页面中央尺寸较小的草图上可以看到：胎儿由膜包围；在左边较大的图中，这些膜被剥离并打开。同时，在左下方的图中，阴道亦被剖开，将卵巢和子宫韧带勾画到左侧。大多数图画显示了多叶型胎盘源自于对牛的解剖（第45号笔记及46号笔记），但也贯穿于达·芬奇在这段时期对人类胚胎学的研究。中心和中心左侧的细节图（横截面）研究了胎盘子叶究竟向外、向内还是内外一起凸出的。

达·芬奇敏锐地意识到生殖的普遍性。在他所画的子宫内的胎儿一图中，看到与展开的花朵或开口坚果相似的植物元素也不用感到稀奇，因为在图的中心左侧，他写道：

> 所有的种子都有“脐带”，并且会在成熟时破裂。同样，正如草本植物和豆荚中的种子所示，它们也有一个“子宫”和“被膜”。但那些如榛子和开心果等坚果在婴儿期就有一条长长的“脐带”。

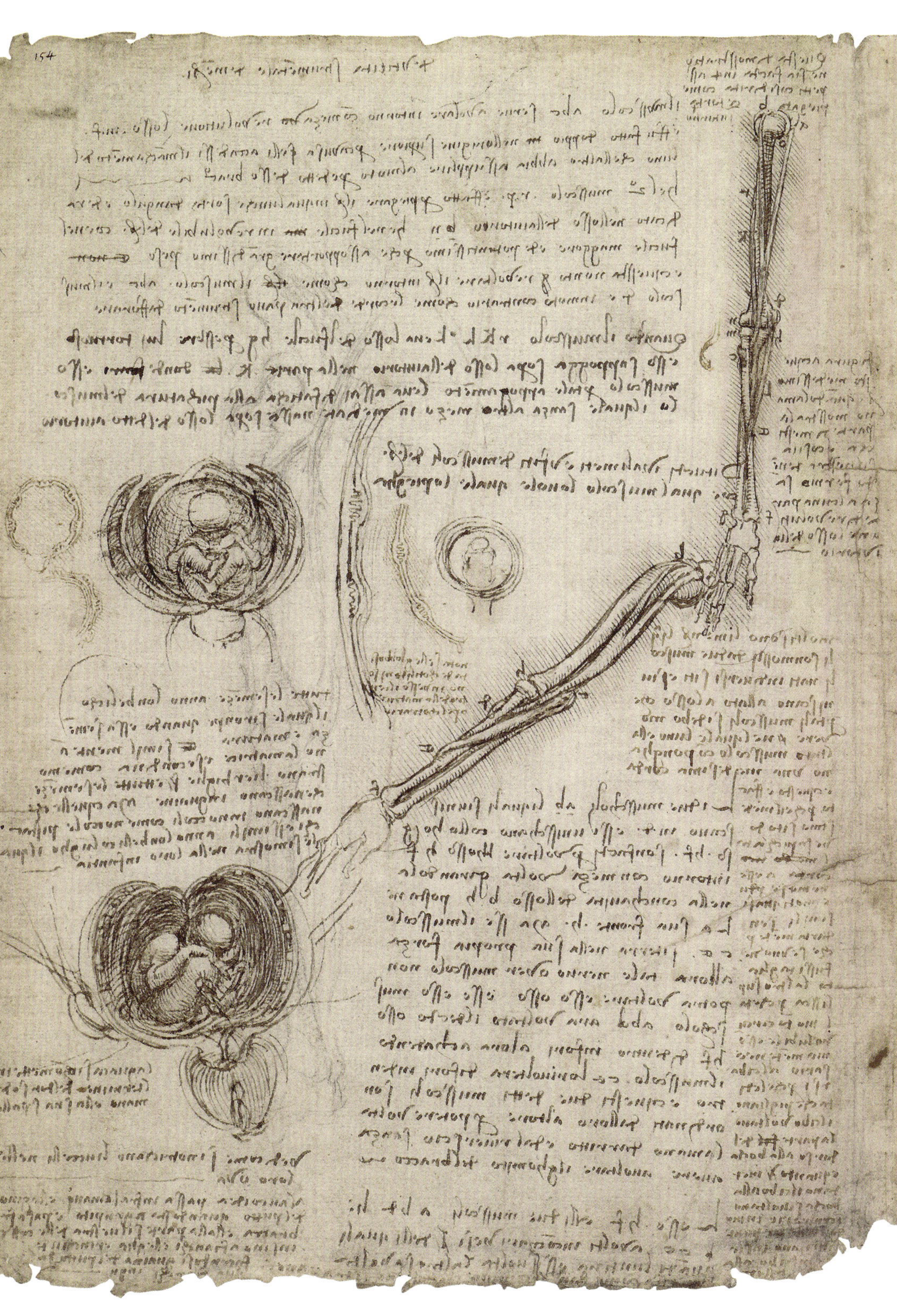

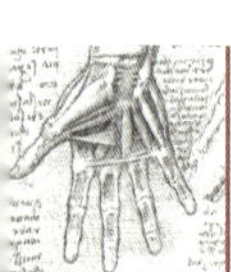
骨骼与肌肉：解剖手稿A

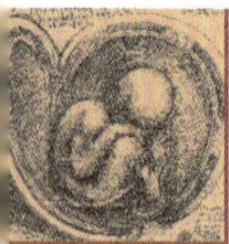
生殖系统

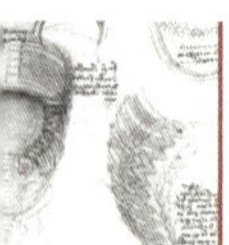
狗、鸟、牛：在梅尔齐别墅的研究

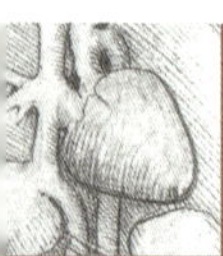
心脏

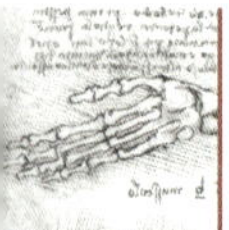
延伸阅读

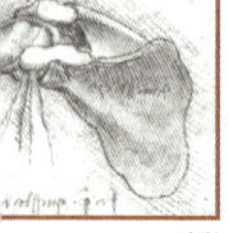
致谢

70 胎儿及骨盆肌肉

1511年
钢笔、墨水、黑粉笔、红粉笔
高30.4厘米，宽21.3厘米
RL 19101r；QA III.7r；O' M&S 213；K&P 197v

达·芬奇着迷于研究胎儿如何适应女性的子宫——此处他指出，“一个孩子出生时的长度通常是一布拉乔奥（相当于60cm）”，“但是对死者的解剖经历表明，（子宫）最长径只有四分之一布拉乔奥”。他反复绘制蜷缩的胎儿，以尽可能占用最小的空间，并在图画左边的笔记中，试图按照他们各自的身体比例将人类子宫与牛和马的子宫大小进行比较。

达·芬奇注意到通过这种方式使胎儿蜷曲，它们的脚跟压在会阴上。因此，他建议道：

> 在胎儿的大部分生命期间，它的排尿通过肚脐完成。而之所以出现这种情况，是因为它们右脚的脚后跟在肛门和阴茎之间，并且关闭了所有尿液的通道。于是，大自然为其在膀胱底部提供了一个通道（脐尿管、尿囊纤维层）：尿液得以从膀胱运到肚脐，再由脐带运送到子宫口。

页面顶部的两幅画研究了附着在耻骨上的肌肉的假定行为。腹外斜肌和内斜肌是宽阔平坦且相互叠置的片状物，附着在上方肋骨上，部分插入髂嵴，部分在腱膜上，两部分最终交汇于腹部中线处。它们的肌肉纤维斜向前行，外斜肌的肌肉纤维略垂直于内斜肌，这似乎是达·芬奇试图记录的排列（他没有展示腹直肌的情况）。然而，他把肌肉塑造成一系列长而细的结构，附着在下面的耻骨上和上面四个不可识别的点上，同时在中线处交叉，而实际情况却并非如此（在二十多年前的第4号笔记中也有同样的排列）。在耻骨下方，达·芬奇向我们展示了大腿内收肌，在一旁的附注中他指出，腹肌和内收肌的相反拉力使耻骨稳定；但是现实恰恰相反，耻骨是肌肉活动的固定点。

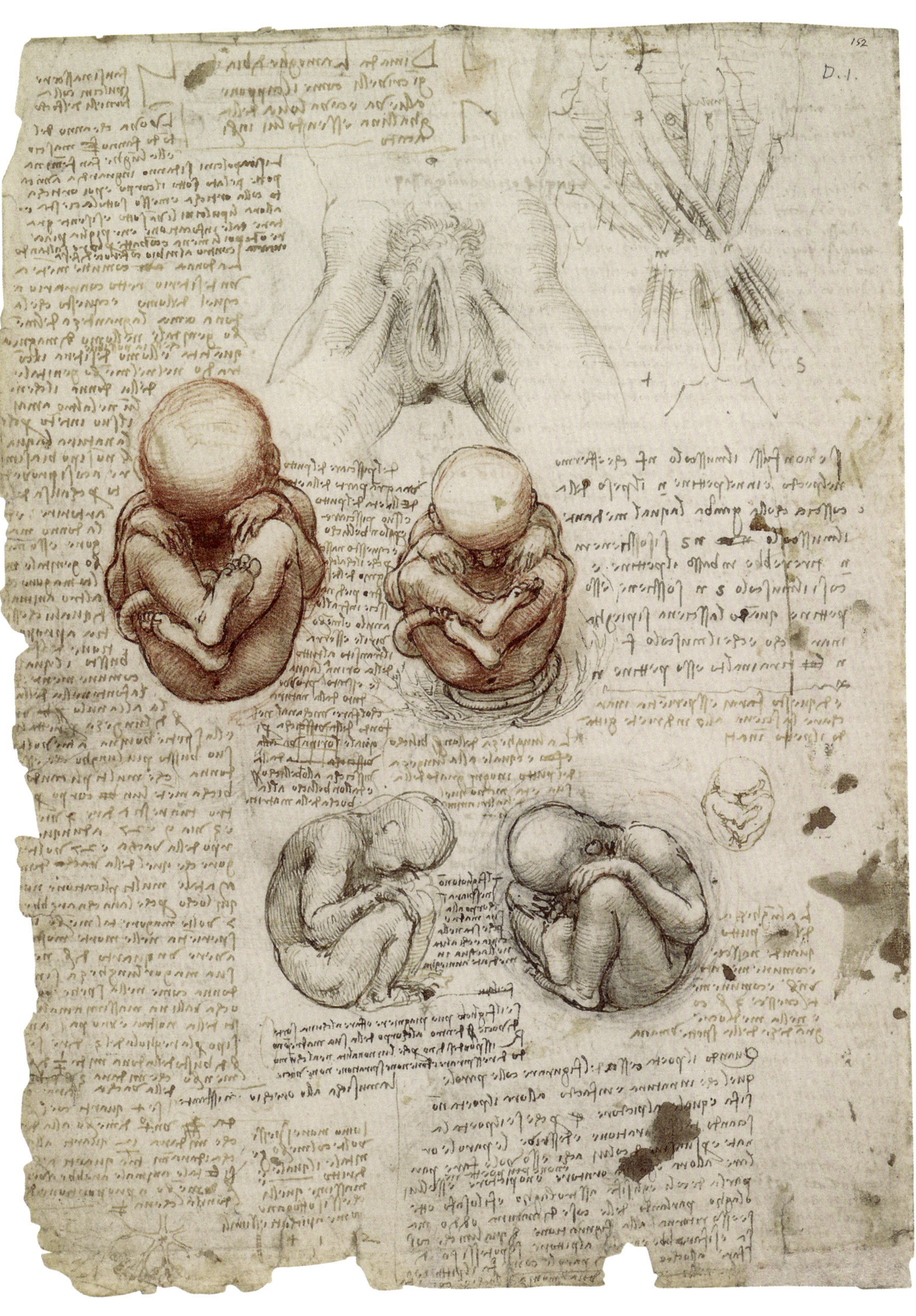

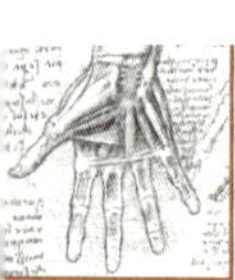
骨骼与肌肉：解剖手稿A

生殖系统

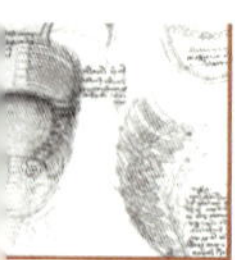
狗、鸟、牛：在梅尔齐别墅的研究

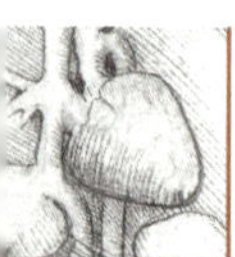
心脏

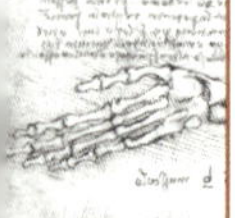
延伸阅读

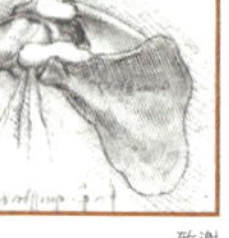
致谢

71 子宫内的胎儿

1511年
钢笔、墨水、黑粉笔、红粉笔
高30.4厘米，宽22.0厘米
RL 19102r；QA III.8r；O' M&S 210；K&P 198r

纵观他的解剖生涯，达·芬奇为追求客观性而奋斗，同时他的绘画常常是缺少色彩的（如果不是作在纸张上）。但是，在他晚期的胚胎学绘画中，他被生命中无法言表的神秘所感动，就像他25年前开始解剖学研究时那样。下图也许就是达·芬奇最著名的解剖图，红色粉笔和密集的弯曲剖面线十分形象地描绘出孩子在子宫内盘绕的形态。左下方的注释表达了达芬奇重新开始关注身体中的无形方面：

> 这个孩子的心脏没有跳动且没有呼吸，这是因为它一直在水里休息，一旦呼吸便会淹死。同时，呼吸不是必要的，因为它由母亲的生命和食物滋养……同一个灵魂掌管着两个身体，对于这一生物来说，它也能体会到和其他生物一样的渴望、恐惧和痛苦。由此产生的结果是，母亲所希望的东西经常在婴儿的某些部分上得到了印证；同时，突如其来的恐惧会同时杀死母亲和孩子。所以人们得出结论：同一个灵魂掌管并滋养着两个身体。

这张笔记上的主图显示：虽然此处的左脚跟没有像第70号笔记中所描绘的那样压在会阴上，胎儿双腿交叉停留在“完整的臀部”的位置。脐带缠绕在胎儿的腿上，但我们没有看到其与胎盘的连接；左边是卵巢及相关脉管。在中间靠右边的略画中，达·芬奇暗示胎儿头部的重量可能使其在子宫内翻倒从而实现普通的头先露分娩方式，类似于重心偏离中心的球体在斜坡上略向上滚动。

中间下方的小草图设想了子宫膜像花朵展开花瓣一样一步步展开，这使得达·芬奇得以将这些元素展示于横截面上。值得注意的是，多子叶胎盘（源自达·芬奇在第45号笔记对牛所做的解剖记录）互相交叉的情况在图的右上方做了详细显示。达·芬奇从来没有发现，人类有一个单一的盘状胎盘。并且，他一直相信牛体内的结构，因为可以在“在牛犊出生时获取内珠被（胎膜），并明确了胎盘的子叶的形状。”

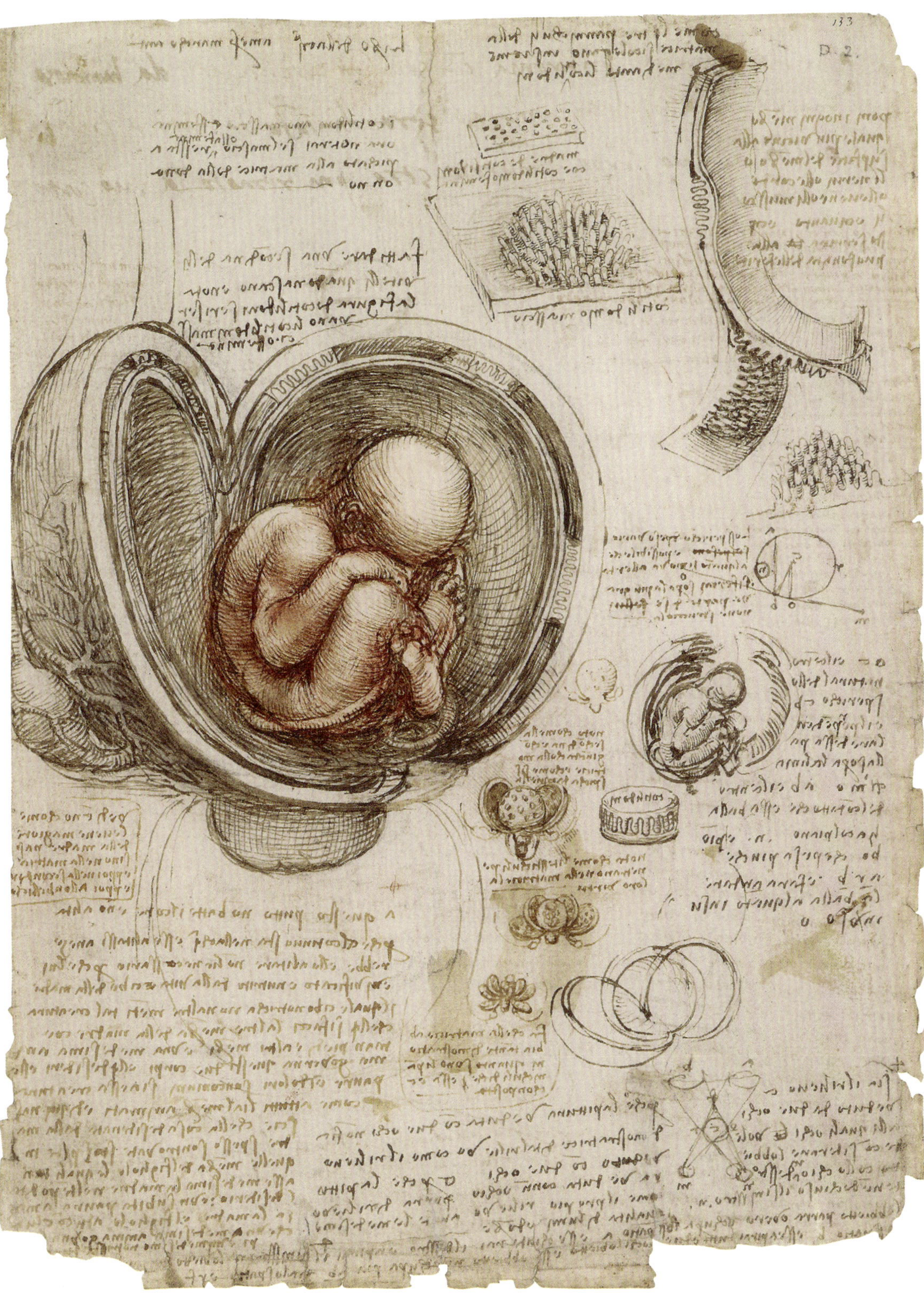
133
D. 2.

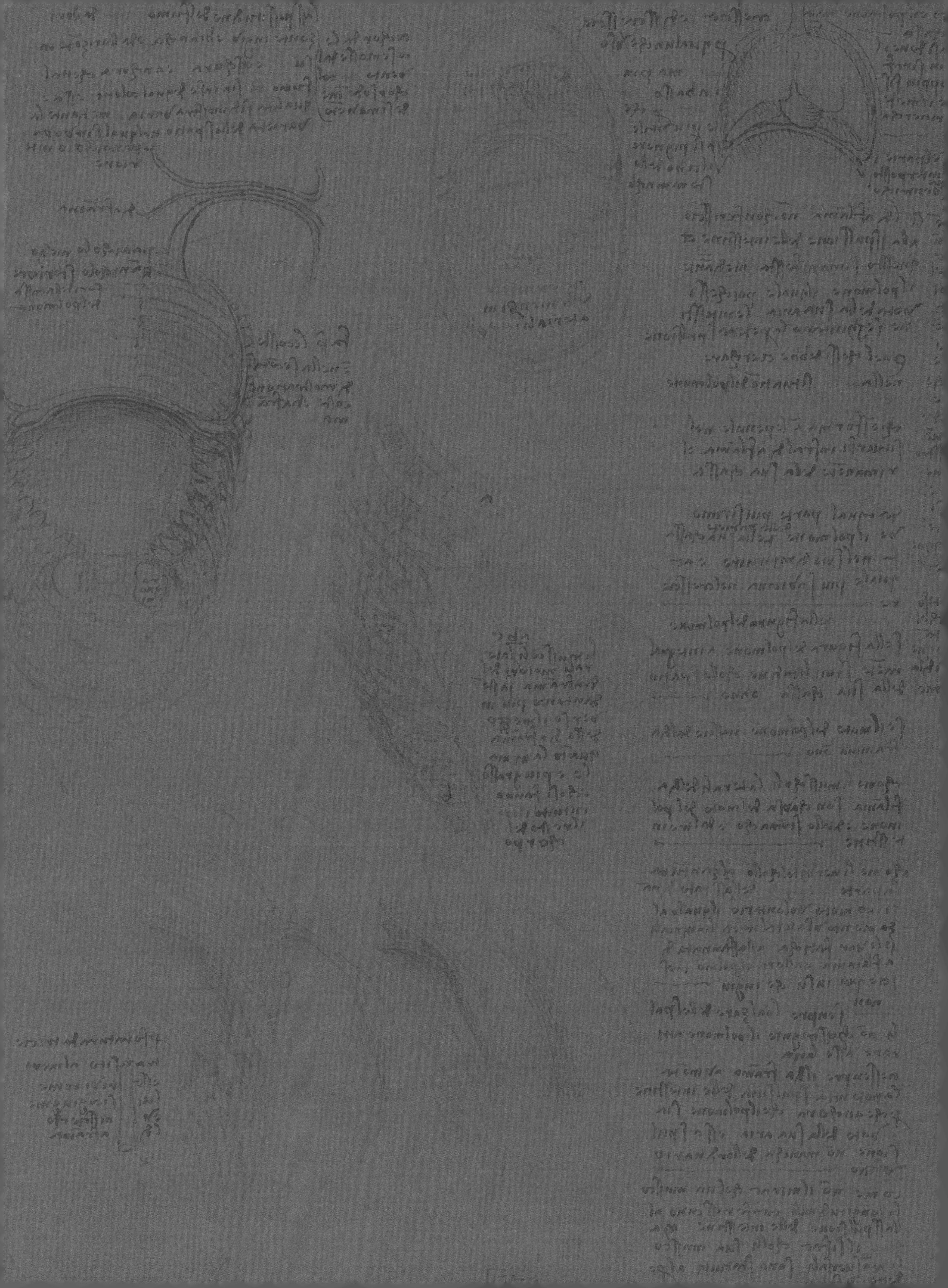

狗、鸟、牛：在梅尔齐别墅的研究

Dogs, Birds, Oxen: The Villa Melzi Studies

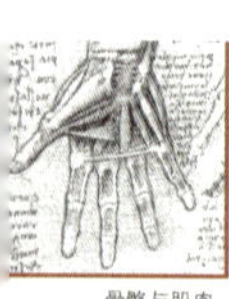
骨骼与肌肉：解剖手稿A

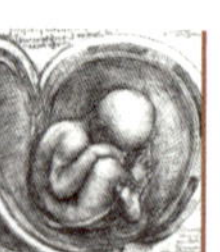
生殖系统

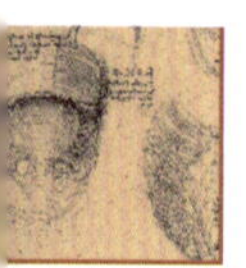
狗、鸟、牛：在梅尔齐别墅的研究

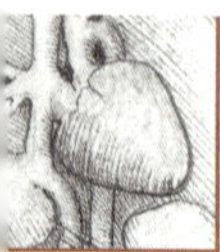
心脏

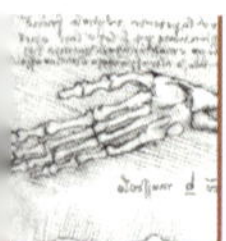
延伸阅读

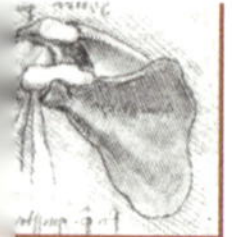
致谢

72 狗的膈膜及其他研究

1513年
钢笔、墨水、灰蓝色特制纸
高27.5厘米，宽20.7厘米
RL 19077v；QA11.7v；O' M&S 179；K&P 168v

纸张顶部的注释为“1513年1月9日”。当时，60岁的达·芬奇住在他的年轻助手弗朗西斯科·梅尔齐的家庭别墅里，即坐落在米兰东部20英里（即30公里）的阿达河上的瓦普里奥（Vaprio）。中间靠左的草图记录了位于瓦普里奥北部的特兰托（Trezzo）城堡的平面图，该城堡于1513年1月5日落入威尼斯军队之手。虽然彼时位于梅尔齐别墅，但达·芬奇几乎没有作图。他为别墅设计了一些改进，此处的建筑草图大概与这项工作有关。同时，他还开展了自己的科学研究，主要是解剖学研究，由于无法获得人类尸体，他不得不将动物——包括狗、鸟和牛——用作解剖材料。

达·芬奇在中间右侧注释道：“让我们看一下这条狗的尸体，观察下它的耻骨区、膈膜以及肋骨的运动。”画作上半部分的四个椭圆形状图示化地显示了狗的胸部。上部中心的草图显示了其在吸气时降低的膈膜，其中简要地描画了心脏和肺部。在左上图中，呼气时膈膜升高成圆顶状，可以看到肺支气管分支，同时食管从膈膜的中央穿过。膈肌的肌腱在肋骨的附着处由Z字形表示，具有肋间肌的肋骨显示在下方。中心左部的第四个椭圆显示了移除膈膜和肺部，以显示脊柱两侧的肋骨和一对肌肉——有可能腰肌不在其位，或者是髂肋肌在胸腔的错误一侧。

达·芬奇在左下方指出，肋骨和膈膜的运动是呼吸所必需的。他知道膈膜是一块肌肉，当其处于放松的状态时，腹内物将其向上推入“空心勺形状的地方”，如这张笔记中间底部所示。

上半部中心的两张非常简略的解剖图将腹腔器官（在腹膜腔中悬浮）和腹膜后器官区分开来，就如附注所解释的那样：“输尿管、肾脏、精索血管、膈膜、大血管和肾血管位于腹膜外；肠在腹膜内。”

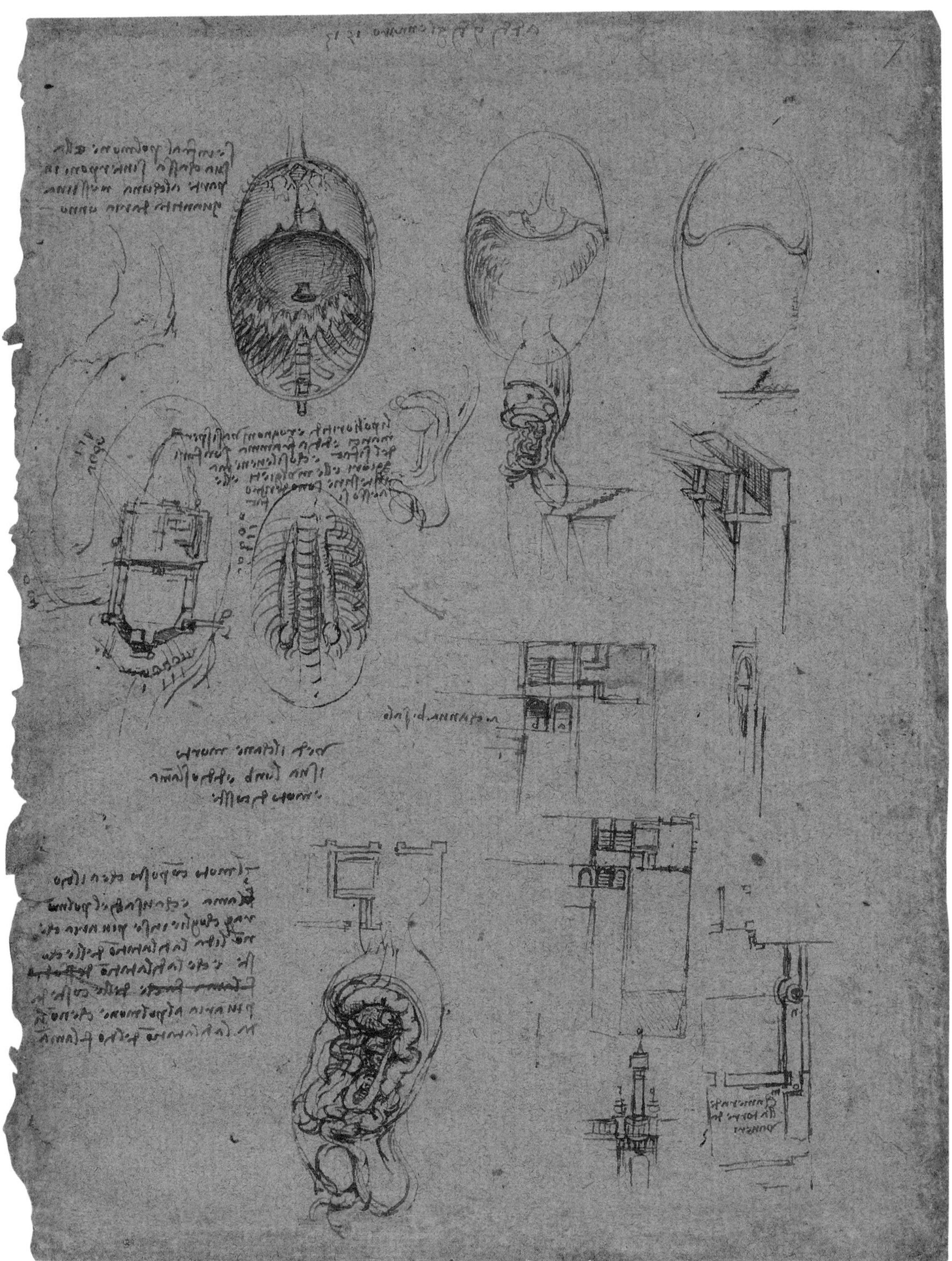

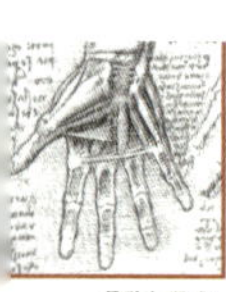
骨骼与肌肉：解剖手稿A

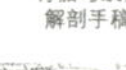
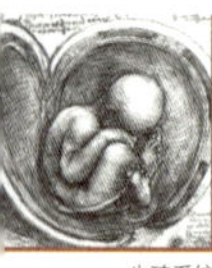
生殖系统

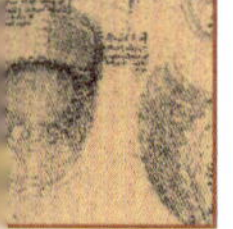
狗、鸟、牛：在梅尔齐别墅的研究

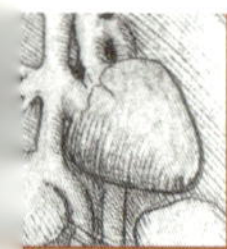
心脏

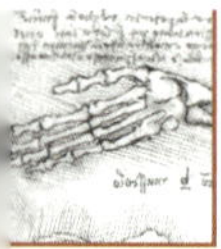
延伸阅读

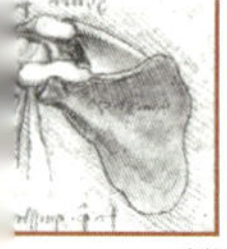
致谢

73 牛的胸腔和腹腔

1512–1513年
钢笔、墨水、红粉笔
高28.7厘米，宽20.6厘米
RL 19108v；QA IV.2v；O' M&S 30；K&P 185v

达·芬奇从两个不同的方向绘制这些图画并加以注释，因此，纸张左右两侧的方向是上下颠倒的。

中心左侧主要展示的是牛的腹腔，以及突出于脊柱两侧的背部最长肌——肋眼牛排的主要成分。左下图展示了牛的胸廓内部（如图上方单字“bo”所示）。本部分细节放大后展示在右上方：用红色粉笔着色的“之”字形形状是胸横肌的一部分，两侧是两条血管，一条在膈肌和膈膜中部之间，另一条通向膈肌外部。

在左下方，达·芬奇准确地将膈肌描述为：

> 一个由伸肌包围的厚实多肌腱的膈膜。这个带有肌肉的膈膜由非常精细膜构成的致密膜所覆盖。它的外面是一层内衬于膈膜和肋骨的硬膜“胸膜”。

中间上方的图像向我们相应展示了膈膜的分区。

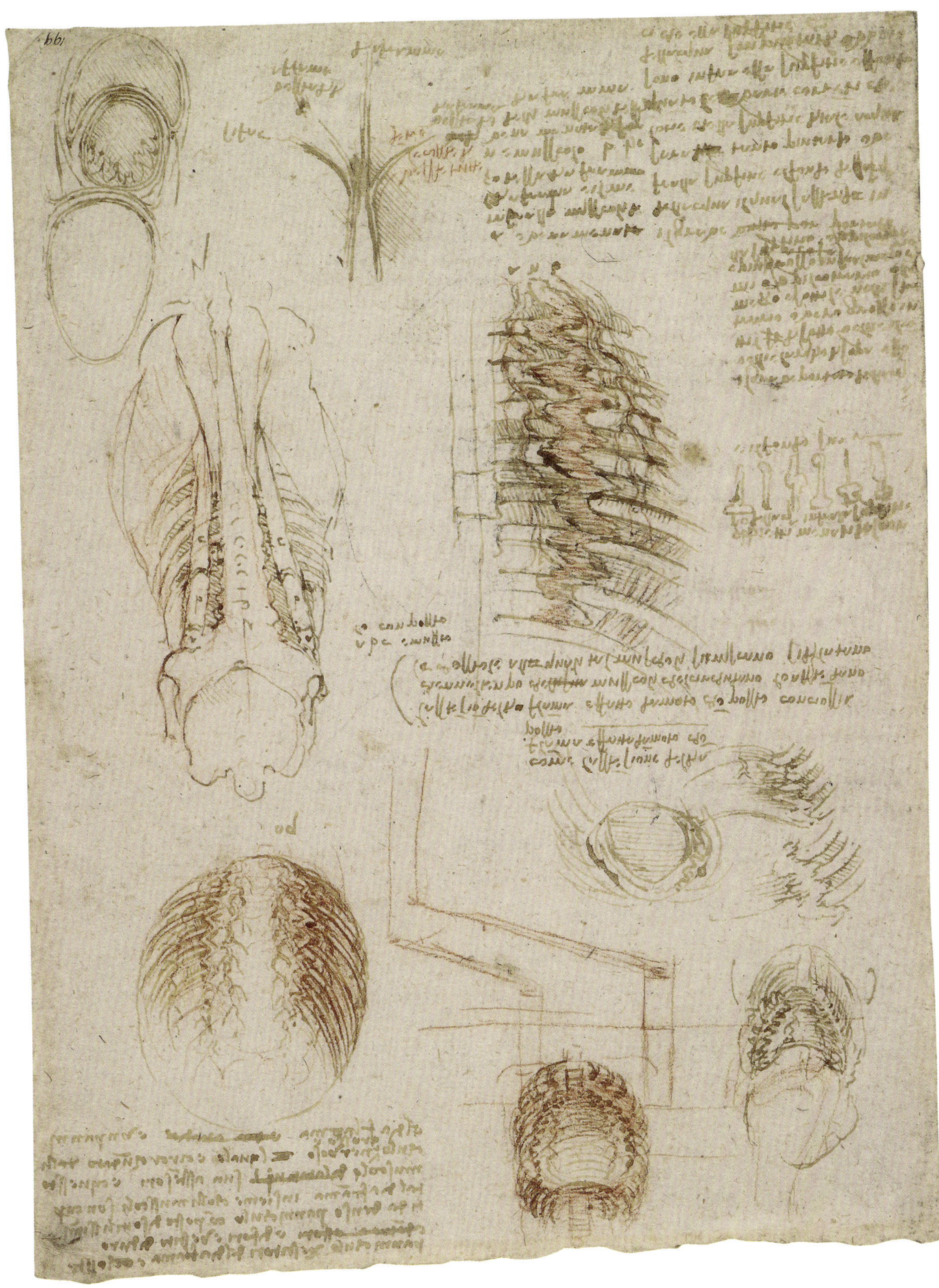

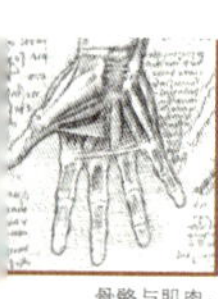
骨骼与肌肉：解剖手稿 A

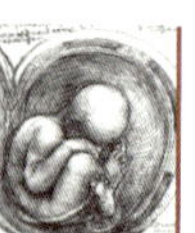
生殖系统

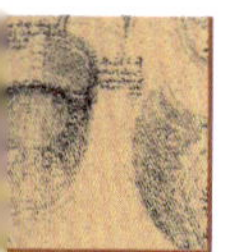
狗、鸟、牛：在梅尔齐别墅的研究

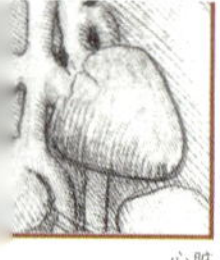
心脏

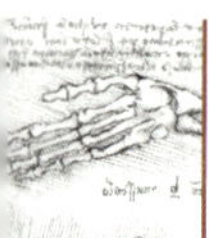
延伸阅读

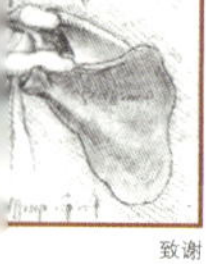
致谢

74 牛的胸腔和腹腔

1512–1513年
钢笔、墨水、红粉笔
高28.1厘米，宽21.0厘米
RL 19109r；QA IV.3r；O' M&S 31；K&P 186r

本页继续了第73号笔记对牛所做的研究。达·芬奇使用与该页相同的淡墨来绘制初始的注释和图画，然后使用深色墨水给一些地方上色，这在最长的那一列注释中表现得很明显，其中他略过了那些已经删去的单词。这些图画也阐明了许多关于先前页面的研究，尽管有人可能期望本页在某种程度上是列奥纳多对胸部运动研究的最终表达，但是实际上许多注释都只是在提出问题而不是在做陈述，比如说："在隔膜和胸部其余部分之间的叶片是什么形状"、"膈肌的外侧肌肉如何引起肺部、胃和其他肠道的运动"、"颈部肌腱如何通过随意运动提起胸廓前部"等等。

在页面中上部是将"精神器官的容器"（胸部）与"物质器官的容器"（腹部）分开的隔膜示意图。本页中央的图画本质上是与第73号笔记中部的图画重复的，只是血管的呈现更加清晰。下方是胸壁的一系列的四处细节：右侧是肋间血管和神经；中间是隔肌插入肋骨的两个视图，并且膈肌分成四层——胸膜、膈肌肌腱以及两层腹膜（也在左上角的横断面显示）；左下方，隔膜附着于肋骨并由食管穿破。

在中间靠左的边缘处是一个复杂的图像，包括置于脊柱两侧的肾脏的视图；膈膜部分插入肋骨，在横截面上展示腹部细长的肌肉及其膜层；切除肺部和心脏后的胸腔视图。

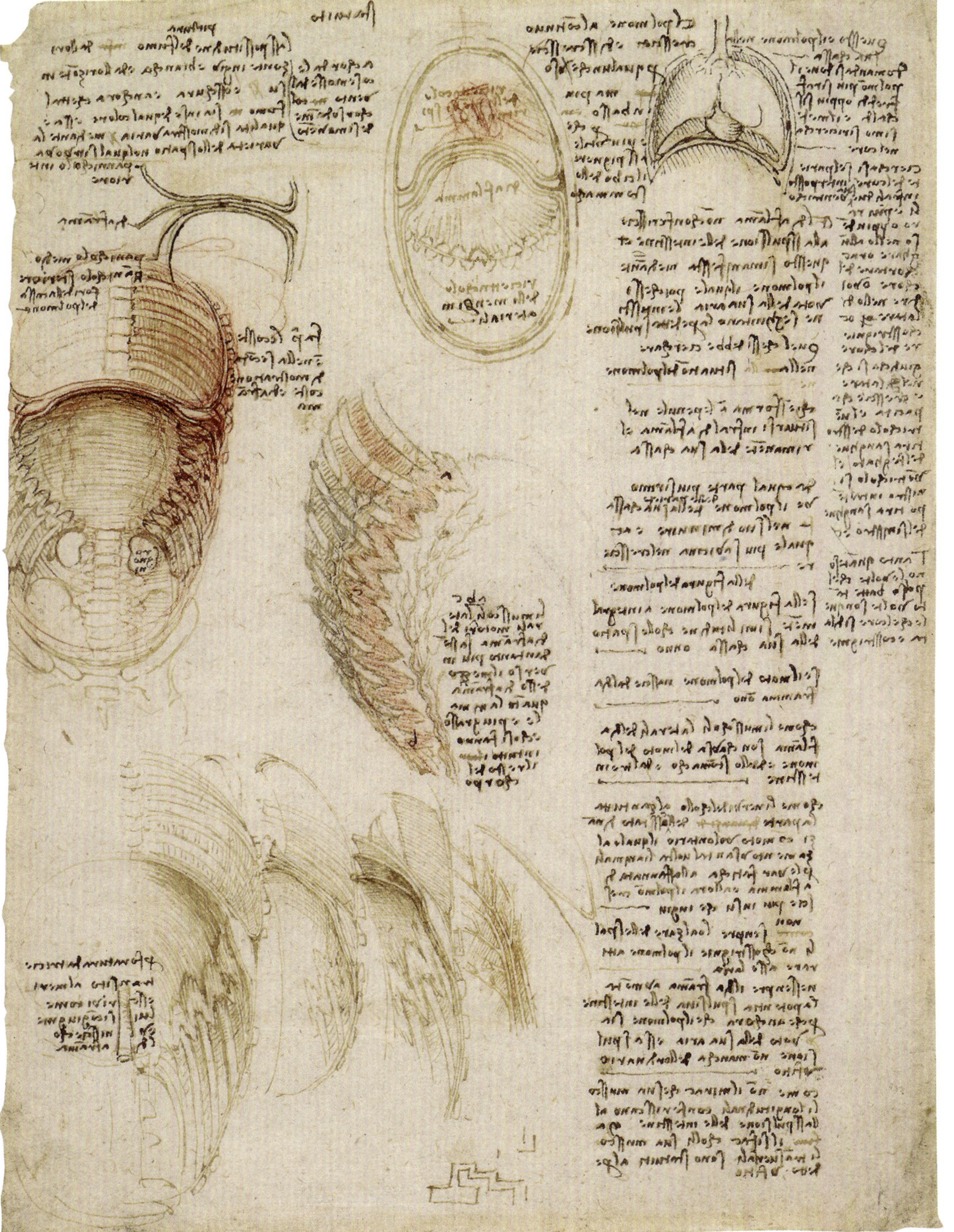

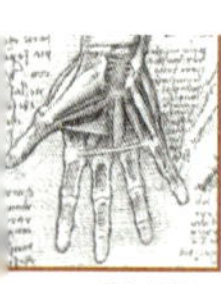
骨骼与肌肉：解剖手稿 A

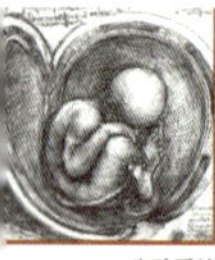
生殖系统

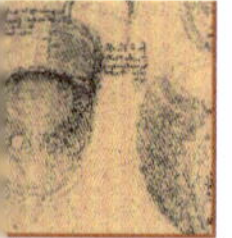
狗、鸟、牛：在梅尔齐别墅的研究

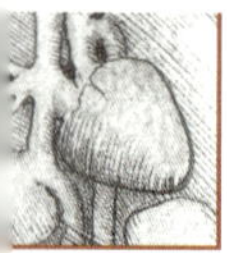
心脏

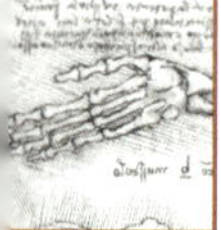
延伸阅读

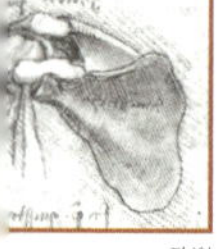
致谢

75 鸟的翅膀及建筑学研究

1512–1513年
钢笔、墨水、红粉笔
高27.4厘米，宽20.1厘米
RL 19107v；QA IV.lv；O' M&S 85；K&P 184r

和第72号笔记一样，本页大部分内容都是关于对梅尔齐别墅的改进。这可能与1512年至1513年期间达·芬奇长期在此居住有关。

图画中心是一个从上方视角对鸟类左翼进行的研究。鸟的翅膀类似于四足动物的上肢，因为它具有肱骨、桡骨和尺骨，但手腕的骨骼减少为两个小块，足趾减少，骨头部分融合在一起，如在“手”的第一个主要元素——腕掌骨中，情况即是如此。此处的绘图集中在桡骨和尺骨的中央部分，肱骨轻轻向右勾勒，趾骨朝向左侧。次级飞羽的羽毛附着在尺骨上，有少量初级飞羽附着在腕掌骨和趾骨的基部上。沿桡骨上方走行的是桡侧腕伸肌（n m），更多细节可参考第76号笔记。沿尺骨下方走行的是次级扩肌（a b），负责维持副翼羽的正确角度。达·芬奇准确记录了它的功能：

> 肌腱a b使所有羽毛的尖端向翅膀的肘部弯曲，以使翅膀弯曲；但是通过肌肉n m的拉动来伸直翅膀，使羽毛的长轴指向翅膀的尖端。

不管翅膀的位置如何（在中央左侧有伸展和弯曲的素描），桡骨和尺骨与腕掌骨和肱骨的关节使得趾骨相对于肱骨保持大致相同的角度。在左下方的红色粉笔描画中，达·芬奇将这种排列简化为一个铰链杆系统，桡骨和尺骨的简化线条始终形成一个平行四边形，这样，腕掌骨和肱骨的简化线条在任何位置都保持平行。

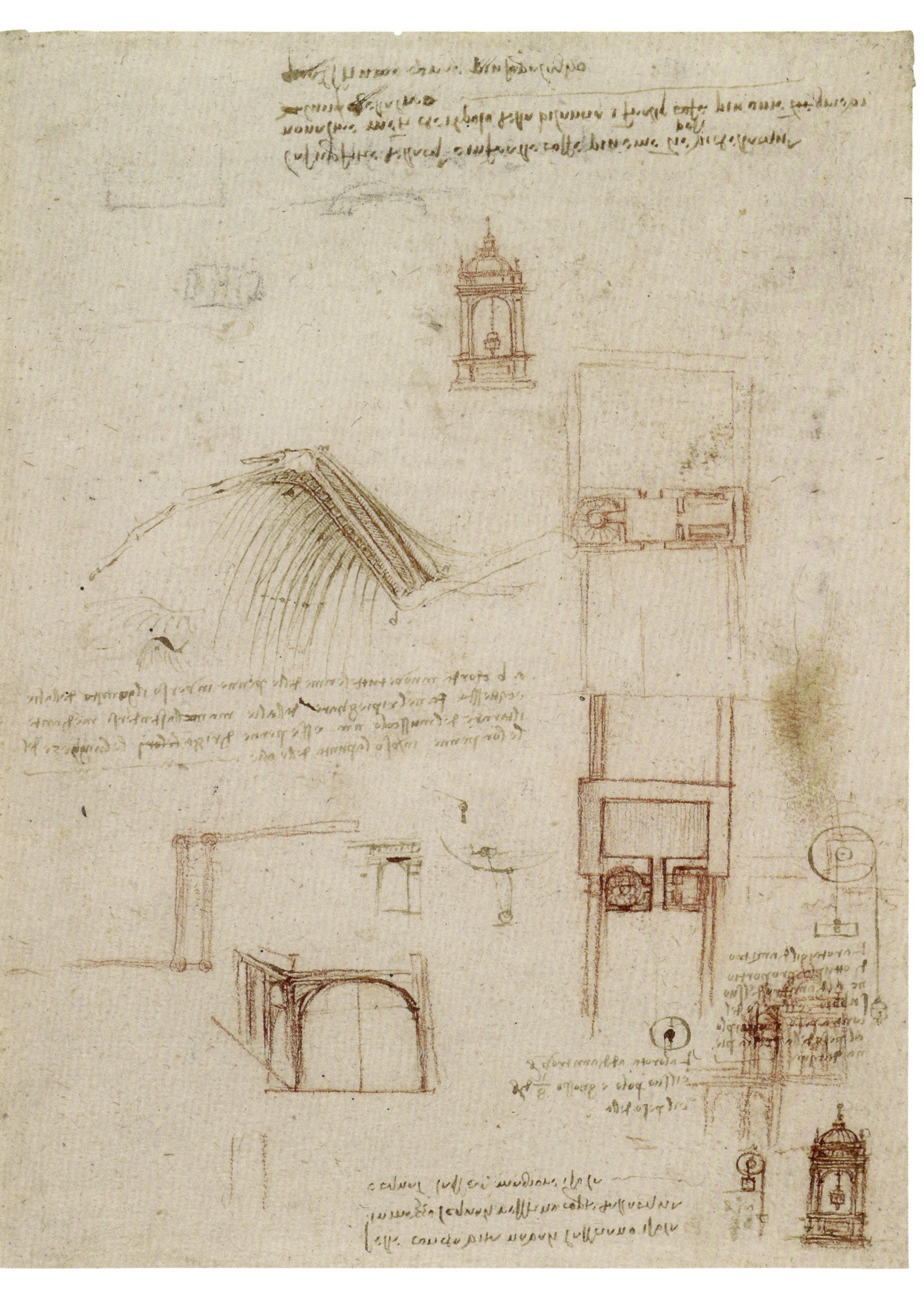

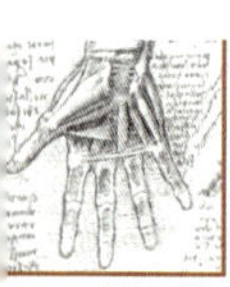
骨骼与肌肉：解剖手稿A

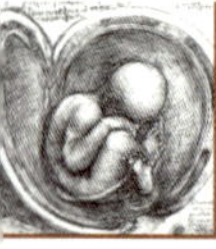
生殖系统

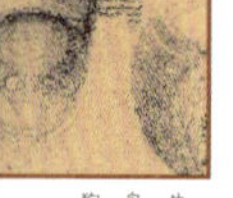
狗、鸟、牛：在梅尔齐别墅的研究

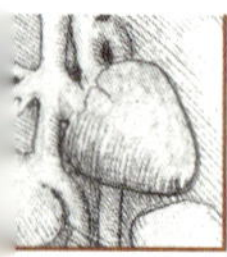
心脏

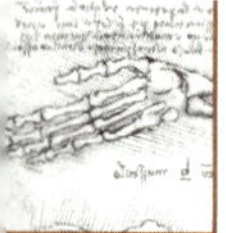
延伸阅读

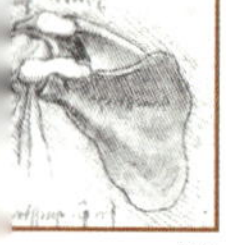
致谢

76 鸟翅膀上的骨骼与肌肉

1512–1513年
钢笔、墨水、黑粉笔
高22.2厘米，宽20.4厘米
RL 12656r；K&P 187v

此处前两个解剖学研究是鸟类右翼的背视图。腕掌骨向前突出的部分是第一足趾，小翼羽；第二和第三个足趾组成羽翼尖端。达·芬奇在上方的解剖学研究和右侧边缘的鸟类飞行草图中标记了该结构，其标注道，“a b非常重要，因为这部分是鸟类在风中运动时保持平稳的原因”。在别处，达·芬奇称小翼羽是“飞行方向舵”，而它确实用于操纵慢速飞行；虽然他可能夸大了它在常速飞行中的重要性，但他对其在空气动力学上的作用的鉴别令人印象深刻。

从肩部到手腕弯曲的是蹼长肌的肌腱，其组成了大部分羽翼的前端。起自肱骨远端并通过长肌腱插入腕掌骨的是三块肌肉（桡侧伸肌、一块不明的伸肌和尺侧外侧肌）。

第三张图从下方对同一翅膀进行了展示，并附有关键字母和一个注释，以使这些肌肉的起点呈现得非常清晰。

> 三根肌腱附着于关节上。其中第一个“尺侧外侧肌”止于下方n“位于腕掌骨”，第二个止于c“指骨基部的尖端”，第三个“桡侧腕伸肌”绕过关节s并止于羽翼尖端t。

这些不是“线程图”，正如可能出现的那样：一只鸟翅膀中的肌肉量相对较少，因为这些肌肉主要用于伸展以及收缩羽翼外部较轻的部分。负责助力飞行的主要肌肉是胸大肌，胸部肌肉起自龙骨状胸骨；达·芬奇并没有标出这条插入肱骨的肌肉或肌腱。

页面顶部的线条是对鸟翼不同部分的比例分析。因缺少刻度，无法识别达·芬奇所解剖的物种，但“羽翼”的长度表明它是一种能够快速冲天飞行的鸟，譬如猛禽类。

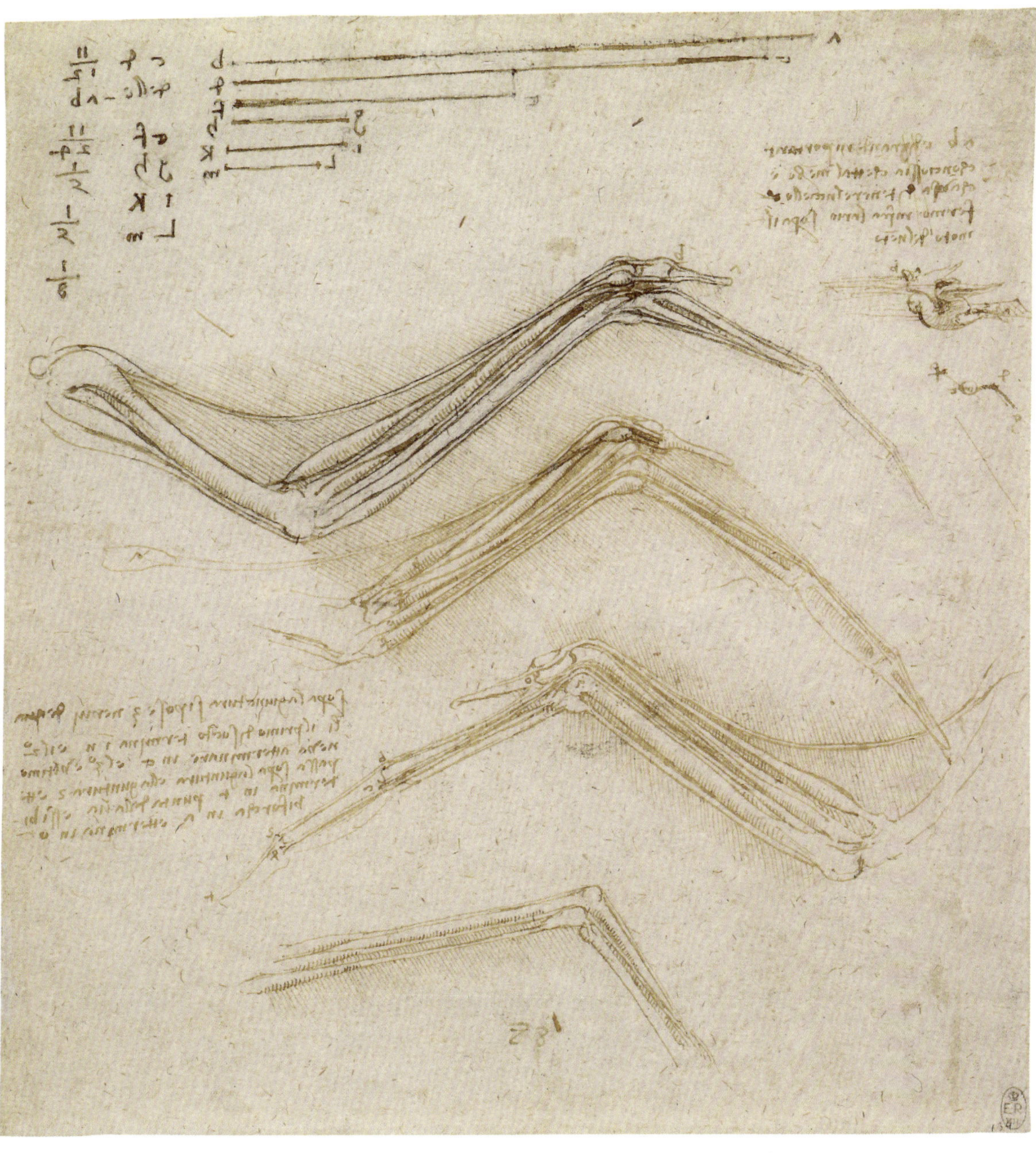

心脏

The Heart

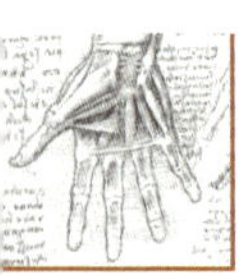
骨骼与肌肉：解剖手稿 A

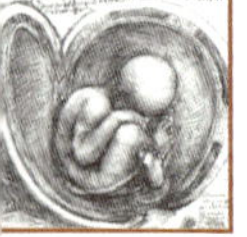
生殖系统

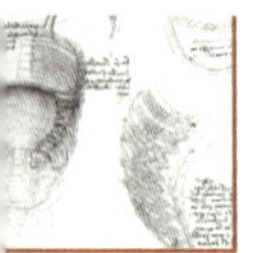
狗、鸟、牛：在梅尔齐别墅的研究

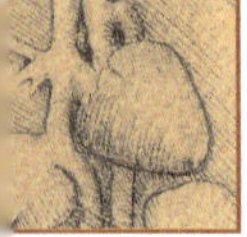
心脏

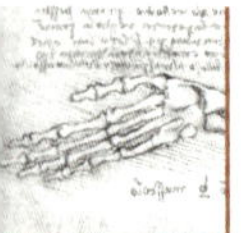
延伸阅读

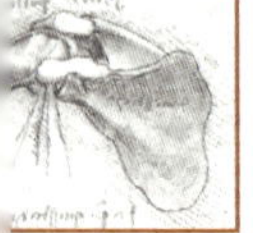
致谢

77 心脏、肺和其他器官

1508年
钢笔、墨水、黑粉笔
高28.3厘米，宽21.9厘米
RL 19104v；QA III.10v；O'M&S 172；K&P 107r

尽管达·芬奇对自己的绘画有信心，这幅关于心血管系统的画作总体上还是基于传统认识而完成的。一直到1510年，达·芬奇仍在坚持传统认识——事实上，主要器官和大血管的分布基本上与二十年前绘制的第1号笔记相同。这幅画作描绘了数种结构，以实现它们被认为的功能。这幅画作不同于第2号笔记，而且十分清楚地表明，达·芬奇对心脏的直接认识仍然是很初步的。

腔静脉起自肝脏并上升，成为两个本质上独立的血管，提示本画作应该早于第29a号笔记，在第29a号笔记中，达·芬奇展示了心脏是静脉和动脉系统的中心。在肝脏上方，下腔静脉直接与上腔静脉连接，在汇合处，还有通往右肺和心脏的分支。在画作的中部偏左，腔静脉和主动脉被完全遗漏了，而且我们看到，从右肺引出的两个分支系统直接连接到了心脏的右心室，同时，从左肺引出的两个分支系统直接连接到了心脏的左心室（并没有画出心房）。此时达·芬奇想到的是，这些分支系统携带的是氧气而不是血液，正如在画作右下方所叙述的：

> 气流在肺和心脏之间进行交互，必须“有路可循”。其一是肺将吸入的空气传入心脏；其二是气流从心脏再次传入肺部。气管就是完成这项交互的通道，肺通过气管把空气排出并将其送入心腔；从心脏涌出的空气从另一个通路离开并返回……这个通路就是气管，其为连接肺脏的通道。

关于其他错误，有人可能会注意到牛主动脉弓，这是一个在达·芬奇的心脏研究中反复出现的特征；血管连接肝脏和脾脏，这也许是很简略的描画，但仍然是不正确的；睾丸动脉跨越肾脏血管在其后方走行。画作仍有一些准确的观察，例如，精囊的形状（在姊妹篇第68号笔记中有详细的描绘），左睾丸静脉终止于左肾静脉；但在此后关于心脏方面的研究，并没有体现出达·芬奇的伟大。

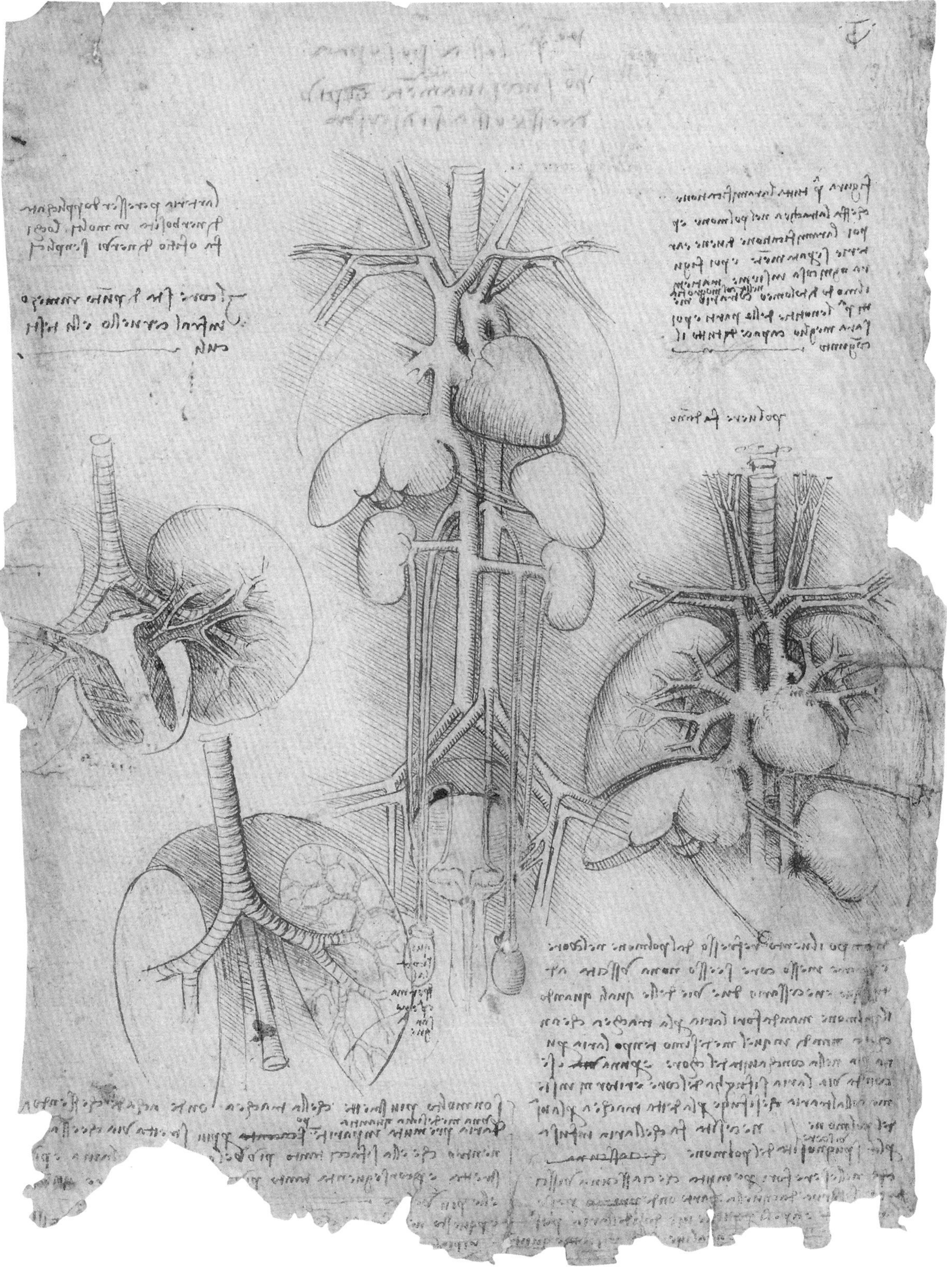

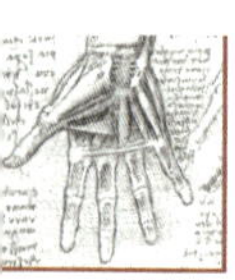
骨骼与肌肉：解剖手稿 A

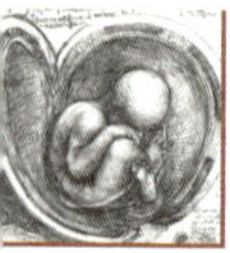
生殖系统

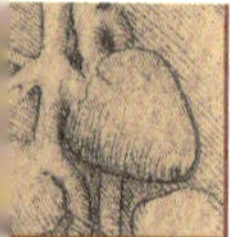
狗、鸟、牛：在梅尔齐别墅的研究

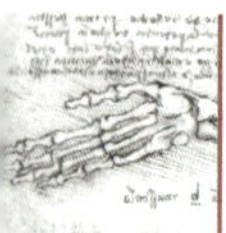
心脏

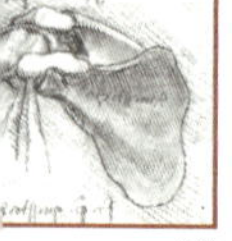
延伸阅读

致谢

78 心脏的心房和心室

1511–1512 年
钢笔、墨水
高 28.8 厘米，宽 21.5 厘米
RL 19062r；QA I.3r；O' M&S 91；K&P 155r

心脏的腔室

心脏有四个腔室，下面的两个腔室位于心脏实质以内，上面的两个腔室位于心脏实质以外。右侧的腔室远大于左侧的腔室。上面的腔室（心房）与下面的腔室之间，由小门或门道进行分隔。下面的两个腔室由多孔壁进行分隔，右腔室的血液通过多孔壁进入左腔室；当右下腔室关闭时，左下腔室打开，吸入右腔室的血液。

上腔室持续不断地吸入和泵出血液，同时血液在上下腔室之间往返流动。与吸入血液相比，因为上腔室更适合泵出液体，大自然就将其设计为：下腔室主动收缩，射血至上腔，令上腔室充盈。这些腔室由肌肉和肉质膜组成，具有扩张功能，当血液被推入其中时，适合血液流入。因为其肌肉较为有力，故也具有将血液射入下腔室的能力，与此同时，腔室之间的开闭交替进行……这样快速的往返流动使血液被加热并变得稀薄。此时，肺部起到了风箱的作用，肺脏通过扩张吸入新鲜空气，并促使空气与血管分支的外壁进行接触，以让其得到更新，否则过热的血液将使心脏窒息，并停止跳动。

达·芬奇首次对心房进行了医学定义，即心房属于一种肌肉实体。在纸张页边处，达·芬奇对心脏的断面进行了素描，右心室（错误地）大于左心室，心房的断面显示有梳状（有脊状线的）肌；对于人类来说，梳状肌是右心房的主要组成部分，但在左侧只有一小部分的心耳由梳状肌组成。心室间隔的潦草描画表明，其假定血液是通过心室间隔的空隙从右心室流到左心室的。达·芬奇描绘了心房和心室之间的“小门”，但他还没有领会到，存在单向的瓣膜——作为替代，他把心房描绘为一种可扩张的腔室，其功能只是在心脏跳动时，与心室交换血液。现在，他终于描绘了心脏把血液送至肺脏，而不是从肺脏接受空气（见第77号笔记中的描绘）：在第80号笔记中展示了他通过实验对早期的生理机能认识进行了驳斥。

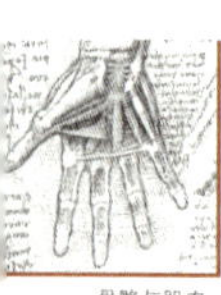
骨骼与肌肉：解剖手稿A

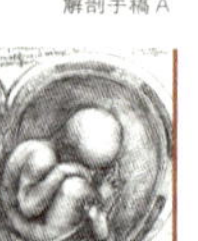
生殖系统

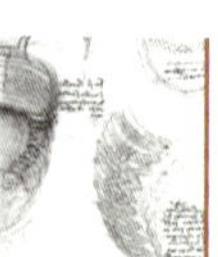
狗、鸟、牛：在梅尔齐别墅的研究

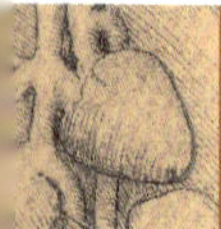
心脏

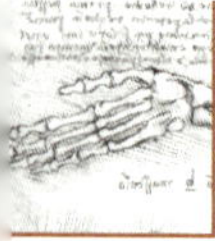
延伸阅读

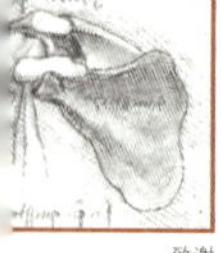
致谢

79 心脏的运动

1511–1512年
钢笔、墨水
高29.1厘米，宽21.1厘米
RL 19065v；QA 1.6r；O' M&S 95；K&P 158r

解剖

死亡时，心脏的位置是否会发生变化

> 死亡时，心脏仍和平时一样排出血液，排出量或有所减少。他们在托斯卡纳杀猪时可显示这一点，他们用木栓刺穿猪的心脏，就是用来戳穿酒桶的那种木栓。把猪翻身并固定牢靠，他们用这种木栓刺穿猪的正面和心脏，把木栓留在心脏里面。木栓延伸并刺穿心脏，当心脏排出血液时，伤口缩小，而且把伤口和心脏内木栓的尖端向上拉伸，心脏在抬高木栓的心脏内一端的同时，木栓的体外一端也在压低。当心脏扩张，把伤口推向下方，导致木栓的体外一端向相反方向移动……这种现象以同样的方式可持续很多次，当生命终止时，木栓的体外一端停留的位置，正好是在心脏存活时木栓朝两个相反的方向摆动，所达两个最远位置的中间处……这种现象我观察了很多次，而且进行了测量，我一直把木栓留在心脏中，直到动物被切碎。

达·芬奇继续讨论并阐述了刺入心脏的深度不同及在不同的心动周期时刻对穿刺操作的影响。因此，他推断心脏在心动周期中伸缩，而死亡则存在于这两个极端之间。然而，必须指出的是，在这里，他并没有对我们将认识到的收缩（当心脏收缩时射出血液）和舒张（当它扩张时充满血液）进行描述；事实上，他在下一页所指的“延伸和扩张”（“上升和扩张”）中指出：当心脏收缩时其相应地变得更宽——它的形状发生了改变，但是总体积却没有变化，因为它在心室和心房之间向前和向后泵血。

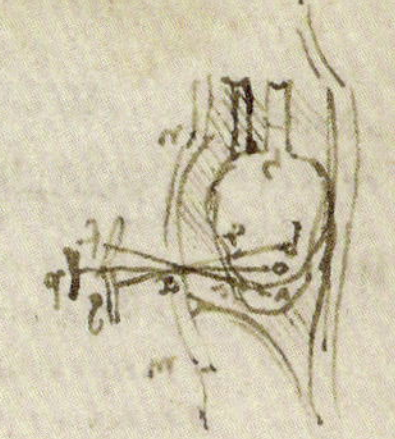

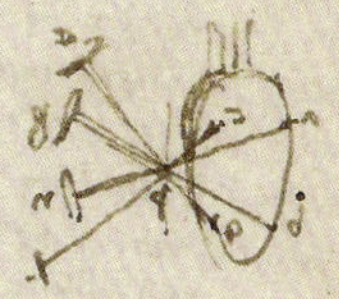

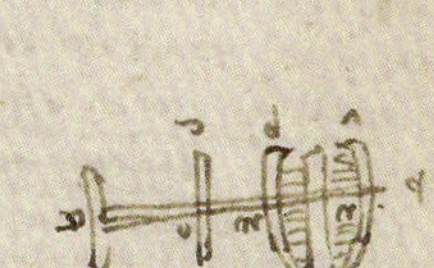

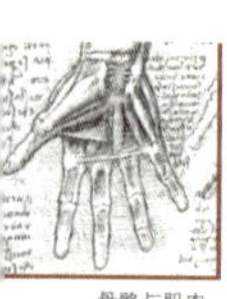
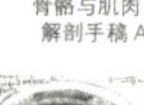
骨骼与肌肉：解剖手稿A

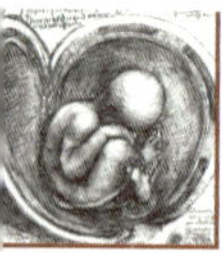
生殖系统

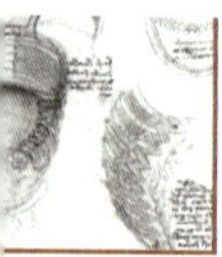
狗、鸟、牛：在梅尔齐别墅的研究

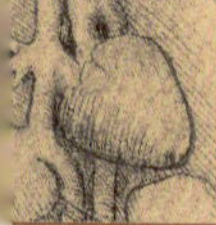
心脏

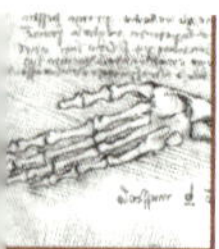
延伸阅读

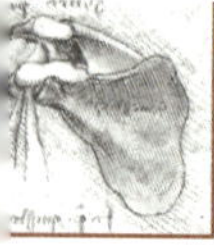
致谢

80 心脏、支气管和支气管血管

1511–1513年
钢笔、墨水、灰蓝色特制纸
高28.8厘米，宽20.3厘米
RL 19071r；QA II.1r；O' M&S 173；K&P 162r

这张笔记上所画的是心脏、支气管和支气管血管的后视图，这是达·芬奇绝大部分心脏解剖的主题。左侧冠状动脉的冠状窦和回旋支可见于左侧后房室沟，中心静脉和后室间动脉在后室间沟内下降。达·芬奇展示了支气管的分支，其壁由普通软骨管形成：实际上，气管在其壁内具有均匀分布的C形软骨（如达·芬奇在第35号笔记中所述），主支气管具有大量软骨，且其软骨数量随着分为二级和三级支气管而减少。达·芬奇试图展示支气管及与之伴行的成对动静脉；他显示至少有两条左支气管动脉和一条右支气管动脉来自主动脉，但是没有显示支气管静脉的引流情况。中间右侧是“中等大小的气管”（右侧）和“未扩张和扩张的最小气管，其扩张能力增加了一倍”的具体细节——达·芬奇使用的术语“气管”是指呼吸道的所有通道。

详细的注释包括下列内容：

空气是否能够穿过心脏

> 对我而言，任何空气都不可能经由气管（即支气管）到达心脏，因为一旦一个人（肺部）充气，空气就不可能从其他部位逸出。这是因为，气管的所有分支都覆盖一层致密膜。分支不断分化出更小的分支，伴随着血管的最小分支直到末梢。封闭的空气不是通过气管的小分支呼出，而是穿过这些最小分支静脉的孔隙呼出。但是关于这点，直到我看到我掌握的解剖后我才能完全肯定我的第一个陈述。

因此，达·芬奇驳斥了传统的观点，即空气从肺部进入心脏（如第77号笔记所示），而且空气与心肺系统的血液直接混合。尽管这一驳斥是试验性的也是假定的，但彰显了达·芬奇是一名成熟的科学家。如果达·芬奇将上述笔记倒数第四行中的“不是”一词删去，那么他就可以完美地描述肺泡内的气体交换；但他当然不知道这个过程，并且其一直坚持认为，肺部可以冷却在心脏腔室运动中被加热的血液。

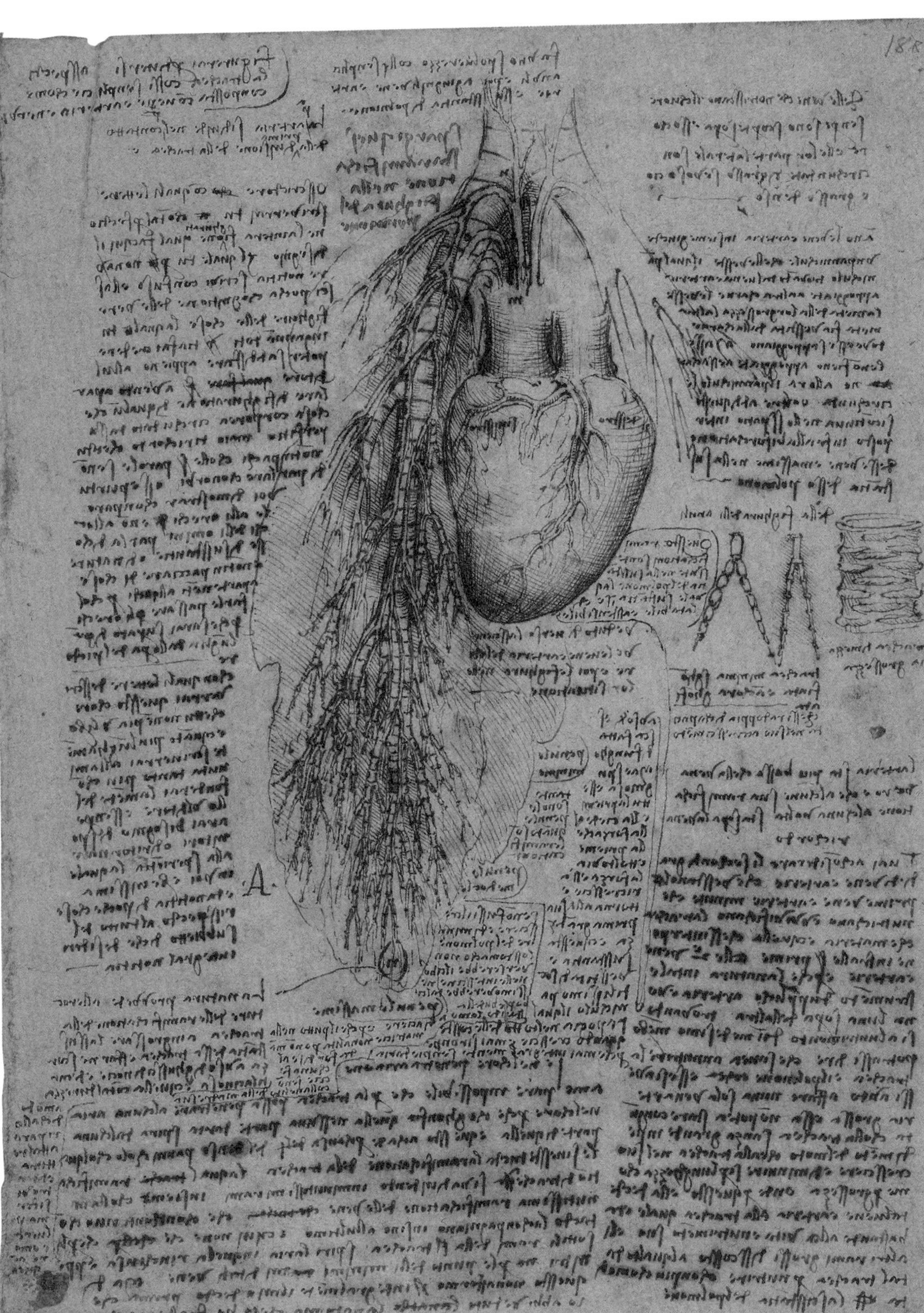

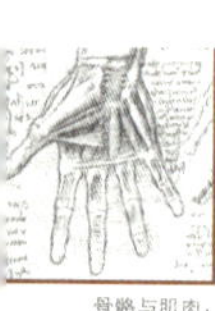
骨骼与肌肉：
解剖手稿A

生殖系统

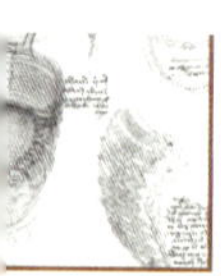
狗、鸟、牛：
在梅尔齐别墅的研究

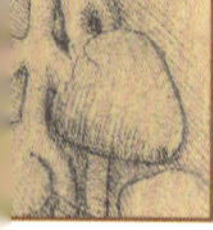
心脏

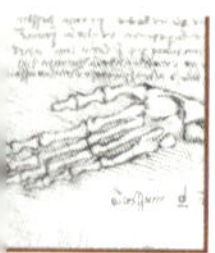
延伸阅读

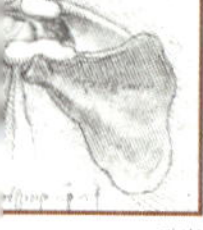
致谢

81a 心脏和冠状血管

1511–1513年
钢笔、墨水、灰蓝色特制纸
高28.8厘米，宽41.3厘米
RL 19073v~4v；QA II.3v~4v；O' M&S 86~7；K&P 166v

这张双面笔记左侧页面最大的绘图是两张牛的心脏及心耳图。达·芬奇将肺动脉干移除，从而得以直观地为我们呈现展开的三瓣肺动脉瓣。心脏中部发出的是主动脉，主动脉分出一根头臂干；紧邻的是上腔静脉和下腔静脉——在牛体内，两根腔静脉在到达心房前汇合。我们可以看到冠状动脉离开主动脉基部并通向肺动脉瓣的任一侧：左冠状动脉回旋支和前室间分支（在我们看图时向右移动）特别明显。上方是一张通过每个心室纵向切开心脏的心形图（参见第84号笔记）；达·芬奇因此确定“右心室延伸深度为心脏四分之三长度”。

右半部分的绘图继续展示左、右冠状动脉的走行路径。在图片中心的上部分，左冠状动脉再次分裂成回旋支和前室间分支。在左侧图中，心脏被翻转以显示冠状窦，冠状窦从左侧心脏接纳静脉血并在腔静脉根部注入右心房。达·芬奇指出，左冠状动脉的回旋分支标记为H，位于冠状窦下方。

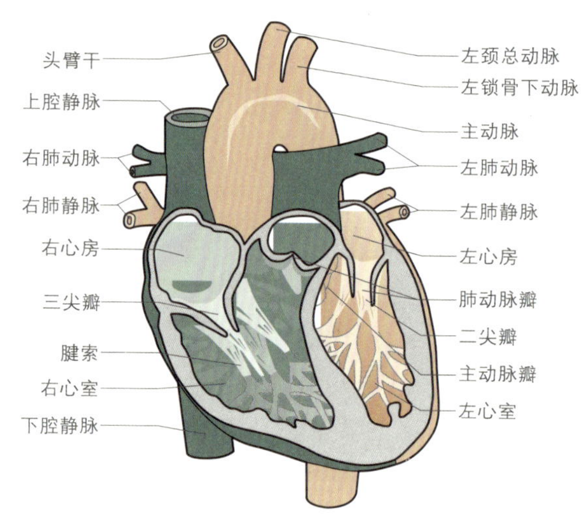

图21 人类心脏示意图

在中心右部的小图中，达·芬奇强调了心脏基部周围的冠状动脉和冠状窦的“冠状”，并指出这些血管就像人的双臂一样相互交叉。下面是四个三尖瓣开闭的小图。

尽管对心脏解剖有直接的观察，但达·芬奇对其生理学的理解仍然停留在初步阶段，左上方的文字基本上重现了第78号中笔记关于心室和心房之间血液流入和返流的过程。

81b 心室、乳头肌和三尖瓣

1511–1513年
钢笔、墨水、灰蓝色特制纸
高28.8厘米，宽41.3厘米
RL 19073r~4r；QA II.3r~4r；O’M&S 96，106；K&P 166r

这张双面笔记的左侧页面是牛心脏四个部分的特写，展示了心室内的乳头肌。旁边的注释说明了这些肌肉的两种作用：舒张期，可防止心室过度扩张，从而防止从血管中吸取过多的血液；收缩期，可防止心室完全关闭，在左心室留有空间让部分血液通过右心室隔膜。本页顶部的注释讨论了瓣膜的功能，即在关闭时，瓣膜总是在其关闭之前先让一定量的血液通过，然后返还部分已通过的血液。达·芬奇认为，瓣膜是单向结构，这显然不符合心脏血液流入和返流的观点（由位于页面底部的模糊绘出的跷跷板表示），因此他否认了瓣膜的有效性。但随着达·芬奇在后来的研究中证实了它们完美的密闭性，他对传统生理学的接受度也变得越来越高。

本页右部的研究证明达·芬奇在对乳头肌的理解方面取得了重大进步。他观察到它们通过腱索连接到瓣膜（包括三尖瓣和二尖瓣瓣膜）的尖端，并且在心脏的收缩期，将其牵拉：

> 腱索自然地在三个瓣膜的背面与之相连，并在右室关闭时发挥作用。（三门的肉膜背面的腱索与右心室入口关闭）而且并没有使瓣膜凸向前方，因为这些瓣膜尖端在充血时的紧张强度较射血时更大。

页面顶部是一幅草图，其更加完善的描绘可见于第83号笔记中，即被切开并打开的三尖瓣。下面紧接着是从三尖瓣表面产生的关于腱索膜鞘的细节，中心下部是另一个“展开”的页面，以显示这些膜鞘如何运动到瓣膜的表面。

右部旁注是分析三尖瓣结构的几何图。最后，在右下方是心室间隔的一部分，并用线条来代表虚拟孔（即被认为血液从右心室流到左心室的通道），因此，必须将其绘制出来才能使其被理解。

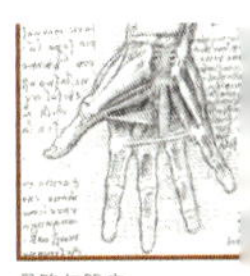
骨骼与肌肉：解剖手稿A

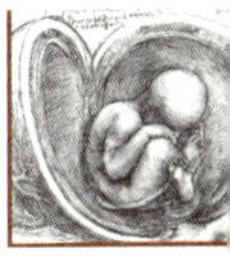
生殖系统

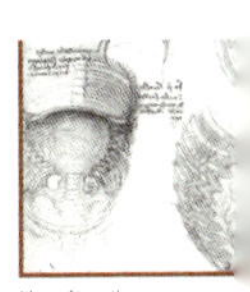
狗、鸟、牛：在梅尔齐别墅的研究

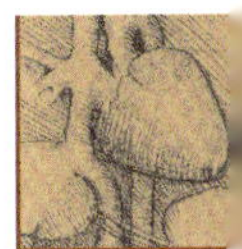
心脏

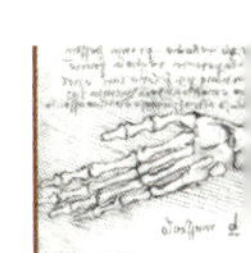
延伸阅读

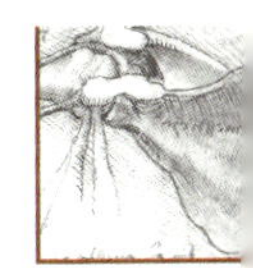
致谢

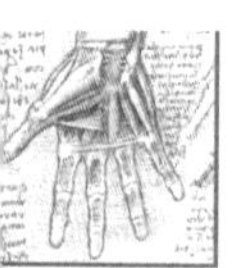
骨骼与肌肉：
解剖手稿A

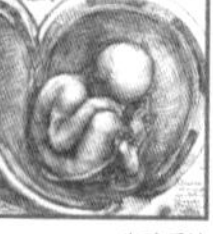
生殖系统

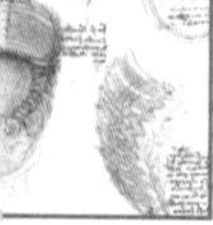
狗、鸟、牛：
在梅尔齐别墅的研究

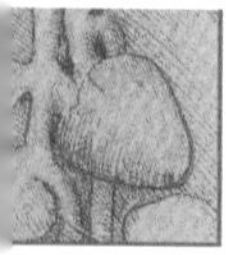

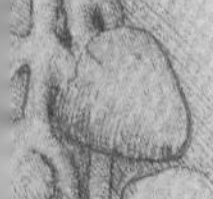
心脏

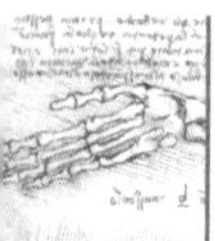
延伸阅读

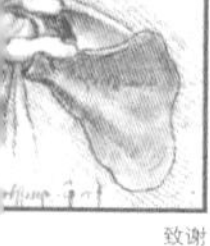
致谢

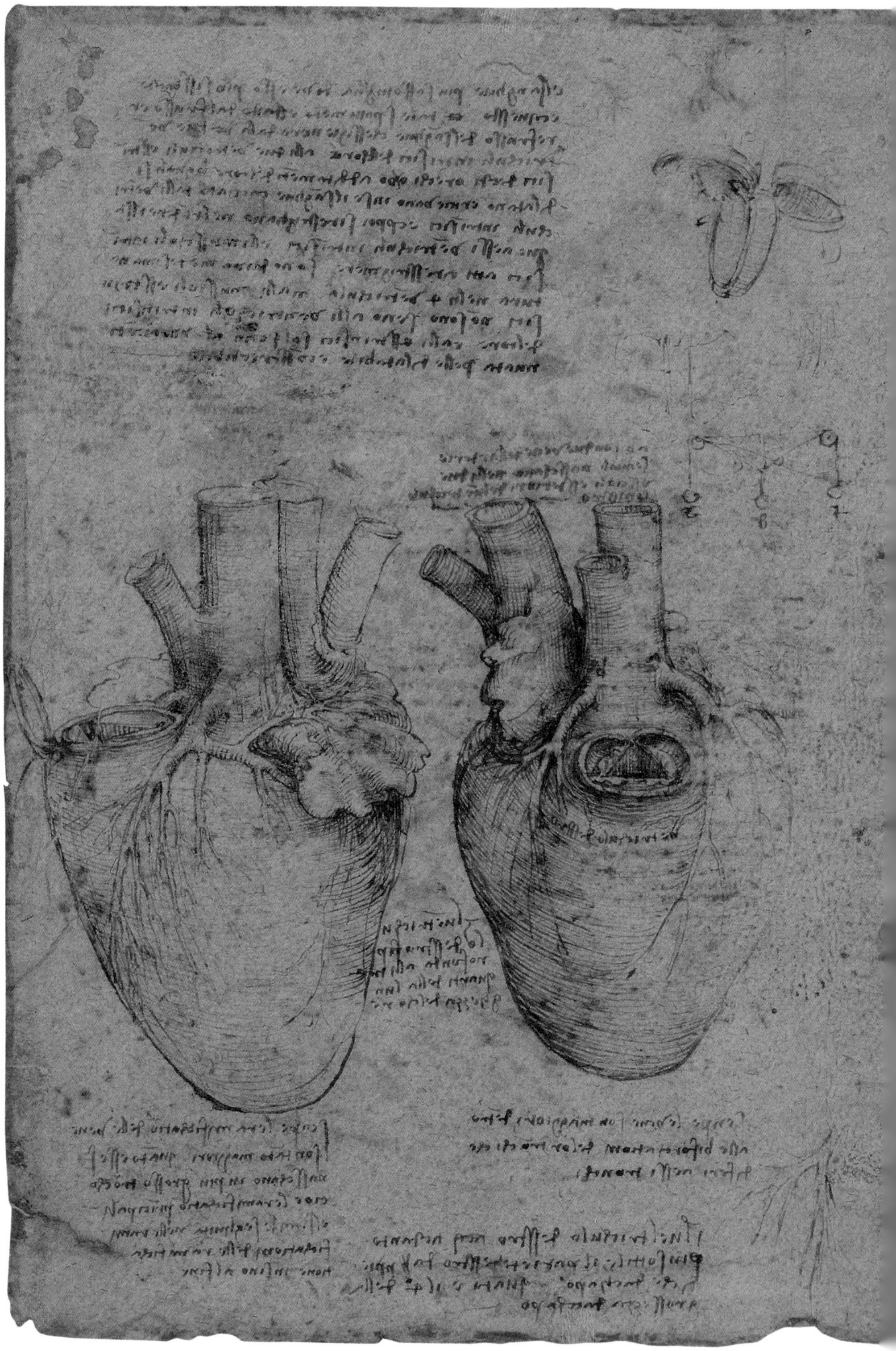

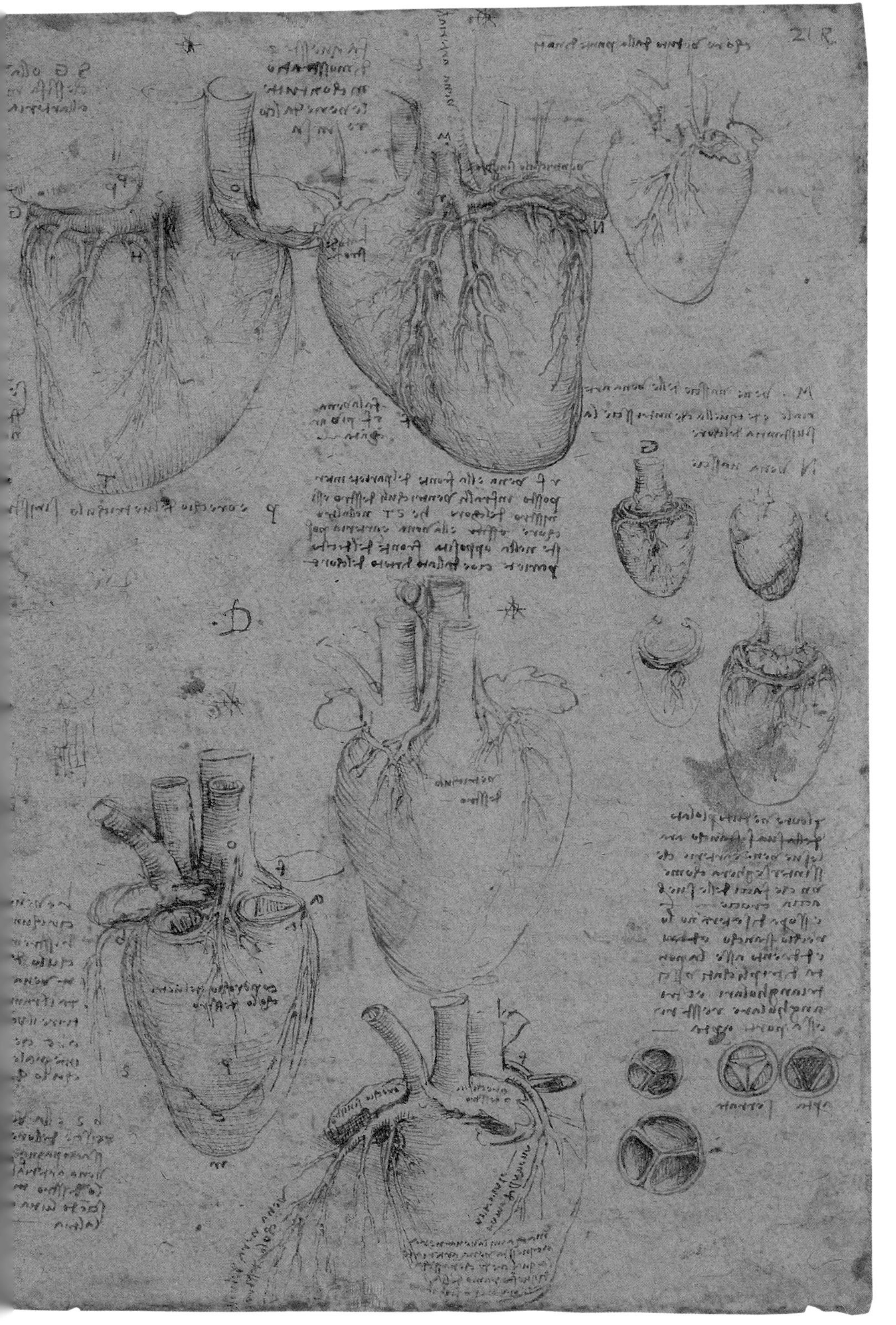
21 R.

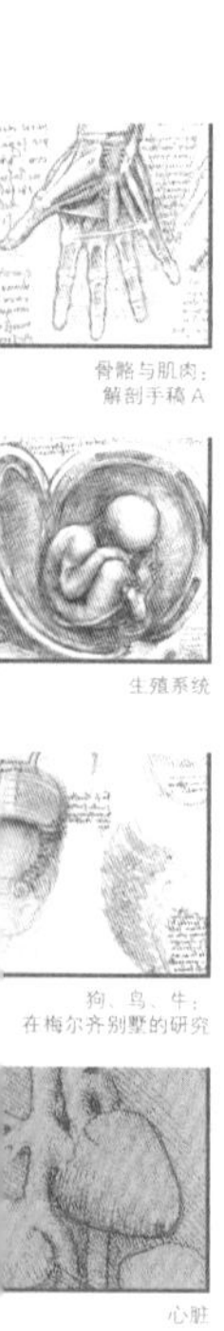
骨骼与肌肉：
解剖手稿 A
生殖系统
狗、鸟、牛：
在梅尔齐别墅的研究
心脏 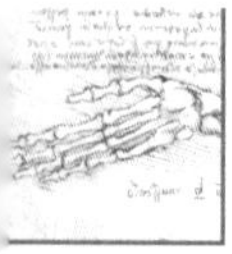
延伸阅读 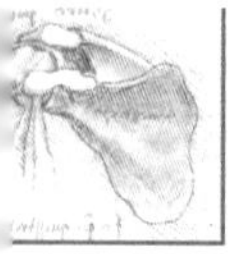
致谢

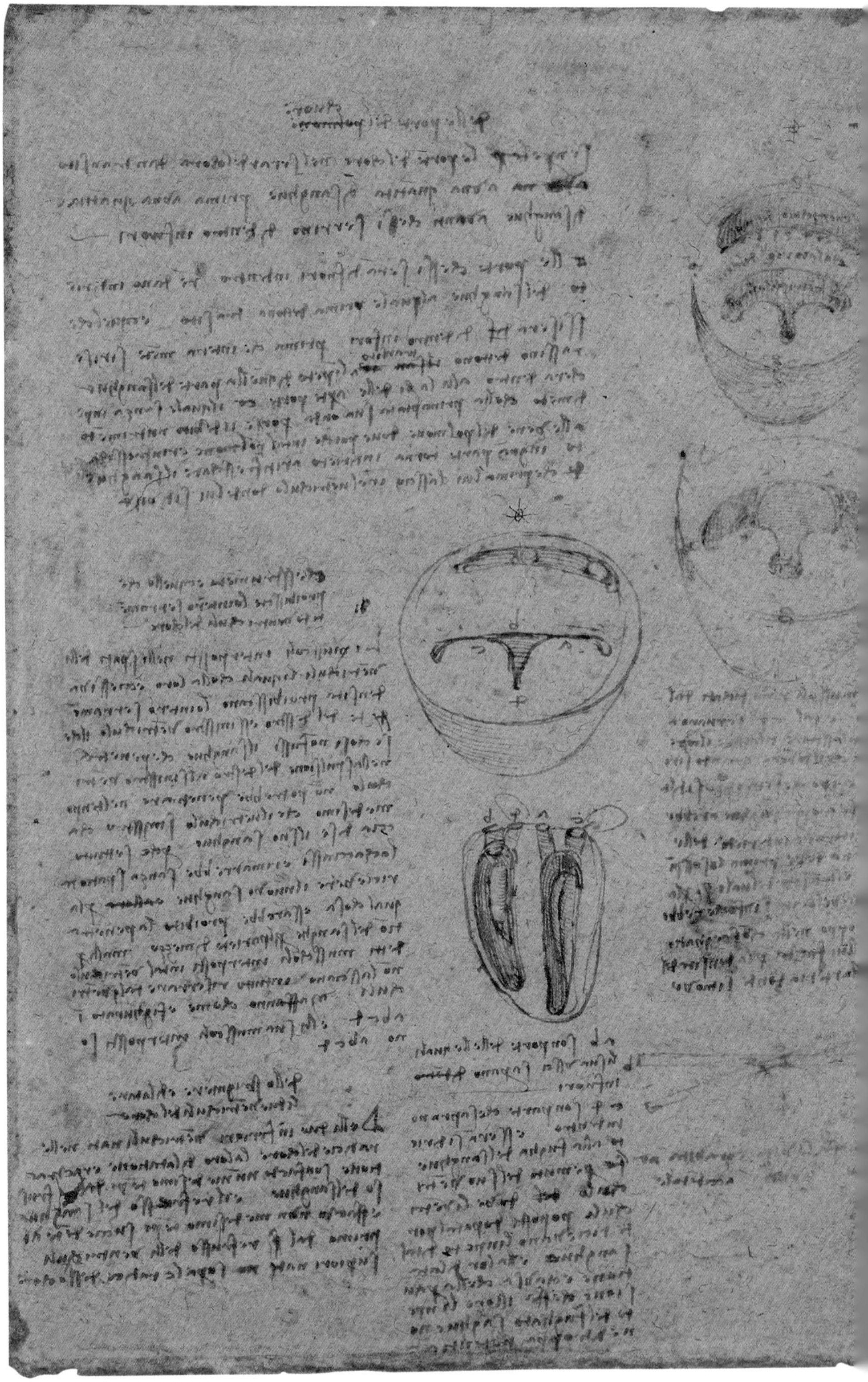

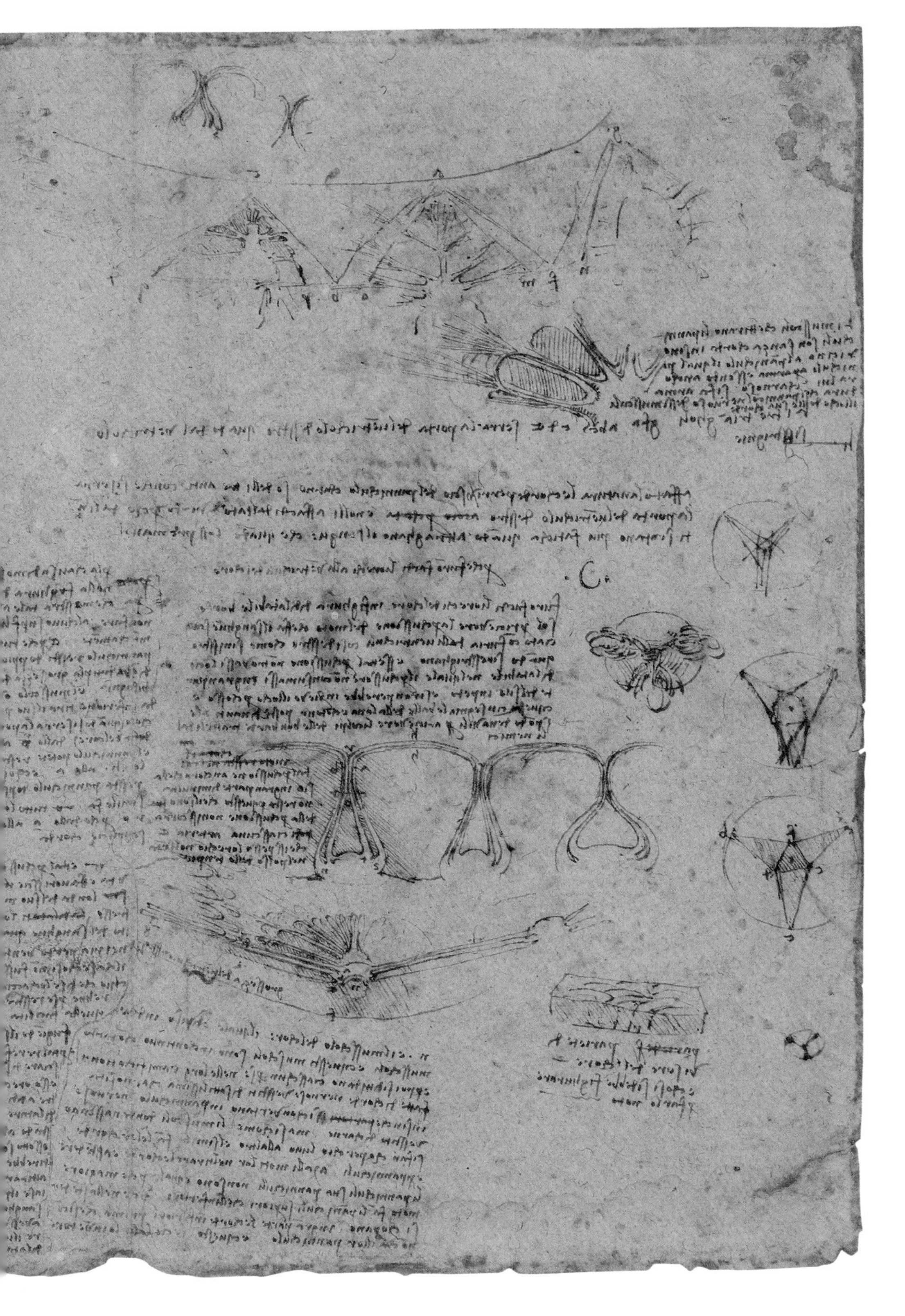

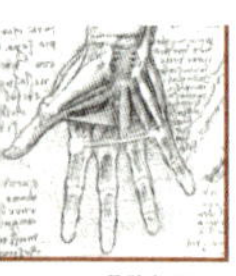
骨骼与肌肉：解剖手稿A

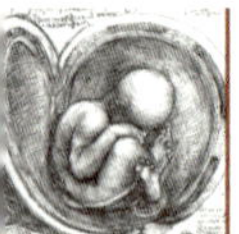
生殖系统

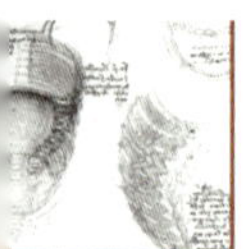
狗、鸟、牛：在梅尔齐别墅的研究

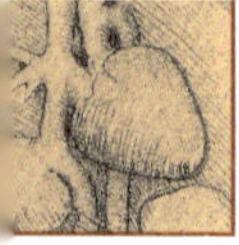
心脏

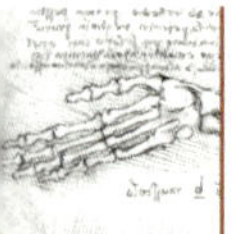
延伸阅读

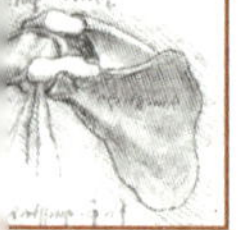
致谢

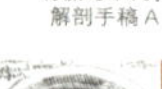

82a 心室、瓣膜和乳头肌

1511–1513年
钢笔、墨水
高22.1厘米，宽31.2厘米
RL 19118v~19v；QA IV.13v~14r；O' M&S 102，107；K&P 116v

本页由达·芬奇编纂为两张不同的对开页，但在中央折叠处没有表明它曾被装订过的痕迹。右上方的草图为牛心脏底部的横断面图，可以显示任何一侧心房（由粗糙的环线表示）。右心室是每个图像顶部的新月形腔，左心室是右下角的不规则三角形，主动脉瓣位于中心，肺动脉瓣位于左侧（达·芬奇将肺动脉标记为“静脉的动脉”）。与这些草图相邻的是左心室的一部分，主动脉瓣位于左上角；尽管达·芬奇展示的乳头肌和腱索到达了心室边缘，但二尖瓣并没有被真正体现。

左侧底部的图画展示的是右心室的内部。右侧的图像显示三尖瓣可以向下扩张凸入心室：腱索起自乳头肌并附着在其附近的孔穴，并逐渐从中间左部向右下穿过。左下方是对腱索水平位上右心室的研究，其两个附件标记为“A”。现在我们向上来看闭合的三尖瓣。达·芬奇尚未确定乳头肌的正确数量（右侧三个，左侧两个）——在该图中绘制了五个，之前的图中绘制了四个，并且在本页笔记的另一面绘制了两个。在右心室中，后部和隔侧乳头肌可以看作一小群肌肉。在第83号笔记中，达·芬奇才确定了各心室的正确数量。

左上角的注释和草图展示了心室和心脏浅表血管的空间关系。另一个注释表明了达·芬奇关于心脏热量来源的观点：

> 观察在制作黄油时对牛奶加热及引起的一系列变化。通过这种方法，你能够测试心脏的心耳（心房）能力，其能够接收血液并从腔中排出血液……这些只是为了使血液加热并提纯，从而使其能够更快速地从右心室进入左心室。

右下角是另一项关于前臂旋前和旋后的研究，几年前在手稿A（第60及61号笔记）中达·芬奇大量分析了这种动作，且该动作一直令其着迷——类似的研究也可在第69号关于胚胎学的笔记中找到。

82b 右心室和心脏瓣膜

1511–1513年
钢笔、墨水
高22.1厘米，宽31.2厘米
RL 19118~19r；QA IV.13r~14v；O' M&S 101，108；K&P 116r

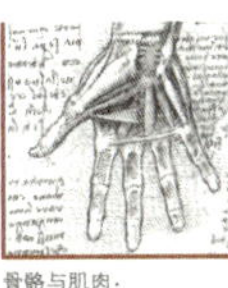
骨骼与肌肉：
解剖手稿A

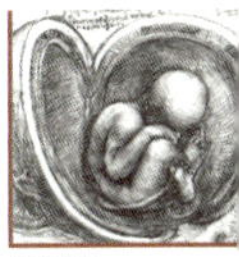
生殖系统

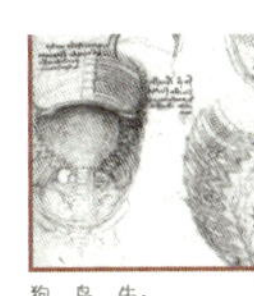
狗、鸟、牛：
在梅尔齐别墅的研究

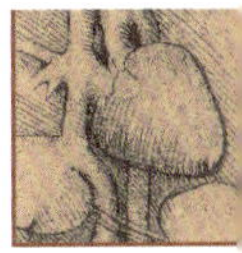
心脏

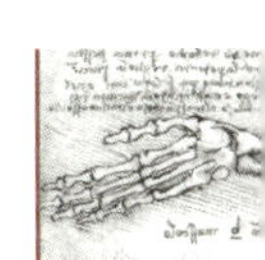
延伸阅读

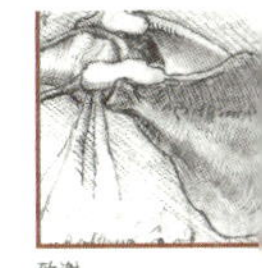
致谢

页面右侧最大的三张图片从下方展示了右心室内部，包括节制索和三个乳头肌中的两个，腱索（画得很好）延伸至紧密闭合的三尖瓣瓣叶。页面中心的几何图旨在表明乳头肌在心室壁上的位置；也是只画了两个。下方的心脏示意图突出显示了节制索。达·芬奇提到这种组织带在心室间隔和前乳头肌基部之间延伸，称其为“右心室的链条”，直到最近才发现其能够防止右心室的过度扩张；现在已知它在心脏的电传导系统中发挥作用。

在页面左侧，达·芬奇展示了位于右心室和肺动脉之间的肺动脉瓣的功能。

第一幅页边图画是关于瓣膜的部分几何图：仔细绘制了瓣叶的半月形，在最上面的瓣叶所做的线条代表腱索。在其中一个注释中，达·芬奇指出，瓣叶肉质附着物被设计用于当瓣膜关闭时，血液流入瓣叶所需的“动力”，否则这种“动力”会损伤瓣叶。达·芬奇日益注意到他的调查应有一个合理的基础：他在顶部边缘潦草地写着：“不要让不是数学家的人来读我的原理”。

下一个页边示意图是主动脉瓣的横切面，显示了主动脉窦内血液的涡流，在第85~87号笔记上有更加详尽的研究。接下来是心脏基部的俯视图，呈现为圆三角形和位于中心的主动脉瓣（“在心底部的主要位置，就像它在动物生命中的主要地位一样”）。最后是从心尖看的心脏草图，右侧至顶部，前后室间动脉在心尖附近汇合，如附注所述。

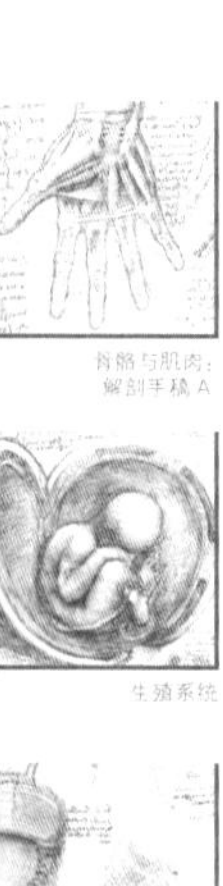

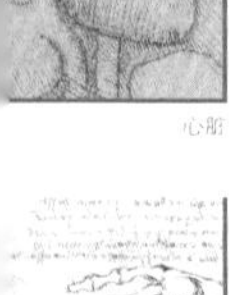

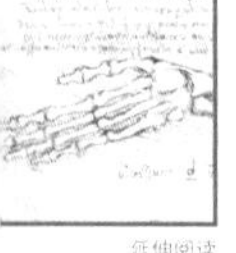

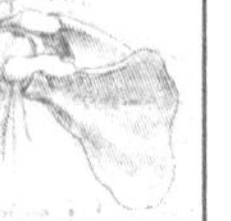

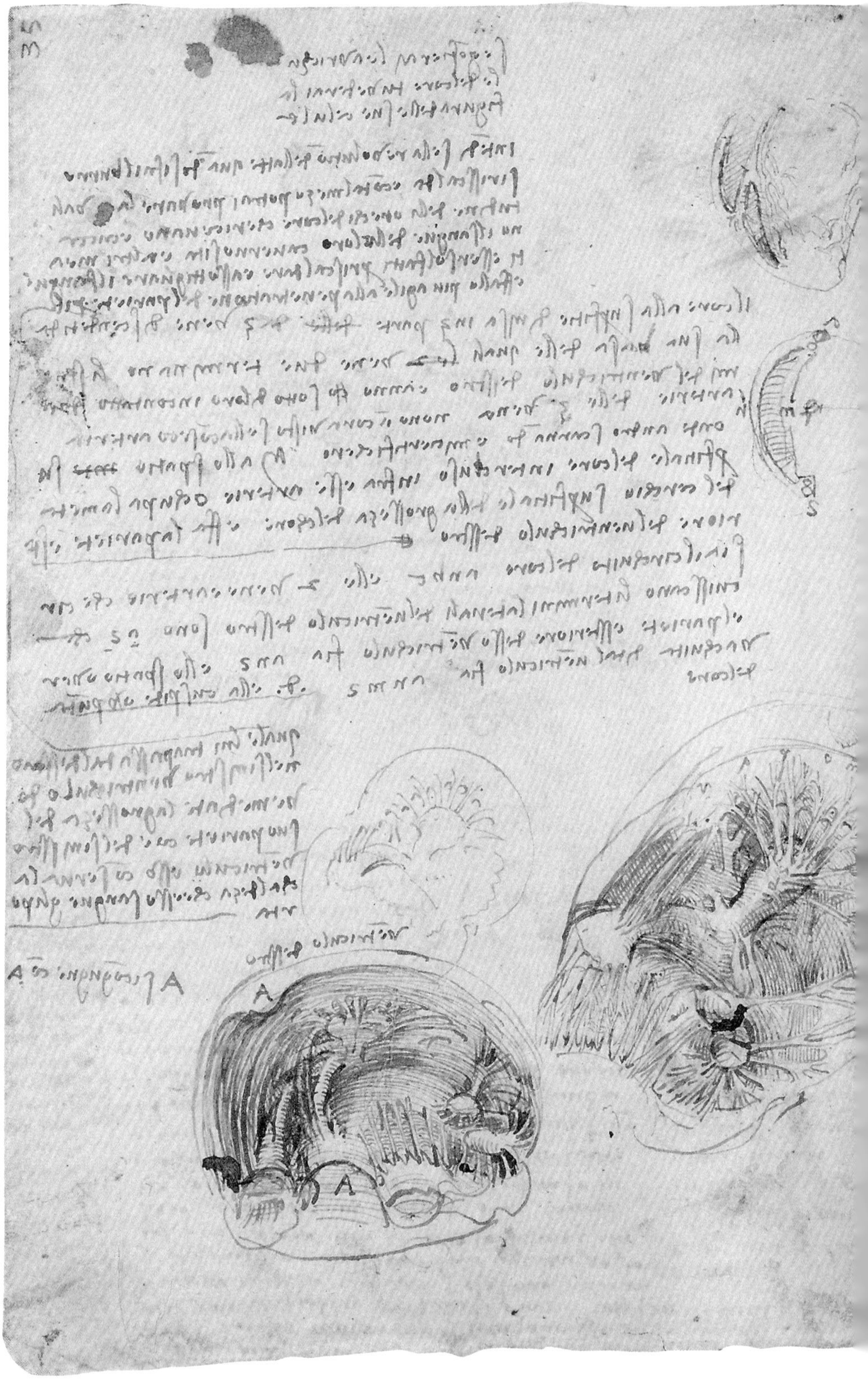

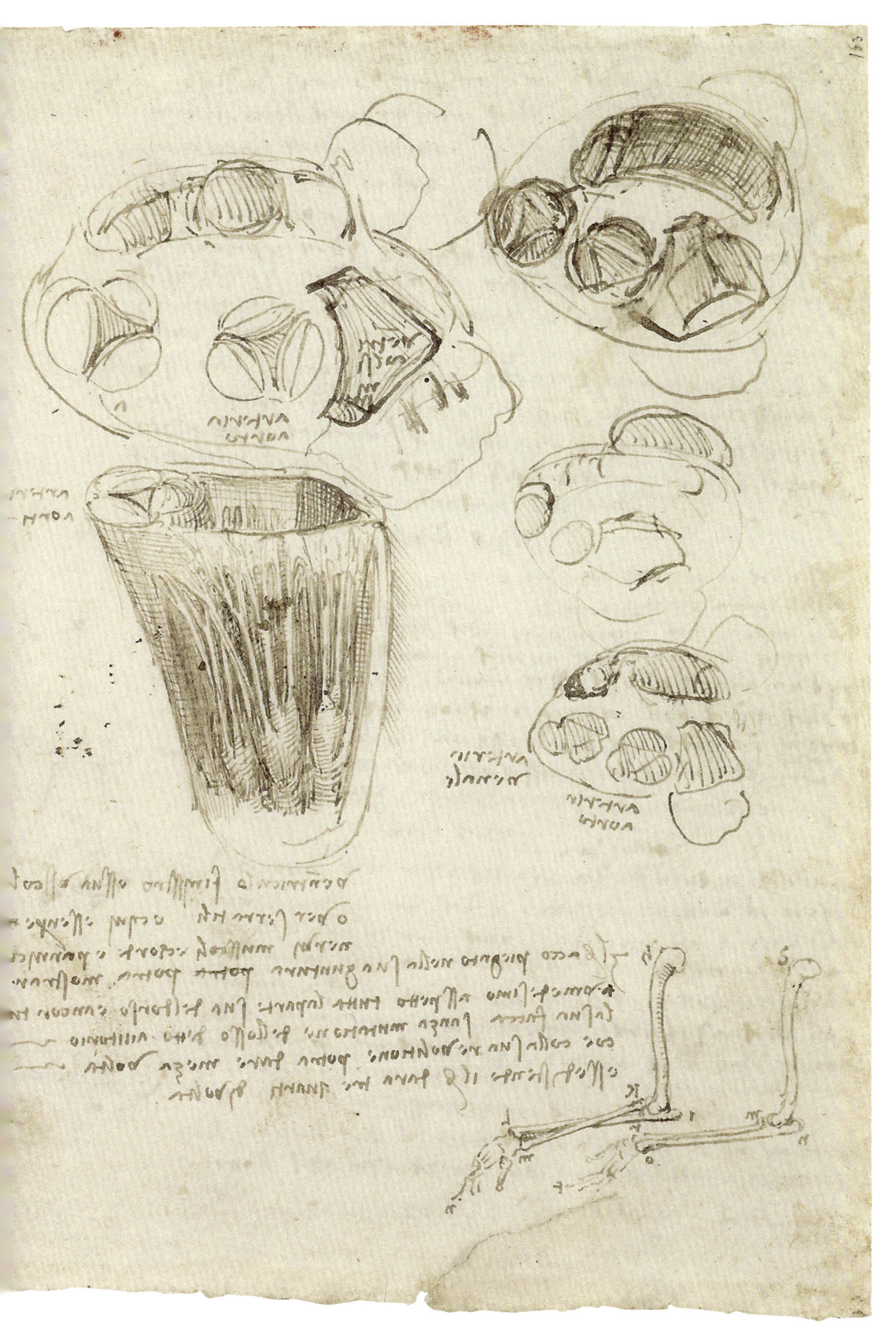

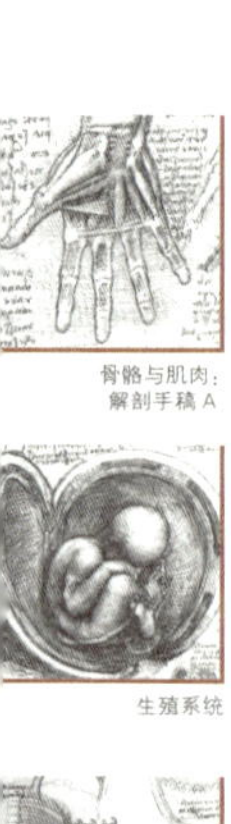

骨骼与肌肉：解剖手稿 A

生殖系统

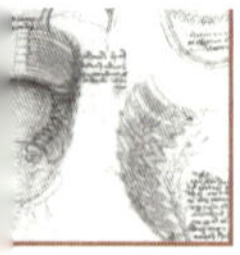

狗、鸟、牛：在梅尔齐别墅的研究

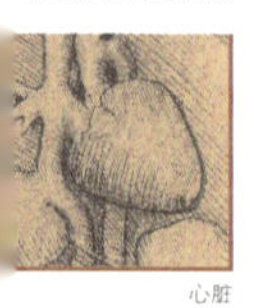

心脏

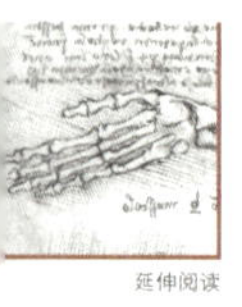

延伸阅读

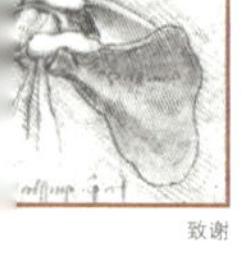

致谢

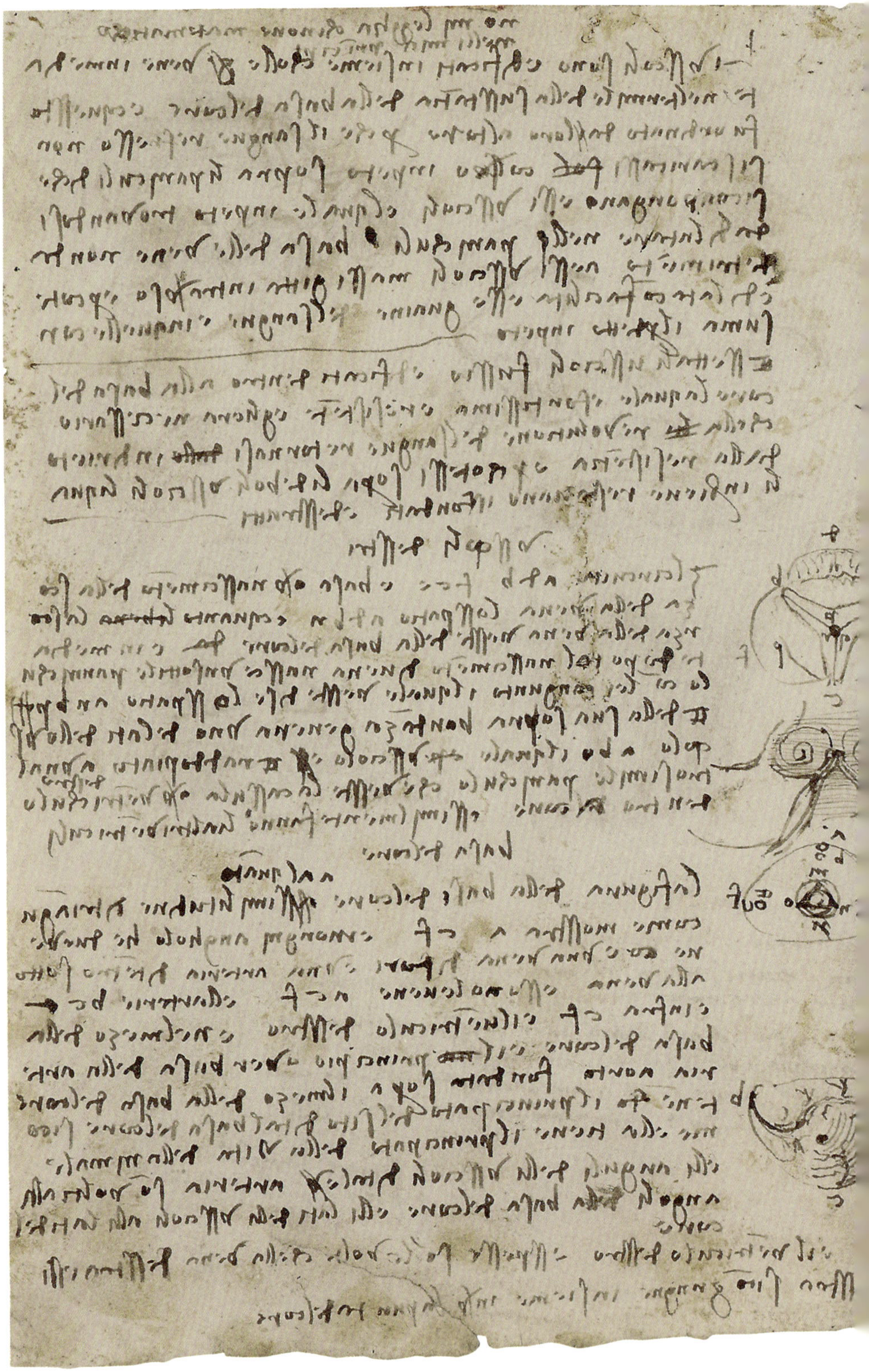

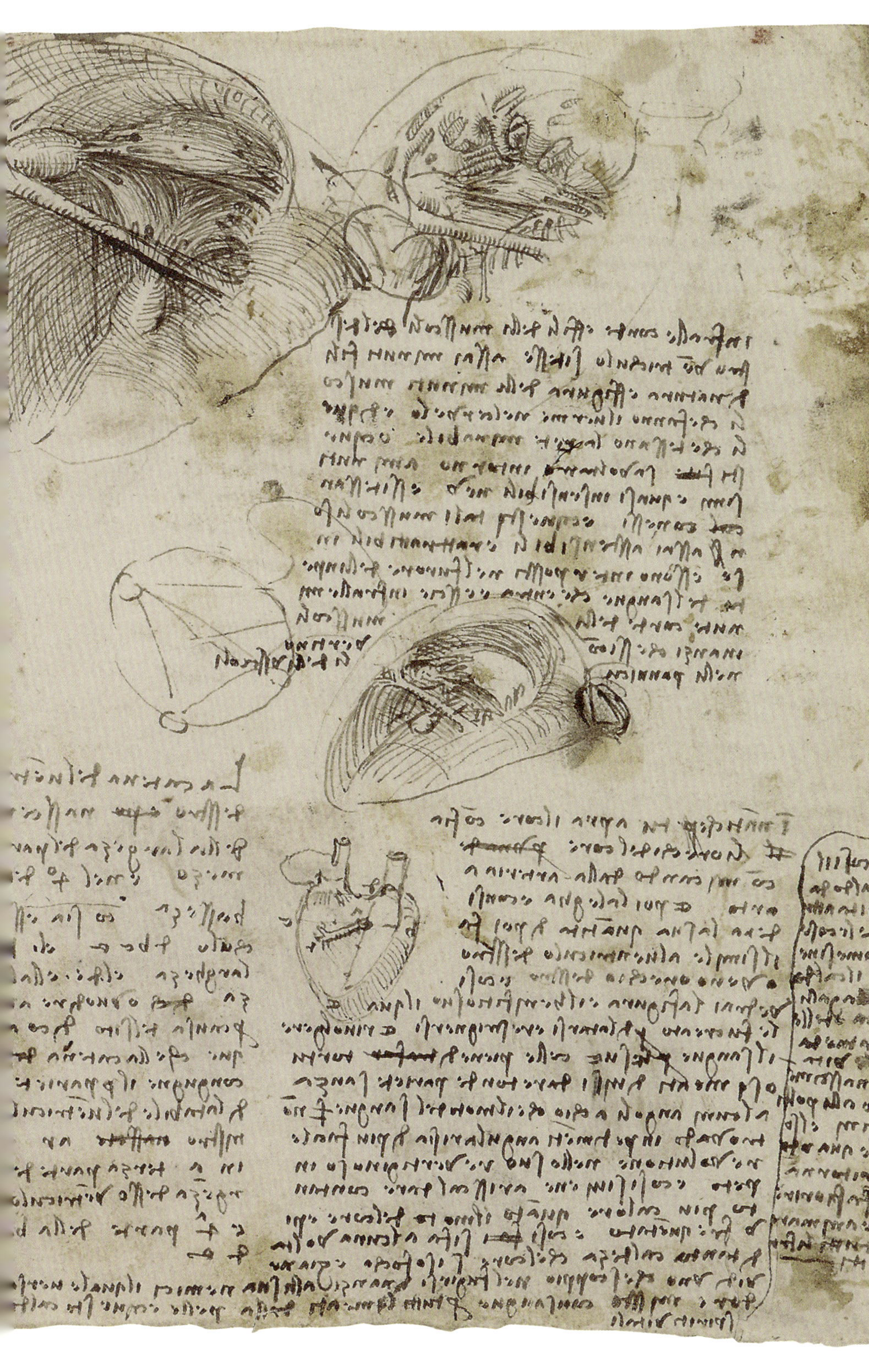

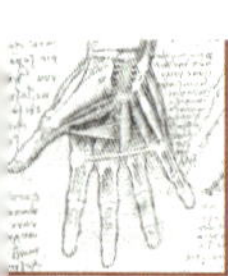
骨骼与肌肉：解剖手稿A

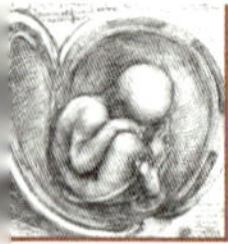
生殖系统

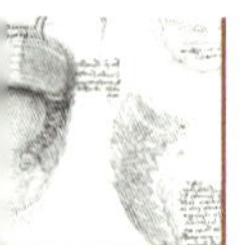
狗、鸟、牛：在梅尔齐别墅的研究

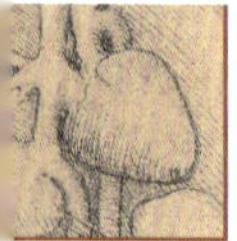
心脏

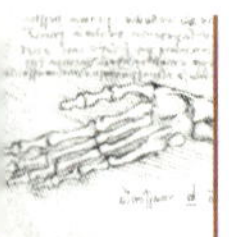
延伸阅读

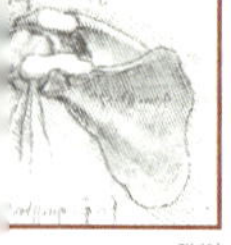
致谢

83 右心室和三尖瓣

1512–1513年
钢笔、墨水、灰蓝色特制纸
高28.4厘米，宽20.9厘米
RL 19078v；QA II.8v；O' M&S 105；K&P 165v

本页中间最大的绘图展示的是右心室的纵向切片，可以展示出乳头肌（尽管其附着物并不明显），以及达到三尖瓣的腱索肌腱。在中心右部是闭合瓣膜的细节图：其下方图画从心室侧面对其加以展示，乳头状和腱索向上展开；其上方图画从心房一侧展示了瓣膜，其中标明的字母从瓣叶的另一方展示了上腱索的附着点（达·芬奇所加的阴影似乎在暗示瓣叶从该侧凹陷，而这是错误的）。达·芬奇所绘的腱索是规则和对称的，并且他安排乳头肌的位置，以便每个肌肉只支配一个瓣叶，而实际上，乳头肌位于瓣叶之间。

在本页顶部的简图中，这种安排变得更加合理。达·芬奇设想从瓣膜的上方和下方横向切割心脏，从而构造出一个粗糙的、中间有瓣膜的心壁圆柱体。然后纵向切割该圆柱体并将组织打开成一个扁平的矩形。因此，简图中瓣膜的三个瓣叶展开在心壁上，下方的乳头肌和腱索平铺至瓣叶。我们可以看到，腱索被切开后置于左右乳头下方。达·芬奇再一次将腱索对称排列（左上角是一幅展示三个不同等级腱索的简图）并指出，图像底部线条以下有一处更不规则的排列。

本页中间下方的部分是左心室的纵切面，两个乳头肌作用于二尖瓣的两个瓣叶。大部分注释讨论了瓣叶和腱索的物理排列，只有一个注释是达·芬奇试图再次定义他对三尖瓣有效功能的理解，即其可防止血液在心脏收缩期从右心室回流到右心房，而非传统的心脏生理学所表示的血液往返流动。

> 如果你们认为这些瓣膜不应该完全关闭，因为部分血液应该被传出并送入肺部，那么这些血液则应该在瓣膜关闭之前便已经完全从心室输出并被送入肺部。

换句话说，达·芬奇承认瓣膜确实完全闭合，但他依然认为有些血液可在其闭合时通过瓣膜返流。在生病时可能发生这种情况，但是在正常功能的瓣膜中，这种返流是不存在的。

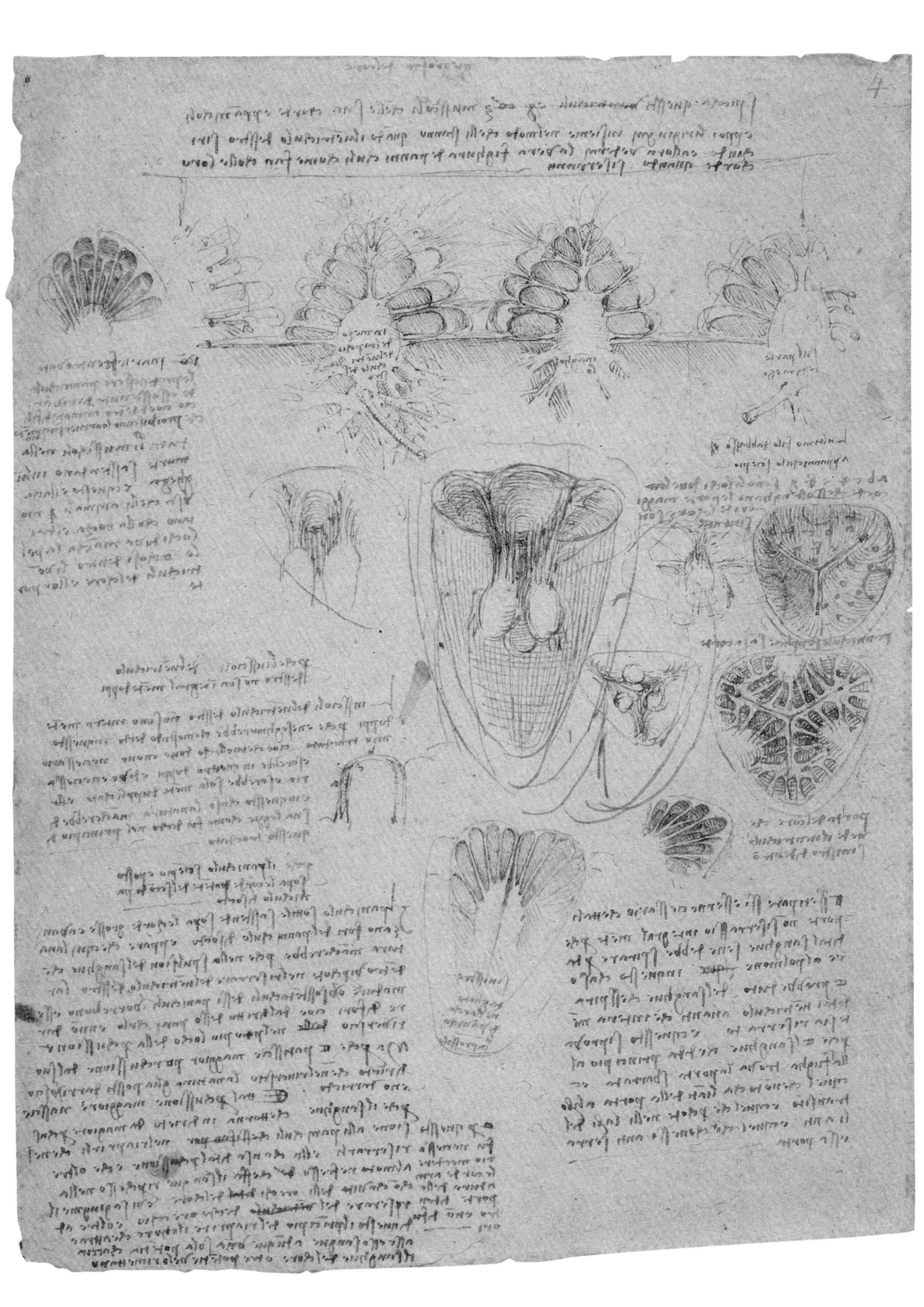

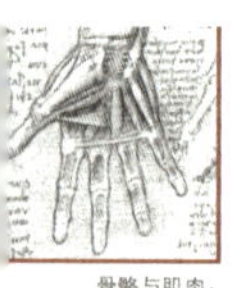
骨骼与肌肉：解剖手稿 A

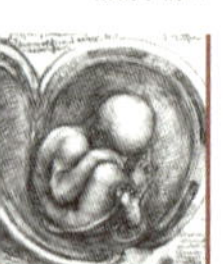
生殖系统

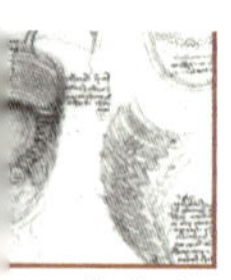
狗、鸟、牛：在梅尔齐别墅的研究

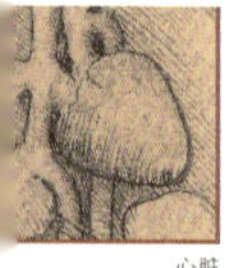
心脏

延伸阅读

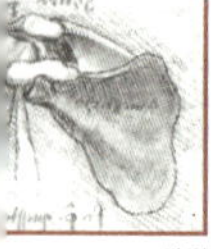
致谢

84 左心室和二尖瓣

1512–1513 年
钢笔、墨水、灰蓝色特制纸
高 28.4 厘米，宽 20.9 厘米
RL 19080r；QA II.10r；O' M&S 104；K&P 170r

页面左上角是两幅带有冠状动脉及其他浅表血管的心脏草图。页面下面是心脏的三个部分——一个带有心房和心室阴影的纵向剖面示意图，以及两个横剖面，其中一个在近似瓣膜的水平来展示（不准确）其相对位置，另一个向下穿过心室。这些图的左侧是心脏的轮廓图，中间有两条竖线，每条竖线隔开一个心室。其结果显示在下面的两张草图中，心脏被切成三部分并被打开，这样一来，每个心室的内表面得以呈现在我们面前。

在本页笔记中心和中心左部的两处最大的绘图为我们呈现了左心室内部的细节。我们看到，两个乳头肌在心室下方，腱索连接到二尖瓣的瓣叶。下方图片显示，二尖瓣从心房一侧闭合。二尖瓣通常被认为是双尖瓣的，实际上它也有另一个名字僧帽瓣；但是达·芬奇已经在尖瓣两侧准确地绘出两个较小的连合尖。与人体相比，在牛和其他大型哺乳动物二尖瓣中的连合尖要相对更大一些。

笔记右下方笔迹较轻的草图展示了心脏四个瓣膜的俯视图（位于大致同一平面内）；在二尖瓣和主动脉瓣下方，达·芬奇写了一个词“osso”，指的是位于牛心脏纤维主动脉环中的两个小骨头。在该图中，二尖瓣和三尖瓣闭合，主动脉瓣和肺动脉瓣打开。这是在收缩第二阶段的状态，此时心室收缩以将血液泵入主动脉和肺动脉。如果达·芬奇将这种构造表现出来，而不是任意瓣膜的打开或闭合，那么这将是一个惊人的观察结果，这意味着他对心脏瓣膜的工作顺序有着非常清楚的理解。

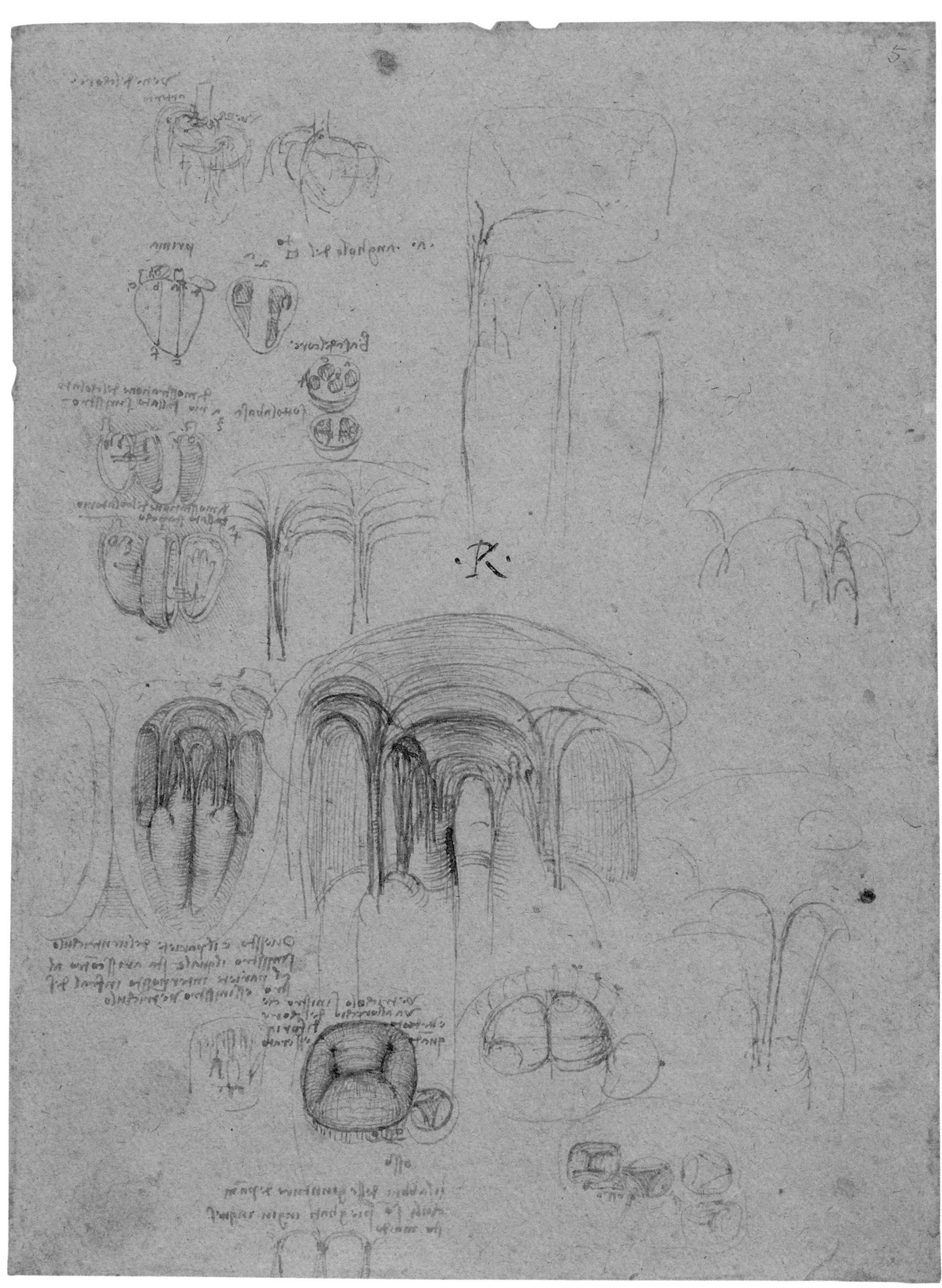

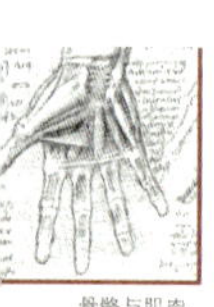
骨骼与肌肉：解剖手稿A

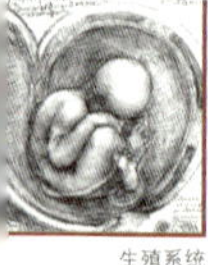
生殖系统

狗、鸟、牛：在梅尔齐别墅的研究

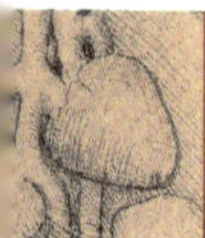
心脏

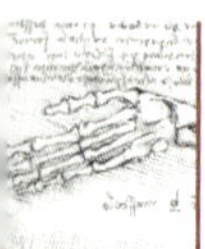
延伸阅读

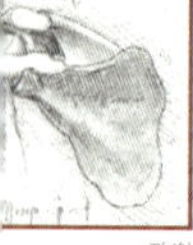
致谢

85 主动脉瓣

1512–1513年
钢笔、墨水、灰蓝色特制纸
高28.3厘米，宽20.4厘米
RL 19082r；QA II.l2r；O' M&S 110；K&P 171r

本页右上角的绘图是一个通过“一种用薄玻璃在内部吹起的石膏模具……但是，首先要把蜡倒入牛的心脏中，以便看到心脏内部通道的真实形状”的剖面图。达·芬奇对其最简单的解剖实验之一进行了简单描述。几年前，他曾用蜡进行注射来确定脑室的形状（第48号笔记）。此处，他将相同的技术应用于牛的主动脉瓣。当发现主动脉瓣正上方的主动脉基部（主动脉窦）扩大后，达·芬奇制作了一个关于心脏该部分的简单的玻璃模型（当然，其省去了瓣膜的尖端）。正如在RL 19076v中所指出的那样，他能够“在玻璃中看到心脏的小门关闭后，血液在心脏中的运动”。通过在玻璃模型中注入混有稗草种子的悬浮液，达·芬奇观察了窦腔内的湍流涡流，他认为它们负责每次心脏跳动后打开瓣膜尖端并使血液流动；否则，血液的回流会导致尖端皱缩（如在上部中心处描绘的那样），而不是鼓起来关闭瓣膜。

本页笔记中心右侧是一个通过左心室上部和主动脉窦的横截面，心室的下部被展开（尽管心室壁上的管状结构是乳头肌的错误形状，并且腱索错误地排列于心室中）。达·芬奇展示了心室壁紧贴瓣膜下方增厚的部分（虽然这是错误的）：他表示，“假设心房壁扩大且两个相互对立，这种情况下心脏的出口就会被这些心壁堵塞，同时细膜（瓣膜尖端）也会关闭瓣口。”在第44a号笔记中，在研究肛门括约肌时，达·芬奇将心脏列为皮肤上另外的“六孔之一”，并且他十分肯定，除了（已完全理解）瓣叶外，在主动脉瓣关闭时存在一些类似括约肌的活动。

与该图紧邻的是一个通过心室的纵切面，展示了乳头肌和腱索连接到瓣膜的尖端（该草图被标记为“右心室”，尽管其瓣膜似乎是个二尖瓣）。在该页的左上方有许多简图，没有任何解释性注释，似乎表明达·芬奇在研究三尖瓣的几何原理。

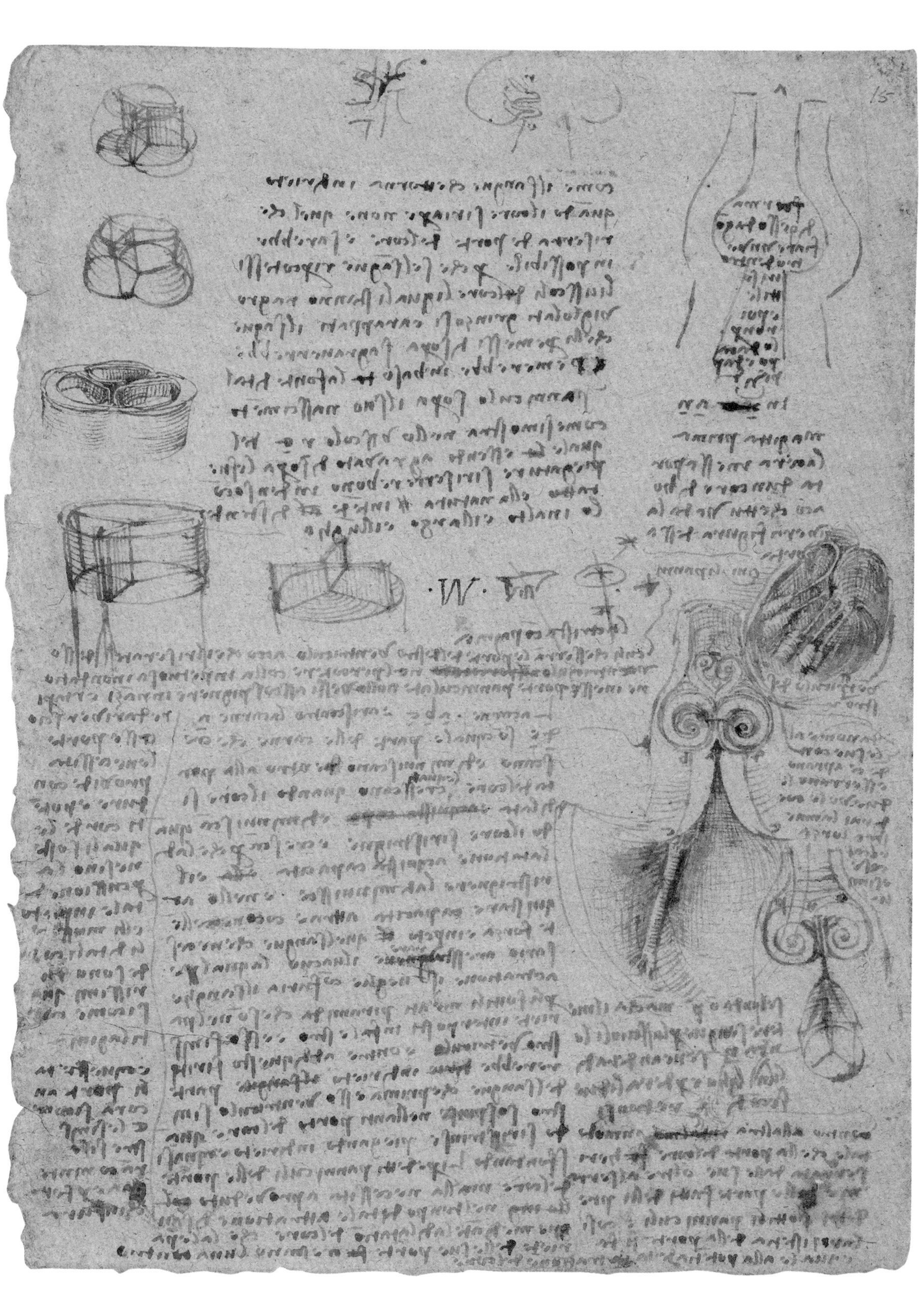

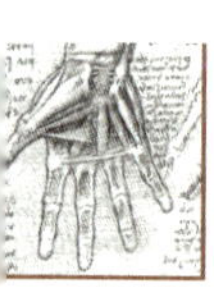
骨骼与肌肉：解剖手稿A

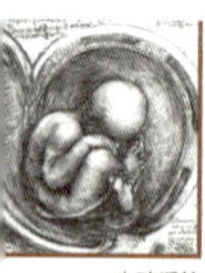
生殖系统

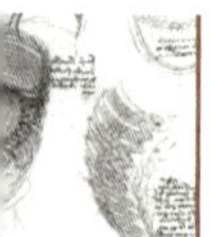
狗、鸟、牛：在梅尔齐别墅的研究

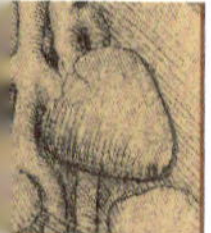
心脏

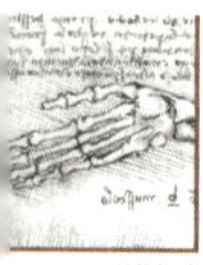
延伸阅读

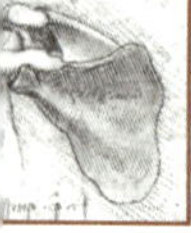
致谢

86 经过主动脉瓣的血液流动

1512–1513年
钢笔、墨水
高28.6厘米，宽20.5厘米
RL 19083v；QA II.13v；O' M&S 111；K&P 172v

在20幅草图中，达·芬奇继续研究了血流在主动脉瓣和主动脉窦内的流动及涡流情况，其发现已记录在前页。达·芬奇发现流体动力学这个主题总是令人趣味盎然，他经常试图从固体动力学和光学——动力、撞击、反射等方面分析流体流动，如下所示：

> 我们已经展示了心脏的跳动是通过推动而完成的。如果不是这样，左（主动脉）瓣膜就无法闭合，并且最初位于瓣膜上方的血液将会立即向下流动。但是，通过左心室自行（收缩）而引起的血液的推动和撞击可打开瓣膜，只要从心脏发出的少量血液保持畅通，那么瓣膜将一直保持开放状态。与此同时，它上面的血液不会下落，因为它的血液在所有动脉中进行反向运动。同时，打开瓣膜的血液的剩余动力将再次通过反射运动将其关闭，而心脏再次打开（在舒张期）。
>
> 左心室重新开放时，其血液不再从该心室发出，在那个时候，从它发出的血液将与置于其上的血液一起返回到这个心室。但是在输出的血液中仍然存在的剩余回旋动力轻叩瓣膜侧面并将其关闭，从而使得这些血液不能下降。如果没有上述从左心室出发的血液循环运动，毫无疑问，从这个心室发出的次末血液将返回心室。

直到1912年，人们才重新意识到主动脉瓣闭合时主动脉窦中涡旋的重要作用，并且在后来得到完善的发展[参见F. Robicsek，《达·芬奇和主动脉窦》，胸外科年鉴，LII （1991），第328–335页]。达·芬奇对这一原理的直观理解令人印象深刻。

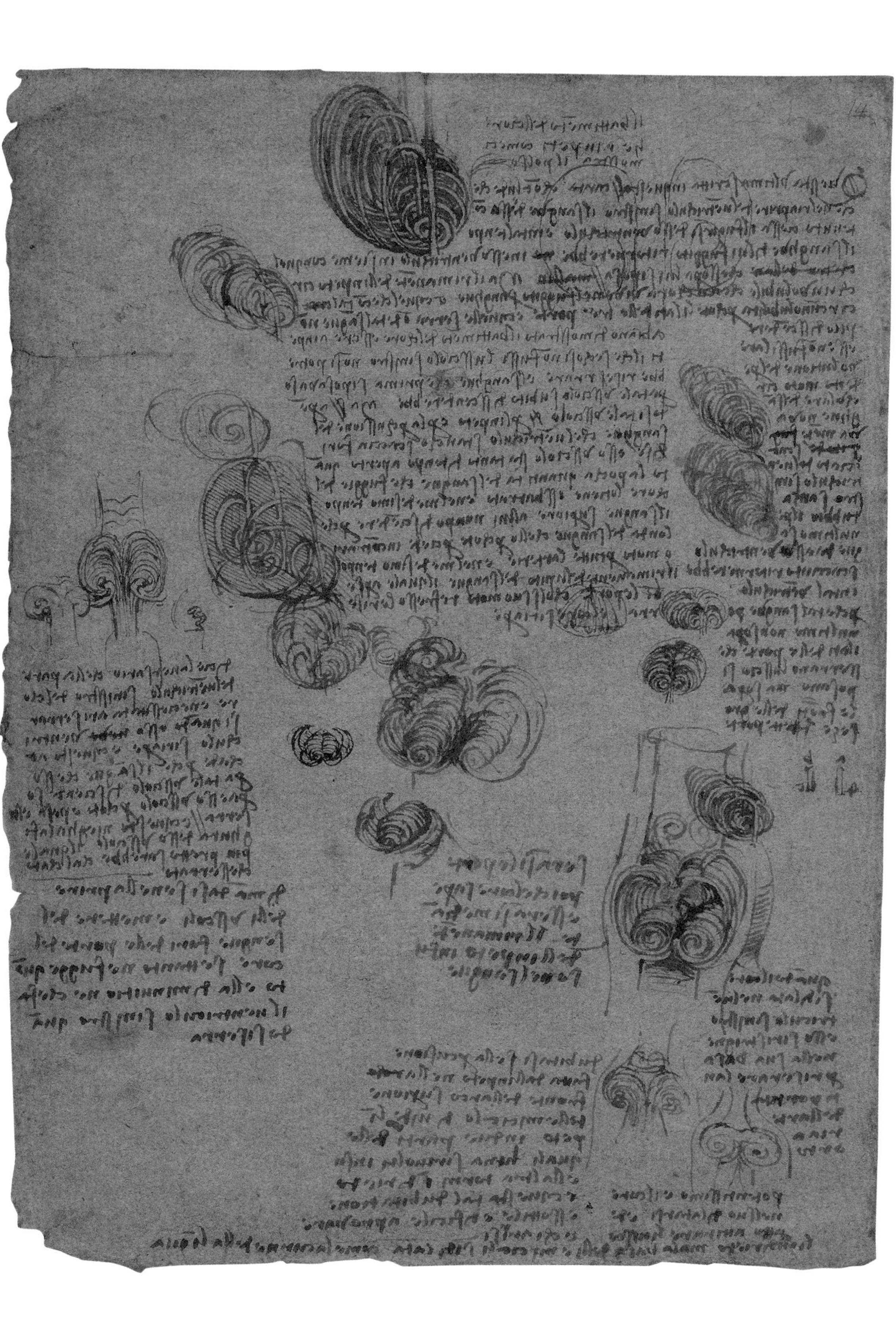

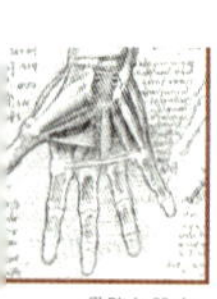
骨骼与肌肉：解剖手稿A

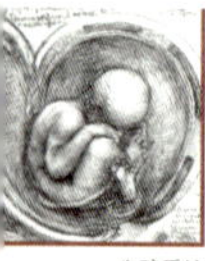
生殖系统

狗、鸟、牛：在梅尔齐别墅的研究

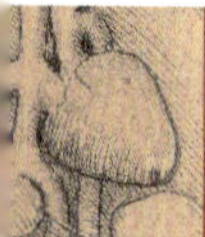
心脏

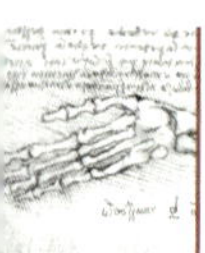
延伸阅读

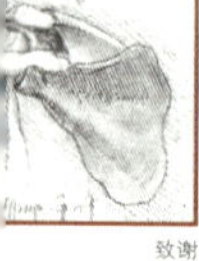
致谢

87 经过主动脉瓣的血液流动

1512–1513年
钢笔、墨水、黑粉笔
高30.7厘米，宽43.8厘米
RL 19116v~17v；QA IV.llv~12r；O' M&S 113~14；K&P II5v

这张双页纸上的大多数绘图都是对通过主动脉瓣的血流的再次研究，集中于主动脉窦在心脏舒张期瓣膜的旋涡所发挥的作用。达·芬奇使用了各种说明性技术——横截面透明和几何简化——使主动脉窦中的旋涡可视化。

右上角是主动脉瓣打开时的视图，显示了血液流过它们时瓣叶松散边缘的褶边外观。这段时期，达·芬奇反复分析了主动脉瓣、三尖瓣和肺动脉瓣的三尖结构（二尖瓣的二尖或四尖结构——见第84号笔记——是胎儿发育造成的假象）。在上部边缘的浅淡痕迹中，达·芬奇画了三尖瓣和四尖瓣瓣膜的草图；而他承认"在同一圆中，方孔比三角形更大"，即一个四尖瓣瓣膜可以让更多的流体通过，他还指出，"四尖瓣瓣膜的膜比三尖瓣的更加薄弱"，因为"在方形中，钝角比直角更牢固"。因此，三尖瓣结构是闭合时孔径尺寸（更大更多的尖端）和强度（更大更少的尖端）的最佳折中方案。

在下列超过1500字的注释中，达·芬奇再次深入解释了主动脉瓣关闭的原理：

> 当左心室血液直接通过小孔进入主动脉时，它会撞击使瓣叶扩张，并向上升……并且冲力在其撞击的狭窄部位分开，沿着曲线回转并撞击（窦）壁。然后它循着由壁传递给它的圆周运动并穿过瓣叶的膜……其立即延伸其褶皱并膨胀，直到其通过相反的冲力靠在相对的瓣叶上……因此，三个瓣叶紧密相接同时闭合，直到冲力完全自我消耗掉……
>
> 现在已经描述了心脏左心室闭合的方式，接下来看一下其重新打开的方式。其以三分之二的谐波节奏连续打开。因为瓣叶之间像其他瓣膜一样有力地闭合，

所有关闭的瓣叶不能回流任何血液，保证血液从右心室泵出，在此将详细解释。在这三个半圆形中进行了三次血液循环后，在此基础上，三个瓣叶在其闭合时保持并加强，心脏扩张以增加。先前排出的血液不能返回到上述瓣叶内部，需要由右心室提供血液，其穿过左右心室之间的壁并穿过宽孔隙。这些孔隙逐渐变窄形成金字塔形的凹陷，直到它们变成细微的导管。黏性血液穿过该导管并继续变稀薄直至极稀。

在这种情况下，对血液通过主动脉瓣的运动进行的敏锐观察加强了传统生理学接受度。表面上看这些学说令人感到费解：达·芬奇几乎完全理解了瓣膜的运动和心脏的运动，但他仍然认为，在舒张期，血液通过室间隔中的孔进入左心室，而不是通过左心房和二尖瓣从肺静脉进入。他无法使自己摆脱静脉和动脉系统是独立且离心的古老信念。当然，如果达·芬奇在做研究时没有先入之见，我们无法知道达·芬奇的研究会如何进行，而这是达·芬奇关于解剖研究的最后一张实体研究报告，其生动地捕捉到他在整个解剖生涯中面临的根本挑战——如何使他相信自己观察到的东西。

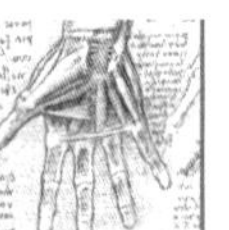
骨骼与肌肉：解剖手稿 A

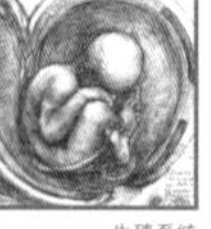
生殖系统

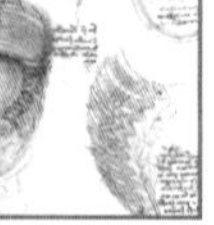
狗、鸟、牛：在梅尔齐别墅的研究

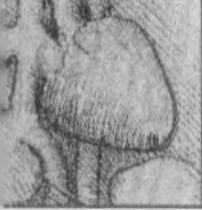
心脏

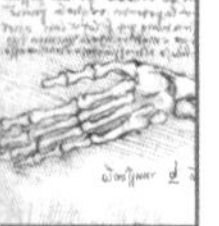
延伸阅读

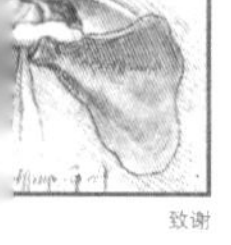
致谢

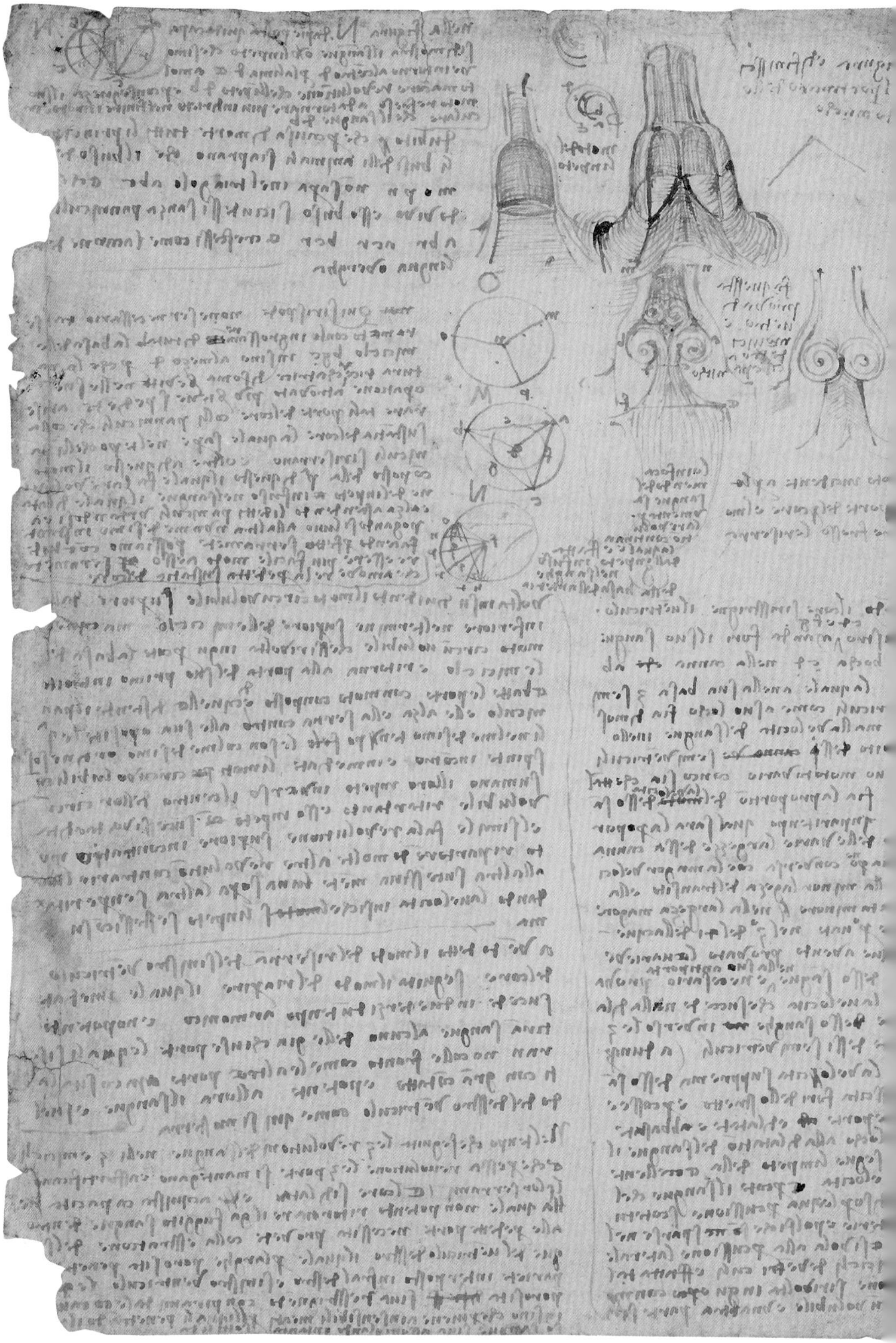

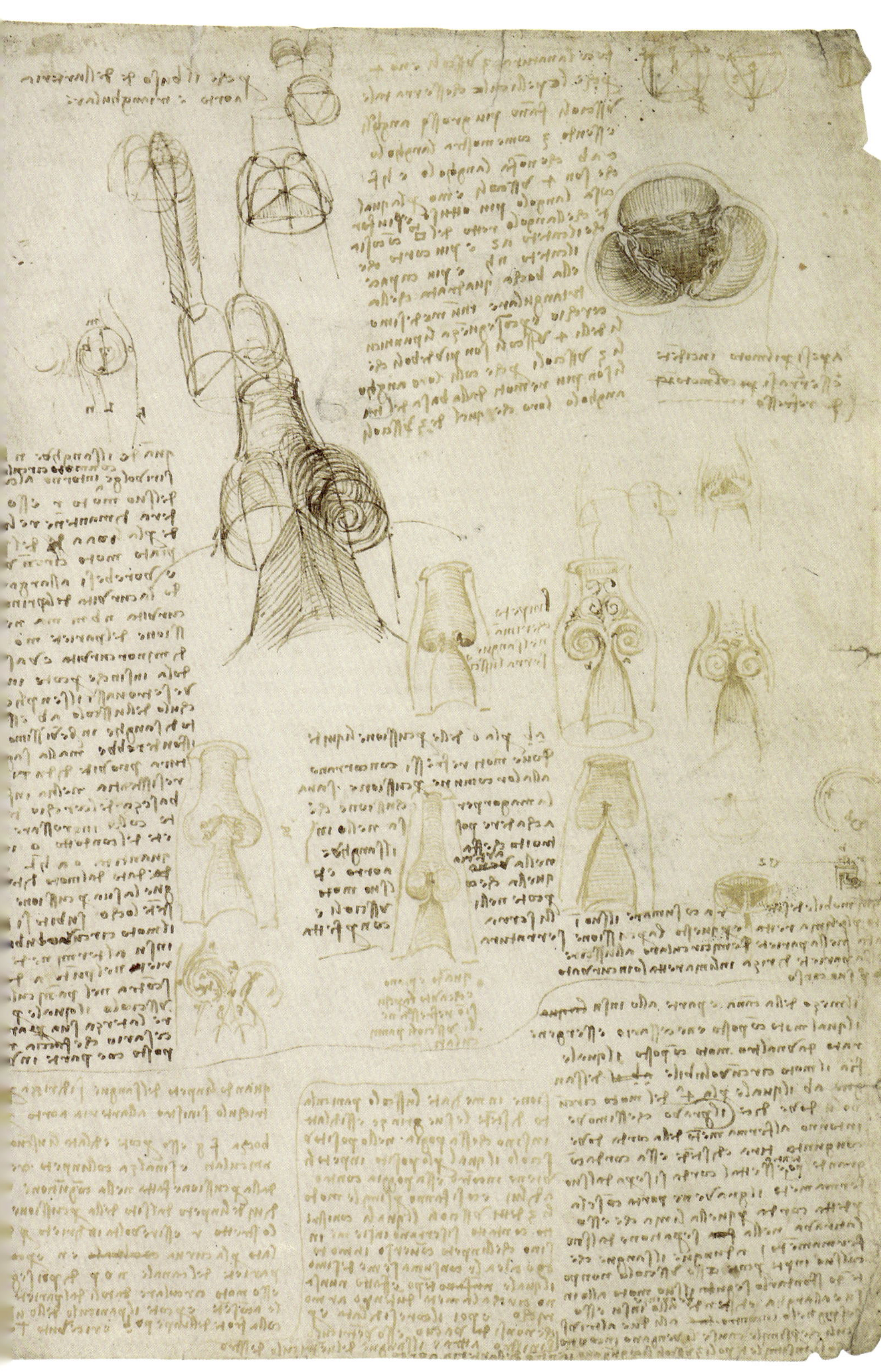

延伸阅读

Further Reading

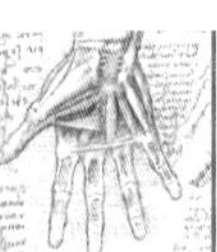
骨骼与肌肉：解剖手稿 A

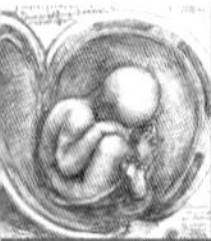
生殖系统

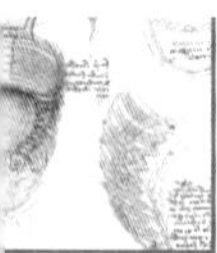
狗、鸟、牛：在梅尔齐别墅的研究

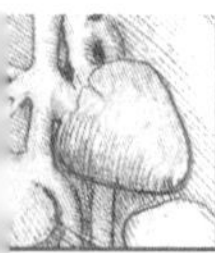
心脏

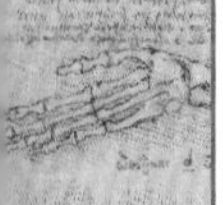
延伸阅读

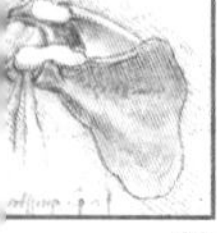
致谢

达·芬奇所做的解剖学研究的首次出版是在一个世纪以前，以摹本的形式出版：

G.Piumati, *I manoscritti di Leonardo da Vinci della Reale Biblioteca di Windsor.* Dell'Anatomia: Fogli A and Fogli B, 2卷，1898年，巴黎；1901年，都灵（包括达·芬奇笔记的抄本及法文译本）

达·芬奇：*Quaderni d'Anatomia*,6卷，克里斯丁亚那，1911-1916年（包括达·芬奇笔记的抄本及英文和德文译本）

有关达·芬奇解剖学研究使用最为广泛的一本书为C.D.O'Malley和J.B.Saunders所著的《达·芬奇的人体研究》，较新版，纽约，1952年。该书中包括215幅达·芬奇的解剖学绘图，并将部分注释译为英文。

所有现存于皇家博物馆的达·芬奇的绘画都可以在K.Clark和C.Pedretti所著的《温莎城堡女王陛下收藏中的达·芬奇画作》中找到，第2版，3册，伦敦，1968-1969年。关于解剖学的绘图大多位于第三册中，但并未将注释进行誊抄或翻译，且并无过多的对解剖学内容的探讨。现在，所有存于温莎城堡的达·芬奇的绘画同样可以在皇家收藏网站（www.royalcollection.org.uk）上看到。皇家收藏还开发了一款触控的手机应用程序，其内容基于2012年5月出版的达·芬奇的解剖学绘画。

关于达·芬奇解剖学研究内容最为详尽的一本书是K.Keele和C.Pedretti所著的《温莎城堡女王陛下收藏中的达·芬奇的解剖学尸体研究》，3册，伦敦及纽约，1979-1980年（包括达·芬奇笔记的抄本及英文译本）。该书中对笔记的严谨翻译亦是本书所提供译文之基础。

关于其解剖学研究的小型选集同样曾在前文列举过，这些书籍的目录索引非常广泛：

K.Keele和J.Roberts，达·芬奇，皇家收藏中的解剖学绘画，皇家艺术学院，伦敦，1977年（后续展览于1979年在佛罗伦萨和汉堡举行，于1982年在墨西哥城、阿德莱德和墨尔本举行，于1984年在纽约举行）。

M.Clayton和R.Philo，达·芬奇，人体解剖，美术博物馆，休斯顿（后续展览于1995年在费城、波士顿，以及东京和名古屋举行）。

M.Clayton和R.Philo，达·芬奇，人体力学，温哥华美术馆，温哥华，2010年（解剖手稿A的全部内容，本书中第52~67号笔记的基础）。

最令人满意的对达·芬奇著作（所有话题）的概述大全始终是J.P.Richter所著的《达·芬奇的文学作品》，2卷，第2版，牛津，1939年。该书应同C.Pedretti的《J.Paul.Richter版本评注》，2卷，牛津，1977年一书相结合进行阅读。

下方是涉及到达·芬奇解剖学研究的其他书籍列表，但并非全部：

E.Belt，*Leonardo the Anatomist*，纽约，1953年

M.Cazort等，*The Ingenious Machine of Nature.Four Centuries of Art and Anatomy*，加拿大国家美术馆，渥太华，1996年

M.Clayton，*Leonardo da Vinci.The Divine and Grptesque*，伦敦，2002年

S.Esche，*Leonardo da Vinci.Das anatomische Werk*，巴塞尔，1954年

K.Keele，*Leonardo da Vinci on the Movement of the Heart and Blood*，伦敦，1952年

K.Keele，*Leonardo da Vinci's Elements of the Science of Man*，纽约，1983年

M.Kemp，'"Il concerro dell'anima" in Leonardo's early skull studies'，*Journal of the Warburg and Courtauld institutes*, xxxiv(1971),115–134页

M.Kemp，'Dissection and divinity in Leonardo's late anatomies'，*Journal of the Warburg and Courtauld institutes*, xxxv(1972),200–225页

M.Kemp, Leonardo da Vinci. *The Marvellous Works of Nature and Man*，伦敦，1981年

M.Kemp， Leonardo da Vinci. *Experience, Experiment and Design*，伦敦，2006年

M. Kemp和M.Wallace，*Speactacular Bodies. The Art and Science of*

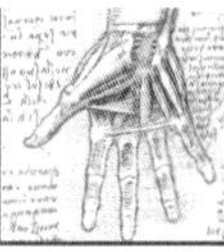
骨骼与肌肉：解剖手稿A

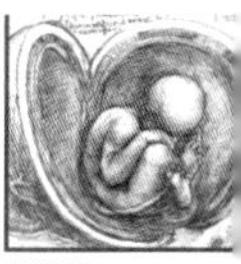
生殖系统

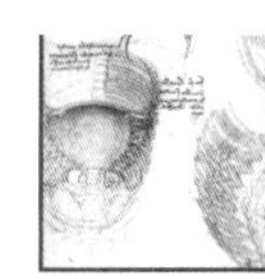
狗、鸟、牛：在梅尔齐别墅的研究

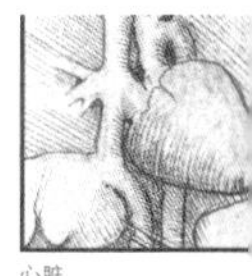
心脏

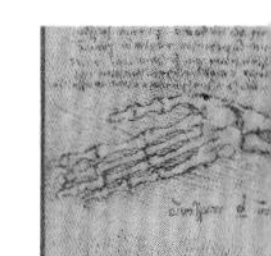
延伸阅读

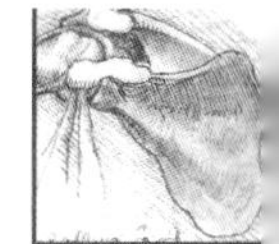
致谢

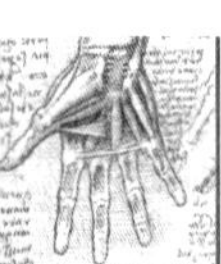
骨骼与肌肉：解剖手稿A

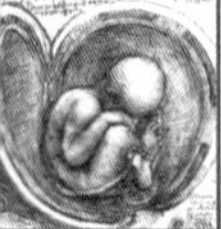
生殖系统

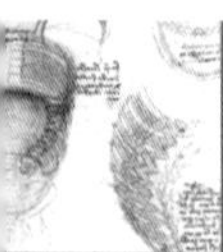
狗、鸟、牛：在梅尔齐别墅的研究

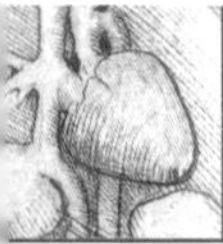
心脏

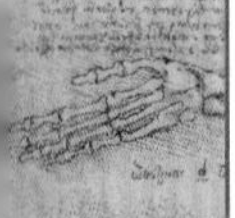
延伸阅读

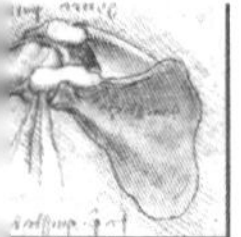
致谢

the Human Body from Leonardo to now, exh.cat., 海沃美术馆，伦敦，2000-2001年

D.Laurenza，De figura umana. *Fisiognomica, anatomia e arte in Leonardo*，佛罗伦萨，2001年

J.P.McMurrich，*Leonardo da Vinci. The Anatomist*，华盛顿特区，1930年

A.Nova和D.Laurenza（eds），*Leonardo da Vinci's Anatomical World. Language, Context and 'Disegno'*，威尼斯，2011年

C.Pedretti和P.Salvi，*Il tempio dell'anima. L'anatomia di Leonardo da Vinci fra Mondino e Berengario*，佛里诺，2007年

J.Roberts，*'An introduction to Leonardo's anatomical drawings'*，Nine Lectures on Leonardo da Vinci，伦敦，1990年，53-62页

J.B.Schulz，*Art and Anatomy in Renaissance Italy*，安阿伯，1985年

E.M.Todd，*The Neuroanatomy of Leonardo da Vinci*，圣巴巴拉，1983年

F.C.Wells和T.Crowe，'Leonardo da Vinci as a paradigm for modern clinical research'，*Journal of Thoracic and Cardiovascular Surgery*，cxxvii(2004),929-944页

致谢

Acknowledgements

致谢
Acknowledgements

对于圣安东尼奥德克萨斯大学卫生科学中心的兼职副教授罗恩·菲洛博士，我亏欠良多。他引领我去了解人体的构造，并帮助我意识到，对达·芬奇的解剖学绘图做出结论是一件几乎不可能完成的事情。在细节方面，来自圣安东尼奥德克萨斯大学卫生科学中心的Charleen Moore博士和Omid Rahimi博士，以及来自德克萨斯大学卫生科学中心的L.Maximilan Buja博士都向菲洛博士提供了帮助。我之前曾同帕普沃斯医院（Papworth Hospital）心胸外科的Francis C.Wells及位于特林的自然历史博物馆禽类解剖收藏馆的馆长Joanne H.Cooper先生讨论过达·芬奇对心脏的研究，这同样使我受益匪浅，帮助我更好地完成对第75及76号笔记描述。皇家外科医学院亨特博物馆的Sarah Pearson、Carina Phillips、Martyn Cooke和Sam Alberti博士，以及鲁伊利的Jenny Whitebread和她的同事们都对我们的展出计划提供了大量的帮助。同样，温莎城堡内我的同僚们也向我提供了许多帮助，特别是Lauren Porter。最后，若不是因为这一领域的前辈们，特别是Jean Paul Richter、Giovanni Piumati、Charles O’Malley、John Saunders、Kenneth Keele和Carlo Pedretti所付出的不懈努力，本书是万万不可能就此完成的，这些前辈们的作品已在本书延伸阅读部分有所收录。

马丁·克莱顿

2011年9月，温莎

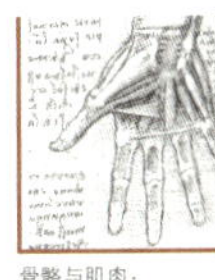

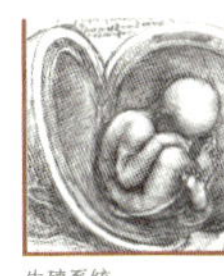

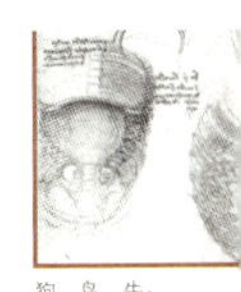

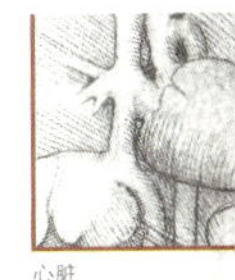

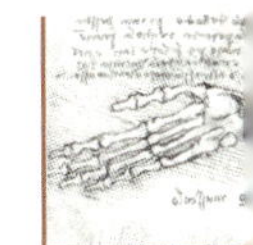

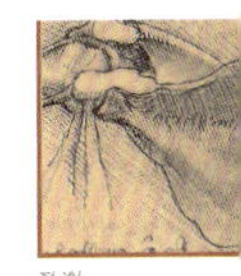

参与翻译人员简介

李树宁

首都医科大学眼科学博士后，北京同仁医院青光眼科副主任，硕士生导师。撰写英文专著*Elevation Based Corneal Tomography*第十五章的内容。

谢媛

首都医科大学眼科学博士，师从王宁利教授。曾多次担任学术论坛译者，参与撰写*integrative ophthalmology*，翻译*Glaucoma*等著作。

万月

首都医科大学临床学士学位，首都医科大学附属北京同仁医院眼科学硕士研究生，师从王宁利教授。参与翻译专业著作*Intraocular and Intracranial Pressure Gradient in Glaucoma*和*Glaucoma*。

甘嘉禾

首都医科大学临床医学学士学位，首都医科大学附属北京同仁医院眼科学硕士，师从王宁利教授。国家人事部二级口译CATTI 持证者，曾赴加拿大英属哥伦比亚大学交流，多次担任大会交替传译，参与翻译《整合眼科学》《循证医学与精准医学》。

王瑾

首都医科大学临床医学学士，首都医科大学附属北京同仁医院眼科学硕士，师从王宁利教授。曾于美国明尼苏达大学交流学习半年，任眼科学论坛译者，并参与翻译专业著作*Glaucoma*等。

杨晓晗

潍坊医学院临床医学学士，首都医科大学附属北京同仁医院眼科学硕士，师从王宁利教授。参与翻译专业著作*Glaucoma*等。

杜佳灵

首都医科大学临床医学学士，首都医科大学附属北京同仁医院眼科学硕士，师从王宁利教授。曾于台湾中山大学研究学习，有担任眼科学术论坛译者经历。

张珣

天津医科大学临床医学学士，首都医科大学附属北京同仁医院眼科学硕士，师从王宁利教授，有担任眼科学术会议译者经历，参与《解剖与艺术》等著作的翻译及审校工作。

吴建

首都医科大学临床医学学士，首都医科大学附属北京同仁医院眼科学硕士，先后于台湾中山大学、美国加州大学洛杉矶分校(UCLA)研究学习。曾多次担任学术论坛译者，并参与翻译专业著作《整合眼科学》《眼颅压力相关疾病》《解剖与艺术》*Glaucoma*等。

田佳鑫

中国医科大学临床医学学士，首都医科大学附属北京同仁医院眼科学硕士，师从王宁利教授。多次参与眼科学术会议翻译工作及国际会议志愿者服务工作。参与翻译专业著作*Glaucoma*等。

特别感谢

以下两位艺术家，在本书的引进及出版过程中
给予的相关艺术方面的指导。

荀 武

中国人民大学艺术学院文艺复兴研究院院长助理、美学博士。

曾留学于意大利米兰布雷拉国立美术学院、那不勒斯国立美术学院油画修复系（留学意大利5年，多次参与意大利Capotimonte等国家博物馆油画修复项目）。

刘伟平

男，1976年9月生，当代艺术家。师从靳尚谊教授，毕业于中央美术学院，油画系。

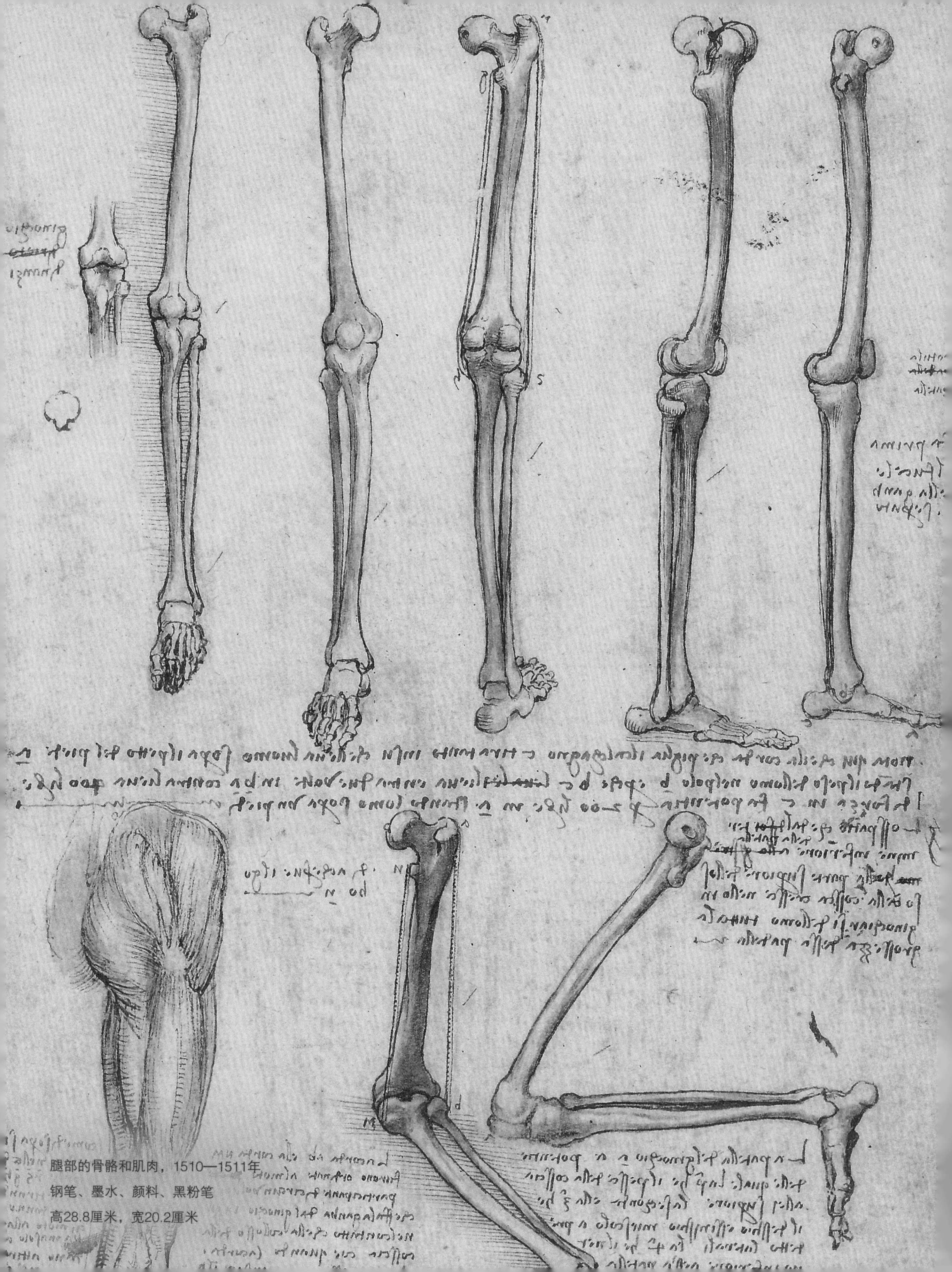

腿部的骨骼和肌肉，1510—1511年

钢笔、墨水、颜料、黑粉笔

高28.8厘米，宽20.2厘米

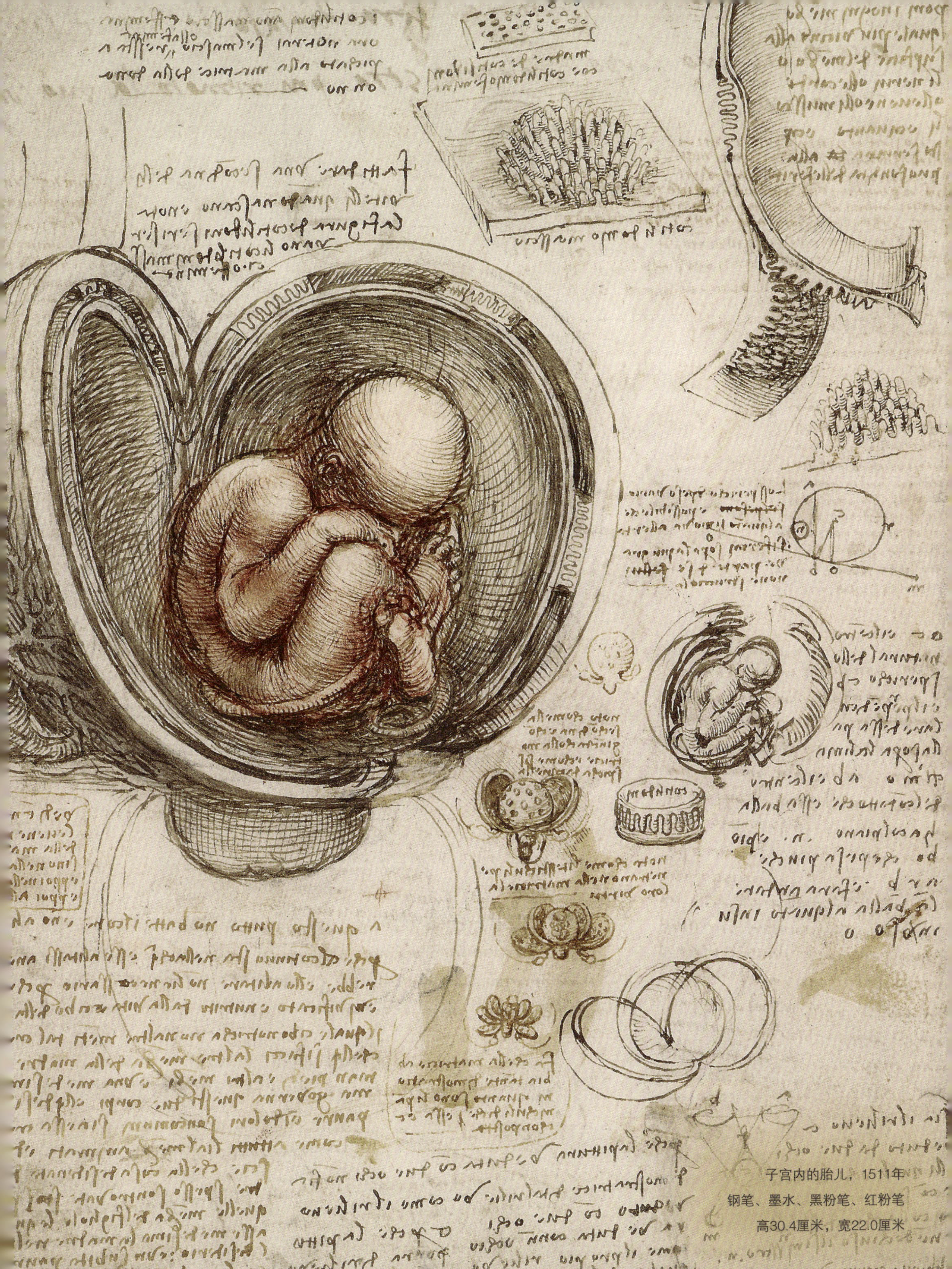

子宫内的胎儿，1511年
钢笔、墨水、黑粉笔、红粉笔
高30.4厘米，宽22.0厘米

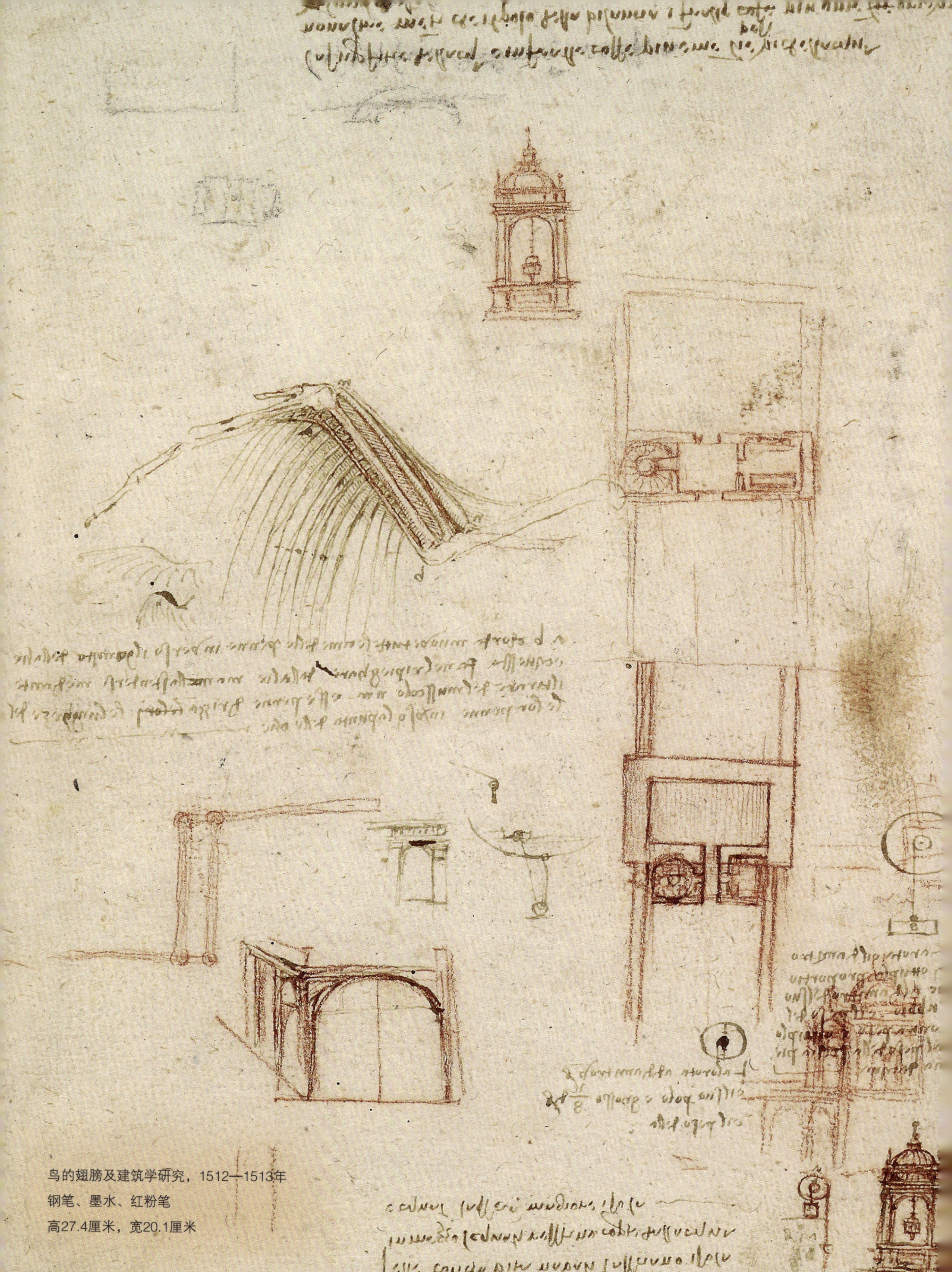

鸟的翅膀及建筑学研究，1512—1513年
钢笔、墨水、红粉笔
高27.4厘米，宽20.1厘米

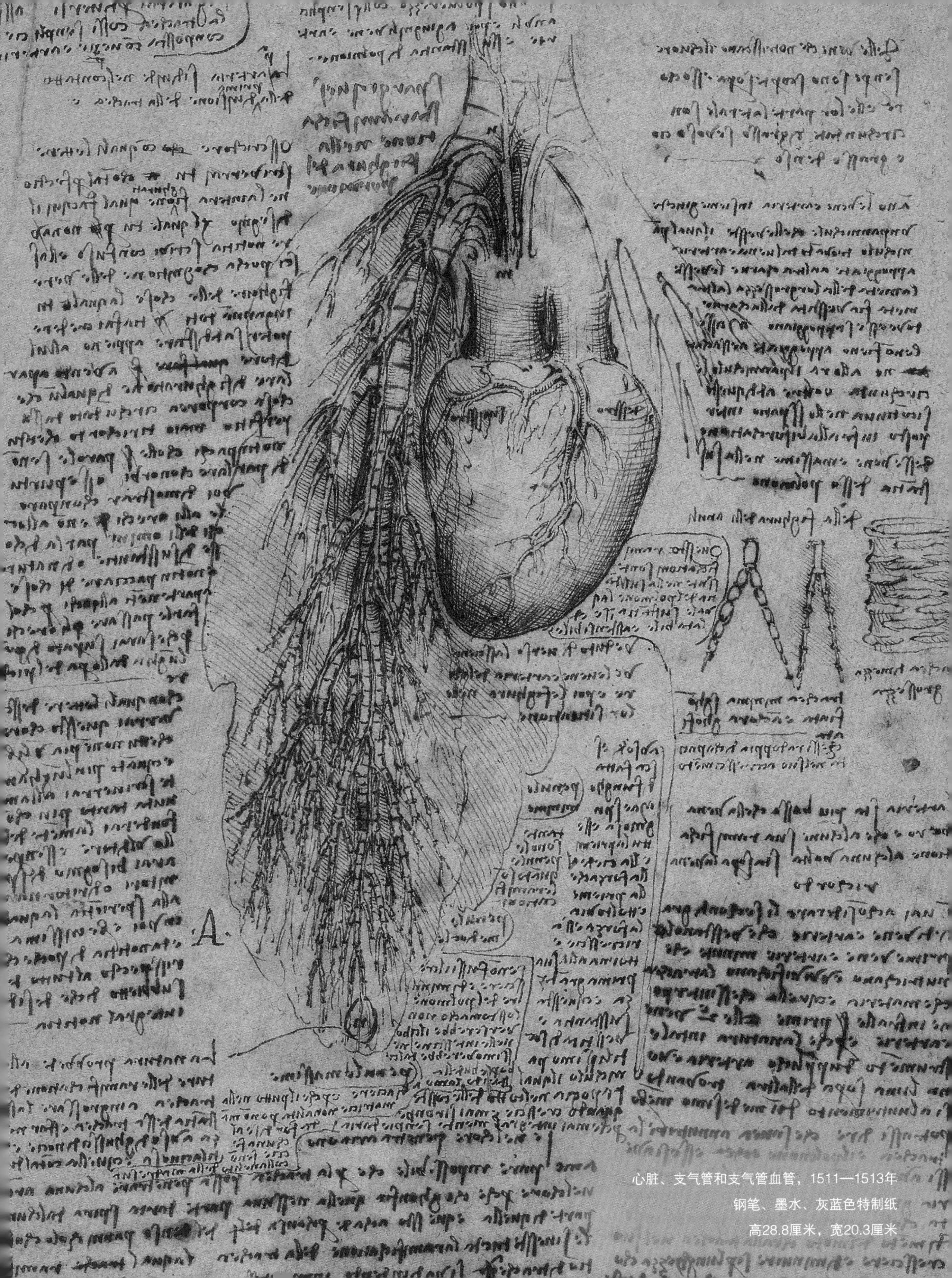

心脏、支气管和支气管血管，1511—1513年

钢笔、墨水、灰蓝色特制纸

高28.8厘米，宽20.3厘米

医学挽救我们的生命，

让我们的梦想逐一实现；

艺术升华我们的灵魂，

让我们的生命更加绚丽多彩；

向伟大的、优秀的

医学工作者、艺术工作者

致敬！

—— Buclas · 布克